急诊医学

李国华　赵　挺　裴　鹭　主编

中国纺织出版社有限公司

图书在版编目（CIP）数据

急诊医学 / 李国华，赵挺，裴鹭主编.――北京：
中国纺织出版社有限公司，2023.5
临床医师规范化培训教材
ISBN　978-7-5229-0447-4

Ⅰ.①急…　Ⅱ.①李…②赵…③裴…　Ⅲ.①急诊-
临床医学-职业培训-教材　Ⅳ.①R459.7

中国国家版本馆CIP数据核字（2023）第052050号

责任编辑：樊雅莉　　责任校对：高　涵　　责任印制：王艳丽

中国纺织出版社有限公司出版发行
地址：北京市朝阳区百子湾东里A407号楼　邮政编码：100124
销售电话：010—67004422　传真：010—87155801
http://www.c-textilep.com
中国纺织出版社天猫旗舰店
官方微博 http://weibo.com/2119887771
三河市宏盛印务有限公司印刷　各地新华书店经销
2023年5月第1版第1次印刷
开本：787×1092　1/16　印张：26.5
字数：610千字　定价：138.00元

主编简介

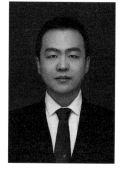

李国华，男，1982年出生，毕业于安徽理工大学医学院临床医学专业，医学学士学位。

现任职于晋城市人民医院急诊科。从事急诊科临床工作10余年，曾于北京大学第三医院急诊科进修半年。临床上，对急诊科各种常见病、多发病的诊断与治疗有丰富经验，对多脏器衰竭、多发伤、复合伤等危重病人的抢救有着独到见解，尤擅长心肺复苏、复苏后病人综合管理等治疗。曾获得晋城市人民医院先进工作者、晋城市人民医院抗击新冠肺炎疫情先进个人等荣誉。

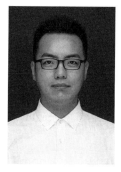

赵挺，男，1984年出生，毕业于山西医科大学临床医学专业，医学学士学位。

晋城市人民医院急诊科主治医师。从事急诊科临床工作10余年，曾于解放军陆军特色医学中心进修创伤急救专业半年。近年来，一直致力于"创伤急救"课题的研究。临床上，对急诊科各种常见病、多发病的诊断与治疗有丰富经验，对急诊批量事故的处理有着独到见解，尤擅长心肺复苏、电除颤、中心静脉置管、胸腹腔穿刺置管、气管插管、呼吸机使用、急性创伤、多发伤、复合伤等疾病的治疗。曾多次获得晋城市人民医院优秀医师奖及先进工作者称号。

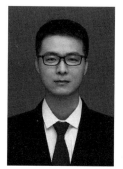

裴鹭，男，1985年出生，毕业于潍坊医学院临床医学专业，医学学士学位。

晋城市人民医院急诊科主治医师。从事急诊科临床工作11年。近年来，一直致力于"急诊急救"课题的研究。临床上，对急诊科各种常见病、多发病的诊断与治疗有丰富经验，对心肺复苏、电除颤、中心静脉置管、胸腹腔穿刺置管、气管插管、呼吸机的使用等有着独到见解，尤擅长急性心肌梗、急性呼吸衰竭、急性消化道出血、感染性休克、多脏器功能衰竭等疾病的治疗。曾获晋城市人民优秀医师奖，抗击疫情先进个人。

编委会

主　编

李国华　晋城市人民医院

赵　挺　晋城市人民医院

裴　鹭　晋城市人民医院

前　言

随着现代科学技术的飞速发展,现代急诊医学科已发展为集急诊、急救与重症监护三位一体的大型急救医疗技术中心和急诊医学科学研究中心,可以对急、危、重患者实行一站式无中转急救医疗服务,因此急诊医学被喻为现代医学的标志,急诊医生被誉为人类生命健康的守护神。急诊学科的发展和建设,其跨多学科专业的特点,需要及时准确并有较强的综合能力,专业要求则更为突出,鉴于此,特编写本书。

本书容纳了大量急诊医学必备的基础知识和临床知识,以急诊科常见急症为主线,对其诊断、鉴别诊断以及治疗进行了详细的归纳与阐述。本书内容丰富,语言简练,理论和实践紧密结合,结构严谨、层次分明、专业度高,是一本可供急诊科医生参考的书籍。

本书编写具体分工如下:

第一主编李国华(第2章,第8章,第12章,第15～16章),共计20万余字;第二主编赵挺(第3章,第6章,第10～11章,第13章),共计20万余字;第三主编裴鹭(第1章,第4～5章,第7章,第9章,第14章,第17章),共计20万余字。

由于作者水平所限,加之编写经验不足,书中如有疏漏或不足之处,殷切希望同道及读者斧正。

编者
2023 年 1 月

目　录

第一章　绪论

一、概述

（一）急诊医学的概念

急诊医学是一门研究院前急救、院内急诊、危急重症抢救以及医疗救援的综合性临床学科。以现代医学科学的发展为基础,以临床医学的救治措施为手段,在机体整体的角度上研究和从事急性病、危重病的及时、快速、有效救治及其科学管理体系。随着医学科学的发展,急诊医学已成为一门独立的新型医学学科,在美国等国家急诊医学是目前发展最为迅速的临床学科之一。

急诊医学是一个由多种医学专业知识为基础、具有自身鲜明专业特点的医疗体系。从构成上看,急诊医学包括院前现场急救、院内急诊以及急性中毒处理、急诊医疗体系管理学等部分;急诊医学主要是对临床各科急症的诊断、鉴别诊断和紧急处置,但与临床各专科不同的是,急诊医学不再满足于对局部的处理,而是立足于对急症患者全身情况的处理,以挽救生命和最大限度地减少各种致命性并发症,实施及时、快速、有效地诊治。

（二）急诊医学与急诊、急症、急救、危重病的关系

急诊医学与急诊、急症、急救、危重病的关系虽然已有共识,但容易混淆,造成一些思想和概念上的混乱。因此,应进一步发展急诊医学,弄清急诊医学与急诊、急症、急救、危重病的关系。急症是急性病症的简称,指急性发病、慢性病急性发作、急性中毒或急性意外损伤等需要立即就医进行紧急处理的病症;急诊是指紧急地或急速地对急症患者进行诊断、评估、鉴别诊断、抢救和治疗的医疗过程,就是紧急地求诊医治;急救是指为抢救生命,挽救肢体、脏器功能,改善危重病况时所采取的紧急医疗救护措施,可以说是紧急救命的简称;危重病是指某些直接威胁患者生命的严重病症,包括急性病症和慢性病症及复杂大手术后处于调理时期的重症患者等生命器官或多器官功能严重损害病情,如休克、严重复合伤、急性心肌梗死、各种脏器衰竭等。

（三）急诊医学发展史

急、危、重症自古以来就是威胁人类生命安全的严重问题,早在 1924 年,意大利的佛罗伦萨就建立了世界上第一个急救医疗服务组织来进行伤员的救护和转运。由于第一、第二次世界大战,战地伤员促使了急诊工作的产生,加上其他意外事故及心脑血管病的不断增多,各国政府逐渐认识到发展急诊医疗服务的重要性和迫切性,但在当时并未建立系统的急诊急救系统。在 20 世纪 60 年代的美国,急诊工作由急诊室负责,任务繁重,同时缺乏相应专科及临床

工作人员,在这种社会形势下,才初步成立美国急诊医师学院。1970年美国部分城市成立了地区性的急诊医疗体系,通过通讯指挥中心统一的急救呼叫,协调院前的现场急救;1972年美国医学会正式承认急诊医学是医学领域中的一门新学科。1979年美国医学会和美国医学专业委员会批准急诊医学为第23个医学专科。

我国现存最早的药物学专著《神农本草经》收集了汉代之前所积累的药物学知识,奠定了毒物学的基础。汉代张仲景的《伤寒杂病论》使中医对急症的治疗向前推进了一大步。他创立了清热、攻下法治疗高热、昏迷、谵妄;发汗定喘法治疗重症哮喘;利尿、攻下、逐瘀法治疗急性黄疸等。晋代葛洪所著《肘后备急方》对内、外、妇、儿、五官等急症一方一论,对多种急症的病因诊断、临床表现和治疗方法都有详尽的记录。宋朝时期宋慈的著作《洗冤集录》是我国最系统的对各种急性中毒及急救方法都有较精辟论述的著作。我国伟大的医学家、药物学家李时珍编写的巨著《本草纲目》,从急诊医学角度看,是一部对了解有毒动植物、毒物的毒理和救治都极有价值的参考书。长沙马王堆汉墓出土的《五十二病方》中即有"心痛"的记载,两千年前的中医经典著作《黄帝内经》中记述的"真心痛"的治疗方法与现代医学的急性心肌梗死类似。

追溯中国急诊医学发展的历史,最早中医经典《黄帝内经》早已准确详细地描述了现代常见急症,如心绞痛、晕厥、猝死的临床表现分别称之为卒心痛、暴厥、卒死;隋代巢元方的传世巨著《诸病源候论》则对多种急症有详尽叙述,其对胸痹的描述囊括了现代急性冠脉综合征的各种临床表现;魏晋时代就已经用针刺人中穴的方法对昏迷患者进行急救,中国古代急症治疗学就有所发展,这些方法至今仍在发挥积极的作用,这是我国医学先辈对人类的贡献。近代,由于一些历史的原因,我国的急诊医学发展较慢,急救医疗服务体系的起源是抗日战争和解放战争时对伤员的战地初级救护和快速转运。20世纪50年代,我国部分大、中城市成立了院前急救的专业机构,即"救护站",其功能只是简单的初级救护和单纯转运患者。20世纪80年代后,我国的急救医疗服务进入了快速发展阶段,1980年国家卫生部颁发了《关于加强城市急救急诊工作的意见》,启动了急诊各领域的学术交流,1982年3月卫生部召开了"建立城市急诊工作的咨询会";于1983年确立了急诊科医疗工作方向与任务,1986年通过了《中华人民共和国急救医疗法(草案)》,实行三级急救医疗体制,各地区成立了急救中心,各级医院建立了急诊科,并配备了专业的医护人员和各种急诊急救设备,有力地促进了我国急诊医学的发展。1987年5月经中华医学会批准正式成立了"中华医学会急诊医学分会"。急诊医学在我国被正式承认为一门独立的医学学科。

开展医院等级评审工作以来,国家卫生健康委员会又明确规定,急诊科作为一级临床科室是医院必备的组成部分。到20世纪90年代末期,全国县及县以上医院基本建立了急诊科,大、中城市建立了独立或附属于医院的急救中心,至此,急诊医学学科体系初见雏形,急诊医学除了需要专业人员和设备,还需要社会保障体系的支持和广大人民群众的参与。如交通事故、地震灾害时必须在统一组织指挥下,密切配合,按照医疗原则有序、高效地实施紧急救治,形成完善的急诊医疗服务体系。

二、急诊医疗体系与"三环理论"

经过近40年的建设与发展,我国的急诊医疗体系不断得到完善,院前急救、院内急诊、急危重症监护都得到了快速的发展。从患者发病之初或在事故现场立即对伤病员实施有效的初步急救,然后用配备有现代急救设备的救护车或直升机等把伤病员安全护送到急救中心或急诊科,接受快速的诊断和有效的抢救治疗;病情稳定后,转入重症监护室(ICU)/急危重症监护室(EICU)或专科病房。我们把院前急救—院内急诊—急危重症监护三个部分紧密地联系起来,形成急救链环,这就是急诊医疗体系。中华医学会急诊医学分会形象地设计了学会的徽标。其中,三环标志的含义:第一个环为红色,代表院前的紧急救援;第二个环为绿色,代表院内急诊快速准确的抢救,强调急救绿色通道;第三个环为蓝色,代表急危重症监护。三环相连形成完整的急诊医疗体系,三环相扣缺一不可。急诊医学的"三环理论"体现了急诊医学的整体性和协作性,即院前急救的时效性,院内急诊的有效性及急危重症监护的整体连续性。这就是中国特色的急诊医疗体系的标志。

三、急诊患者病情分级与评估

急诊患者病情分级是根据急诊患者病情的严重程度,决定患者就诊及处置的优先次序。根据患者病情评估结果进行分级。

(一)1级:濒危患者

病情可能随时危及患者生命,需立即采取挽救生命的干预措施,急诊科应合理分配人力和医疗资源进行抢救。临床上出现下列情况要考虑为濒危患者:气管插管患者,无呼吸/无脉搏患者,急性意识障碍患者以及其他需要采取挽救生命干预措施的患者,这类患者应立即送入急诊抢救室。

(二)2级:危重患者

病情有可能在短时间内进展至1级或可能导致严重致残者,应尽快安排接诊,并给予患者相应处置及治疗。

患者来诊时呼吸循环状况尚稳定,但其症状的严重性需要很早就得到重视,患者有可能发展为1级,如急性意识模糊/定向力障碍、复合伤、心绞痛等。急诊科需要立即给这类患者提供平车和必要的监护设备。

(三)3级:急症患者

患者目前明确没有在短时间内危及生命或严重致残的征象,应在一定的时间段内安排患者就诊。患者病情进展为严重疾病和出现严重并发症的可能性很低,也无严重影响患者舒适性的不适,但需要急诊处理缓解患者症状。

(四)4级:非急症患者

患者目前没有急性发病症状,无或很少不适主诉且临床判断需要很少的急诊医疗资源。

四、急危重症监护

EICU作为急诊医疗体系的重要组成部分,是以抢救生命、稳定生命体征和器官功能支持为核心的急救医疗环节。在众多急诊患者中有部分危及生命的急危重症需要紧急施行气管插管、心肺复苏、器官功能监测与支持、快速静脉给药等抢救措施挽救生命。我国三级综合医院急诊科,EICU 的建立是必备的硬件建设,是现代急诊医学发展和急危重症救治的需求,是评估急危重症抢救能力与水平的重要标志。EICU 的两个基本特征:①在严重伤病发生后的"黄金时间"内给予恰当的救治措施,以避免死亡和伤残;②经特别培训的 EICU 医护人员比内、外专科人员治疗急危重患者会更有效。

目前,我国大型综合医院急诊科中普遍建立了 EICU。急诊所救治的急危重患者很难按时间要求决定患者入院,危重症患者长时间在急诊科滞留则需要对急危重症患者进行密切监护,这类急危重症患者有如下特点:①心肺复苏后需要不间断循环和呼吸支持;②不能轻易搬动转运;③只需要短时间加强监护治疗而不需要住院;④是其他专科难以收住院的危重患者。这是 EICU 收治的主要对象。

EICU 从急危重症综合救治的理念和急诊实用功能上都是必需的,EICU 应更注重快速有效地抢救生命,加强对各器官的监护及支持,如对社区获得性感染的危重患者采取尽早危险评估,经验性初始抗感染治疗、液体治疗和器官功能支持为主。对急性中毒患者采取反复洗胃、活性炭吸附及血液灌流、器官功能支持等。

有条件的医院已建立了全院综合性 ICU,ICU 归属急诊医学统筹管理,通常称为"急危重症医学部",把院前急救、院内急诊、EICU、综合 ICU 统一管理,形成医院的急诊医疗体系或急救绿色通道。有条件的医院或急救中心应配备移动式监护单元,器官功能监护与支持在现场抢救时就实施。EICU 抢救条件不足时,应将急危重症患者转入 ICU 加强后续监护治疗,以提高急危重症患者救治质量。

五、急诊医学的范畴与亚专科发展

关于急诊医学的范畴,一致公认:急诊医学的范畴包括院前急救、复苏学(心肺脑复苏)、危重病医学、创伤外科学、灾难医学、急性中毒、儿科急诊和急诊医疗体系等。早在 1979 年,急诊医学在国际上被界定为第二十三个二级临床学科,随着二级临床学科的逐渐成熟,三级学科/亚专科或新兴交叉学科随之产生。急诊医学发展到今天,在学科分类上,急诊医学是成熟的二级临床学科,院前急救、危重病医学、创伤外科、儿科急诊等逐步发展为急诊医学的亚专科,像内科学的心血管、内分泌、消化科一样,在自己特定的范围内体现自身的特色、摸索自身的特点。

六、急诊医学专业特点与其他学科专业的差异

(一)整体与局部

现代临床医学专业学科均以解剖学系统为基础,同时根据是否需要手术为标准进行划分。如无须手术治疗的消化系统疾病归属消化内科,需手术治疗的消化系统疾病归属普通外科。随着现代医学的发展,专业越分越细,如普通外科已划分为胃肠外科、肝胆外科、胰腺外科、肛肠外科、器官移植外科、血管外科及微创外科等。这种分科模式主要的优点是使相关领域的医师能够更专业、更具特长,对某一疾病的研究更为深入,甚至深入至器官、组织、细胞、基因和分子水平去认识疾病。但分科过细对多系统疾病或多器官病变的交叉联系削弱,势必造成专业

知识和思维方式局限性,各专科处理急危重症势必影响急救医疗质量。这里举一个实例:一个车祸致多发伤的患者被送到急诊抢救室,当时患者的生命体征基本稳定,头面部、四肢及腹部外伤,涉及颅脑外科、颌面外科、眼科、骨科及普通外科。一边抢救一边组织紧急会诊,未等各专科医师发表完会诊意见,患者血压下降,没有伤口的腹部越来越胀,最终肝脾破裂大量失血,加上其他部位的创伤,终究无法挽救患者的生命。这就暴露了该模式的最大缺陷:往往忽略了人的整体性,只关注和处理与自己专科相关的某一系统病变,就如同只关注森林中的某一棵树,这种只顾局部忽视整体的做法,在抢救危重患者时会导致严重的后果。急诊医学专业根据其理论、临床实践特点可弥补专科会诊诊治方式的弊端。

(二)临床思维

急诊医师要在最短的时间内,根据有限的病情资料对急危重症患者做出快速的诊断和处理意见,这里包含着急诊医师独特的临床思维,与其他临床专科医师的临床思维差异较大。临床思维是医师对临床客观事件的理性认识过程。在长期的临床实践中,急诊医师头脑中储存着反复叠加的信息和判断程序与模式,面对各类急危重症患者时,立即启动急诊医师常用的思维方式(如直觉思维、经验思维、逆向思维等)来判断、分析(否定分析、因果分析、排比分析、历史分析等)。其他传统专科的医师面对患者时会先想疾病部位在哪?什么性质的疾病?病情严重吗?遵循先诊后治的程序逻辑。而在病情危急时,往往需要先稳定病情再弄清病因,急诊医师倾向于采用这种逆向思维。面对急症患者考虑的顺序是:患者有危及生命的情况吗?最可能的原因?原发病可能的性质和部位?注重对急症的评价和处理,并非能立即确诊为某种疾病,因为疾病的急危阶段有其不同的规律和特点,临床症状常常并不表现出原发病的特征。对于急诊医师来说,要克服临床思维偏差就必须从患者整体出发,全方位、全过程观察病情,洞察临床症状变化,见微知著。

(三)时间窗概念

急救的时效性反映了急救的时间与救治效果之间的关系,即在救治时间窗内通过相应的措施,达到单位时间内的最佳救治效果。世界上公认创伤急救"黄金 1h",是以伤后在院前短横线院内抢救的连续性为基础,提高生存率的最佳时间窗。心搏呼吸骤停抢救的黄金时间窗:4min 内实施心肺复苏(CPR)、8min 内实施高级生命支持,生存希望加大。急危重症变化进展快,缺少代偿,后果更严重,尽早控制病情发展较滞后的积极处理代价低、结果更好。急诊医学应用"时间窗"的概念,在时间窗内实行目标治疗并取得较好的临床预后。时间就是生命,这在急诊医疗体系的三个环节中都能体现出来。与其他传统的临床专科相比,急诊医学更具有鲜明的时间特性。

(四)多能一专

在急诊医学的学科建设与发展过程中,人才培养及其发展模式是最大的困惑。有学者首先提出急诊医师应该走"多能一专"的发展模式。众所周知,"一专多能"是传统临床专科医师的专业理念,而急诊医学则需要"多能一专"的专业人才。急诊医学在人才梯队培养方面已有医学本科、硕士及博士研究生,急诊医学住院医师、专科医师规范化培训方案已纳入全国医师培训计划。急诊医学已有独立的教学、培训、职称晋升的系列。作为一名年轻的急诊医师,经历了医学本科教育、急诊住院医师、专科医师规范化培训,掌握了急诊医学的基本理论和技能,又经过临床实践锻炼，逐步成为一名合格的急诊医师，除了临床医疗工作的多能外，还具有一定的教学和科研能力，可称为多能。成为急诊医学的高级医师后根据个人兴趣和经历，注重急危重症的某个专科领域，如内科急危重症、急诊创伤、危重症监护、复苏医学、急性中毒、儿科急症、急诊介入等，也可涉及各种辅助检查和特殊治疗，甚至精神心理、灾害救援、法律保护等。

　　急诊医学肩负着特殊社会职能且拥有独特的视角和临床思维，它服务的范围不局限于院内，而是涵盖院前急救、灾害救援、院内急诊及危重症监护等领域。这是其他任何传统学科都无法比拟的，也没有哪个学科能形成一个从院前到院内的完整的服务体系。但急诊医学在医学领域中还是最年轻的学科之一，有许多问题需要研究、探讨、完善，使之与社会的发展和进步相适应。

（裴　鹭）

第二章　心肺脑复苏

第一节　心搏骤停与复苏

心搏骤停(CA)是指由不同原因引起的心脏射血功能突然停止,表现为意识丧失,动脉搏动消失,呼吸停止。心搏骤停最常见于室颤及室速,其次为心动过缓或心室停顿。若能在几分钟内实施有效的心肺复苏,部分患者可获存活。心搏骤停是心脏性猝死最常见的直接原因。

由于心搏骤停,脑血流的突然中断,10s 左右即可出现意识丧失,继而发生大脑缺血缺氧性损害。如果心肺复苏成功,自主循环恢复,患者由于全身缺血再灌注损伤,还有可能相继出现心脏、呼吸、肾脏及大脑等重要器官功能不全,称为复苏后综合征。

心脏性猝死(SCD)指未能预料的突发心脏急性症状,发病 1h 内由心脏原因导致的自然死亡。美国每年发生心脏性猝死超过 30 万人;我国流行病学调查资料显示每年至少 54 万人发生心脏性猝死。男性较女性多见。

心肺复苏(CPR)是抢救心搏骤停患者生命最基本的临床技术和方法。20 世纪 60 年代把 Pater safar 发明的口对口人工呼吸、Kouwenhoven 发明的胸外按压术、Lown 发明的同步电除颤术三项技术统称为现代心肺复苏术。经多年的临床实践总结,把心肺复苏分为基础生命支持(BLS),即初级 A、B、C、D 和高级生命支持(ALS)。现代心肺复苏的核心就是突出一个"早"字,及早发现、及早诊断、及早抢救、及早脑保护。其目的是尽快恢复患者的自主循环和自主呼吸。心肺复苏操作步骤已经形成国际公认的九步法:A,开放气道;B,人工呼吸;C,人工循环;D,电击除颤或药物治疗;E,心电监护;F,电除颤;G,评估分析;H,低温脑保护;I,重症监护。

一、心搏骤停的原因

(一)心源性因素

冠状动脉粥样硬化性心脏病(冠心病)是成人心搏骤停最常见的原因,约占 80%,在急性心肌梗死早期或严重心肌缺血时,心室颤动是冠心病患者死亡的最常见原因,肥厚型心肌病是年轻患者心脏性猝死的主要原因。风湿性心脏病、病毒性心肌炎、先天性心脏病和严重心律失常也可导致心搏骤停。

(二)非心源性因素

电击、溺水;手术意外、麻醉;严重的电解质紊乱与酸碱平衡失调;异物梗阻、药物中毒或过敏等。

二、临床表现及诊断要点

心搏骤停的临床表现为意识突然丧失,动脉搏动消失,呼吸停止,发绀,血压不能测出,心音消失等。诊断要点如下。

(1)意识突然丧失,皮肤苍白或发绀。

(2)大动脉(颈、股动脉)搏动消失。

(3)叹息样或痉挛性呼吸,随之停止。

(4)双侧瞳孔散大。

(5)肢体抽搐,二便失禁。

(6)心电图显示室颤或无脉性室速,心室静止或无脉心电活动。

其临床经过可分为四个时期。

骤停前期:发生在猝死前数日至数月,表现为胸痛、心悸、呼吸困难、无力等。

骤停期:心搏骤停导致脑血流量急剧减少至中断,在数秒钟内导致脑组织缺氧和有氧代谢的停顿。表现为意识突然丧失伴局部或全身抽搐;呼吸断续,叹息样或痉挛性呼吸,随之呼吸停止。

复苏期:有效的心肺复苏过程中心排血量可达正常窦性心律时的10%～25%,此时属于低流量灌注。

复苏后期:自主循环恢复后由于全身缺血再灌注损伤,还可能相继出现心脏、呼吸、肾脏及大脑等重要器官功能不全。

非心源性心搏骤停一般有原发病表现,如低钾血症先有肢体无力或晕厥;窒息所致心搏骤停先有气道堵塞、发绀及"三凹征"等表现;不同毒物中毒有相应的中毒临床症状等。

三、心肺复苏的有效指标及终止复苏标准

心肺复苏是否有效及是否终止抢救,应以患者对心肺复苏有无心血管效应为依据,而不应以复苏持续时间的长短为依据。

(一)心肺复苏有效指标

1.颈动脉搏动

心肺复苏过程中,停止按压后脉搏仍然跳动,说明患者自主心跳已恢复。如心电图显示窦性心律、房性或交界性心律,提示自主循环恢复。

2.面色

复苏有效时,面色、口唇由发绀转为红润;如面色仍为灰白,说明复苏无效。

3.瞳孔

复苏有效时,可见瞳孔由大变小。如瞳孔由小变大、固定、角膜浑浊,说明复苏无效。如患者随后出现腱反射、眼泪、吞咽动作、咳嗽反射、角膜反射、痛觉反应,说明复苏有效。

4.神志与自主呼吸

如自主呼吸微弱,仍需呼吸支持;如患者恢复正常呼吸或大呼吸挣扎或有意识反应,说明复苏预后良好。

（二）终止心肺复苏的标准

1.脑死亡的判断

脑死亡是脑血液循环、脑脊液循环均中止，全脑功能完全消失。当疑有脑死亡时，应从临床与电生理活动做出判断并加以证实。脑死亡应作为终止心肺复苏的主要标准，但对诊断脑死亡须慎重。

（1）在病史中应排除药物、酒精中毒或低温所致的深度昏迷。

（2）意识完全消失。

（3）所有感觉、运动、反射活动消失。

（4）自主呼吸消失（靠机械通气维持）。

（5）脑电图检查、脑生物电活动消失，呈电静息状态、证实脑血流停止。

2.现场抢救人员停止心肺复苏的条件

（1）自主呼吸和心搏已恢复。

（2）抢救现场存在危险迫使抢救人员必须立即离开现场。

（3）确定患者已死亡。

3.院内心搏骤停患者的抢救

如持续抢救60min仍无生命体征者或对非目击的心搏骤停患者的抢救，开始心肺复苏的时间在心搏骤停15min以后，持续心肺复苏30min仍无效者，可终止复苏。

第二节 成人基础生命支持

基础生命支持（BLS）包括胸外按压、人工呼吸和早期电除颤等基本抢救技术和方法，其顺序归纳为初级C、A、B、D。基础生命支持包含生存链"早期识别和求救；早期实施心肺复苏；早期电除颤、早期高级生命支持和复苏后综合治疗"中的前三个环节。基础生命支持包括一系列的病情评估和干预（图2-1）。

一、急救体系

由于心搏骤停事件的突发性，美国心脏协会（AHA）采用"生存链"表明对心搏骤停患者紧急抢救的时间紧迫性。由于获得救治的途径不同，AHA成人生存链分为两链：一链为院内急救体系，另一链为院外急救体系。

1.院内急救体系

包括：①心搏骤停的监测和预防；②立即识别心搏骤停并启动急诊医疗体系（EMS）；③即时高质量心肺复苏；④快速电击除颤；⑤高级生命支持治疗和综合的心搏骤停后治疗（图2-2）。

2.院外急救体系

①立即识别心搏骤停并启动EMS；②尽早实施心肺复苏，即刻的心肺复苏能使室颤导致的心搏骤停患者存活机会提高2～3倍；③快速电击除颤：心搏骤停事件发生3～5min实施心肺复苏同时电击除颤，能把生存率提高到49%～75%；④有效的高级生命支持治疗；⑤心搏骤停后综合治疗（图2-3）。

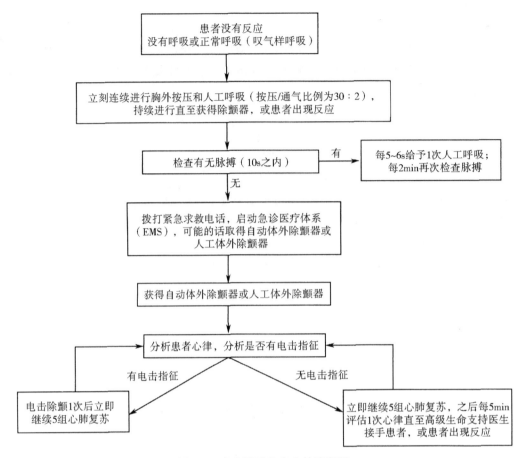

图 2-1　成人基础生命支持流程图

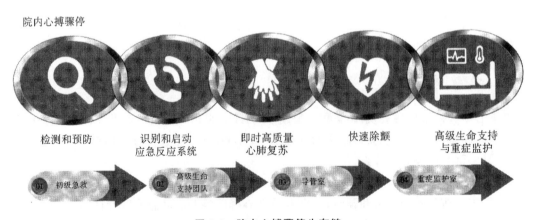

图 2-2　院内心搏骤停生存链

生存链的前三个环节构成了基础生命支持的主要内容。基础生命支持的核心包括:C,人工循环;A,开放气道;B,人工呼吸;D,电击除颤。在很多国家和地区,从启动急诊医疗服务到急救人员到达现场的时间往往需要 7~8min 或者更长时间,这意味着在发生心脏性猝死的最初几分钟,患者的存活希望主要掌握在现场的急救人员手中,也就是基础生命支持是否得到有效执行。与 2005 年或以前指南单纯强调早期除颤的重要性不同,2010 年和 2015 年指南已不单强调早期除颤的重要性,同时强调早期高质量的心肺复苏,尤其强调了紧密整合除颤和心肺复苏的重要性。基础生命支持包括一系列的病情评估和干预,医务人员基础生命支持流程图见图2-4。

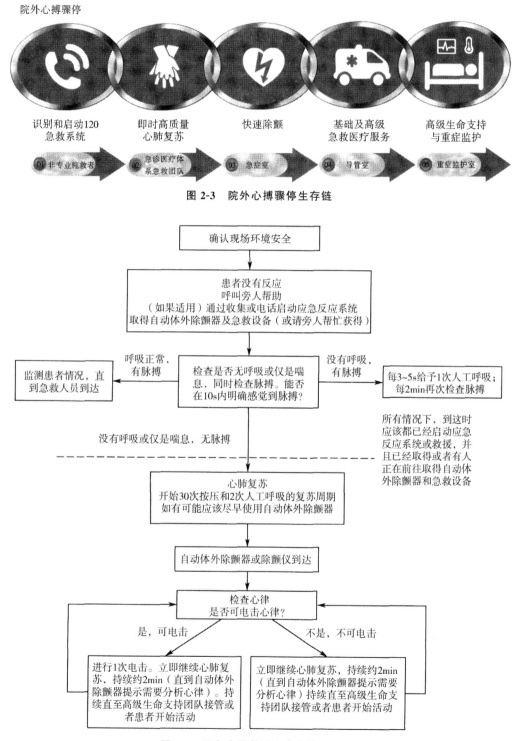

图 2-3　院外心搏骤停生存链

图 2-4　医务人员基础生命支持流程图

二、检查患者的反应和呼吸运动

一旦急救人员确定急救场所的安全性后,应该立刻检查患者的反应性。轻拍患者的肩膀问:"你还好吗?"假如患者有反应但是明显受伤了或者需要医疗救援,离开患者去拨打急救电话,然后尽快回到患者身边,反复检查患者的病情。

检查呼吸时,暴露胸腹部皮肤并直接注视其胸部及上腹部,看有无呼吸引起的起伏,历时5~10s。不推荐将耳朵靠近患者口鼻听呼吸气流声音及感觉呼气情况,即将传统的"一看二听三感觉"精简为"一看"。需要注意的是,心搏骤停的早期叹息样呼吸(濒死呼吸)不是有效的呼吸。当没有发现呼吸或仅有叹息样呼吸时,应启动EMS并立即进行胸外按压。

三、启动急诊医疗体系

(1)当单个急救人员发现患者没有活动或对刺激没有反应,同时出现呼吸运动异常(无呼吸或叹气样呼吸),应该拨打急救电话启动EMS,可能的话,取得自动体外除颤器(AED),然后立刻回到患者身边进行心肺复苏(胸外按压和人工呼吸),需要时进行除颤。

(2)当有两个或以上的急救人员在场,一个急救人员应该立刻进行心肺复苏而另外一个急救人员启动EMS并取得AED。

(3)专业急救人员可判断心搏骤停最可能的原发病因决定急救的程序。当急救人员看到患者突然倒下没有反应,可能的病因是心源性时,急救人员应该立刻拨打急救电话,取得AED,然后立刻回到患者身边进行心肺复苏和使用AED;当单个急救人员急救溺水或其他可能窒息引起的紧急事件时,应该先进行5轮的心肺复苏(大约2min),然后再离开患者去拨打电话启动EMS。

(4)当拨打急救电话时,急救人员应该向调度员说明突发现场的位置,事情经过,患者人数及相应的病情,已经采用的急救措施等。呼叫者需等调度员询问完问题后方可放下电话,并应该立刻回到患者身边继续心肺复苏。

(5)调度员可通过询问识别患者是否为心搏骤停,如果是心搏骤停可通过电话指导报警人员实施心肺复苏术。

四、检查脉搏

医务人员用手指触诊颈动脉,而非医务人员可不必触诊脉搏。方法:用示指、中指指腹触及喉结,然后向外侧轻轻滑动2~3cm即可触及颈动脉搏动,触诊应在10s内完成。由于研究表明检查脉搏的特异性和灵敏性低,急救人员往往花很长时间检查脉搏并且不能确定其存在与否。目前不再强调检查脉搏的重要性。假如在10s内急救人员不能明确触摸到脉搏,立即开始胸外按压。

五、胸外按压

胸外按压通过增加胸腔内压力和直接按压心脏驱动血流,正确的胸外按压能产生动脉收缩压 60～80mmHg,但是舒张压低,颈动脉的平均压很少超过 40mmHg。有效的胸外按压产生的前向血流尽管量少,但是给心脑带来了很重要的氧供和代谢底物。心搏骤停最初心电大多表现为室颤,电击除颤是主要治疗手段,但除颤前做胸外按压,可改善心肌氧供给,能明显提高电击除颤的成功率,对于那些室颤时间超过 4min 的患者在首次电击除颤前胸外按压尤其重要。除颤终止室颤后的最初阶段,尽管心脏恢复了有节律的心电活动,但此时心脏往往表现为无灌流或低灌流状态,电击除颤后立刻胸外按压可使无灌注心律转为有灌注心律。指南强调高质量的胸外按压应该"用力按压、快速按压"(按压频率 100～120 次/分,按压深度 5～6cm),并保证按压间期胸廓充分回弹。尽量减少因分析心律、检查脉搏和进行其他治疗措施引起的胸外按压中断,在给予干预措施诸如气管插管、除颤的时候,中断胸外按压的时间不应超过 10s。

(一)患者的体位
准备心肺复苏时,放置患者仰卧位平躺于坚实平面上。

(二)按压位置
按压胸骨下半部,即双乳头连线与胸骨交界处(图 2-5)。

(三)按压手法
急救人员跪于患者胸旁,一个手掌根部置于乳头连线与胸骨交界处,另一手掌根部平行放于第一手掌之上,双手紧扣进行按压,按压深度为 5～6cm(图 2-6)。

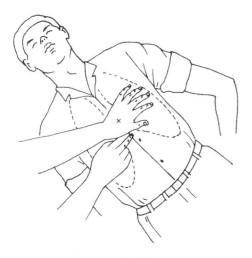

图 2-5　胸外按压位置

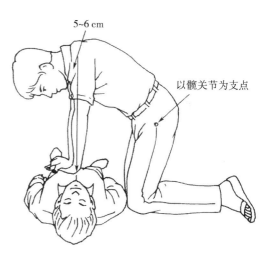

图 2-6　胸外按压手法

胸外按压和人工呼吸比例:目前推荐人工气道建立前使用按压/通气为 30:2 的比例;双人心肺复苏时,一旦人工气道(如气管内导管、食管气管联合气道、喉罩气道)建立,则胸外按压不应被人工呼吸所中断,应该做的是:一名急救人员进行连续的、频率 100～120 次/分的胸外按压,另一名急救人员给予 8～10 次/分的人工通气,注意避免通气频率过高和过度通气。每隔 2min,负责胸外按压和负责人工通气的急救人员应当交替轮换位置以避免胸外按压者疲劳以及按压的质量下降。多名急救人员在场时,应每隔 2min 轮流进行胸外按压。轮换时要求动作尽可能快(最好不超 5s),以避免中断胸外按压。基础生命支持中成人高质量的胸外按压的注意事项见表 2-1。

表 2-1　基础生命支持中成人高质量的胸外按压的注意事项

施救者应该	施救者不应该
按压频率：100～120 次/分	以少于 100 次/分或大于 120 次/分的速率按压
成人幅度至少为 5～6cm，婴儿和儿童至少为胸廓前后径的 1/3	按压深度小于 5cm 或大于 6cm
每次按压后让胸部完全回弹	按压间隙倚靠在患者胸部
尽可能减少胸外按压中断（比例至少 60%）	按压中断时间大于 10s
避免过度通气，给予患者足够的通气（每 30 次按压 2 次人工呼吸，每次呼吸超过 1s，每次须使胸部隆起）	给予过量通气（即呼吸次数太多或呼吸用力过度）

六、开放气道和人工呼吸

(1)开放气道：假如患者没有明显的头部或颈部受伤的话，使用仰头抬颏法（图 2-7）；当怀疑患者有颈椎受伤时，使用托颌法（图 2-8），避免牵拉头部。

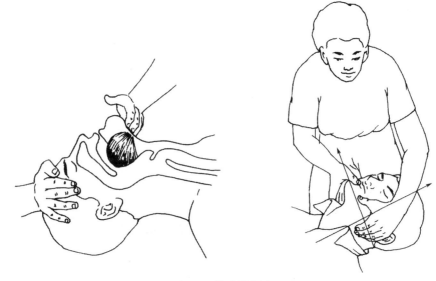

图 2-7　仰头抬颏法

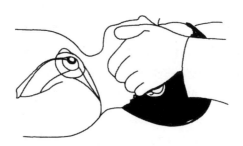

图 2-8　托颌法

（2）不管是口对口人工呼吸、气囊面罩辅助呼吸,还是建立人工气道后的辅助呼吸,急救者每次人工通气时应持续 1s,并且应该产生明显的胸廓起伏。理想的潮气量为 $500\sim600$ mL（$6\sim7$ mL/kg）。

（3）在人工气道建立前的人工呼吸,呼吸频率为 $10\sim12$ 次/分,胸外按压和人工通气的比率为 $30:2$；在建立人工气道后呼吸频率为 $8\sim10$ 次/分,胸外按压保持在 $100\sim120$ 次/分水平,这时候不要求胸外按压和人工呼吸同步进行。

（4）在室颤导致的心搏骤停的最初几分钟内,由于血氧水平还保持一定的高度,心脑的氧供更多是血流下降程度决定,所以早期的心搏骤停胸外按压比人工通气相对更加重要,急救人员应确保高质量的胸外按压和尽量避免中断胸外按压。

（5）在经历长时间的室颤后,由于血氧耗尽,这时候人工呼吸和胸外按压同样重要。

（6）心肺复苏过程中,由于流经肺的血流明显减少（为正常的 $25\%\sim33\%$）,此时为了维持通气/血流比例,要求的潮气量和呼吸频率均较正常生理状态低。急救人员应该避免过度通气（包括潮气量和呼吸频率）。过度通气不仅没必要,而且由于增加胸腔内压,减少静脉回心血量从而减少心排血量,导致生存率下降。

（7）避免急速、太大潮气量的人工呼吸,以免引起胃胀气导致膈肌上抬引起肺顺应性下降。

（8）对于还有自主循环（可触摸到脉搏）的患者,人工呼吸保持在 $10\sim12$ 次/分,也就是每 $5\sim6$ s 给予 1 次人工呼吸。

七、早期电除颤

成人突发性、非创伤性的心搏骤停的原因多为心室颤动所致,而终止心室颤动最有效的方法就是电除颤（D）。

（一）体外电除颤

1.适应证

心室扑动、无脉性室速、心室颤动的粗颤。

2.能量

单相波 360J。双相波首次能量选择 150J。

3.电极

（1）标准位置:心尖电极板放在左乳头齐平的腋前线,胸骨电极板放置在右锁骨下方。

（2）前后位置:一个电极放置在心前区,另一个电极放置于左背部上方（心后区）。

4.步骤

（1）仰卧。

（2）涂导电糊或 $4\sim6$ 层湿盐水纱布,放在相应位置,打开电源,选择能量。

（3）充电。

（4）用力压向胸壁,确保急救人员和其他人员不与患者、病床以及与患者相连接的仪器接触（清场）,放电。

5.注意事项

（1）从心室颤动到给予电击的时间不应超过 3min,在等待过程中应不间断心肺复苏。

(2)除去金属物,电击时任何人不能接触患者、病床以及与患者相连接的任何仪器设备。

(3)电极板安放位置准确,适当加压,保证紧密接触皮肤。

(二)自动体外除颤器(AED)

AED仪器控制面板仅有三个按钮:"1"电源开关、"2"分析按钮、"3"除颤。目前AED不适用于2岁以下的儿童。

四步操作法:①接通电源;②安放电极,按照标准位置安放电极,在粘贴电极片时停止CPR;③分析心律:确保不与患者接触,心律分析5~15s,若分析结果是心室颤动,仪器会以声音或图形报警提示;④电击除颤:在按"电击"按钮之前,确保无人与患者接触后再放电。

第三节　小儿基础生命支持

小儿心肺复苏(PCPR)与成人心肺复苏比较,有其自身的特点。复苏应强调保持气道通畅并保证有效通气。根据儿童年龄段划分:1个月以内为新生儿,1岁以内为婴儿,1~8岁为小儿。8岁以上儿童心肺复苏程序及方法基本同于成人。

一、概述

(一)解剖学特点

小儿的解剖生理结构与成人相比有较大差异:婴儿头部与身体所占比例较成人大,无意识时头部前屈造成气道阻塞;颈部短而圆胖,不易触及颈动脉搏动;咽喉部软组织松弛,舌根后坠是气道阻塞最常见原因;气道狭小,炎症水肿时易阻塞。

(二)心搏呼吸骤停的特点

成人心搏骤停多因突发心脏原因所致,小儿心搏骤停大多数继发于呼吸衰竭和休克,室颤并不常见。因此,对非原发性心搏骤停患儿,复苏早期更要注重呼吸支持,改善缺氧,心脏复苏较成人复苏的时间更长。

(三)生存链的特点

小儿心肺复苏生存链的顺序是:①预防心搏骤停;②早期有效心肺复苏;③快速求救EMS;④早期高级生命支持。在院外发现心搏呼吸骤停患儿时,对8岁以下的患儿应先给予基础生命支持1min,再求救,8岁以上儿童则同成人,先求救、再急救。

与成人基础生命支持相同,2015年指南强调了小儿早期高质量心肺复苏的重要性。基础生命支持包括一系列的病情评估和干预,儿童基础生命支持流程图见图2-9。

二、小儿基础生命支持方法

(一)检查反应

发现者应迅速判断患儿有无意识和有无创伤存在及其范围。用轻拍和大声呼唤患儿看其反应水平。对有头或颈部创伤的小儿不要移动或摇动以免加重脊髓损伤。

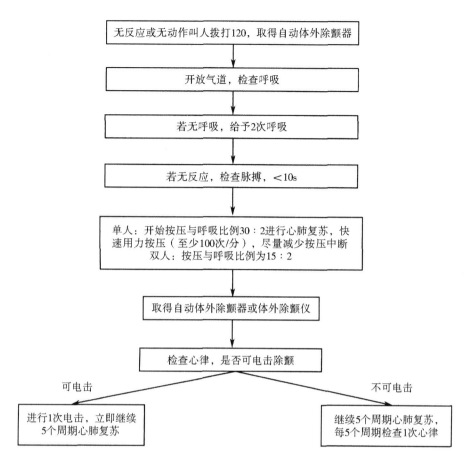

图 2-9 儿童基础生命支持流程图

（二）循环支持

1.摸脉搏

2015年指南提出先为婴儿和儿童进行胸外按压而不是人工呼吸开始的心肺复苏(顺序为C—A—B,而不是A—B—C)。不再强调脉搏的检查。如果婴儿或儿童无反应且不呼吸或仅仅是喘息,医务人员可最多用10s触摸脉搏(婴儿的肱动脉,儿童的颈动脉或股动脉)。如果在10s之内没有触摸到脉搏或不确定已触摸到脉搏,即开始胸外按压。

2.胸外按压

胸外按压是连续有节奏地按压胸部,迫使血液流向心肺脑等生命器官。有效的胸外按压可提供器官正常血流量的20%~25%,平均动脉压可达50mmHg。按压幅度至少为胸部前后径的1/3:对于大多数儿童,这相当于大约5cm;对于大多数婴儿,这相当于大约4cm。按压频率至少为100次/分。胸外按压必须与人工呼吸交替进行,小儿心脏按压与人工通气比值,单人复苏时同成人为30∶2,双人时为15∶2。

具体方法如下。

(1)8岁以上儿童胸外按压:按压方法基本和成人相同,用双掌按压法。急救者将手掌重叠置于患儿胸骨下1/2交界处,操作者肘关节伸直,肩臂力量垂直作用向患儿脊柱方向挤压。

按压与放松时间相等,挤压时手指不触及胸壁,避免压力致使肋骨骨折。放松时手掌不离开患儿胸骨,以免按压处移位。

(2)1~8岁的小儿胸外按压:单掌按压法。仅用一手掌按压,方法同上。

(3)婴儿胸外按压:有两种方法,即双指按压法(图2-10)和双手环抱按压法(图2-11)。双指按压法适合于1位施救者操作,一只手施行胸外按压的同时,另一只手可用于固定头部或胸后轻轻抬起胸廓,使头部处于自然位置。双手环抱按压适合于2位施救者同时操作,1位胸外按压,1位人工呼吸。用双手围绕患儿胸部,双拇指并列或重叠压迫胸骨下1/2处,两手手指置患儿后背相对方向按压。

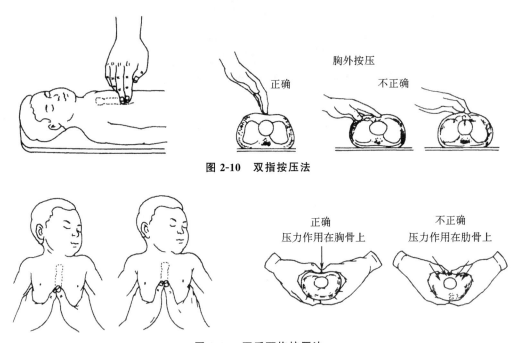

图 2-10　双指按压法

图 2-11　双手环抱按压法

(三)气道管理和呼吸支持

小儿意识丧失后,舌根后坠是导致气道阻塞的最常见原因。应立即采用仰头提颏法和推下颌法开放气道。仰头提颏法将一只手放在小儿前额并轻柔地使头部后仰,同时将另一只手的示指放在颌骨的弓部下面,轻轻用力使下颌向上向外抬起,避免使嘴闭上或推下颌下部的软组织,以免进一步阻塞气道。若怀疑头颈部损伤,应避免头颈后仰,此时可用推下颌法。方法是使患儿处于仰卧位,用双手的2个或3个手指分别放在患儿下颌骨的两侧下颌角处,轻轻用力推下颌向上向外,开放气道。新指南已取消了开放气道后"看、听和感觉呼吸"。

对1~8岁的小儿可采用口对口方法,经口吹气的同时,应保持气道通畅并用拇指与示指捏住鼻子。对1岁以下婴儿可采用口对口—鼻人工方法,通过婴儿口鼻吹气体,使胸廓抬起。如果急救者口较小,可采用口对鼻方法。先吹气2次,每次约1s。最基本原则是吹气可使胸廓抬起但又不引起胃膨胀。若吹气时阻力大或胸廓不能抬起,提示气道阻塞。气道阻塞最常见的原因是未正确开放气道,需要进行调整,保证头后仰、下颌抬高,并使患儿嘴张开。若头位置正确并用力吹气仍无胸廓起伏,应考虑气道内有异物阻塞。

（四）解除气道异物

当气道异物引起气道阻塞时,应设法尽快解除梗阻。若患儿咳嗽有力,应鼓励其连续自主咳嗽,以咳出异物;如咳嗽无力或呼吸困难明显,尤其出现意识丧失的患儿,应立即采取解除气道阻塞措施。婴儿推荐使用拍背和胸部冲击法;1岁以上儿童使用海姆利希手法及卧位腹部冲压法。

1.拍背和胸部冲击法

急救者取坐位,将患儿俯卧位置于前臂上,前臂放于大腿上,手指张开托住患儿下颌并固定头部,保持头低位;用另一只手的掌根部在婴儿背部肩胛区用力叩击5次;拍背后将空闲的手放于婴儿背部,手指托住其头颈部,小心地将婴儿翻转过来,使其仰卧于另一只手的前臂上,前臂置于大腿上,仍维持头低位。实施5次快速胸部冲压,位置与胸外按压相同。冲压与按压的不同之处在于冲压时间短促,利用肺内压力突然增高将异物冲出。如能看到患儿口或鼻中异物,可将其取出;不能看到异物,则继续重复上述动作,直到异物排除。

2.海姆利希手法及卧位腹部冲击法

同成人。

上呼吸道阻塞在儿童心搏骤停中占有很大比例,尤其是幼小婴儿。气道通畅后,应立即施行口对口—鼻吹气供氧。

（五）电击除颤

对于婴儿,应首选使用手动除颤器而不是AED进行除颤。如果没有手动除颤器,则优先使用装有儿科剂量衰减器的AED。如果两者都没有,可以使用不带儿科剂量衰减器的AED。

（六）高级生命支持（ALS）

ALS是在上述基本生命支持的基础上,应用药物等高级生命支持手段,力图恢复自主心搏和自主呼吸,并使生命指征稳定的过程,这一过程应于基础生命支持开始后迅速进行,甚至同步进行,但部分患儿在进行有效的基本生命支持后可以恢复自主呼吸和心搏,而不必使用药物等。

1.给氧与通气

可通过各种形式给患儿吸氧,如鼻导管、面罩、口咽导气管、喉罩通气、球囊面罩正压通气及气管插管正压通气等。

2.维持和改善循环

(1)继续高质量的胸部按压:只要自主循环未恢复就应持续按压。

(2)复苏药物及抗心律失常药物治疗。

1)给药途径。首先应在原有的静脉通道给药,以争取时间,以利用上腔静脉系统的周围静脉为好。若条件允许也可使用骨髓或气管内给药。由于心内注射的许多不良反应,目前已不被采用。

2)常用药物。①肾上腺素:是心肺复苏时最常应用的药物。可兴奋α受体及β受体,具有正性肌力和正性频率作用,并可提高血压,半衰期2min。用法:首次静脉稀释成1/万浓度,0.01mg/kg(0.1mL/kg,1∶10 000溶液)。若首次无效,可3~5min重复1次,目前不主张大剂量。亦可气管内给药,0.1mg/kg,心搏恢复后可持续静点,速度为 0.05～1.0μg/(kg·min)。②阿托品:用于心动过缓或Ⅲ度房室传导阻滞,有机磷中毒。用法:0.01～0.02mg/kg,最大0.1mg/kg,5min 重复 1 次,最大剂量儿童 1mg,青少年 2mg。通常经静脉给药。③碳酸氢钠:现在的观点认为除非心搏呼吸停止时间较长或血气证实有严重的代谢性酸中毒,不应常规使用碳酸氢钠,尤其在复苏的最初阶段应慎重使用,否则可能导致医源性高渗、高钠、低钾并加重细胞内酸中毒。用法:在给予基本生命支持及肾上腺素后,心搏仍不恢复,无血气情况下,一般先给 5% 碳酸氢钠 5mL/kg 或 1mEq/(kg·次)稀释成等渗液快速滴入。尽管碳酸氢钠已不作为一线复苏药物,但患儿如果有足够通气量,第一次肾上腺素给药后效果不佳时可考虑使用。④钙剂:现已不作为Ⅰ期复苏药,但在低钙血症、高钾血症及高镁血症时仍可应用。但注意可能导致细胞内钙超载,加重已缺氧细胞的损伤。用法:葡萄糖酸钙 100～200mg/kg(10% 葡萄糖酸钙 1～2mL/kg),最大剂量每次 2.0g,氯化钙每次 20～50mg/kg(10% 氯化钙 0.2～0.5mL/kg),最大剂量 1.0g/次,注意静脉缓注。⑤利多卡因:用于室颤及室性心动过速。在抢救后始终听不到心音,除心搏确实未恢复外,还应注意可能有室颤,在继续心脏按压的同时做心电图以发现是否有室颤。用量:1mg/kg,加 5% 葡萄糖注射液 10mL 中静推,5～10min 后可重复用,总药量不超过 5mg/kg。⑥胺碘酮:目前更推荐胺碘酮用于室性心动过速或室颤等,5mg/kg,静脉注射/骨髓腔内注射,可重复使用至 12mg/kg,最多不超过 300mg。⑦纳洛酮:用于逆转麻醉剂或毒物引起的呼吸抑制及镇静作用,剂量 0.1mg/kg,可静脉或气管内给药。

现在不主张给呼吸兴奋剂如洛贝林等,而要采用上述人工通气的方法保持通气,当缺血缺氧纠正后应能逐渐恢复自主呼吸。

(3)电击除颤复律。虽然在儿科少见,但室颤也可能是心搏骤停的原因或在复苏当中出现室颤、室性心动过速等心律失常,可用电击除颤或复律。但需注意无论除颤是否成功都应进行 5 个循环的 CPR。要尽量减少除颤对 CPR 的干扰。

(七)复苏后治疗(PLS)

对各脏器功能进行评估,维持保护各脏器功能,尤其是保护脑功能,并最终使脑功能恢复,并进行病因治疗。

(1)维持有效循环、纠正低血压:可通过扩容、纠酸及血管活性药以及病因治疗等维持血循环稳定。多巴胺、多巴酚丁胺是常用的正性肌力药及升压药,用于复苏后循环的维持,有心律失常应及时纠正。

(2)维持正常通气,必要时给予机械通气,但目前不主张过度通气。

(3)脑复苏:主要措施是为脑组织创造低温、低压的颅内环境,防止脑水肿加重和颅内压增高,减少脑的氧耗及代谢,消除一切不利于脑功能恢复的内环境紊乱如低血糖、离子紊乱等。如降温、止抽、脱水疗法(甘露醇、呋塞米等)、激素、维持内环境稳定及高压氧等。

(4)其他脏器功能支持:如胃肠功能、肾功能的维持等。

(5)治疗原发病,防止再次发生呼吸、心搏骤停。

第四节　高级心血管生命支持

广义的高级心血管生命支持(ACLS)涉及预防心搏骤停发生、处理已发生心搏骤停及改善恢复自主循环患者预后等多个环节。本文主要讨论在基础生命支持基础上由专业急救人员通过利用辅助设备、特殊技术和药物等手段进一步提供更为有效的循环、呼吸支持以恢复心搏骤停患者自主循环或维持其循环和呼吸功能的复苏措施。

高级心血管生命支持内容可概括为高级 A、B、C、D：A 气道，人工气道；B 呼吸，机械通气；C 循环，建立液体通道，使用血管加压药物及抗心律失常药物等；D 鉴别，寻找心搏骤停病因。

在基础生命支持阶段通过手法开放气道及球囊面罩通气支持下，若患者自主呼吸仍未恢复或虽恢复自主呼吸但不能满足机体需要，应考虑进一步的气道管理和通气支持方式，建立人工气道并进行机械通气，以维持血液充分氧合及清除二氧化碳潴留。

一、人工气道

人工气道指通过气道导管等辅助装置在生理气道和供气管道之间建立连接的气道管理方式。建立人工气道的目的在于保持呼吸道通畅，建立、维持、监测有效通气及引流气道分泌物。

人工气道主要包括食管气道联合导管(ETC)、喉罩导管(LMA)、气管内导管等。

(一)食管气道联合导管

ETC 是一种双腔通气导管，置入时操作者将导管经口插入，直至标志线达到门齿后，将蓝色咽气囊注入 100mL 空气，白色远端气囊注入 15mL 气体。分别通过导管的两个腔进行通气，观察有无呼吸音及胸廓起伏来确定管腔位置，选择进入气管内的管腔进行通气。ETC 可取得和气管内插管相当的通气效果，而且更容易培训和掌握，可作为心肺复苏过程气管插管的替代措施。ETC 置入后管腔位置判断错误导致食管通气是最为严重的并发症，其他可能的并发症包括食管损伤及皮下气肿。

(二)喉罩导管

LMA 由通气密封罩和通气导管组成。操作者由口腔将 LMA 插入至患者喉的后方，然后通过气囊充气封闭声门，观察通气效果验证其位置是否适当。LMA 较面罩密封性好，通气更为可靠。LMA 通气成功率为 71.5%～97%，与气管内导管通气效果相当。置入 LMA 不需要使用喉镜和直视声带，因此培训和操作较气管插管简单。尤其对于不稳定颈部损伤和体位受限的患者，LMA 比气管插管更为合适。LMA 可作为气管插管的备选方案用于心肺复苏的气道管理。LMA 成功置入后仍有小部分患者不能成功通气，此时应考虑置入气管内导管。

(三)气管内导管

气管内导管直接置入气管内，保持气道通畅和通气支持的效果更为确切，所以又称为确定性人工气道。其优点在于：能长时间维持气道开放；方便抽吸气道分泌物；可进行高浓度供氧和潮气量可调的通气；提供了备选的药物输入途径；避免误吸发生。通过气管插管置入气管内导管的指征是：①无意识患者不能经球囊面罩进行足够的通气；②患者失去气管保护性反射

（昏迷或心搏骤停）；③患者清醒但自主清理气管和排出分泌物能力不够、可疑误吸或需长时间机械通气时。

气管插管主要有经口、经鼻和经环甲膜三种途径。其中以经口气管插管最为常用。

1.经口气管插管

操作简便、有效，是急诊抢救中最为常用的气道管理方式，也是急诊医师需要掌握的基本技能之一。经口气管插管主要禁忌证：①喉头水肿、喉头黏膜下血肿或脓肿者；②主动脉瘤压迫气管者；③咽喉部烧伤、肿瘤或异物残留者；④颈椎骨折，头部不能后仰者；⑤张口严重受限者。

经口气管插管并发症主要因操作者不熟练及对导管位置监测不力引起，包括口咽损伤、较长时间中断胸外按压和通气等，长时间插管或未认识到的气管导管位置错误导致的低氧血症。心肺复苏过程应避免长时间中断胸外按压，因此尝试气管插管的次数应尽可能少，插管时间应控制在10s以内，如果一次插管失败，应该先予以通气和按压再进行下一次尝试。

2.经鼻气管插管

适合于下颌活动受限，张口困难或头部后仰受限（颈椎骨折）等情况。患者对经鼻插管较易耐受，长期插管通气时可考虑经鼻插管。经鼻气管插管禁忌证与经口插管基本相同。此外，严重鼻或颌面骨折、凝血功能障碍、鼻或鼻咽部梗阻和颅底骨折的患者也不宜进行经鼻气管插管。

3.经环甲膜气管插管

又称逆行气管插管，是指先行环甲膜穿刺，将导丝经环甲膜送入气管，通过喉部，到达口咽部，由口腔或鼻腔引出，再将气管导管沿导丝插入气管。经环甲膜气管插管适应证：①因上呼吸道解剖因素或病理条件无法暴露声带甚至会厌，不能完成经口或经鼻气管插管者；②头后仰受限（颈椎骨折等）不能经口气管插管者。

禁忌证包括：①甲状腺肿大；②口腔完全无法张开；③穿刺部位感染；④凝血功能障碍；⑤患者不合作又无法控制。

特殊的气管内插管技术还有光导管芯引导气管插管及支气管纤维镜、喉镜引导气管插管。此外还可通过环甲膜穿刺/造口术、气管造口术等有创技术建立人工气道。

二、人工气道建立后的管理

人工气道建立后必须采取恰当的气道监测和护理措施以保持和维护气道通畅和有效通气的进行。主要措施包括：

（一）气管导管位置确认和固定

气管内导管一经建立应立即确认导管位置，在患者搬动后也需对导管位置再次进行确认。导管位置判断方法包括临床征象评估和使用装置检查。导管位置正确的临床征象为通气时可见胸廓起伏，腹部听诊无呼吸音，肺部听诊呼吸音正常，双侧对称。呼气末CO_2浓度监测仪判断气管导管位置极为准确，不仅可持续指示气管导管位置，还可对心肺复苏质量进行持续监测，具有很高的临床应用价值。

导管位置正确后应采用系带或专用固定装置对导管进行固定,然后以上切牙为起点测量和记录导管置入的深度。如果可能,应在固定导管后进行胸部 X 线检查确认导管前端在隆突上方。

(二)通气效果监测

通过密切观察患者呼吸状况、监测血气分析、呼气末 CO_2 以及脉搏氧等通气指标分析置入气管导管方式、导管位置等是否适当、患者是否耐受,根据情况及时调整气道管理措施。

(三)保持气管导管通畅

气管导管应定期滴入生理盐水、α 糜蛋白酶、庆大霉素等以维持气道湿化、稀释气道分泌物和预防感染。应及时抽吸和引流气道分泌物以保持导管通畅。气管导管定期予以更换。

(四)拔管

患者病情好转后考虑拔管,拔管指征包括:①咳嗽、吞咽反射活跃;②自主呼吸良好,呼吸规则有力,低浓度吸氧即可维持血气指标正常;③循环功能稳定。拔管前应先给予纯氧通气,充分抽吸口腔和气管内分泌物,轻柔拔出气管导管同时吸出口咽中残存的分泌物。拔管后继续面罩给氧通气一段时间,观察患者呼吸和循环状况,情况稳定后改用鼻导管吸氧。拔管后如情况不稳定可考虑重新插管。

三、复苏药物

(一)给药途径的选择

1.静脉途径

静脉途径是临床心肺复苏过程最为常用的给药途径。应注意的是药物经由外周静脉需要 $1\sim2min$ 的时间到达中心循环,因此应尽可能选择近心的血管建立静脉通道,静脉推注药物后应给予 20mL 的液体,并且抬高肢体以有利于药物进入中心循环。

2.经骨途径

骨髓内具有不会塌陷的血管丛,经骨给药途径提供了另外一种给药途径选择,其给药效果相当于中心静脉通道。假如建立静脉通道有困难的话,急救人员可以建立经骨给药通道。

3.经气管内途径

部分复苏药物如利多卡因、肾上腺素和血管升压素能经由气管吸收。与经血管途径相比较,相同剂量的药物经气管给药的血浓度低。一般来说,气管内给药剂量是经静脉推给药剂量的 $2\sim2.5$ 倍。急救人员应当用 $5\sim10mL$ 的注射用水或生理盐水稀释后注射到气管内。

(二)给药时机

在 $1\sim2$ 次的电击除颤和心肺复苏后室颤或室速持续存在,推荐给予血管加压药物。谨记不能因为给药而中断心肺复苏。应当在进行心肺复苏过程和在心律检查后尽可能快给药,它的流程为心肺复苏—检查心律—给药—除颤。药物准备应在心律检查前完成,以便在其后迅速给药,可以在随后的心肺复苏中到达血液循环。

当 $2\sim3$ 个循环的电击除颤、心肺复苏和应用血管收缩药物后,室颤和无脉性室速仍然持续,考虑应用抗心律失常药物,对于长 QT 间期的尖端扭转形室速,考虑应用镁剂。

(三)复苏药物选择

1.血管加压药物

迄今为止,没有任何安慰剂对照临床试验表明在室颤、室速、无脉性心电活动或心室静止的任何阶段中,某种血管加压药物能提高具备完整神经功能的出院存活率。然而有证据表明应用血管加压药物有助于初始的自主循环恢复。血管加压药物主要使用肾上腺素。血管升压素和肾上腺素比较无明显获益,目前不再推荐用于心肺复苏。

肾上腺素主要通过激动 α 受体,提高复苏过程心脏和脑的灌注压。目前推荐成人患者肾上腺素使用剂量为每次 1mg,3~5min 1 次。

2.抗心律失常药物

当进行心肺复苏、2 次电除颤及给予血管升压素后,如室颤/无脉性室速仍持续时,应考虑给予抗心律失常药物,优先选用胺碘酮静脉注射;若无胺碘酮时,可使用利多卡因 75mg 静脉注射。

(1)胺碘酮:胺碘酮影响钠、钾和钙通道,具有 α 和 β 肾上腺能阻滞特性,具有广泛的抗心律失常作用。胺碘酮可考虑用于治疗对 2 次电击除颤和心肺复苏无反应的室颤或无脉性室速。有研究表明与安慰剂和利多卡因相比较,胺碘酮能提高心搏骤停患者存活入院率。胺碘酮初始剂量为 300mg 静脉注射,无效可以追加 150mg。

(2)利多卡因:利多卡因目前作为胺碘酮代替药物使用。在没有胺碘酮时可使用利多卡因,初始剂量为 1~1.5mg/kg 静脉注射。假如室颤或无脉性室速持续,可以给予额外的剂量 0.5~0.75mg/kg,每隔 5~10min 静脉推注,最大剂量为 3mg/kg。

(3)镁剂:能有效中止尖端扭转性室速。剂量为将 1~2g 硫酸镁溶于 5% 葡萄糖 10mL 中缓慢静脉注射。随后可将同样剂量的硫酸镁溶在 5% 葡萄糖 50~100mL 中缓慢输注(5~60min)。

3.其他药物

(1)阿托品:目前已不再被建议常规用于无脉性电活动(PEA)或心室静止的心搏骤停患者。

(2)碳酸氢钠:目前没有证据支持复苏过程应用碳酸氢钠可提高心搏骤停患者复苏成功率,相反可能带来高血钠、高渗透压及细胞外碱中毒等不良反应。

碳酸氢钠目前不推荐常规在心肺复苏过程应用。只有在某些特定情况下如心搏骤停前存在代谢性酸中毒、高钾血症或三环类抗抑郁药过量时考虑应用碳酸氢钠。一般初始剂量为 1mmol/kg,应当尽可能在血气分析监测的指导下应用。

第五节 气道异物阻塞与处理

气道异物阻塞(FBAO)是因异物吸入完全性或部分性阻塞气管和(或)支气管而引起通气障碍、窒息,严重者甚至死亡。FBAO 多发生于进食时,儿童还可在玩耍时误吞食玩具等引起。FBAO 多在目击情况下发生,现场及时处理十分重要。

一、气道异物阻塞诊断

及时诊断是影响 FBAO 预后的关键因素。FBAO 诊断要点包括以下几点。

(一)病史
多数患者有明确的异物吸入史。

(二)临床表现
FBAO 临床表现取决于气道阻塞的程度。

1.不完全性阻塞

患者神志可保持清醒,出现强烈刺激性咳嗽,咳嗽的间隙出现喘息。

2.完全性阻塞

患者用拇指和示指抓压颈部,不能说话、呼吸、咳嗽,患儿不能哭出声,并很快出现面色、口唇青紫,意识丧失。

(三)辅助检查
气道异物可通过 X 线检查和支气管纤维镜等辅助检查进一步明确。

正确诊断是处理 FBAO 的第一步,也是最重要的一步。如果吸入异物在目击情况下发生可立即诊断和处理;患者有意识并可以说话,可通过询问诊断,如果患者不能说话,但意识尚存并用手抓压颈部,可询问患者是否吸入异物,如果患者点头表示"是的",即可诊断;不能诉说症状的患儿及丧失意识的成人患者出现不能说话或呼吸困难并伴有面、唇青紫等情况,需考虑FABO。FBAO 应与昏迷、心脏病发作、癫痫及其他可引起急性呼吸窘迫、发绀或意识障碍的疾病加以鉴别。

二、气道异物排除法

气道异物排除法是指应用人工手法将进入气道的异物排出体外的方法。异物进入气道内,可引起气道完全或不完全梗阻。完全梗阻者将导致急性通气功能障碍,严重者可迅速窒息、死亡。不完全梗阻会造成部分性通气障碍、肺部感染或者机化。因此,必须尽快排除异物,才能挽救生命,避免并发症。气管异物多见于儿童,也可见于成人。

(一)不完全性梗阻

1.发病机制

异物较小,进入气道后可以随呼吸上下移位,造成不完全性气道梗阻。

2.临床表现

患者有显著的呛咳,部分患者呈"吸气三凹征"的吸气性呼吸困难表现,伴喘鸣音,当异物因呛咳排除或者下行至细支气管,患者呛咳症状消失。

3.诊断依据

有异物接触史,有明显的呛咳,可伴吸气性呼吸困难或伴喘鸣音。

4.急救方法

首先采用以下方法排除异物,若无效,应送到医院用纤维支气管镜取出异物。

(1)成人叩背法:主要用于各种原因引起的成人气道不完全性梗阻。手法:嘱患者站立,上半身前倾,急救者一手托住患者胸骨,使患者呈头低胸高位,然后以掌根部叩击患者肩胛间区,使气道异物排出。

(2)婴幼儿拍背法:主要用于各种原因引起的婴幼儿气道不完全性梗阻。手法:将婴幼儿置于施救者胳膊上,以手固定好头颈部,呈头低胸高位,同时用手掌根部连续拍击其肩胛间区数下,可使异物排出。如果无效,可以翻转再用腹部冲击法交替进行。

(3)腹部冲击法:此法适用于意识清楚的成人或儿童患者。患者取立位或坐位,抢救者站在患者的背后,两臂环绕患者的腰部,令患者弯腰,头部前倾。一手握空心拳,拇指拳眼顶住患者脐与剑突之间。另一手紧握此拳(儿童只用双手的两指),突然、连续、快速向内、向上冲击(儿童冲击力度酌减),嘱患者上身前倾,抬头张口,以便异物排出。

(4)胸部冲击法:此法适用于意识清楚的身体肥胖或妊娠后期患者。患者取立位或坐位,抢救者站在患者的背后,两臂从患者腋下通过,环绕胸部。一手握空心拳,拇指拳眼顶住患者胸骨中部。另一手固定拳头,突然、连续、快速、用力向后方冲击胸骨,直至气道内异物排出。

(5)自救法:由患者自己操作。可一手握住另一手的拳头,拳眼置于脐与剑突之间,突然、连续、快速向腹部的后上方冲击,反复几次,直至异物排出。也可稍稍弯下腰,使上腹对准椅背、桌子边缘或扶手栏杆等,使之快速向上冲击上腹部,反复冲击,直至异物排出。

(二)完全性梗阻

1.发病机制

异物较大,进入气道可造成气道完全性梗阻。

2.临床表现

患者立刻出现极度吸气性呼吸困难,挣扎不安,面色苍白,口唇发绀,不能说话、呼吸与咳嗽,小儿不能哭出声音,成人往往不由自主用手抓颈前部,呈一手"V"字状紧贴于颈前喉部。很快出现意识不清,甚至意识丧失。

3.诊断依据

有异物接触史,短时间出现意识障碍,口唇发绀,呼吸极度困难或者无呼吸,儿童不能哭声,成人不能说话,常呈现手抓颈前部的特殊姿态。

4.急救方法

患者尚无意识障碍时,可行立位或坐位腹部冲击法;当患者出现意识丧失时,应一边呼救、启动急救医疗服务系统,一边给予患者仰卧位腹部冲击法:立即将患者置于仰卧位,抢救者面对患者,双膝骑跨在患者的两腿外侧,用一手掌根部置于患者脐与剑突之间,另一手重叠其上(儿童只用双手的两指),抢救者予以快速、连续用力冲击患者的上腹部(儿童冲击力度酌减)。冲击5～6次后,应检查口腔内有无异物,如发现异物应及时将其清除,如无效而且患者出现严重呼吸困难和发绀,应迅速做环甲膜穿刺术,以解除气道梗阻带来的严重缺氧,如果患者出现呼吸心搏骤停,则实施心肺复苏术,等待120急救人员到达送到医院进一步抢救。

(三)气道异物的预防

(1)教育儿童:进食时不可以讲话、嬉笑、走动、玩耍或做其他运动;玩耍时不可以口含小、圆、滑的物品如坚果、硬币、弹珠或纽扣等。

（2）对于患过脑血管病或已经痴呆的老人以及平时易呛咳的老人，在自行进食时要随时提醒他们细嚼慢咽；需喂食者，一定要把固体食物弄成小块儿，喂饭时一定要确认上一口已经完全咽下，才能喂下一口，切不可操之过急。

（3）在吃汤圆、果冻类光滑食物时要注意，千万不要一口吞下。

（4）对于昏迷患者和酒精中毒者（醉酒），要使其采取侧卧位或仰卧位头偏向一侧，加强看护，以防止呕吐误吸。

三、气道异物阻塞的处理原则

FBAO 急救处理最为重要的是急救人员通过手法迅速、安全地将异物从患者气道取出。FBAO 处理原则包括以下几点。

（1）立位法适合于救助意识清醒患者，无反应患者应采用卧位法。

（2）成人及大于 1 岁的儿童可采用腹部冲击法、胸部冲击法或拍背法；小于 1 岁患儿、过于肥胖患者（急救人员难以用手环抱其腰）、孕妇多采用胸部冲击法。

（3）如果患者咳嗽反应强烈，急救人员不应干扰，静待其旁。如果患者出现咳嗽无力、静默；呼吸困难加重伴有喘鸣；意识丧失等情况，急救人员应立即施救。

（4）有数据表明常需要联合腹部冲击法、胸部冲击法或拍背法等多种方法急救，推荐先采取腹部冲击法，腹部冲击法无效时考虑胸部冲击法。

（5）非急救人员发现 FABO 触发心搏骤停患者时，可立即进行基础生命支持，立即呼救和开始心肺复苏。单用胸部按压，同样可以使胸膜腔内压明显增高，足以使卡喉的异物移位、排出。专业急救人员应掌握 FABO 急救手法并在现场先行手法急救。

（6）异物排出后，应继续监测患者生命体征，有必要继续进行心肺复苏。FABO 手法急救有引起胃反流误吸和腹内器官损伤的危险，应注意检查并做相应处理。

第六节　特殊情况下的心肺复苏

在一些特殊情况下发生的心搏呼吸骤停病理生理机制具有自身的特点，需要对心肺复苏措施做相应的调整。这些情况包括溺水、低温、电击和雷击、创伤、妊娠等。

一、电击和雷击

电击和雷击引起损伤的主要机制是电流对心脏、脑、血管平滑肌及细胞膜的直接作用以及电能在体内转化为热能产生的热效应。电流作用于心肌导致室颤和心搏骤停是电击和雷击致死的首位原因。部分患者可以出现呼吸停止和缺氧性心搏骤停。出现呼吸停止的原因：①电流经过头部引起延髓呼吸中枢抑制；②触电时膈肌和胸壁肌肉的强直收缩；③长时间的呼吸肌麻痹。

（一）基础生命支持

急救人员施救前应首先确认急救现场环境安全，立即切断电源，确认患者已经没有与电源接触,环境中没有带电或将患者尽快转移到安全的环境。随后立即评估患者呼吸、循环状况。如果患者无自主呼吸和循环立即开始基础生命支持,迅速进行胸外按压和人工通气,启动EMS,如果可能尽早应用AED。电击和雷击患者的预后难以估计,但多数患者没有心肺基础疾病,如果立即提供生命支持,患者存活可能性较大。即使初步评估时患者看似已经死亡,也应进行心肺复苏。

电击和雷击均可导致复合性外伤,包括脊柱损伤、肌肉拉伤、内脏损伤及因肌肉强直收缩引起的骨折。如果患者有头颈部外伤可能,应注意脊柱的保护和制动。患者燃烧的衣服、鞋、皮带应去除以避免进一步的烧伤。

(二)高级生命支持

高级生命支持阶段在进行心肺复苏同时评估患者心律,如果存在室颤、心搏骤停或其他严重心律失常,按标准高级生命支持复苏程序立即予以除颤、心脏复律和药物治疗。面部、口部和前颈部等部位烧伤的患者因为迅速出现软组织肿胀将导致气管插管困难,因此,广泛烧伤患者即使存在自主呼吸,也应尽早气管插管建立高级气道。

对有低血容量性休克和广泛组织损伤的患者,应迅速静脉补液抗休克治疗,维持水、电解质平衡。组织损伤可产生大量肌红蛋白、钾离子等,必须充分补液维持足够的尿量促进其排出。对于组织损伤严重的患者烧伤科、骨科等多个专科联合进行救治是必要的。

二、低温

严重低体温(<30℃)伴随心排血量和组织灌注下降,机体功能显著降低,表现出临床死亡征象。低温时,心脏对药物、起搏刺激和除颤反应性明显下降,因此低温心搏骤停救治原则是在积极处理低体温同时进行心肺复苏。低温对大脑等脏器功能具有一定的保护作用,患者复苏后可能保存完好的神经功能。

(一)保温和复温

1.保温

除去患者湿衣,避免将其继续暴露于低温环境以防热量进一步丢失。

2.复温

措施的选择取决定于患者有无灌注节律及体温下降程度。

(1)按患者中心体温可将体温下降程度分为:①轻度低体温(>34℃);②中度低体温(30～34℃);③重度低体温(<30℃)。

(2)复温方式:①被动复温,覆盖保暖毯或将患者置于温暖环境;②主动体外复温,通过加热装置包括热辐射、强制性热空气通风和热水袋等进行复温;③主动体内复温,指采用加温加湿给氧(42～46℃)、加温静脉输液(43℃)、腹腔灌洗、食管复温导管和体外循环等有创性技术复温。

(3)复温方式的选择:有灌注节律的轻度低体温患者采用被动复温;有灌注节律的中度低体温患者采用主动体外复温;重度低体温和无灌注节律心搏骤停患者采用主动体内复温。

(二)基础生命支持

检查、救治和搬运低温患者过程动作应轻柔,以避免诱发室颤。患者还未出现心搏呼吸骤停时,处理重点在于复温,一旦出现心搏呼吸骤停,心肺复苏和复温同样重要。低温患者呼吸和脉搏可能很慢并且难以察觉,急救人员应检查患者呼吸和脉搏30～45s以确定有无呼吸或心搏骤停及严重心动过缓。人工通气时尽可能给予加温(32～34℃)加湿氧气面罩通气。低温时除颤效能下降,中心体温<30℃时,电除颤往往无效。发现患者存在室颤时,可立即给予1次电除颤,如室颤仍存在,则应继续进行心肺复苏和复温治疗,体温达到30℃以上考虑再次除颤治疗。基础生命支持治疗阶段应该立即监测患者中心体温,并尽早进行有创性主动体内复温,但在现场急救情况时可能无法进行,此时应积极进行心肺复苏,同时将患者转运至具有相应复温设备和条件的医疗中心进行救治。

(三)高级生命支持

无意识和心搏骤停的低温患者应进行气管插管以提供加温加湿通气和防止误吸。低温心搏骤停高级生命支持阶段更加强调积极的体内复温治疗。低温阶段静脉给予的药物的生物学效应下降或完全无效应,反复给予还可能在体内蓄积形成毒性作用。因此当患者重度低体温时不应进行静脉药物治疗,中度低体温患者可以静脉给药但要增加给药间隔。重度低体温心搏骤停患者院内救治重点在于通过各种有创技术迅速提升中心体温。低温超过45～60min的患者在复温过程中血管扩张、血管床容量增大,需要及时进行补液治疗。

三、妊娠相关性心搏骤停

急救人员在复苏妊娠妇女的过程要尽力抢救母亲和胎儿两个患者,同时要考虑到孕妇孕产期生理改变的因素。正常妊娠时孕妇心排血量、血容量增加50%;心率、每分通气量、氧耗增加;肺功能残气量、全身和肺血管阻力、胶体渗透压、胶体渗透压/肺毛细血管压均下降。这些生理改变使得孕妇对缺血缺氧损伤更为敏感。妊娠20周后,孕妇处于仰卧位时,增大的子宫压迫内脏血管减少血液回流,心排血量可下降25%,心肺复苏时应考虑到这一影响因素。

对危重症孕妇应采取以下措施预防心搏骤停的发生。

(1)左侧卧位。

(2)吸入纯氧。

(3)建立静脉通路并静脉输液。

(4)考虑可能引起孕妇发生心搏骤停的可逆因素,并积极处理。

孕妇可能因妊娠和非妊娠因素发生心搏骤停,通常包括硫酸镁等药物过量、急性冠脉综合征、羊水栓塞、子痫及先兆子痫、肺动脉栓塞、卒中、创伤、主动脉夹层破裂等。

(一)基础生命支持

孕妇体内激素水平的改变可以促使胃食管括约肌松弛,增加反流的发生率。对无意识孕妇进行人工通气时应持续压迫环状软骨以防止误吸。为了减少妊娠子宫对静脉回流和心排血量的影响,可以将一个垫子(如枕头)放在患者右腹部侧方,使其向左侧倾斜15°～30°,然后实施胸外按压。由于膈肌抬高的影响,胸外按压部位可取胸骨中间稍上部位。

目前没有除颤电流对胎儿造成不良作用的证据,孕妇除颤时按标准能量进行,除颤前应移开胎儿或子宫监测仪等设备。

（二）高级生命支持

气管插管时也应按压环状软骨以防止误吸。因为孕妇可能存在气道水肿,使用的气管导管内径要较非妊娠妇女使用的小 0.5～1.0mm。

患者妊娠期功能残气量减少、耗氧量增多,因此更易形成低氧血症,救治时应积极给氧和通气治疗。在妊娠晚期患者,食管探测装置可能出现较高的假阴性结果,推荐采用临床评估和呼出气 CO_2 监测仪评估气管导管位置。孕妇横膈上抬,因此通气量应适当减少。

药物使用原则遵从标准高级生命支持流程。只有孕母成功复苏才能保障胎儿的安全,因此,尽管血管加压药如肾上腺素可减少子宫血流量,复苏时仍按指南推荐的剂量和方法使用。

一旦孕妇发生心搏骤停,应该考虑是否有必要行急诊剖宫产手术。妊娠 20 周后子宫达到一定大小可产生阻碍静脉回流的作用,而妊娠 24～25 周后胎儿才有存活的可能。因此,妊娠小于 20 周的孕妇不应该考虑急诊剖宫产手术,妊娠 20～23 周的孕妇施行急诊剖宫产手术对复苏孕母有利,但不可能挽救婴儿的生命。妊娠 24～25 周以上实施急诊剖宫产手术对于挽救母亲和胎儿生命均可能有利。急诊剖宫产手术应尽量在孕妇心搏骤停不超过 5min 内实施。

第七节　脑缺血损伤与脑复苏

一、概述

心搏骤停及心肺复苏后的一系列病理生理过程可触发易损区域(海马、皮质、丘脑等)神经细胞的缺血缺氧性损伤,大量的神经细胞坏死和凋亡后引起相应的神经功能障碍,包括顺行性记忆缺失,学习困难,情绪和社会行为改变,抑郁,严重的出现昏迷、持续植物状态直至死亡。心搏骤停后全脑缺血损伤具有极高的致死致残率,研究表明自主循环恢复(ROSC)后短期存活者中 50% 死于神经功能障碍,长期存活者中 20%～50% 存在神经功能后遗症。

脑复苏是指以减轻心搏骤停后全脑缺血损伤,保护患者神经功能为目标的救治措施。100年前,美国学者 Guthrie 首次提出将脑作为复苏的靶器官,但长期以来更加强调呼吸、循环功能的复苏。直至 20 世纪 70 年代,脑复苏治疗才逐步得到重视,心肺复苏目标也由促使心搏骤停患者自主循环恢复和存活逐步转变为维持和恢复患者正常的神经功能。

二、病理生理机制

（一）脑血流与代谢异常

脑的代谢水平很高,虽然只占体重的 2%,却消耗 20% 的氧和 25% 的糖分,正常脑功能的维持对脑血流量(CBF)的依赖较大。在安静状态下,脑血流量约为 750mL/min,占整个心排血量的 15% 左右。脑血流量取决于脑的动、静脉的压差和脑血管的血流阻力。正常情况下,脑血管可通过自身调节的机制使脑灌注压维持在 80～100mmHg,脑血流量保持相对恒定。

脑血流急剧下降和中断是心搏骤停后全脑缺血损伤的原发损害因素。当平均动脉压低于

60mmHg时,脑失去自身调节能力,脑血流量开始下降。当脑血流量下降至基础值的35%左右时,脑的氧供和正常功能不能维持,当脑血流量继续下降至基础值的20%以下时,氧供完全中断,脑代谢只有依赖低效的糖无氧酵解而不能满足神经细胞生理需要。持续、严重的脑缺血使神经细胞由于能量代谢障碍触发的一系列损伤级联反应最终出现坏死或凋亡。

自主循环恢复后,缺血脑组织得到再灌注。脑血流恢复的最初几分钟为反应性充血期,脑血流量较正常为高,随后为迟发性低灌注期,此期可持续2~12h,是全脑缺血损伤最重要阶段。此时尽管全脑血流得到一定程度的恢复,但海马、大脑皮质等局部仍处于低灌注状态,甚至出现无复流现象,低灌注状态使得相应供血部位的脑组织能量供应明显下降。研究发现缺血24h后脑白质区糖分供应只有正常的70%,在灰质区只有54%。产生延迟性低灌注的原因并未完全清楚,可能与内皮细胞释放内皮素增加引起血管痉挛以及中性粒细胞聚集和微血栓形成等引起的血管阻塞有关。再灌注期,随着氧供恢复脑组织重新产生ATP,但在最初数小时,脑代谢水平只有正常的50%左右,随后才逐步恢复到基础值。再灌注期脑代谢障碍可能与线粒体和细胞呼吸链损伤有关。

(二)脑水肿

脑缺血损伤可形成细胞性和血管源性两种类型脑水肿。细胞性水肿主要表现是细胞肿胀,间隙缩小,颅内压变化较小。缺血期即可发生细胞性水肿,再灌注期由于细胞膜离子通透性增加可进一步进展。血管源性水肿常有颅内压升高,并可并发继发性出血,主要因再灌注期血脑屏障(BBB)破坏引起。血管源性水肿的发展有两个高峰,第一个高峰出现于再灌注后数小时,第二个高峰出现于24~72h。脑水肿的临床表现视发展速度和严重程度而异,轻者无明显症状和体征,重者引起一系列功能紊乱,包括颅内压增高引起的综合征(如头痛、头晕、呕吐、视神经盘水肿,血压升高、心动过缓及意识障碍等)以及局灶性脑体征(如一过性麻痹、半身轻瘫、单或双侧椎体性体征等),严重者可引起脑疝形成。

(三)神经细胞损伤

脑缺血后经由启动环节、中间环节和最终损伤环节等组成的级联反应最终导致神经细胞出现损伤,继而引起相应的神经功能缺失。能量代谢障碍ATP下降及耗竭是神经细胞损伤最为重要的启动环节。脑缺血发生后由于脑血流量和氧供下降,ATP等高能磷酸代谢产物产生减少,由ATP分解和代偿性的无氧酵解导致的无机磷酸盐和乳酸增加等导致细胞出现酸中毒。由于缺乏ATP,能量依赖的跨膜离子梯度不能维持,当ATP水平下降超过50%时,大量的钠、钙离子通过电压门控通道内流导致细胞去极化。神经细胞去极化后释放大量兴奋性神经递质。谷氨酸是最为主要的兴奋性神经递质,也是神经细胞缺血损伤另一重要的启动环节。谷氨酸通过激活N-甲基-D-天冬氨酸受体(NMDA受体)和α-氨基-3-羧基-5-甲基-4-异唑丙酸受体等门控离子通道进一步促进钙、钠内流,并且通过与代谢型谷氨酸受体作用激活G蛋白等缺血损伤中间环节,最终导致细胞损伤。

神经细胞损伤的中间环节是启动因素所激活的各种细胞间和细胞内损伤信号,各损伤信号相互作用影响,形成瀑布样级联反应,最终导致广泛的神经细胞损伤。主要的中间环节包括如下,①钙超载。细胞内钙超载是神经细胞损伤最为重要的中间环节。缺血时由于电压门控和配体门控通道异常,细胞外钙离子大量流入细胞内,形成钙超载。缺血损伤时,内质网和线粒体也可释放部分钙进入细胞质。细胞内高浓度的钙通过直接作用或激活各种钙相关酶而启动其他损伤环节或直接导致细胞器损伤、蛋白质降解和DNA断裂。②一氧化氮(NO)合成增加。细胞内钙超载可激活一氧化氮合酶(NOS)而产生大量NO,产生的NO可激活NOS而导致NO进一步增加。NO的损伤效应包括:阻止线粒体摄取钙;与超氧阴离子(O_2^-)形成更具破坏作用的过氧亚硝基阴离子;激活细胞因子和化学介质等致炎因子;直接损伤DNA;促进早期基因以及细胞凋亡基因转录表达。③蛋白激酶和基因激活。细胞内钙超载可通过磷酸化作用激活丝裂原活化蛋白激酶、蛋白激酶C等蛋白激酶系统而促进基因表达。脑缺血再灌注后数分钟内即有大量基因转录表达,主要包括及早期基因(包括 c-fos、c-jun、junB)、热休克蛋白、Bcl-2/Bax 基因、生长因子、NOS、环氧酶-2、细胞因子(如 IL-1β,肿瘤坏死因子-α)。这些基因表达所引起的具体损伤或保护效应尚未十分清楚。

全脑缺血损伤具有延迟性和选择性的特征。缺血发生只有数分钟,但引起的细胞损伤则可持续数天以上。脑不同的部位及不同细胞类型对缺血敏感性存在差异。缺血易损区域包括海马、皮质、丘脑等部位。各类细胞中,神经元缺血敏感性最高,其次为星形胶质细胞、少突胶质细胞和内皮细胞。

由上可见,心搏骤停后脑血流紊乱引起细胞代谢障碍,并因此触发细胞级联损伤反应,最终导致神经细胞死亡、神经功能缺失是全脑缺血损伤主要的病理生理机制。

三、脑复苏和复苏后的管理

心搏骤停后人工循环的建立到自主循环的恢复仅是第一步。更困难的是复苏后的管理,因为全身性的缺血再灌注损伤是复苏后死亡的主要原因。还有就是减轻全脑缺血损伤,保护神经功能的脑复苏。心搏骤停引起脑损害的基本病理是脑缺氧、脑缺血和脑水肿。脑复苏的重点就是防止和减轻脑水肿,降低大脑耗氧量和促进脑细胞功能恢复。

(一)低温治疗

低温对机体特别是脑组织有保护作用,可以减少氧耗,治疗和预防脑水肿。体温每下降1℃,氧耗降低 5%~6%。目前推荐所有心搏骤停后恢复自主循环的昏迷患者都采用亚低温治疗。目标温度 32~36℃,并至少维持 24h。降温方法很多,可以静脉输注冰盐水,使用冰袋、冰帽,药物人工冬眠等。

(二)脱水剂

防止脑水肿,血压平稳基础上使用呋塞米或 20% 甘露醇进行脱水治疗。

(三)血糖控制

在脑复苏治疗中应避免输注过多含糖液体。血糖水平控制在 10mmol/L 以下。

(四)抗癫痫治疗

癫痫加重大脑氧供失衡和脑代谢紊乱,应采取积极有效的处理。常用药物有地西泮、苯巴比妥等。

(五)维持呼吸/循环功能

维持收缩压在 90mmHg、平均动脉压在 65mmHg,维持 SpO_2 94%~96%,PaO_2

$100mmHg$,$PaCO_2$ $40\sim45mmHg$。

（六）急性肾衰竭的防治

心搏骤停及复苏后的低灌注极易造成急性肾衰竭,特别是原有肾脏病变的患者。应注意维持有效的肾灌注,避免使用肾毒性药物。若出现急性肾衰竭要早期干预,必要时进行肾脏替代治疗。

（七）病因处理

识别并治疗急性冠脉综合征,尽快完成患者的冠状动脉血管造影,如是心肌梗死或严重的血管狭窄,应尽快进行再灌注治疗。

（八）其他的治疗

包括防治感染治疗、营养支持等。

（李国华）

第三章　院前急救与应急救援

第一节　院前急救的主要任务

一、院前急救的发展模式和特点

(一)院前急救与急诊医疗体系

院前急救是指急、危、重症伤病员从现场到医院之间的医疗救护,包括就地抢救、维持基础生命体征、途中医疗监护,并快速安全运送到医院的医疗急救过程。它不但是现代急救医疗服务体系和国家公共卫生体系的重要组成部分,也是城市建设的重要部分,更是国家政府形象的主要代表。院前急救直接关系到人民群众的健康,它的水平体现了一个国家或地区的医疗水平、处理突发事件的应急能力。

院前急救作为患者救治过程中最前沿、最基础的重要环节,在提高救治成功率方面发挥着无可替代的决定性作用。近年来,各地120急救中心在其软硬件建设方面都取得了长足的发展,但院前急救学科建设在学科研究、人才培养等方面还仍与发达国家存在不小的差距。如何更快、更好、更多、更省地救治患者是院前急救工作的出发点和落脚点。必须纠正"重转运、轻救治"和"重硬件、轻技能"的错误观念,应切实加强院前急救内涵建设,提升技术水平,加快人才培养,明确诊疗标准,完善质量控制体系,注重科学研究,这些方面对院前急救的发展具有决定性意义。

(二)我国院前急救的起源和发展历程

我国院前急救组织发展过程始于20世纪50年代,基本参照当时俄国急救站的模式,其中较多的救护站是在解放战争时期的红十字救护站的基础上建立起来的,并明确规定以院前急救为服务目标。直到20世纪70年代末,绝大多数急救站仍处于低资源、少设备、缺医护人员和组织功能不健全的状况,还处于转运患者阶段。此时百姓的急诊开始求助于各个地区的省、市、县级医院的救护车出诊,但在偏远山区、海岛等救护站或医院的院前急救还非常薄弱。自1987年我国成立中华医学会急诊学会以来,经过30余年的快速发展,我国所有省会城市及50%以上的地级市都建立了具有地方特色的医疗急救中心,全国县级以上的公立医院均建立了独立的急诊科,并形成了院前急救,院内急诊,急危重症监护室的生命绿色通道。

我国的院前急救组织发展过程大致可分为以下四个阶段:

(1)20世纪50年代至70年代末期,在我国的大中城市开始建立急救站,主要是依托"红十字会"和大医院,没有完整的组织结构,设备和配置也不齐全,技术力量落后,发展极其缓慢。

（2）20世纪80年代初，我国实行改革开放政策，与意大利政府的合作以及世界银行援华卫生项目都注重发展中国城市急救网络的建设，北京、重庆、杭州等城市相继建立了急救中心，提高了我国部分地区急救工作的效能。卫生部门也扩大和整顿了各医院急诊科（室），增添了急救设备和医院救护车数量，使急救站医院的院前急救部分在原来基础上得到相应改善。

（3）1986—2002年，院前急救这一学科得到了快速发展。1987年成立的"中华医学会急诊医学分会"院前急救专业学组，对我国院前急救规范化发展过程中做了不断地探讨与实践，在一些有条件的城市陆续组建了现代化的医疗急救中心（站），进一步完善了急救网络系统，规定了全国统一急救号码为"120"。推动了我国急救事业的发展，使院前急救工作范围更加明确，社会效益和经济效益也都明显提高。

（4）2003年初出现的严重急性呼吸综合征（SARS），肆虐了全球34个国家和地区，也引起了我国政府的高度重视。我国政府在2003年出台了《关于突发公共卫生事件医疗救治体系建设规划》的通知，政府建议各地成立"紧急救援中心"以应对突如其来的各种突发公共事件。受SARS的启示，2004年政府出台的《突发公共卫生事件应急条例》，对灾难事件的紧急医疗救援做了详细阐述。2006年初我国政府又及时出台了《全国突发公共事件应急救援总体预案》，加大了全国突发公共事件应急体系建设的力度。

2004年5月，中华医院管理学会全国急救中心（站）管理分会在大连成立。同年9月，在沈阳召开了"全国紧急医疗救援中心高层研讨会"，会议主要围绕紧急医疗救援中心建设的不同侧面，结合各地区急救资源现状，提出了各具特色的院前急救建设思路和方法。本次大会使得使院前急救专业更加科学化、规范化、社会化。在充分吸取世界各国及我国几十年来急救事业发展历程的经验与教训，借鉴其他救援部门的组织与运作的基础上，形成了具有中国特色的城市、地区较完善的现代院前急救与应急救援体系。

2011年12月7日，中华医学会灾难医学分会在上海正式成立，标志着灾难医学学科的建立与灾难医学事业的起步，丰富了中国灾难医学发展的内涵和队伍。2013年11月29日，国家卫生计生委正式下发《院前医疗急救管理办法》，意味着我国院前急救发展进入了有法可依的新阶段。2016年9月1日，国家卫生计生委制定下发了《突发事件紧急医学救援"十三五"规划（2016—2020年）》，加强了突发事件紧急医学急救工作，有效减轻各类突发事件对人民群众身心健康和生命安全的危害。随着"一带一路"倡议的实施和全方位开放新格局的构建，对我国参与国际紧急医学救援的能力提出了新的挑战。

（三）院前急救的发展模式

目前，国际上的现代急救模式主要有消防救护模式和医疗急救模式，就是所谓的美英模式和法德模式，两类模式各有优势和特点（表3-1）。

表3-1　国外急救模式基本情况比较

急救模式	急救理念	现场急救时间	现场急救人员数量	急救人员资质
英美模式	简单处理伤员，就近送往医院	以完成规定步骤为限，一般少于30min	救护车配2人，既是驾驶员又是救护员	院前急救人员是经过相关培训的急救战士（一般由警察或消防人员组成）

急救模式	急救理念	现场急救时间	现场急救人员数量	急救人员资质
法德模式	急救医师前往现场，稳定病情，然后据病情将患者分配到相关医院	多以患者病情初步稳定为准，平均时限多大于30min	救护车一般配备3人：医师或助理医师、护士、驾驶员	院前急救人员是具有相关行医资格资质的医师

在我国院前救护模式总体上介于美英模式和欧洲模式两者之间，院前急救网络的建设目前还没有形成一个统一、完整的组织模式。由于我国幅员广阔，东西部发展差异很大，要在短期内做到这一点是很难的。一些主要的大中城市，如沈阳、北京、福州、青岛、广州、上海等，已经形成指挥灵活、行动迅速、措施得力、救治有效的区域性急救网络系统。

现阶段我国各地急救中心的发展参差不齐，可以归纳为6种（表3-2）。

表3-2　国内急救模式基本情况比较

急救模式	代表城市	特点	优点	不足
独立型	北京	设有完善的院前院内急救系统，院外急救由医师、护士协同承担	院前急救与院内急救无缝衔接，工作质量易于保证	耗资大，急救半径扩大，延长到达现场的时间
指挥型	广州	急救中心负责院前急救指挥的总调度，无急救人员和车辆，只负责与其他应急系统联系并给予协助，即"统一指挥依托医院，分等负责"模式	急救网络覆盖面大，急救半径相对较小，利于减少到现场的时间	急救中心无对接职权，院前急救质量难以保证
院前型	上海	统一指挥院前急救医疗服务，无院内部分，设有急救分站，以所在区域医院的急救半径派车就近转送，即"统一指挥、就近出车、分散布点、分层救护"	统一指挥调配，尊重患者意愿，易于合理分流转运；急救质量易于保证	急救链易脱节，存在急救车到达医院时，各医院急诊科未做好急救的准备工作的情况
依托型	重庆	附属于一家综合性医院，但其院前急救指挥相对独立，既有院前，又有院内，据急救半径设置急救分站，承担相应的院前急救任务	院前与院内急救有机结合，同时可根据不同的急救情况，派所需的专科急救医务人员出诊，提高伤病员的抢救成功率	出车慢，出车医务人员为非专职院前急救人员，他们既有院内急诊工作又有院前急救任务，容易顾此失彼

急救模式	代表城市	特点	优点	不足
联动型	苏州	119、120、122、110建立统一的通信网络	有力整合四警资源,避免单警种自行投入浪费;多警种出警,可以快速高效处理公共卫生突发事件;利于资源共享	各警种业务存在区别,在接警出诊的衔接上易于出现缝隙
消防结合型	香港	附属于消防机构,其由消防队兼管,与警察部门密切联系,并共同使用一个报警电话号码	出警速度快	急救人员不专业

目前国内急诊医疗体系已有与当地的紧急救援系统联合的尝试,但仍属卫生行政部门直接管辖,是否把院前急救网络纳入当地紧急救援联合行动系统(城市应急救援系统)有待进一步探讨。我国院前急救人员上岗前必须通过岗前培训和考核,但目前国内并没有统一的岗前培训专用教材和培训师资标准,岗前培训项目与课时欠统一,考核评估系统也没有统一标准。按照我国院前急救大体上分为120院前急救独立分科型和依附于急诊科型两种情况,院前急救人员分为专职化院前急救队伍和急诊科兼院前急救队伍。

一个规范的急诊医疗体系,平时除为急危重病伤患者服务外,还应为灾难发生时抢救伤员进行各种训练,定期演习,提高应变能力。加强横向联系,培训协作部门。平时注重培训,加强急救网的组织和联系。遇到意外事故或灾难,就能快速做出有效的反应,组织救险人员迅速有条不紊地投入抢救。

(四)院前急救的工作特点

院前急救与院内急救都是为急危重症患者服务的;院前急救是急危重症患者进入急救中心(站)或医院急诊科(室)前的急救,是院内急救的先导。院前急救是急诊医疗体系的首发环节,主要包括四层含义:患者发病地点在医院以外,急救的时间是在进入医院以前;患者病情紧急、严重,必须进行及时抢救;院前急救是患者进入医院以前的初期救治,而不是救治的全过程;经抢救的患者需要及时、安全地输送到医院进行延续、系统救治。院前急救工作主要有以下几个特点:

1.社会性及随机性强

院前急救活动涉及社会的各个方面,实际上已跨出了纯粹的医学领域,尤其是突发事件及灾难救援时的表现具有很强的社会性,往往反映了一个国家或地区危机处理能力和医学救援水平。

2.时间紧迫性

院前急救行为不仅表现在病情急、时间急,而且表现在患者及其家属心理上的紧急。急症患者病情紧急、危重,当其发出呼救时,必须充分体现"时间就是生命"的理念,快速进行有效的处理,刻不容缓。

3.病种复杂多样性

呼救的患者涉及的疾病谱广，病情程度差异大、变化多样、复杂。这就要求救护人员掌握全科的知识和技能，在较短时间对患者病情做出初步筛选、诊断，并对危及生命的主要病情给予快速、有效的初步处理。

4.急救工作流动性大

院外急救一般在本地区域进行，但其流动性很大，主要体现在救护地点可以分散在区域内每个角落，患者流向也不固定。

5.急救条件差

院前急救现场的条件一般较差，在光线暗淡、空间较小、人群拥杂的家中或马路上，甚至在偏远的山区、仍然存在安全隐患的突发事件或灾难的救援现场，环境恶劣，急救人员、设备仪器均受限制。

6.身体素质和心理素质要求高

院前急救要求救护人员既要有良好的专业素质，又要有良好的身体和心理素质。在救治患者时，因患者病情危急及救护工作劳动强度大，要求医务人员必须有熟练的技术和健康的体魄才能胜任救护工作。

7.以对症治疗为主

院前急救因时间紧迫和医疗条件简陋，通常没有足够的时间来给医护人员进行鉴别诊断，因此，院前急救的主要任务是对症急救，是针对生命体征的问题尤其是心、肺、脑功能衰竭进行心肺脑复苏以及对外伤的止血、包扎、固定和搬运等能使患者初步得以救生的各种对症急救。在突发事件或灾难救援现场，还承担着对大批伤员检伤分类、快速救治等任务。

二、院前急救的任务

院前急救的主要任务：用最简单、有效的急救措施，及时、早期的基础治疗，减轻患者的痛苦，并尽可能地稳定患者的生命体征，为后续治疗创造条件。总结起来就是：抢救生命，缓解症状，稳定病情，安全转运。临床工作中，院前急救主要包括以下几方面工作。

（一）呼救患者的急救（包括120紧急救援）

急救三级医疗网络建立后，呼救患者的急救是院前急救的主要工作，包括普通意外事故。这类呼救有以下几种：第一种为短时间内有生命危险的急危重症患者，如气管异物、休克、心肌梗死、哮喘大发作、严重的创伤等。此类患者中5%需要就地紧急抢救。第二种是短时间内没有生命危险的患者，如急腹症、自发性气胸。第三种为仅需要救护车及担架员协助转运的患者，如普通的车祸伤者、老年卧床患者、慢性病患者。这类服务在我国院前急救中占了不小的比例。而且，随着人口老龄化，这类服务还会不断增多。

（二）突发群体事件的紧急急救

突发群体事件是指突然发生的，各种人为原因或自然灾害（地震、泥石流、洪灾、火灾等）引起的威胁群众生命、健康及财产等，并能够造成较大影响的事件。我国法律法规和应急预案将这类事件分为四类。第一类为自然灾害；第二类为各种事故及灾难，如矿难、交通事故；第三类为公共卫生事件,如传染病疫情、食品安全等;第四类为社会安全事件,如大的凶杀、斗殴等。根据突发事件造成的人员伤亡和健康危害将这类紧急救援分成四级:特别重大事件(Ⅰ)、重大事件(Ⅱ)、较大事件(Ⅲ)、一般事件(Ⅳ)。遇到这类事件,患者大多伤情重、情况复杂,除了按平时急救的要求处理外,还要注意及时报告、检伤分类、现场抢救并及时转送到指定医院,并且要注意与其他救灾队伍(如交通和公安部门等)配合,保证抢救和转运的高效运行。

(三)指令性工作

指当地各种重要事件,如集会、游行、比赛、高考、重要人物来访等所致的突发事件的保障和急救工作。

(四)院内急救

院内其他科室及场景,如在挂号室、咨询台、楼道、卫生间等就诊或住院的患者及其家属突然发生的意外事件也属于院前急救的工作。

(五)急救知识的宣传普及

"生命掌握在第一目击者手中",现代院前急救特别强调第一目击者的救援。所以,提高全民急救意识能提高急救服务的成功率。平时可通过电视、报刊、网络、社区宣传等对公众进行急救知识的普及,并在社区开展现场急救及心肺脑复苏的培训,提高公众的自救能力。

三、院前急救的基本原则

院前急救的中心是维护患者的生命。采取的一切措施都是围绕患者的生命体征来进行,救治的关键是稳定,而不是治疗。采取正确、易行的急救措施和严密的监护,防止二次损伤,争取平稳地将患者送达医院进一步治疗。为此,应遵守以下几个基本原则。

(一)对症治疗原则

院前急救是救命,是针对症状处理,而不是去治病,不是针对疾病原因去治疗。根据患者的主要症状确定诊疗方向,迅速采用相应的急救措施稳定患者生命体征,减轻患者的痛苦,最大限度地保障维护患者的生命。如上气道阻塞要立即开放气道、大出血应尽快止血包扎等。

(二)现场抢救原则

指对某些危急重患者,必须在现场急救,待患者病情相对稳定后才能转送到医院。如心搏骤停的患者必须现场对其进行心肺脑复苏,待心搏恢复后才能进行转运。

(三)快速转运原则

指的是对某些生命体征相对平稳的患者,现场不必过多地实施任何治疗,应该尽快地把患者送往医院。如急性心肌梗死的患者,应尽快送到胸痛中心进行抢救。

(四)全力以赴原则

要求医务人员在实施院前急救时,要全力以赴,尽力救治。不能轻易放弃抢救。如溺水的患者,常有假死现象,往往需要心肺脑复苏的时间更长。

(五)先重伤后轻伤原则

指的是公共事件、群伤事故等,应按照分类检伤原则进行处理,急诊医师要优先抢救急危重患者,后抢救病情较轻的患者。

四、院前急救的实施

一次完整的院前急救包括以下过程:伤病员或目击者呼救、急救中心接受呼救和调度出车、急救人员上救护车出动、救护车行驶到达现场、急救人员接近伤病员、对伤病员的现场诊治、把伤病员搬运至救护车、转送医院行驶及途中的监护、抵达医院交接、急救人员向调度汇报完成任务及救护车返回。

(一)院前急救的检伤分类

1.院前急救伤病员分检

院前急救伤员分检的重要性又称院前评分,指灾难现场对伤员进行简单分类,以便将危重伤员及时送到适当的医疗机构进行救治,其目的是判断伤情的严重程度,挑出重伤员,决定是否运送及运送的顺序,选择运送的医疗中心或是否请求上级医疗机构的支援。

院前评分通常以反映伤员的呼吸、循环、神志状态及生理指标为依据,有时参考受伤部位、受伤类型(开放性或闭合性)及受伤机制(高能量或低能量)和年龄等因素。

院前评分并不要求绝对的准确无误,但应避免将重伤员评为轻伤员而延误救治,也就是说,合理的降低院前评分的特异度,保持较高的灵敏度。

2.分检方法及分检要求

(1)分检方法:又称治疗类选法,指根据紧迫性和救活的可能性等决定哪些人需要治疗的方法,最早用于战场上伤兵的检别分类。一般分为现场分检及急诊分检两部分。目前国际上有不少适合院前伤情评估的程序,如 START 检伤分类法、SAVE 分类法,此外还有适用于儿童的 Jump START 法,适用于创伤伤员的创伤指数(TI)、CRAMS记分、院前指数(PHI)等。

(2)分检要求:①边抢救边分检;②简单分类,快速处置;③应根据先危后重、先轻后微(伤势微小)的原则进行分类;④快速、准确、无误。

3.现场伤病员分检的判断与评估

现场伤病员分检是以决定优先急救为前提的。因此,应首先根据伤病员的伤情来评估,对于极度痛苦或病情危重者,一般要求应在短时间内完成(1~2min);其他则应根据病情、症状、体征进行不同侧重的体格检查。

对生命体征等的测量与观察主要是对神志、气道、呼吸、脉搏、血压、末梢灌注、体温等的观察和测量。

(1)判断神志及瞳孔:看意识状态的变化(清醒、嗜睡、轻度昏迷或深度昏迷),观察瞳孔大小及对光反射是否正常。在院前急救现场,可采用AVPU快速神志评估方法对患者的神志状况做出评估:A为清醒,V为对声音有反应,如睁眼、简单指令等,P为对疼痛刺激有反应,U为对任何刺激均无反应,即为深度昏迷状态。

(2)判断气道:检查患者的气道,及时清除患者口中的异物,包括泥沙、水草、呕吐物,若有气道异物,应采用海默力克法(气道异物清除法)予以排出,若患者处于昏迷状态,应采用仰头抬颏法开放气道,对于昏迷有呕吐的患者,摆放昏迷复苏体位。

(3)判断呼吸:看呼吸是否停止,可通过观察鼻息、呼吸节律、口唇颜色、胸廓的起伏或轮廓外形、活动度、呼吸音等方法。若患者没有呼吸或仅有喘息,应立即开始心肺复苏,若患者存在呼吸次数增快(>30次/分)或减慢(<10次/分),应立即给予不同形式的辅助通气及氧疗,同时对张力性气胸、连枷胸、气道梗阻等危及生命的伤情给予快速处置。

(4)判断脉搏、血压和体温:成人可通过触摸桡动脉或颈动脉判断有无搏动及强弱,并通过对甲床毛细血管充盈时间的观察,评估患者的微循环灌注情况,发现早期休克的存在;婴儿通过触摸颈动脉或腹股沟动脉判断有无搏动及强弱。可通过测量血压判断患者血压是否正常、过高或过低。可直接用手触摸患者皮肤、肢体温度,观察末梢循环情况或用体温计测量体温。

根据以上四点,即可对危及患者生命的呼吸、循环、脑功能衰竭做出快速评估并采取优先急救措施,尽力使患者生命体征趋于稳定。

(二)全身检查

在尽力使患者呼吸、循环稳定后,根据病情对患者从头到脚全身进行检查,在检查中要充分暴露伤病员身体各部位,迅速检查伤情,尤其要注意不要遗漏对患者背部及脊柱的检查。

1.体表

检查患者体表有无出血,如有出血,要立即设法止血。

2.头颈部

要触摸患者头皮、颅骨和面部,是否有损伤或骨折。检查耳、鼻有无出血或液体流出。观察眼球及晶状体是否正常,有无结膜出血、角膜异物等。观察口唇有无发绀,口腔内有无出血、异物或牙齿脱落,是否存在口渴、口干。检查颈部有无损伤、出血、僵直、活动抵抗及棘突压痛等。

3.胸部

检查胸部有无肋骨骨折和开放性伤口。观察呼吸状态,吸气时两侧胸廓是否对称,听诊肺部。检查有无胸痛及疼痛程度,要及时发现张力性气胸、连枷胸、血胸等危急情况并给以快速处理。

4.腹部

检查腹部有无膨隆、包块,有无伤口出血、腹胀;有无疼痛及疼痛性质;是否有腹式呼吸、压痛、反跳痛和肌紧张;腹部外伤时,内脏器官隐蔽性出血常常被漏诊,应根据皮肤外伤痕迹、皮下瘀血征象、腹肌紧张等情况综合评估。

5.脊柱及骨盆

对于急性创伤的患者,不可盲目搬动患者,应先检查脊柱及两侧软组织有无畸形、压痛、肿胀等体征,尤其要注意颈椎损伤的可能,对于未目击的外伤倒地患者都应假定颈椎损伤可能并给予固定保护。骨盆骨折隐蔽性出血可达3 000mL,故应认真检查骨盆挤压征和分离征,一旦怀疑骨盆骨折,应给予妥善固定并开通两条静脉通道积极补液。观察外生殖器有无损伤并行肛门指诊。

6.四肢

要检查有无畸形、肿胀、疼痛,注意关节活动是否正常,触摸动脉搏动情况,观察皮肤颜色、温度、末梢循环情况等,对于骨折患者应在生命体征稳定后给予妥善固定,减轻患者疼痛,方可转运。

(三)大批量伤病员的急救标记和急救区划分

按照国际公认的标准,灾难现场或突发事件的检伤分类分为 4 个等级:轻伤、中度伤、重伤与死亡,统一使用不同的颜色加以标识,必须遵循下列的救治顺序:第一优先,重伤员(红色标识);其次优先,中度伤员(黄色标识);延期处理,轻伤员(绿色标识);最后处理或期待医疗,死亡或濒死患者(黑色标识)。

1.轻伤

据有关资料统计,轻伤在整个突发事件中所占的比例最高,发生率为 35%～50%。

2.中度伤

中度伤的发生率占伤员总数的 25%～35%,伤情介于重伤与轻伤之间。伤员的重要部位或脏器有损伤,生命体征不稳定,如果伤情恶化则有潜在的生命危险,但短时间内不会发生心搏呼吸骤停。

3.重伤

重伤的发生率占伤亡总数的 20%～25%,伤员的重要部位或脏器遭受严重损伤,生命体征出现明显异常,甚至有生命危险,心搏呼吸随时可能骤停;常因严重休克而不能耐受根治性手术,也不适宜立即转院(但可在医疗监护的条件下从灾难现场紧急后送),因此重伤员需要得到优先救治。尽管重伤员属于第一优先的救治对象,但也不是绝对的,重大的灾难事故造成很多人受伤,而医疗急救资源又十分有限的情况下,就不得不放弃救治部分极重度伤员,即对没有希望存活的重伤员采取观望态度,转而优先抢救和运送中度伤,把主要医疗力量放在大多数有希望存活的伤员身上,以节省有限的医疗资源并取得实际救治效果。

4.死亡或濒死

死亡占灾难伤亡总数的 5%～20%。创伤造成的第一死亡高峰在伤后 1h 内,严重的重伤员如得不到及时救治就会死亡。死亡的标志为脑死亡和自主循环停止,心电图持续呈一条直线;同时,伤员心搏骤停时间已超过 10min 且现场一直无人进行心肺复苏或者伤员明显可见的头颈胸腹任一部位粉碎性破裂、断离甚至焚毁,现场即可诊断伤员生物学死亡。生物学死亡意味着人体整个功能的永久性丧失,死亡已不可逆转,心肺脑复苏不可能成功,故而全无抢救价值,以免徒劳地浪费宝贵医疗资源。

(四)实施初步急救措施

做出初步判断后,急救人员应立即对患者实施救护措施,包括人工呼吸、心脏按压、心脏电击除颤、心电监护、气管内插管、气胸减压、止血、骨折固定等。这些救护措施的实施可穿插在评估和体格检查过程中。

(五)安全搬运

搬运是转运患者的重要一环,搬运方法正确,可以减少患者的痛苦,不加重病情;如果搬运方法不得当,可能加重病情,增加患者的痛苦。搬运患者时要注意以下几个问题:

(1)根据患者的病情和搬运经过通道情况决定搬运的方法和体位。

(2)担架搬运时一般患者脚向前,头向后,医务人员应在担架的后侧,以利于观察病情且不影响抬担架人员的视线。

(3)患者一旦上了担架,不要再轻易更换,以免增加患者不必要的损伤和痛苦。

(4)担架上救护车时,一般患者的头向前,减少行进间对头部的颠簸并利于病情的观察。

(5)在搬运的过程中,要严密观察患者的病情变化,如有意外情况,随时停下来进行处理。

(六)转运至医院

转送阶段是指患者抬上救护车后运输到医院的过程。途中应继续对患者进行监护和救治。途中应注意以下问题:

(1)途中应严密观察患者的病情变化。

(2)延续现场急救中的治疗,如给氧、输液给药等。

(3)在转运过程中,如病情突然发生变化,应立即给予处理,为了操作方便,必要时停车处理。

(4)抓紧患者病情稳定时的空隙时间,进行病历书写。

(5)把患者从急救运输工具搬运到医院急诊室后,与值班医师进行交接。

第二节 院前急救的基本条件

院前急救是急诊医疗体系最重要的一环,在抢救急危重症患者生命、应对灾难事故和突发事件中发挥着极为重要的作用。其组织结构可以是一个独立的医疗单位,也可以依附在一所综合性医院之中。主要含有通讯、医疗、运输三大要素。

一、良好的急救信息化系统

随着医疗科学的发展及对信息技术应用的逐步深入,院前急救的重点在于如何布置网络化的急救体系及如何进行现场化的快速抢救。将信息技术引入急救模式与流程之中,构建院前急救系统并实现多种角色的联动,最终以信息化的技术与通信设备实现高效率的院前急救。通过调度指挥平台数字化建设,能从根本上解决录音、定位显示、及时查号等问题。通过实时GIS电子地图、GPS卫星定位平台和车载导航精确导航,急救人员得以在最短的时间内到达急救现场。现场急救人员还可以通过无线网络将现场患者实时情况以图片、视频等方式传输至调度中心及接诊医院,达到高效、快捷、有效、系统的效果。

完善的通信网络,即使用现代化的技术和设备、科学的工作流程、严格的实时监控、完善的抢救预案和先进的数字化管理,应用现代信息、网络、智能技术,建立一套从120呼救受理到院前医疗急救、灾难或突发公共事件调度的全程信息化管理的平灾结合的通讯指挥系统,包括:①急救事件受理系统;②急救过程质控系统;③监测预警管理系统;④应急预案管理系统;⑤应急救治管理系统;⑥应急医疗资源系统;⑦领导决策指挥系统;⑧社会联动管理系统;⑨移动智能管理系统;⑩指挥调度维护系统。该系统还应建立适合于本地区平灾结合的医疗指挥调度预案;①平时院前医疗急救的指挥调度预案;②突发事件或灾难事故的指挥调度预案;③120指挥调度系统本身故障的应急预案等。

二、院前急救的基本配置

院前急救是急诊医疗服务体系的重要组成部分。院前急救需要急救医护人员携带抢救设备及时到达现场,给予适当的紧急救治,也就是把"医务人员送到患者身旁"。所以,院前急救需要高效的通讯(有线通讯、无线通讯甚至视频通讯和卫星定位),需要急救人员、救护车,还需要一定的急救器材和急救药品。急救人员应该全天候待命,随时准备出发;急救设施、器材和药品平时要做好充分准备,定时检查、维护,并做好登记工作,带到现场随时能用。

(一)通讯配置

健全高效的通讯网络是提高急救应急能力的基础。全国统一急救号码是"120"。

(二)人员配备

我国的三级急救网络建设要求不同等级的医疗机构承担不同的院前急救功能和任务,人员编制比例也不同。因此,各级院前急救人员的配备应符合本医疗机构级别、功能和任务的要求。

目前国内大多数的院前急救人员配备是按救护车为单位配备。救护车急救小组一般由1名急救医师、1名护士、1名驾驶员和1名担架员组成。

(三)急救用品

1.急救包

急救包里的物质由药品和器械两部分组成。如果有专科出诊,急救包的配备可以在常用急救包的基础上,根据自身实际需求酌情另配一些外科、内科、产科等需要的急救包。

(1)常用急救器材:血压计、听诊器、体温表、开口器、压舌板、舌钳、口(鼻)咽通气管、球囊面罩、手电筒各1个,止血带1根,三角巾1块,不同规格的注射器若干,各种穿刺针,剪刀、镊子、止血钳各1把,消毒用品,无菌棉球、敷料、胶布、绷带等。外科急救器材主要作用是在现场对一般开放性伤口进行初步清创处理、止血包扎、缝合,骨折固定等。在以上急救器材基础上增加:外科清创包、夹板、各种消毒药物等。

(2)常用急救药品:各种药品备用3~5支,将其分别置于有醒目标识的盒内,以方便使用,随手可取,常用急救药品包括下列9种。

1)血管活性药物:肾上腺素、异丙肾上腺素、多巴胺、硝酸甘油、酚妥拉明等。

2)中枢兴奋药:尼可刹米、洛贝林(山梗菜碱)等。

3)强心剂:毛花苷C、毒毛花苷K等。

4)抗心律失常药:胺碘酮、利多卡因、普罗帕酮等。

5)利尿剂:呋塞米、氢氯噻嗪等。

6)解毒剂:纳洛酮、阿托品等。

7)止血药:氨甲环酸、维生素K_1、卡络磺钠等。

8)镇痛药:曲马多、盐酸哌替啶等。

9)常用液体:0.9%氯化钠溶液、5%葡萄糖注射液、10%葡萄糖酸钙、林格液、50%葡萄糖注射液、注射用水等。

2.急救箱

急救箱类似于出诊箱,固定放置于急救车内,用于一些轻伤患者及急诊现场急救时使用。

(四)救护车及车载设备

院前急救在我国以救护车为主,但在特殊地区,如海上、湖泊、林区以及大城市等,可以根据需求发展快艇、直升机救援。即使是救护车,现在种类也很多,根据需求不同,设备也有很大不同。但救护车所配备的急救设备、器材、药品等,一定要适应院前急救的基本需求。一般救护车还需配备以下器材。

1.不同用途的担架 1～2 副

如上车担架、铲式担架、楼梯担架等。

2.氧源、氧气

氧气瓶、氧气袋等。

3.监护及抢救仪器

监护仪、除颤仪、呼吸机、心电图机等。

4.吸引装置

电动吸引器或负压吸引器 1 台。

5.其他器材

球囊面罩、口咽通气管、气管插管、喉镜、气管切开包、深静脉穿刺包等(选配)。

三、高素质的院前急救人才队伍

此类人员应有良好的职业道德与业务能力,能熟练掌握急救知识与操作,掌握相关医学知识,具有较强的独立分析问题、解决问题的能力。急救人员包括医疗救护员、急救医师、急救护士和急救驾驶员、紧急医学调度员,可以配备急救担架员。

医疗救护员是运用救护知识和技能,对各种急症、意外事故、创伤和突发公共卫生事件等施行现场初步紧急救护的人员。在救治伤病员的"黄金时间"内,医疗救护员能起到"挽救生命、减轻伤残"的关键作用,也能在一定程度上补充我国急救医师缺乏。医疗救护员还是一个新兴的职业,它不能等同于临床执业医师,目前在国内还没有传呼台及规范的教育与培训体系。

急救医师必须取得执业医师证书和医师资格证书,并完成了 2～3 年的住院医师规范化培训,具有 2 年以上临床工作经验,掌握急诊医学的基本理论、基础知识和基本操作技能,具备独立处理内外科常见急诊的基本工作能力和科研能力,经急诊医学知识和技能的专门培训并考核合格,并具备有一定的临床操作和外科手术的基本技术。

急救护士必须取得执业护士证书和护士资格证书,并完成相应的护士规范化培训,具有 2 年以上临床护理工作经验,经规范化培训考核合格,能掌握急诊、危重症患者的急救护理技能,常见急救操作技术的配合及急诊护理工作内涵与流程,并定期接受急救技能的继续培训(间期以 2 年为宜)。

急救驾驶员是指驾驶各类紧急医疗救援车辆的专职司机,除具备熟练的驾驶技术外,急救驾驶员还必须掌握一般的急救技术,了解常用急救药品,应负责车载担架和车辆的保养,清洗,充当急救辅助人员的角色。

紧急医学调度员是对院前急救实施指挥调度、信息收集和初级救护指导的人员,是患者和目击者与急诊医疗体系人员的第一联系人,承担着调度员与紧急医疗救援初期指挥员的双重身份。

四、布局合理的急救半径

接到求救信息后,救护人员应能在最短时间内到达现场,这就要求卫生行政管理部门对城市的急救半径有合理布局,根据区域卫生规划,合理安置急救中心下属的急救站,使其具有适当的服务半径,以保证抢救的及时到位,赢得急救时机。

五、医疗物资供应和储备

急救医疗的器械、仪器设备和药品及救护车、通信设施和相应的物资,统一要求,实行规范化管理。紧急救援中心及其下属急救移动单元应根据统一要求,装配齐全。平时准备就绪,放置固定地点,指定专人定期检查更换,做到有备无患。

六、完善的急救预案体系

政府卫生部门根据各类灾难事故制订相应急救预案,各级各类卫生应急机构或急救中心(站)应结合急救预案,制订出适合本地区本专业紧密相关的、可操作的院前急救预案,同时各紧急救援中心必须明确预案启动的条件、临时指挥部门、一线及防疫后勤人员的组成及职责,医疗物资的储备及动用程序等。通过培训、演习使各个环节人员责任明确、技术熟练,一旦启动急救计划或预案,急救各部门人员能有条不紊、各司其职,最大限度降低灾难事故的损失。

七、普及社会急救意识

现实生活中,在院外接触伤患者的第一目击者多是社会人,而非医务人员。对其中的垂危伤患者来说,受伤或发病初的几分钟,十几分钟被称作"救命的黄金时刻"。在此时间内,抢救及时、正确,生命就有可能被挽救。所以,普及"第一目击者"的基本急救知识和技能的重要性也就不言而喻了。

广泛利用公共媒体普及急救知识,使广大群众掌握院前急救基本知识和最基本的急救技术操作,如徒手心肺复苏、窒息的急救和常见伤害的简单处理方法,在专业急救队伍到来之前,正确、及时地进行自救和互救。

第三节　现场急救技术

一、创伤的现场急救技术

在现场实施早期创伤处理直接关系到对伤员治疗全过程的效果,因此不但要求医务人员熟练掌握创伤急救的基本技术,而且也应在人民群众中普及,以减少伤员的死亡。

(一)止血

成人伤病员在短期内失血1 500mL,而又没有给以急救,则可危及其生命。

1.出血的种类

(1)动脉出血:血色鲜红,血液像喷泉一样射出,短时间内出血量较大,因此,其危险性大于静脉出血和毛细血管出血。

(2)静脉出血:血色黯红,血液较缓慢地从破损的血管流出。

(3)毛细血管出血:血色鲜红,血液从创面渗出。

2.止血的方法

常用的方法有指压止血法、加压包扎止血法、加垫屈肢止血法和止血带止血法4种。

(二)包扎

包扎是创伤后急救技术中最常用的方法之一。它有保护创面、压迫止血、固定敷料和夹板,扶托住受伤的肢体减轻伤员的痛苦等作用。常用的包扎法:

1.绷带包扎法

(1)环形法:是最基本的绷带包扎法,将绷带做环形重叠缠绕,但第一圈的环绕应稍作斜状,第2～3圈作环形,并将第一圈斜出的一角压于环形圈内,最后用胶布将绷带尾部固定,也可将绷带尾部剪成两头并打结(图3-1)。

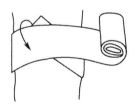 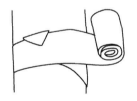 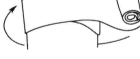

绷带绕过一圈,
再将前端反折

反复绕2~3圈即可

图3-1　环形包扎法

(2)蛇形法:此法多用于夹板的固定。将绷带按环形法缠绕数圈后,以绷带的宽度作间隔斜向上缠或下缠。

(3)螺旋形法:先将绷带按环形法缠绕数圈,随后上缠的每圈均盖住其前一圈的1/3或2/3,即螺旋形上缠(图3-2)。

(4)螺旋反折法:先将绷带按环形缠绕数圈后,再做螺旋形缠绕,待缠绕到肢体较粗的部位,将每圈绷带反折盖住前圈的1/3或2/3,依此由下而上地缠绕。

(5)"8"字形法:此法用于关节部位。先将绷带由下而上缠绕,再由上而下成"8"字形来回缠绕(图3-3)。

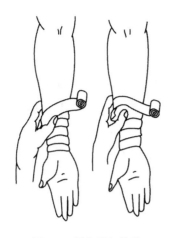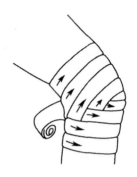

图 3-2　螺旋形包扎法　　　　　图 3-3　"8"字形包扎法

2.三角巾包扎法

(1)头部普通包扎法:先将三角巾底边折叠约两横指宽,把底边的中部放在前额,两底角接到头的后方相互交叉,打平结,再绕至前额打结(图3-4)。

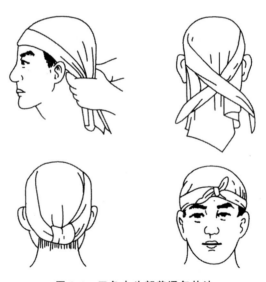

图 3-4　三角巾头部普通包扎法

(2)头部风帽式包扎法:在三角巾顶角和底边中央各打一结,形成风帽。把顶角结放在前额,底边结放在头部的后下方,包住头部,两底角往面部拉紧并折成3~4个横指宽后包绕下颌,交叉后拉至头部后方打结固定或两底角直接在下颌处打结(图3-5)。

(3)面部面具式包扎法:在三角巾的顶角打一结,结头下垂套住下颌,左、右两底角从面侧部提起,形成面具样。拉紧左、右底角并压住底边,两底角交叉后绕至前额打结。包扎完成后可根据需要在眼、口和鼻孔处剪一小洞(图3-6)。

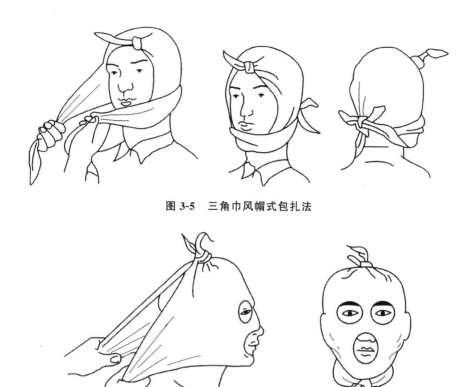

图 3-5　三角巾风帽式包扎法

图 3-6　面部面具式包扎法

（4）单眼包扎法：将三角巾折叠成约 4 横指宽的带形，以其 2/3 斜放在伤侧眼睛的下方，三角巾的下端从耳下绕至枕部，经健侧耳的上方至前额，压另端绕行，随后将另一端于健侧眉上向外翻转拉向脑后，与对侧端相遇打结。

（5）头部毛巾包扎法：将毛巾横放在头顶上，前两角反折向后于枕部打结，后两角往下拉至下颌处打结。

（6）胸部包扎法：把三角巾底边横放在胸部创伤部位的下方，顶角越过伤侧肩的上方转到背部，使三角巾中央部盖伤侧的胸部。左右底角在背部打结，顶角和左右底角打的结会合在一起并打结（图 3-7）。

（7）背部包扎法：与胸部包扎法基本相同，所不同在于三角巾的大部分放在患者的背部，而打结是在胸部。气胸衣襟封闭法：解开上衣，两侧衣襟重叠并拉紧。扎腰带于第 4～第 5 纽扣之间。衣襟后身反折向上，后身底边对肩胛骨处各剪一孔。在胸前两侧的衣襟角处各剪一孔。用两根小带分别穿左右侧前后孔，拉紧打结于肩部。

（8）腹部包扎法：把三角巾中底边横放在腹部受伤部位的上方，顶角向下。两底角向后绕到腰部打结。顶角由两腿间拉向后与左右两底角打结。此法也可用于包扎臀部，所不同的是顶角和左右底角在腹部打结。

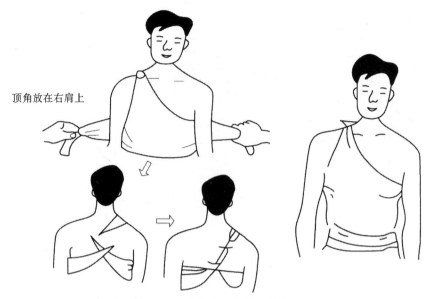

顶角放在右肩上

图 3-7　胸背部三角巾包扎法

　　(9)下腹部裤门重合包扎法:解开裤门,左右侧裤片重合并拉紧。平第 1 纽扣和扣眼各连一根小带,与对侧裤带袢襟打结。取一根小带穿过第 5 裤扣眼,绕右侧大腿上端后打结固定,再用腰带绕左侧小腿上端后固定于裤管。

　　(10)四肢包扎法:将三角巾折叠成适当宽度的带状,环绕包扎伤口所在部位的肢体。打结部位应避开伤口(图 3-8)。

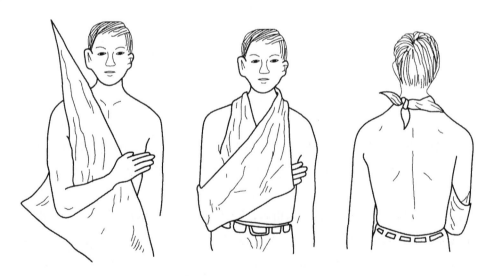

图 3-8　上肢三角巾包扎法

　　(11)肩部包扎法:用两条三角巾,将其中一条三角巾的中央部放在肩部,顶角朝向颈部,将底边折叠约 2 横指后横放在上臂的上部,两底角交叉,绕上臂后在上臂的外侧打结。用另一条三角巾将患侧前臂悬吊于颈部。将被盖肩部的三角巾的顶角折回,用别针固定于供悬吊前臂的三角巾上(图 3-9)。

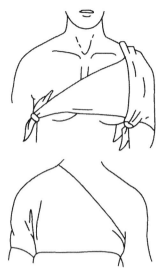

图 3-9 肩部包扎法

(12)手部包扎法:将手放在三角巾的中部,手掌或手背向上,手指对向三角巾的顶角,手的腕部横放在底边上。将顶角折回,左右底角在手掌或手背上方交叉并绕腕部一周。在手的掌面或背面打结。

(13)大腿根部包扎法:用两条三角巾,将其中一条三角巾的底边横放于下腹部。两底角一前一后拉到对侧髂骨上缘打结。将另一条三角巾的底边中部和顶角折叠起来,以折叠缘包扎大腿根部,在大腿的内侧打结。

(14)膝部包扎法:根据伤情将三角巾折叠成适当宽度的带形,将带的中段斜放在伤部,其两端分别覆盖呈带形三角巾的上、下缘包绕肢体一周后打结。

(15)脚部包扎法:将脚平放在三角巾的中部,脚趾对向顶角,顶角折回盖住脚背,两底角在脚背交叉并绕脚跟部一周,在脚背的上方打结。

(16)踝部裤袋包扎法:剪下裤袋,并将裤袋剪开使其成为四头带状。足尖套入袋内后上、下交叉打结。

(三)固定

骨折的临时固定,可减轻患者的疼痛,避免骨折断端刺伤神经、血管和皮肤,而且便于患者的转送。

1.骨折临时固定应注意的事项

(1)伤员的全身情况,如发现呼吸和(或)心搏停止,应率先进行呼吸和心搏复苏。

(2)如有伤口和出血,应先行止血和包扎伤口,随后才固定骨折。

(3)对开放性骨折伴骨折断端明显外露的患者,应尽可能把伤肢摆成正常位置,让骨折断端自然回缩(严禁人为地将断端送回组织内),随后再行包扎和固定。

(4)上、下肢和脊柱骨折的患者应就地固定,固定时不应过多地移动伤肢和躯干,以免增加患者的疼痛和神经、血管的损伤。原则上凡未经复位固定的骨折患者,不得予以转送。

(5)为使骨折处能稳妥、牢靠地固定,应同时固定骨折部位的上方和下方两个关节。

（6）在夹板或就便器材与皮肤之间应填隔棉花、碎布或毛巾等软衬垫，从而使固定更加牢靠，并可免其皮肤损伤。

（7）绷带缚得松紧要适度，过松不能达到固定的目的，过紧又会影响血液循环，甚至引起肢体的坏死。为了便于检查，必须裸露被固定的肢体的手指或足趾，如发现苍白、青紫、冰冷和麻木等现象，说明缚得太紧，应解开重新固定。

（8）四肢骨折固定时，应先捆绑骨折断端的上端，随后捆绑其下端。若捆绑顺序颠倒，可导致断端的再度错位。

（9）上肢固定时，应呈屈肘位；下肢固定时，肢体要伸（拉）直。

（10）夏天防中暑，冬天应保暖。

（11）为防止疼痛引起休克，可在医师指导下，给伤员镇静剂。

2.骨折临时固定的材料

（1）固定用料：夹板或其代用品（如木板、竹棍、树皮等），也可将骨折的肢体固定在对侧健康的肢体或躯干上。

（2）敷料：在夹板与皮肤之间需用棉花、纱布、毛巾等软物衬垫，然后用三角巾、绷带或绳子绑缠夹板。

3.临时固定方法

（1）大悬臂带：前臂骨折和前臂损伤时，将前臂屈曲，用三角巾悬吊于胸前，称大悬臂带。顶角对着伤臂的肘部，伤臂放在三角巾中部，三角巾的两底角按在颈后或侧方打结，将顶角折回，用别针固定（图3-10）。

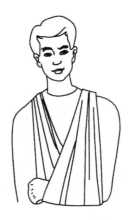

图3-10　大悬臂带

（2）小悬臂带：适用于肩关节损伤及锁骨、肱骨骨折。将三角巾折叠成带状，悬吊于前臂前部（不要托位肘部），称小悬臂带。也可使用背包进行前臂包扎和悬吊。

4.固定的方法

不同的骨折部位有不同的固定要求。①颈椎损伤固定法：患者仰卧，头颈呈中立位，用颈椎固定器（脊柱板）固定颈部，没有颈椎固定器就在颈部两侧放置沙袋或软枕等固定颈部，防止颈部扭动。②上肢固定法：上肢骨折可用夹板固定，夹板要超过骨折部位的上下两个关节，用绷带或布带固定夹板与患肢，最后用绷带或三角巾将肘关节悬吊在胸前成80°角。③下肢固定法:大腿骨折时,取一块从足跟至腰部的长夹板放于伤腿外侧,将另一块从足跟至大腿根部的夹板置于内侧,包扎固定。也可以将伤肢拉直,用绷带将伤肢固定在健肢上,注意在骨突间放上棉垫,以防局部损伤。④脊柱骨折固定法:患者平卧于脊柱板或硬板上,腰椎骨折加上软垫,用约束带或绷带将患者固定牢固。⑤骨盆骨折:用三角巾或腹带环绕加压包扎固定,再置于担架上让患者两膝半屈。

(四)搬运

危、重伤病员经现场急救后,要迅速而安全地运送到医院或急救中心,以接受更完善的诊治。由于每位伤员受伤部位、性质、病情不同,因此,应明确搬运的要求,选用相应的搬运方法,以免因搬运不当给伤病员增添痛苦,甚至造成终身残疾乃至丧命。

1.搬运的方法

(1)小汽车运送法:伤员的身体方位应与汽车前进方向为同一方向,为此,患者躺卧的床位,应做相应的安放并固定;在转送过程中,应密切关注患者的意识状况及其呼吸、心跳,并做好心、肺复苏的准备;输液和(或)输氧的器材要固定好;要做好防止患者在运送途中摔伤的必要准备。如是癫痫者,则需以衬垫纱布置其上、下牙列间,以保护舌头;上止血带的患者,应按要求松解;注意防暑和保暖;根据需要和可能给患者镇痛药、镇静药或其他药物。

(2)单人徒手搬运法:单人背法和掮法(图3-11),一般用于头部和(或)背部受伤的患者。抱法一般用于胸部和(或)腹部损伤的患者(图3-12)。

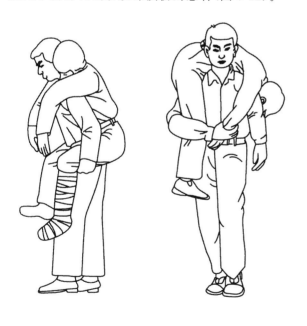

图 3-11 单人徒手搬运(背法和掮法)

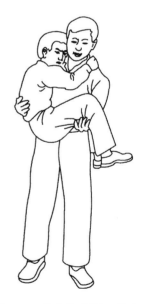

图 3-12 单人徒手搬运(抱法)

(3)双人搬运法:椅托式是甲乙两个救护者在患者两侧对立,甲以右膝,乙以左膝跪地,各以一手伸入患者大腿之下而互相紧握,另一手彼此交替支持患者背部(图3-13)。

拉车式是两个救护者,一个站在伤员的头部,两手插到腋,将其抱在怀内,一个站在足部,跨在病员两腿中间,两人步调一致慢慢抬起,卧式前行;平抱和平抬法是两人平排将患者平抱,亦可两人一前一后、一左一右将患者平抬;亦可让病伤人员双臂环抱救治人员颈部,救治人员将各人的双手互相握紧,让病伤人员坐在臂上(图3-14)。

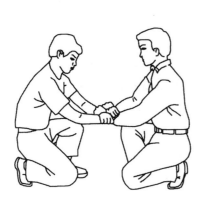 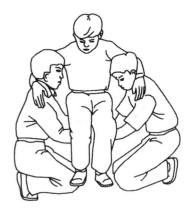

图3-13　双人徒手搬运法(椅托式)　　　　图3-14　双人徒手搬运法(坐抬式)

(4)三人或多人搬运法:可以三人平排,将患者抱起齐步一致前进(图3-15),也可多人面对站立把患者抱起搬运。

(5)担架搬运法:担架种类很多,常用帆布担架、绳络担架、被服担架和四轮担架。担架搬运一般由3～4人合成一组,患者头部向后,足部向前,这样后面担架的人可以随时观察患者的变化。抬担架人脚步、行动要一致,平稳前进。向高处抬时,前面的人要放低,后面的人要抬高,以使患者保持在水平状态;下台阶时相反。

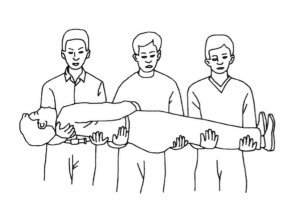 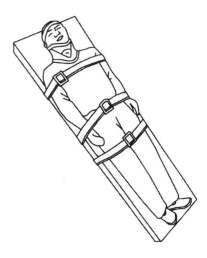

图3-15　三人搬运法　　　　　　　图3-16　颈椎骨折颈托固定和搬运

2.搬运的注意事项

(1)搬运过程中,运作要轻巧、敏捷、协调一致。

(2)受伤部位应向上,头部和肩部不得着地。

(3)搬运过程避免震动,不应增加伤病员痛苦。

（4）颈椎（图 3-16）、腰椎伤患者必须三人以上同时搬运,切忌一人抱胸一人搬腿的双人搬运,否则会造成继发脊髓伤。

二、意识障碍时的保护与体位

意识是指人们对自身和周围环境的感知状态,可通过言语及行动来表达。意识障碍系指人们对自身和环境的感知发生障碍或人们赖以感知环境的精神活动发生障碍的一种状态。

（一）引起意识障碍的病因

1.颅内疾病

（1）局限性病变:脑血管病,脑出血、脑梗死、暂时性脑缺血发作等。

（2）颅内占位性病变:原发性或转移性颅内肿瘤、脑脓肿、脑肉芽肿、脑寄生虫囊肿等。

（3）颅脑外伤:脑挫裂伤、颅内血肿等。

（4）脑弥散性病变。

（5）颅内感染性疾病:各种脑炎、脑膜炎、蛛网膜炎、室管膜炎、颅内静脉窦感染等。

（6）弥散性颅脑损伤。

（7）蛛网膜下隙出血。

（8）脑水肿。

（9）脑变性及脱髓鞘性病变。

（10）癫痫发作。

2.全身性疾病

（1）急性感染性疾病:各种败血症、感染中毒性脑病等。

（2）内分泌与代谢性疾病:如肝性脑病、肾性脑病、肺性脑病、糖尿病性昏迷、黏液性水肿昏迷、垂体危象、甲状腺危象、肾上腺皮质功能减退性昏迷、乳酸酸中毒等。

（3）外源性中毒:包括工业毒物、药物、农药、植物或动物类中毒。

（4）缺乏正常代谢物质:缺氧、缺血、低血糖。

（5）水、电解质平衡紊乱。

（6）物理性损害:如日射病、热射病、电击伤、溺水等。

（二）意识障碍的临床表现

1.嗜睡

是程度最浅的一种意识障碍,患者经常处于睡眠状态,给予较轻微的刺激即可被唤醒,醒后意识活动接近正常,但对周围环境的鉴别能力较差,反应迟钝,刺激停止又复入睡。

2.昏睡

较嗜睡更深的意识障碍,表现为意识范围明显缩小,精神活动极迟钝,对较强刺激有反应。不易唤醒,醒时睁眼,但缺乏表情,对反复问话仅做简单回答,回答时含混不清,常答非所问,各种反射活动存在。

3.昏迷

意识活动丧失,对外界各种刺激或自身内部的需要不能感知。可有无意识的活动,任何刺激均不能被唤醒。按刺激反应及反射活动等可分三度。

(1)轻度昏迷:随意活动消失,对疼痛刺激有反应,各种生理反射(吞咽、咳嗽、角膜反射、瞳孔对光反射等)存在,体温、脉搏、呼吸多无明显改变,可伴谵妄或躁动。

(2)深度昏迷:随意活动完全消失,对各种刺激皆无反应,各种生理反射消失,可有呼吸不规则、血压下降、大小便失禁、全身肌肉松弛、去皮质强直等。

(3)过度昏迷:又称"不可逆昏迷"是脑死亡的临床表现。患者处于濒死状态,无自主呼吸,各种反射消失,体温低而不稳,脑干反射功能丧失,瞳孔散大固定,脑电图呈病理性电静息,脑功能丧失持续在24h以上,排除了药物因素的影响。

4.去大脑皮质状态

为一种特殊类型的意识障碍。它与昏迷不同,是大脑皮质受到严重的广泛损害,功能丧失,而大脑皮质下及脑干功能仍然保持在一种特殊状态。有觉醒和睡眠周期。觉醒时睁开眼睛,各种生理反射如瞳孔对光反射、角膜反射、吞咽反射、咳嗽反射存在,喂之能吃,貌似清醒,但缺乏意识活动,故有"睁目昏迷""醒状昏迷"之称。患者常可较长期存活。常见于各种急性缺氧、缺血性脑病、癫痫大发作持续状态、各种脑炎、严重颅脑外伤后等。

5.谵妄

系一种特殊类型意识障碍。在意识模糊的同时,伴有明显的精神运动兴奋,如躁动不安、喃喃自语、抗拒喊叫等。有丰富的视幻觉和错觉。夜间较重,多持续数日。见于感染中毒性脑病、颅脑外伤等。事后可部分回忆而有如梦境或完全不能回忆。

(三)意识障碍患者的体位和保护措施

意识障碍患者选择体位的原则是保证其呼吸道畅通,防止呕吐物误吸,避免进一步损伤的发生。首先确定患者有无意识障碍及其程度,并判断有无呼吸。

1.心肺复苏体位

若患者无自主呼吸,取仰卧位,平卧于硬质地面或平板,并开始心肺复苏术。

2.安全侧卧位

若患者自主呼吸存在,将仰卧患者靠近抢救者一侧的腿弯曲,并将患者此侧手臂置于其臀部下方,轻柔将患者转向抢救者(使患者按纵轴整体翻转,防止颈椎损伤加重),使患者头后仰,保持脸面向下,将位于其上方的另一只手置于脸颊下方以维持头部后仰及防止脸朝下,下方的手臂置于背后以防止患者向后翻转。此体位使者下颌向前方突出,躯干前倾,便于口腔异物流出,防止舌根后坠窒息。

3.颈托的使用

是外伤致意识障碍患者的首要保护措施。任何未能目击的外伤并意识障碍患者都应假设其存在脊柱损伤可能,尤其是颈椎损伤将导致患者严重后果,因此,对这类患者应及时给予颈托固定。

4.Guedel 口咽导气管

是临时开放气道的措施,具有防止口唇、牙齿、舌根下垂和鼻腔阻塞气道的作用,禁用于喉头水肿、气管内异物、哮喘、咽反射亢进和咽部出血,一般不用于神志尚存在的患者。

5.对癫痫发作患者的保护

将压舌板、衬垫纱布、手绢、小布卷等置于患者口腔一侧上下臼齿之间，防止舌、口唇和颊部咬伤；切勿用力按压患者的肢体，防止骨折、脱臼；应将患者放置于地面，防止跌落造成外伤。

第四节　途中转运的监护与救治

医疗救护安全转运是院前急救的重要内容，是一门专业性、技术性和道德性很强的科学。危重症患者在现场首次救护后病情相对稳定，如在转运途中得不到良好的医疗救护保证，再加上运送途中的颠簸，可使病情恶化甚至丧失生命。因此，迅速安全地运送患者是成功的院前急救的重要环节。

一、急救转运过程中的不安全因素

（一）患者本身存在的不安全因素

1.病情不稳定

病情危重的患者，多有复合伤或多脏器功能衰竭，造成病情极不稳定，在转运过程中随时发生病情恶化，影响安全转运。

2.患者有特殊的治疗措施所带来的不安全因素

危重患者有多种特殊治疗措施，如携带氧气，气管插管，使用呼吸机，留置静脉通道等，在转运过程中管道容易扭曲、滑脱和移位，给患者的治疗带来不良的后果，影响安全转运。

（二）转运环境条件的限制对安全转运的影响

1.转运现场急救条件的限制

院外呼救的患者涉及各专科的疾病，病种多样，病情复杂，时刻都有病情变化，即使按要求备用了各种急救物品和设备，也难针对病情变化的需要，使急救人员在现场不能很好地控制病情，给转运带来困难。

2.转运途中急救条件的限制

在转运途中，由于担架、推车和急救车的颠簸及患者无意识的不配合等，实施急救监护措施非常困难，脉搏数不清，血压测不准，抽吸药液困难等直接影响监护治疗效果，从而影响了安全转运。

（三）急救转运技术对安全转运的影响

熟练的抢救搬运技术、转运人员高度的责任感和对病情密切观察及应急的能力是安全转运成功的关键，抢救技术不熟练，搬运措施不得当直接造成抢救失败和二次损伤等异常情况，影响了安全转运。

（四）急救转运制度不完善对安全转运的影响

1.搬运和监护不同步进行

由于急救搬运人员配备的不合理，在转运的过程中抢救人员既忙于急救护理又忙于搬运，使急救和转运不能连续地同步进行,削弱了对患者的监护,当病情发生变化时没有及时发现,有可能失去抢救时机,影响安全转运。

2.急救转运物品准备不完善

各项物品准备不充分,备用不齐全是影响安全转运的重要因素。

3.转运工具准备不完善

没有及时维修,功能不良等影响安全转运。

4.与接收科室配合不协调

转运时,医护人员和接收科室协调欠妥当,接收科的床单位,监护设备和吸氧装置等准备不完善,当患者转到时不能及时顺利地接受治疗和监护而影响安全转运。

5.交接班制度不完善

运送医护人员将患者转到后,和接收科的医护人员床边交接不严密细致,使接收科的医护人员不能详细地了解患者的病情和治疗护理措施,使下一步的治疗护理措施缺乏依据信息,措施欠合理,从而影响了安全转运。

二、安全转运要素

(一)加强急救搬运技术人员的组织管理,保证急救搬运的同步性

制订转运预案,明确转运流程,一旦有较大的成批病员抢救时,待班人员接通知后立即投入抢救转运,同时增加了随车医护人员的配备,加强医护搬运密切配合,随时发现病情变化及时处理,保证了患者安全转运。

(二)加强急救物品和转运设备的管理

加强随车急救物品的管理,按要求做到用物齐全,定点放置专人管理,用后及时补充。加强转运设备和设施的维护保养,安排专人,定期对设备进行全面的检查和维护,使其随时处在完好状态。

(三)提高急救搬运技术

院前急救人员要定期进行急救搬运技术培训,通过业务讲座,外出参观学习,模拟人操作示范训练,考核,竞赛等,从而熟练掌握各项急救搬运技术,为抢救转运急危重患者打下良好的基础,使患者在急救现场及时得到正确有效的初步急救,维持患者生命体征平稳,安全转运到医院或相应的专科病房进行进一步的后续治疗。

(四)迅速综合评估病情,稳定病情后转运

转运前对患者综合情况的评估是转运安全的基础。急救现场评估病情时,首先对危及患者生命的具体情况及时迅速做出评估,如心搏骤停者立即清理呼吸道行心肺复苏,建立静脉通路吸氧等先抢救生命,待抢救初步成功后,病情许可的情况下再进行全身性评估,如肢体的活动,有无骨折及其性质等并给简单有效的包扎固定,尽量缩短现场急救时间,迅速转运。

(五)转运前做好各项准备工作

院内转运患者时,转运前要认真检查患者携带的各种治疗管道连接是否紧密,静脉用药有无渗漏,途中是否够用,留置气管插管者要标明深度的刻数,必要时记录,防止移位等。转运人

员要熟悉途中所进行的治疗护理措施,认真核对转送患者药品和物品,了解患者的心理状态,与接收科室密切合作联系,做好接收准备,使患者安全地转送到接收科室顺利地接受治疗。

(六)加强途中急救监护,维持生命体征平稳

当确定转运患者时,搬运要求动作准确,并做到轻、稳、快,避免震动,病情危重或颈腰椎骨折的患者要3~4人同时搬运,保持头部躯干成直线位置。推车搬运时保持头部在大轮端,可因大轮转速慢、稳而减轻震动。上下坡时头部始终在高处端,以免引起患者不适。体位安置据病情和伤情而定:一般轻伤员取仰卧位,颅脑损伤者要侧卧位或头偏向一侧,以防舌后坠或分泌物阻塞呼吸道;胸部伤取半卧位或伤侧向下的低斜坡位,减轻呼吸困难;腹部伤取仰卧位膝下垫高,使腹部松弛;休克患者取仰卧中凹位等。转运过程中医护人员始终守护在患者上身靠近头端位置,便于观察患者的面色、瞳孔、呼吸的变化等。昏迷躁动的患者要用约束带防止坠伤,酌情盖好被服。途中应做的治疗护理措施不漏掉,保持各种治疗措施有效,如途中发现病情恶化和意外伤时要立即进行处理,并及时与有关科室联系呼救,以便得到及时的抢救。

(七)建立交接流程记录,完善交接班制度

转运患者时,护送人员将患者运送到目的地后,与接收科的医护人员共同安置患者,包括卧位、固定管道、吸氧等,然后进行详细的床边交接,包括病历的交接,转运前后和途中的病情,生命体征,用药情况,特殊治疗措施,患者的心理状态等,接收科的医护人员了解交接内容无误后,进行接班记录,最后由双方医护人员签全名,即完成交接流程。

三、转运途中监护

院前急救的主要工作是对症而不是对病,所以,转运途中最关键的就是运用车载救护和监测设备持续监测、评估和稳定患者生命体征,积极抗休克和持续气道管理等。评估患者可能出现的问题,确定护理的重点,及早采取有效措施,最大限度地减少患者痛苦,实现真正意义上的主动救治。及时清理口鼻腔分泌物保持呼吸道通畅;舌后坠者给予口咽管通气;呼吸肌麻痹或重度呼吸困难面罩吸氧不能缓解者,及早给予气管插管,呼吸机辅助呼吸。密切观察患者生命体征和意识变化;时刻注意患者瞳孔变化;躁动的患者可以使用约束带或遵医嘱使用相应镇静药物。应对骨折患者骨折部位充分固定,防止二次损伤。颈椎损伤时及时应用颈托,腰椎损伤时应用脊柱板,保证躯体固定稳妥。及时做好监护和处置记录,可通过车载通信系统与接收医院急诊科通报患者病情,及时做好接收准备。

危重患者的长途转运是目前危重病和急救医学的研究热点,因此院前移动ICU应运而生。院前移动ICU是将重要器官监测系统、生命支持系统、急危重病快速诊断系统、搬动转移固定系统和信息传输通信系统等集成化、模块化、便携化配置在专用车辆、飞机和舰船的医疗救护舱内,并配备急危重病专业医护人员的可移动单元,其作用是支持现场医疗,将医院的ICU前移到现场或边缘地区,使危重患者从现场到医院的整个过程得到不间断救治和监护,也使重症患者的远程转运成为可能。

四、常用的安全转运方式

目前,常见的转运方式为空中转运和陆上转运,具体的转运工具有汽车、火车、飞行器(固

定翼飞机和直升机)等。

1.陆路转运

我国紧急医疗救援服务体系在相当的一段时期内,仍以救护车为主要转运交通工具,发挥其主要的救护作用。救护车运行途中,求稳比求快更主要,避免颠簸使病情加重或出现严重并发症。在灾害事件发生时,由于大量伤员需要长途转运、分流,火车转运不失为一种安全、平稳、快速的转运方式。对于承担转运任务的火车车厢,应根据转运伤员的要求,进行部分的改装,以便于部分危重伤员的安置和担架固定。

2.空中转运

对复合伤、危重伤患者,应以空运为首选。空运伤员所用飞行器包括直升机和固定翼飞机两种,两者各有利弊。两者的选择主要根据空运距离,距离在500km以内宜用直升机,超过500km宜用固定翼飞机。空中转运条件包括:①地面运输到创伤中心15min;②无可用的救护车;③接送患者有困难;④野外救援和批量伤员等。

3.水上转运

海事及水上互动、作业等出现的海难伤员,可以用快船、轮渡(冲锋舟)、医院船等进行转运。

第五节 突发公共卫生事件与灾难的医学救援

一、突发公共卫生事件的紧急处理

随着我国经济的快速发展,近年来突发公共卫生事件频繁发生,突发公共卫生事业受到了社会各界的广泛关注,建立完善的突发公共卫生事件应急已成为当前国家发展的重要内容。2003年发生的SARS事件,不仅是一次烈性传染病的传播,也是一场在开放和信息多元化背景下的全球性公共事务危机,这不仅对我国的政府治理机构和治理能力提出了重大挑战,而且也是对全球协同应对危机能力的严峻考验。这使我们不得不重新审视近年国内外发生的重大突发公共卫生事件。

(一)概述

突发公共卫生事件是指突然发生,造成或可能造成社会公众身心健康严重损害的重大传染病,群体性不明原因疾病,重大食物、职业中毒和其他群体性中毒以及因自然灾害、事故、灾难或社会安全等事件引起的严重影响公众身心健康的事件。世界各国根据其面临的主要健康威胁的不同,对突发公共卫生事件的定义和关注点也会有所不同。

1.突发公共卫生事件的分类

突发公共卫生事件按发生原因可分为以下八类。

(1)生物病原体所致疾病:主要指传染病(包括人兽共患传染病)、寄生虫病,地方病区域性流行、暴发流行或出现死亡,预防接种或预防服药后出现群体性异常反应,群体性医院感染等。

(2)有毒有害因素污染造成的群体中毒:这类公共卫生事件是由污染所致,如水体污染、大气污染等,波及范围极广。

(3)食物中毒事件:是指人摄入含有生物性、化学性有毒有害物质后或把有毒有害物质当作食物摄入后,所出现的非传染性的急性或亚急性疾病,属于食源性疾病的范畴。

(4)自然灾害:是指由于地震、火山爆发、泥石流、台风、洪水等灾害的突然袭击造成人员伤亡。同时,还会带来严重的包括社会心理问题在内的诸多公共卫生问题及其引发的多种疾病。特别是传染性疾病的发生和流行。

(5)职业中毒:由高温、低压、有毒气体、粉尘等职业暴露因素造成的人数众多或者伤亡较重的中毒事件。

(6)意外事故引起的死亡:包括煤矿瓦斯爆炸、飞机坠毁、空袭等重大安全事故。该类事件由于没有事前准备和预兆,往往会造成巨大的人员伤亡和经济损失。

(7)不明原因引起的群体发病或死亡:该类事件的原因不明,公众缺乏相应的防护和治疗知识。同时,日常也没有针对该事件的特定的监测预警系统,因此该类事件常常造成严重的后果。此外,由于原因不明,在控制上也有很大的难度。

(8)三恐事件:指生物、化学、核辐射恐怖事件。

2.突发公共卫生事件分级

按照突发公共卫生事件的性质、严重程度、可控性和影响范围,可分为四级:Ⅰ级(特别重大)、Ⅱ级(重大)、Ⅲ级(较大)和Ⅳ级(一般),分别对应红色、橙色、黄色和蓝色预警。对突发公共卫生事件进行分级,目的是落实应急管理的责任和提高应急处置的效能。

Ⅰ级由国务院负责组织处置;Ⅱ级由省级政府负责组织处置;Ⅲ级由市级政府负责组织处置;Ⅳ级由县区级政府负责组织处置。

3.突发公共卫生事件的特点

(1)危害性:突发公共卫生事件关系到人类的生存和发展,与人们的利益休戚相关。处理不当便会造成社会公众的健康、生命财产的损害,导致社会恐慌的传播。如果控制不当还会导致社会正常生活和工作秩序的破坏、影响社会稳定、破坏经济建设、诱发一系列继发危机事件并造成多重社会组织危害。

(2)突发性和紧迫性:突发公共卫生事件往往是突如其来、不易预测的,因此需要人们进行各种能力准备和物资储备。紧迫性首先体现在对事件本身的要求,其发展变化的不确定性和瞬息万变的特点,迫切要求应对的及时性。其次,紧迫性还体现在应对者所面临的巨大的时间和心理压力。事件发生时,要求决策者必须在有限的时间、信息及决策支持条件下,进行快速决策。由于事发突然、情况紧急、危害严重,如果不能在充满不确定性的条件下尽快决策,可能导致最有效的应对契机稍纵即逝。再次,突发事件的紧迫性还体现在能否在各种制度、体制、机制束缚条件下,迅速调动人、财、物、信息资源,实现对各种资源有效的协调与整合。这种资源调动的紧迫性会给应对者带来巨大的压力。

(3)不确定性和复杂性:突发公共卫生事件的不确定性主要是由以下几方面因素造成的:首先,突发公共卫生事件本身的不确定性,其产生、发展、演变轨迹具有不确定性,受制于多重因素的影响和驱动。其次,由于信息本身带来的不确定性,一方面由于信息缺乏会加大决策的不确定性,另一方面,高强度的信息需求也会催生信息过量,使混乱而嘈杂的信息充斥于各种信息载体。在缺乏有效信息过滤手段的情况下,会导致决策者无所适从,加大决策难度。最后,危机借助于各种媒体产生的放大效应,公众迫切的诉求和压力以及危机管理者对危机的认知、管理和应对能力的差异性,也会成为导致危机不确定演变轨迹和结局的重要原因。

突发公共卫生事件的复杂性主要是由以下几方面因素造成的:首先,突发公共卫生事件成因的复杂性可能由自然因素、人为因素等多种原因造成。其次,还表现为突发公共卫生事件后果的复杂性。在全球化的背景下,各种因素之间的相互依赖、交织和互动效应的存在,往往会导致事件借助于人类多重连带机制的作用引发多米诺骨牌效应,进而导致事件后果的复杂性和多样性。最后,事件本身及其连锁效应所诱发的多种危害,需要人们通过多部门的合作以及综合的应对策略和手段来处置。

(4)群体性和公共性:无论是传染病疫情暴发还是食品安全事件的发生都会给公众的生命和健康安全带来威胁,并引发一系列连锁危机。突发公共卫生事件的群体性和公共性往往会通过其造成的群体性危害、群体行为、群体事件、群体社会压力等方式表现出来。事件所引发的媒体和公众的聚焦,又会进一步将其推向政府和公众的议事日程,使之成为整个社会关注的重大公共问题。突发公共卫生事件影响和危害的广泛性,使事件发展和演变过程以及处置过程具有明显的群体性和公共性特征。

(5)快速播散性和全球性:我们正处于一个复杂、充满不确定性、高度依存的社会系统中,这一系统具有集聚性、关联性、相互依存性等特征。不同于普通组织危机,突发公共卫生事件所具有的公共危机特性使其在现代高度信息化的社会中具备了极快的播散能力,其快速播散性体现在两个方面:一是事件信息和影响的快速传播性;二是传染病疫情本身的快速传播性。在信息化时代,媒体在突发公共卫生事件危机中扮演了一个独特的角色。媒体声音的缺失以及媒体对危机事件的过度报道,在很大程度上影响和左右了人们对危机事实的判断,特别是互联网以及全球传播网络的无缝连接,会在一定程度上加剧突发事件诱导的心理危机的跨国、跨疆界的传播。而媒体对危机事件的反复、爆炸式报道,也会在一定程度上导致群体性恐慌、焦虑等情绪的全球传播。

(二)预防与应急处理基本程序

突发公共卫生事件预防与应急处理应遵循预防为主、常备不懈的方针。预防为主是我国卫生工作的基本方针,同时也是处理突发公共卫生事件应遵循的有效而经济的基本方针,是需常备不懈的方针,是人们长期与疾病进行斗争的经验总结,也是处理突发公共卫生事件应建立的长效机制。

1.工作目的

突发公共卫生事件预防与应急处理的工作目的在于预防和控制突发公共卫生事件所造成的危害,及时保障人民身体健康与生命安全,维护正常的社会秩序和促进社会经济的发展。具体目的为:①预防和控制突发公共卫生事件的发生和蔓延;②快速救治突发公共卫生事件中的受害公众;③维护社会秩序和增强公众健康意识。

2.基本原则

预防与应急处理突发公共卫生事件,应遵循《突发公共卫生事件应急条例》中明确规定的"统一领导、分级负责,反应及时、措施果断,依靠科学、加强合作"原则。

3.基本要求

突发公共卫生事件预防与应急处理包括平时的预防和战时的处理两个方面,平时的预防,主要是做好对突发公共卫生事件的监测和预警;战时的处理,主要是做好对突发公共卫生事件的就地处理和控制蔓延。具体要求为:①做好对突发公共卫生事件的科学监测;②拟定突发公共卫生事件应急反应计划;③制定突发公共卫生事件应急预案;④及时对突发公共卫生事件进行科学预警。

4.工作程序

突发公共卫生事件的预防与应急处理是一项系统工程,它需要政府的统一领导和统一指挥,也需要各部门、各单位的广泛参与,各负其责,相互配合。

(三)食物中毒

食物中毒是指食用了被生物性、化学性有毒有害物质污染的食品或者食用了含有有毒、有害物质的食品出现的急性、亚急性食源性疾病。而食用了非可食状态的食物,暴饮暴食,摄入食物而感染了传染病、寄生虫病或以慢性毒害为主要特征的食源性疾病,不属于食物中毒。食物中毒常为群体性暴发,亦可为散发。发生地点多在学校、集体食堂、饮食单位或家庭。

其特点为:①潜伏期短,多在进食后数小时至 2d 内发生,呈暴发性,短期内有大量人员发病,病程较短;②发病者有共同进食某种食物的病史,未进食者不发病,停止进食该食品后,发病很快停止;③食物中毒患者与健康人无直接传染,发病曲线突然升高后又突然降低,无传染病具有的余波;④患者的临床表现类似,多以急性胃肠道症状为主。

1.食物中毒分类(按病因)

(1)细菌性食物中毒:包括细菌感染型中毒,毒素型中毒和混合型中毒。常见由沙门菌属、变形杆菌属、肉毒梭菌毒素、致病性大肠杆菌等污染食物引起。

(2)化学性食物中毒:在食品的制作、加工、储藏等过程中发生了污染或食品本身成分发生改变引起的中毒,常见于有毒有害物质如农药、重金属等化学物污染食物;将化学物误认为食品或食品添加剂食用;食用变质腐败食品等。化学性食物中毒涉及毒物种类甚多,其毒性代谢各异,临床表现不同且病因隐匿不易查找,往往会造成严重后果。

(3)有毒动、植物性食物中毒:常见由四季豆、发芽马铃薯、毒蕈、河豚、动物腺体等引起。

(4)真菌毒素和霉变食物中毒:食入被产毒霉菌污染而含有大量霉菌毒素的食物,如霉变甘蔗,黄变米等。

(5)原因不明的食物中毒:食入可疑中毒食品而引起的食物中毒,其发病特点及临床表现符合食物中毒的规律,但无法确定引起中毒的原因。

2.现场工作人员的防护

食物中毒事件发生后,疾病控制和卫生监督人员应立即到达事故现场,对可能引起中毒的各个环节进行调查和监测。引起食物中毒的有毒有害物质直接污染、损伤医疗卫生部门现场工作人员的可能性较小,故工作时进行一般性常规防护即可。①调查监测及取样人员应穿着符合国家有关标准的防护工作服,佩戴口罩、帽子、手套。②使用采样工具和监测仪器进行工作,不能直接用手抓摸、接触有毒有害物质,更不能直接嗅闻、舔尝可疑食品,以避免中毒发生。③流行病学调查人员在对患者进行个案调查询问时,其被污染引起中毒的可能性很小,一般不需特殊防护。④少数引起食物中毒的有害物质如毒鼠强等,亦可经皮肤及呼吸道侵袭人体引起损害或因防护不当等在监测、采样时被污染,进入体内引起中毒。处理此类事件时应适当加强防护,穿戴相应的防护服、手套、口罩或防毒面具。⑤对病原微生物引起的某些经口传播的传染病如霍乱、痢疾等,虽不属于食物中毒,但在调查时如情况可疑,其防护参照传染病的流行病学调查防护方法进行。现场调查工作结束后应按照防护规范进行正规清洗和消毒。

医疗单位的医护人员在医院内从事一般食物中毒患者的救治工作时,在临床诊疗、检查、操作中可按照对待普通患者接诊的防护,穿戴医用工作服、医用帽子、纱布口罩即可,一般无须进行特殊防护;接触处理患者的分泌物、排泄物及洗胃液的工作人员应佩戴橡胶或高分子材料手套;接触处理可疑传染性微生物或高毒物质时应穿着防护服,戴防护口罩及眼镜,穿长筒胶鞋。每次接触患者前后按标准洗手法(6步、双手交替)洗手和规范消毒。

(四)核事故医学应急处理与准备

核事故医学应急处理与准备是核事故应急工作中的一部分。在核事故医学应急中卫生与医护人员承担着医学救治任务,应当对核事故医学应急的相关知识有所了解。

1.核事故医学应急的概念

核事故医学应急是指设施发生事故或事件,使核设施场内、外的某些区域内处于紧急状态,要求立即采取医学行动,最大限度地减轻核事故造成的损失和不良后果,避免和减少伤亡。核事故医学应急救援是整个核事故应急工作的一个重要组成部分。

2.核事故医学应急的内容

(1)对伤员进行救治。

1)救治放射损伤和放射性复合伤:这是核事故救援工作中特有的任务,对这类伤员可实行分级救治,即现场救治、地区(或地方)救治及专科医院救治,因为放射损伤有其特殊的病程,救治不同于一般的疾病,因而需专门的诊治理论、技术、设施及经验,故应尽早送往专科医院进行救治。

2)对非放射损伤和疾病的救治:事故中发生的非放射损伤(如烧伤、窒息、出血、休克、创伤、骨折等)和疾病,与一般医学救治无明显的差别,按常规医学救治体系、程序和方法进行。

(2)做好卫生防疫工作:核事故条件下,人们正常的生产和生活秩序受到影响、干扰,由于污染区的疏散、撤离,人员的流动,精神紧张疲劳等,使机体免疫功能下降,呼吸道、肠道传染病等易于扩散流行,所以做好卫生防疫也是核事故医学应急救援的一项重要任务。

(3)对公众宣传教育和心理咨询:核事故条件下,人们心理上容易产生畏惧和恐慌,因此应对公众进行宣传教育和健康咨询,使公众对辐射危害及防护措施有科学的、正确的认识,消除紧张和恐惧心理,减轻核事故造成的社会心理影响和不良后果。

(4)过量受照人员的医学观察:对事故中受过量照射的人员进行医学观察是指在过量受照后早期的医学处理和观察,并有计划、有重点地对过量受照人员进行照后数年至几十年(长期)的医学观察,观察的原则要求和技术方法等参照国家有关的标准进行。

(5)国际救援:我国是《核事故或辐射紧急情况援助公约》的成员国,必要时有责任和义务实施医学应急国际救援任务。

3.核事故医学应急的范围

历次核事故的经验表明,范围可以从场内到场外、从职业人员到公众、从国内到国外、从近期到远期,没有一个确切的范围,需根据事故的级别和影响来确定。

4.核事故医学应急的组织管理

(1)分级管理体制。

1)制订并组织实施辐射事故医学应急计划,包括医疗应急处理原则与程序等。

2)组织做好医学应急处理中所需设施、设备、药品的准备。

3)组织各类人员的医学应急处理培训、演练,使人员做到常备不懈。

4)组织适当力量开展辐射损伤的临床和实验研究。

5)认定哪些医疗机构对辐射损伤的救治具有资质。

6)保障通讯畅通。

(2)建立事故报告登记制度。

1)核设施职工医院负责上报和登记过量照射人员的损伤情况。

2)内容包括:受照人姓名、性别、受照地点、时间、事故类型、等级、受照经过、受照剂量、受照部位、损伤程度及医学处理情况等。

3)建立核辐射事故登记处。

4)医学处理的全部资料按规定全部归档。

5.核辐射事故医学应急计划与准备

(1)应急状态:为有效地实施应急计划,首先要了解核设施可能出现的应急状态。以核动力厂为例可分为:应急待命、厂房应急、厂区应急、厂外应急。

(2)医学应急计划:核设施内发生的事故,都有可能造成工作人员污染或受到过量照射,为了对这类事故中的人员采取医学应急措施,核营运机构和核设施附近的地方政府都应制订相应的医学应急计划。核设施厂矿单位的医学应急组织,应根据厂内的总体应急计划有针对性地制订出医学应急计划和方案。医学应急计划的基本内容包括:①应急救治组织的领导、成员、职责及分工。应急后援单位的任务、负责人、职责和分工;②落实应急急救装备、器材、药品的发放及使用办法、说明;③制订值班、通信联络、厂内外相互支援计划、检查制度;④制订各类伤员和过量受照人员的救治方案,转运程序和接口等;⑤规定事故应急的响应程序;⑥预测不同事故情况下伤员和居民的安置方案;⑦教育、培训、演习和宣传计划的实施方案。

(3)有关技术法规和标准的准备。

(4)有关药品、器材和物资的准备:核事故医学应急救援与一般灾害性损伤常规救治有共性,也具有其特殊性。因此,必须考虑积极兼容,在避免浪费的原则下做好药品、器材和物资的准备,确保医学应急工作的基本条件。

(5)宣传教育、培训和演习。

1)宣传教育的对象:是核设施工作人员、家属及周围公众,主要的目的是使人们对设施的重要性、安全性及潜在危险有科学、正确的认识,消除疑虑和恐惧心理,一旦出现事故,在场外应急时能统一认识,采取正确、协调的行动。

2)专业技术培训:根据不同对象分别进行,对工作人员应着重介绍防护措施和自救互救的基本知识和技能。对一般医疗卫生单位中有救治任务的医务人员进行放射损伤的基础知识和防护诊治的培训,使其基本上能胜任医学救治任务,对承担专科医治的专业技术人员应进行全面、系统的专业培训。

3)演习:演习是检查应急组织、应急计划是否完善及合适,通过演习使救援人员进一步明确任务,掌握原则、程序和方法,从实践中发现存在的问题,使专业技术和物质准备进一步完善。

6.核事故医学应急的分级医疗救治和处理原则

各核工业先进国家均建立了核辐射事故医疗救护分级管理体系。我国根据实际情况,多主张划为三级。三级医疗机构间要职责明确、互相衔接、通力协作。

(1)一级医疗救治(现场急救):由核设施的医疗卫生机构组织医务人员和安防人员来实施。

1)现场急救:主要是发现和救出伤员,对伤员进行一级分类诊断,抢救需做到迅速有效,边发现边抢救,先重后轻。对可延迟处理者,经自救互救和初步除污染后迅速脱离现场。

2)可延迟处理伤员的处理原则和一般程序。①进入急救站之前,全部伤员均需对体表、伤口做放射性污染测量,若超过污染控制水平,应及时去污直至低于控制水平。②考虑可能接受过量照射者,给予适当的抗放药。③询问病史、临床症状,进行必要的临床检查,如有无皮肤红斑、检查血常规、淋巴细胞绝对计数并做好详尽的记录。④条件许可时采血做淋巴细胞染色体培养,留取各样生物样品作为进一步诊断的参考依据。⑤对症状轻微的伤员、白细胞计数和淋巴细胞计数变化不明显的伤员不一定留诊观察,可在事故后12h、24h、48h复查。⑥有明显症状,如呕吐、皮肤明显水肿、白细胞计数明显升高或降低、淋巴细胞计数减少较明显的伤员,尽快送到二级医疗机构。⑦对内污染超过规定剂量限值的人员,应及时采取阻吸收和促排治疗。

概括起来,一级医疗机构的主要职责如下:①对威胁生命的损伤实施急救处理;②监测体表污染的范围和程序,并进行去污洗消;③初步确定人员的受照方式和类型,进行初步分类诊断;④判断是否有内污染,必要时促排;⑤尽可能收集、留取可供人员进行受照剂量估算的物品和生物样品;⑥酌情给予抗放射药或阻止吸收剂;⑦迅速组织转送伤员。

(2)二级医疗救治(就地医治):由就地医疗机构负责实施。就地医院应由若干名经过一定放射医学训练的医生和护士、剂量监测人员以及外科、血液科、烧伤科、检验科等专业人员组成,承担医院就地医治工作。具体职责范围:①对有生命危险的伤员继续抢救;②进一步确定人员受照的方式和类型,并进行分类诊断;③对受照射人员进一步确定受照剂量,并做出留治或转送的决定;④对体内污染的人员初步确定污染核素的种类和数量,采取相应的医学处理措施(阻吸收、促排等)并决定污染严重或难以处理者的及时转送;⑤对体表沾污者进行详细的监测并进行彻底除沾污。

(3)三级医疗救治(专科救治):由指定的具有放射损伤专科医治能力的综合医院负责实施。专科医院的职责范围是:①对不同类型、不同程度的放射损伤和放射复合伤做出确定性诊断,并进行专科医学救治;②对有严重体内、伤口、体表放射性污染的人员进行全面检查,确定污染核素的组分和污染水平,估算出人员的受照剂量,并进行全面有效的医学处理;③派出有经验的专家队伍协助一、二级医疗单位进行医学救治。

（4）核事故医学应急处理的原则。

1）过量外照射人员的初期医学处理原则

初期处理取决于估算的受照剂量，并将临床表现作为判断受照严重程度的参考，具体见表3-3。

表3-3　过量外照射人员的初期医学处理原则

受照剂量（Gy）	处理原则
0.05～0.10	调查受照情况，核实受照剂量等管理方面的措施
0.10～0.25	详尽的管理方面的调查，必要的医学管理和医师的监督
>0.25	详尽的医学检查、正确的剂量估算
>1.00	专人专门医疗机构进行严密的医学监督、镇静剂及对症处理

局部受高剂量照射后，对局部皮肤要进行细致观察，详细记录病情演变；若头部受到高剂量照射，应做神经、精神检查，必要时查脑电图；胸部受照剂量较高时，则应对心血管系统做详细的检查。

2）对体表放射性外污染的医学处理原则。①对受污染皮肤清除沾染的目的是尽可能清除掉放射性物质，把沾染水平降低到体表沾染控制水平以下，并防止放射性核素进入体内。②首先要做正确、及时的洗消及清创处理。对健康皮肤要尽早使用事先准备好的去污剂进行洗消去污。③对创口体表的及时去污和清创处理比对健康体表的更为重要，伤口除沾染可与一般外科处理相结合，主要采用冲洗、扩创、清创等方法，必要时可以用络合剂。④应有必要的技术储备，设有去污洗消的设施设备和去污洗消盒、药盒。

3）放射性核素内污染的医学处理原则。①收集好估算剂量用样品，尽早做分析测量或全身整体测量估算出摄入量，以指导医学处理和对预后的估计。②医学处理的目的是尽最大可能减少核素的内污染量，以防止或减少对机体的内照射，预防可能发生的远后效应。③医学干预水平建议当摄入量低于年摄入量限值（1mSv）时，不考虑治疗；摄入量可能超过2mSv时，应估算摄入量，并考虑治疗。④对内污染进行医学处理的主要措施为阻止或减少初始污染部位核素的吸收以及促进体内核素的排除。⑤对污染严重的伤员，特别是有伤口的伤员，应采集血、尿、粪便标本进行化学分析，了解是否有内污染。

（五）传染病

传染病是由各种病原体如朊毒体、病毒、立克次体、支原体、细菌、螺旋体等感染人体和动物体后所引起的一组具有传染性的疾病。寄生虫病系由原虫和蠕虫感染人体引起的疾病，由于其大多具有传染性，故一般被纳入传染病学研究范畴。

1.疾病特点

传染病包括以下基本特征：①有病原体，传染病大多有特异的病原体；②具有传染性，大多数传染病都是由感染而获得，并可以传播给他人；③流行性，传染病可以在人群中散发，也可连续传播造成不同程度的流行，短时间内（数日内）集中发生多数病例称为暴发。流行范围超越国界，甚而超越州界的强大流行，称为大流行。

2.主要临床表现

(1)病程发展的阶段性:大多数传染病病程的发展,都有明显的阶段性,常见分期:①潜伏期,自感染至发病之间的这段时间,称为潜伏期;②前驱期,从潜伏期末到出现特殊症状之间,可称前驱期;③发病期,传染病的特有症状和体征在此期内逐渐出现,由轻到重,然后逐步缓解;④恢复期,在此期内症状和体征逐步消失。

(2)发热及热型:传染病患者的发热,并不是由寄生物成分或其产物直接刺激而引起,而是通过巨噬细胞及重型粒细胞产生的介质,即内生性致热源(EP)而引起。许多传染病各有其特殊发热规律的热程和热型。

(3)炎症:在无特异性抗体的情况下,组织液是大多数细菌的良好培养基,细菌繁殖会不可避免地引起炎症。

(4)皮疹:它是由于病原体或其毒素造成的损害或过敏,使毛细血管扩张、渗出或出血所致。皮疹常见于各种病毒、立克次体或细菌性传染病,对辅助诊断有重要意义。

(5)血象:血象的变化也是多数传染病的特征,临床工作者仔细观察血片,是不能忽略的常规工作。除在血片中或血液中查找有关病原体之外,特别应注意血细胞的形态学改变,例如疟疾患者的血片中常有疟色素沉着;由于贫血常有靶型红细胞及网织红细胞增加,发生弥散性血管内凝血(DIC)时,血片中除贫血特点外,尚可见到裂细胞及盔形红细胞。

3.救治及原则

(1)治疗原则:传染病的治疗目的不仅是要治愈患者,还在于控制传染源,防止疾病进一步传播和扩散。因此,对传染病要坚持综合治疗的原则,即治疗护理与隔离消毒并重,对症治疗与特效治疗并重。

(2)治疗方法。

1)一般及支持治疗:是指非针对病原而是针对机体采取的具有支持与保护性的治疗。①隔离:根据传染病传染性的强弱、传播途径的不同和传染期的长短,采取相应隔离措施并做好消毒工作。②护理:病室保持安静清洁,空气流通新鲜,使患者保持良好的休息状态。对病危患者应注意观察生命体征和病情变化,注意防止各种并发症。③支持疗法:根据病情给予流质、半流质富含营养易消化软食或静脉输液等,保持足够的热量、液体量、电解质、维生素及酸碱平衡。④心理治疗:医护人员良好的工作作风、服务态度和同情心,有助于提高患者战胜疾病的信心,加快机体的康复。

2)病原治疗:针对不同的病原体给予相应病原治疗,既能杀灭和消除病原体,更快地控制病情,彻底治愈患者,又可以控制传染源,防止传染病继续传播和扩散。①抗菌药物:对细菌、螺旋体、立克次体等感染可选用有效抗生素,最好根据病原培养及药敏试验结果选药。危重患者则需联合用药并采取静脉途径给药以提高疗效。病毒感染性疾病如无继发细菌感染则不宜选用抗菌药物。②抗病毒药:对病毒感染性疾病,如病毒性肝炎、流行性感冒、流行性出血热、流行性乙型脑炎、疱疹病毒感染、艾滋病等均可早期或适时应用抗病毒治疗,以缩短病程、促进康复、改善生活质量。③化学制剂:多用于治疗蠕虫病及原虫感染,如氯喹治疗疟疾,吡喹酮治疗血吸虫病,乙胺嗪治疗丝虫病,甲硝咪唑治疗阿米巴病。喹诺酮类药物对各种革兰阴性菌、厌氧菌、支原体、衣原体有较强的杀菌作用。④抗毒素:针对细菌毒素致病的疾病需应用抗毒素治疗。常用于治疗白喉、破伤风、肉毒杆菌食物中毒等。

3）对症治疗：可减轻患者症状，调整各系统功能，保护重要器官，促进机体康复。如通过口服及静脉输液及时纠正酸碱失衡及电解质紊乱，严重毒血症时采取肾上腺糖皮质激素疗法，高热时采取物理措施和化学药物合理降温，抽搐时给予镇静药物治疗，昏迷时给予苏醒措施，脑水肿时采取各种脱水疗法，休克时给予抗休克治疗，心力衰竭时采用强心、利尿措施等，均有利于患者度过危险期并及早康复。同时，针对并发症进行及时合理治疗也是提高传染病治愈率的重要措施。

4）中医中药及针灸治疗：传染病在中医学属温病范畴，一般按卫、气、营、血辨证施治，治法常采取清热、解表、宣肺、生津、利湿、泻下、滋阴、息风、开窍等法。中医中药对调整患者各系统功能起相当重要的作用，许多中药具有抗菌、抗毒、调节免疫功能的作用。针灸疗法对传染病退热、止痉、镇痛、肢体瘫痪及其他后遗症均有不同程度的治疗效果。

二、灾难的紧急医学救援

灾难是指任何能引起设施破坏、经济严重损失、人员伤亡、人的健康状况及社会卫生服务条件恶化的事件，当其破坏力超过了发生地区所能承受的限度，不得不向该地区以外的地区求援时，称之为灾难。灾难主要分为自然灾难、人为灾难、复合灾难三大类。灾难医学是研究临床医学与社会管理学在防灾、救灾、减灾过程中如何紧密结合，发挥医疗救援作用的新兴学科。因此，在学习临床医学的同时，学习有关灾难救援和管理知识，是培养灾难救援和管理复合型人才的重要途径。灾害和灾难是时常被混用的同义词。一般来说，灾害的程度较轻，当灾害造成的损害超出当时地区的承受能力时则成为灾难。

我国是一个多灾的国家，自然灾难频发且强度逐渐升级，人为灾难也在不断衍生和发展，尤其需要提高全民的抗灾防灾意识，更需要对医务人员进行灾难医学专业教育。新世纪合格的医学人才必须接受灾难医学的专业培训，掌握灾难事故的特征规律、各项卫生防疫应急处理的基本技能以及急救的基本知识，从而提高医务人员对各种灾难和突发事件的应急反应能力和医疗救援水平。

（一）救援知识、技能的普及

我国地域辽阔，人口众多。地震、洪灾、干旱、台风、泥石流等自然灾害经常发生。随着社会与经济的发展，灾难谱也有所扩大。除了上述自然灾难外，日常生产生活中的交通事故、火灾、矿难、群体中毒等人为灾难也常有发生。我国已成为继日本和美国之后，世界上第三个自然灾难损失最严重的国家。各种重大灾难，都会造成大量人员伤亡和巨大经济损失。

现代灾难医学救援的"三七分"理论："三分救援，七分自救；三分急救，七分预防；三分业务，七分管理；三分战时，七分平时；三分提高，七分普及；三分研究，七分教育。"灾难医学救援强调和重视"三分提高、七分普及"的原则，即要以三分的力量关注灾难医学专业学术水平的提高，以七分的努力向广大群众宣传普及灾难救生知识，要以七分普及为宽广基础，让亿万民众参与灾难救援，这是灾难医学事业发展之必然。

1.分级普及救灾知识的培训机构和网络

（1）建立急救知识培训基地：相关医疗单位在做好医疗急救工作的同时，积极通过急救技术进城乡、进社区、进学校、进厂矿、进部队等形式,逐步深入开展急救知识、技术普及培训,配置专职人员并设立专项工作经费,对全民开展规范的救生培训,并定期复训、检查。

(2)建立灾难医学培训网络系统:实施现代化教学,在充分利用现有教育资源的基础上,选择有条件的高等医学院校或培训中心,逐步建立起以国家级培训中心为龙头、省级培训中心为骨干、临床及社区培训基地为基础的灾难医学培训网络。运用现代教育技术,建立形式多样的培训方法,建立灾难医学教育信息网络系统,满足课堂教育与网络教育需要,进行网上培训演练。

2.建设高素质的师资队伍

若想加强群众救灾知识的普及培训,应培养一支能担任基本生命支持培训和基本创伤生命支持(BTLS)培训任务的师资队伍。随着灾难医学教育的陆续展开,便有了众多可以担当这一培训任务的教师。然后,再由这些经过培训的教师在各个社区及基层组织从事普及培训的工作。2011年起,国务院应急办已着手编写统一的灾难救援培训师教材,在全国范围内分区域培训省一级灾难救援培训师,再去培训市一级灾难救援培训师,再由培训师来培训社区民众。

3.宣传普及防灾、抗灾、减灾的知识

针对我国民众过分依赖政府管理灾害风险的传统观念,必须把转化大众传统思想观念作为普及救援知识工作的前提。教育引导广大民众充分认识在现代人们的生活中,灾害问题无处不在,无时不在。每一个人必须树立预防意识,自觉掌握防灾、抗灾的基本知识和技能,从而增强自身防范本领。结合我国各地区域实情和灾害特点,通过多种途径和方式,建立区域性的培训中心,增强各类灾害预防及应对知识的普及教育,增强救援知识的区域针对性、实用性。

救援知识的普及离不开舆论宣传引导和媒体传播,既充分利用广播、电台、电视、网络、报刊杂志等平台宣传普及救援知识,同时拓展宣传渠道,创新普及方法,通过宣传展板、横幅标语、散发宣传材料、组建宣讲团等灵活多样的宣传形式,增强宣传效果,营造良好氛围,引导民众不仅要强化防灾、防险意识,更要主动学习救援知识和技能。

(二)进行防灾、抗灾的演练

模拟灾害发生现场,如地震、火灾、洪水等,定期在市场、商场、车站等人口相对密集区域组织开展应急避险、自救互救等群众互动演练活动,增强其防灾抗灾能力,尤其要重视中小学生的演练和普及教育,大力开展救援知识进学校活动,把救援知识纳入学生素质教育计划,充分利用学校教育资源的优势,普及青少年的救援知识,不要仅仅把防灾、抗灾演练当作一种表演,而应十分认真严肃地对待,要做到十分逼真,让全民参与进来。

(三)关注重点人群

普及与灾害有关的救援知识时,应十分关注相关的重点人群。重点人群是指医学以外其他行业经常接触灾难事件并为救援服务的人员,诸如经常可以成为第一目击者的警察、消防队员、教师、宾馆服务员、车站码头服务人员以及各种重大集会的志愿者。对重点人群定期开展灾难预警演练、加强灾难状态下的心理素质锻炼,尤其对交通警察、司机、消防队员等进行人工呼吸、心肺复苏、压迫止血等基本知识培训,以提高其对灾难事件的医疗救援意识,如每年组织大型急救演习,包括车辆调动、救护、心肺复苏演练、急救知识测验、自救等技术,以提高应对灾难的救生能力。只要重视灾难医学知识的普及培训,并且持之以恒,就会得到应有的回报,在灾难降临时会有无数的生命获救。

(四)灾难现场的医学救援

灾难现场的医学救援是在现场、临时医疗场所等医院外环境中,针对各种灾难导致的人员伤亡所实施的救援,包括现场急救、伤员分拣、分级救治和伤员转运等灾难伤员医学救援技术,救援人员的生存技能和自我防护以及大宗尸体处理与死者身份鉴定。

灾难救援关键环节是针对伤员的医学救援,现场急救技术是灾难救援中各级救治机构的主要急救手段,急救人员应当根据现场环境和条件灵活组织与运用。正确掌握急救技术,可以降低伤死率、伤残率,为后续治疗争取时间,为确定性治疗提供机会。

1.基本生命支持

灾难现场基本生命支持的首要措施是保持危重伤员呼吸道通畅,对其呼吸、循环功能进行支持。

(1)保持呼吸道通畅:受伤致气道阻塞可于数分钟内因窒息而导致呼吸及心搏停止,保持气道通畅和防止误吸是创伤患者救治的首要措施,特别是颌面、颅脑、颈椎和胸部受伤者应特别注意导致气道梗阻的因素。如口腔、颌面部损伤时气道的危险因素包括血凝块、碎骨块、泥土等异物吸入呼吸道所致梗阻;颅脑损伤时气道的危险因素包括颅底骨折导致血管损伤出血而快速阻塞呼吸道,脑疝影响呼吸功能;颈椎损伤固定颈椎时须优先考虑保持气道通畅。

(2)呼吸功能支持:对有呼吸功能障碍的伤员应及时寻找原因予以排除,有条件给予吸氧。判断患者有无自我呼吸,如无自主呼吸则应立即行人工呼吸,有开放性气胸应密封包扎伤口。出现进行性呼吸困难、气管偏移、广泛皮下气肿等考虑张力性气胸时,应立即穿刺抽气减压。

(3)循环功能支持:除须行心肺复苏的伤员外,灾难现场救援中的循环功能支持的措施还包括控制出血,如判断为胸腔、腹腔内严重出血时,须紧急处理后送到有条件进行紧急手术止血的医疗单位。

2.高级生命支持

在灾难现场应根据出血情况,在控制出血后进行充分、足量的液体复苏,必要时建立 2~3 个静脉通道补液,快速输注等渗盐水或平衡盐液 1 500~2 000mL,然后补适量的全血或血浆及其代用品,并监测中心静脉压、尿量等。成人尿量超过 30~50mL/h 说明液体复苏充分,如果低血容量不能纠正,应怀疑仍存在大出血或评价是否存在心脏压塞、张力性气胸和急性心源性休克。

3.内脏损伤的判断

应严密观察有无脏器活动性出血。颅脑伤后要严密观察神志、瞳孔大小和肢体活动,胸部伤后要严密观察有无心包或胸腔内积血,有条件时可行胸腔穿刺以明确诊断及判断伤情严重程度,腹部钝性伤后要特别注意有无腹部移动性浊音,有条件时可行腹腔穿刺以明确诊断及判断伤情严重程度。

4.灾难伤员的创伤急救

灾难现场最常见的外伤为出血、骨折。除生命支持措施外,多采用止血、包扎、骨折固定、搬运等急救技术。

（五）伤员的现场分拣

现场分拣也称检伤分类，是根据生理体征、明显的解剖损伤、致伤机制及伤员一般情况等，对患者伤情做出判断，以便有效对伤员实施救治和后送转运，发现可能危及生命的重要损伤。

1.分拣目的

当伤员数量超过了救治能力或医疗资源时，救治的前提是分拣，以明确现场救治和转运的先后顺序。为了尽可能救治多的受害者，仅在救援人员数量、仪器、药品和血液等可获得的资源有限时采用，也是战争及和平时期发生批量伤员救治时的基本原则。

（1）分配急救优先权：即确定伤员救治的顺序，区分需紧急救治、需手术但非紧急手术、暂时不需要手术和已死亡的伤员。在分拣后必须确立处理优先次序，确立不同阶段的优先方案，即零优先（黑色）、第一优先（红色）、第二优先（黄色）和第三优先（绿色）。

（2）确定需后送的伤员：分级救治的基础、基本策略是"最好的医疗资源用于最大量的患者"，而不是平时单个或少量伤员救治时的"最好的医疗资源用于最严重的伤员，轻中度伤员仅等待处理"。

2.分拣方法

现场分拣方法在到达现场后即开始，小型灾害现场一个分拣小组即可，地震、洪水等大型灾难时需多个分拣组。分拣是从现场到转运途中的持续过程，患者情况改变可能需要调整开始的分拣策略和结论。分拣包括以下几种：

（1）收容分类：它是接触伤员时的第一步，目的是快速将伤员分别安排到相应的区域，接受进一步检查和治疗，如直接将需要紧急抢救的危重伤员分拣出来，送往抢救室或立即就地抢救。

（2）救治分类：应首先判定创伤的严重程度和主要损伤，然后确定救治措施，再根据救治措施的紧迫程度，结合伤员数量和救治条件统筹安排救治顺序。

（3）转运分类：以伤员尽快到达确定性治疗机构为目的，根据各类救治措施的最佳实施时机、转运工具及转运环境的特点，区分伤员转运的顺序、工具、地点以及体位等医疗要求，完成3个目的：识别需要立即抢救的伤员，同时将危害环境和他人的伤员与其他人分开；将轻、中、重患者分开，以便确定救治优先权；判定患者耐受能力和转运的紧急性。

3.分拣依据

所有参加创伤救治的人员应具备创伤损伤机制、影响因素等知识，但尚无确定的单一因素能确保分拣成功，除伤前状态、医疗和环境资源等因素外，分拣时应考虑以下因素评估伤情。

（1）生理体征：存活的患者需立即明确有无威胁生命的损伤、有无需快速治疗和转运的异常生理体征，包括：脉搏<60次/分；呼吸<10次/分或>29次/分；收缩压<90mmHg；昏迷指数（GCS）<14分；修正创伤评分（RTS）<12分。

（2）解剖损伤：明显的解剖损伤提示需急诊手术和专科治疗，包括头、颈、躯干、四肢近端穿透伤；浮动胸壁；两处以上近侧长骨骨折；>15%体表面积、面部和呼吸道的烧伤；骨盆骨折；瘫痪；肢体毁损。

（3）致伤机制：现场分析致伤机制有助于准确分拣，以下致伤机制提示重伤或需进一步检诊,包括:救出时间＞20min;6m 以上的坠落伤;交通伤中的从机动车中弹出,通车乘客中有死亡者,翻滚事故,高速撞击,机动车撞击行人时速度＞5km/h,摩托车撞击速度＞20km/h 或从自行车上摔下等。

(4)伤前状态:以下伤前状态提示需到医院进一步检诊:年龄＜5 岁或＞55 岁;心脏或呼吸系统疾病;糖尿病(特别是使用胰岛素者);肝硬化或肝病;肥胖;出血病史等。

(5)其他因素:存在导致患者生理功能衰竭,需要到医院进一步救治的因素,包括长时间掩埋、封闭、饥饿等。

4.分拣标签

野外分拣通常采用 4 色分拣标签。

(1)红色:优先救治组的标签,指伤势严重,威胁生命,需紧急救治和转运。如开放性损伤伴大出血、休克、严重颅脑伤、胸腹伤、严重烧伤。应维持和(或)恢复患者生命功能,包括基本的创伤 ABC 复苏措施和生命功能检查,维持患者呼吸、循环功能的稳定。

(2)黄色:延迟救治组的标签,指伤势较重,但暂无生命危险。如腹部创伤不伴有休克,胸部损伤无呼吸障碍,不伴休克的下肢损伤、头部损伤、颈椎损伤以及轻度烧伤。应迅速明确并控制创伤后病理生理紊乱,包括进行有针对性的检查和实施各种确定性的救治措施。

(3)绿色:等待救治组的标签,指伤势较轻,暂时不需手术,可自行转院者。如软组织损伤、颌面部外伤无呼吸障碍和精神急症。应及时确定并处理一些隐匿的病理生理性变化,如低氧血症、代谢性酸中毒等。

(4)黑色:用于标示已死亡或无法救治的致命损伤。

5.分拣场所

通常需要设立分拣室(帐篷)或分类场。在收治大批量伤员的各级救治机构入口附近,设立专门的场地来接收到达的伤员。应尽量安置在具备通讯、转运、水电供应及物资供应的场所。一般分为下车区、分类区和车辆调整区,伤员应单向流动。要防止轻伤员擅自进入抢救区,必须让他们集中在周围较宽阔的区域中。由于事故或灾难常常突发,所以各项工作需因地制宜,在环境恶劣时,不必苛求条件,而应分秒必争抢救伤员。有时甚至需要直接在转运运输工具上进行分类。

6.分拣步骤

(1)判断受伤情况:检查伤员意识状态、呼吸、循环、出血、损伤部位和类型等情况,对判别伤情轻重及生存希望具有很大意义。重伤员中休克最为常见,只通过简单检查即做出判断有可能会出现救治顺序不当,因此,在可疑的情况下宁可把伤情估计得严重些。

(2)确定伤员处置顺序:明确在现有情况下,需多少时间实施治疗;伤后已过了多少时间;再后送转运需多少时间;有无后送转运的必要性,包括伤员是只需要非手术治疗,还是需要接收其他专科治疗和特殊手术治疗,如眼科和神经外科治疗等;有无转运的可能性,包括伤情能否经受一定时间的转运;有无合适的运输工具;环境及卫生情况是否允许转送等。

(3)反复分拣:因为伤情的动态变化,如需紧急处置的伤员在复苏过程中出现并发症恶化或经短时间复苏治疗无效,特别是在患者数量较大时,就不得不将其归入期待医疗级。另外在救治的各个环节中,只要有批量伤员等待处置,就必须分出救治顺序。为避免无效分拣或较高的二次分拣率,为后继的救治工作带来困难,分拣不应由低年资医师承担。

(六)伤员的分级救治

分级救治是分阶段、分层次救治伤病员的组织形式和工作制度,又称阶梯治疗。目的是充分利用有限资源,及时救治危重者,提高救治效果,降低死亡率。主要用于两种情况:①医疗资源相对于伤病员的需求不足,需要将有限的资源首先用于最需要救治和救治效果最显著的伤员;②危及生命或肢体的严重创伤需要紧急救治,不允许长时间转运到大型医疗中心或创伤中心,只能就近在黄金时间内给予紧急救治。

1.分级救治原则

(1)及时合理:所谓及时,就是要求伤员在受伤后10min内获得现场急救,3h内获得紧急救治,6h内得到早期治疗,12h内接收专科治疗。为此,应做好现场的抢救,并积极后送,勿使伤员在现场过多、过久地滞留。条件允许时,救治机构尽量靠前配置,必要时,可加强一线救治力量或上级救治力量前伸,以争取救治的时机。对大批伤员的救治,必须坚持群体救治的高效性,也就是说,以有限的人力、物力资源服务于最大多数的伤员,以尽可能多地救治伤员为目标,不宜在前线采取不恰当的措施治疗少数伤员而影响多数伤员的及时救治。

(2)连续继承:分级救治本身就是将完整的救治过程分工、分阶段进行。因此,为保证救治工作的完整,各级救治应连续继承,使整个救治工作不中断,各级救治不重复。前一级救治要为后一级做好准备,后一级救治要在前一级的基础上补充其未完成的救治,并采取进一步的措施,使前后紧密衔接,逐步完善,共同形成一个完整、统一的救治过程。为此,每一个医务人员要对伤情的特点、病理过程和伤病员处理原则有统一的认识和理解,每一个救治机构要采取某一种相应的救治形式,并按规定的任务和救治范围实施救治。另外,必须按规定填写统一格式的医疗后送文书,在分级救治中准确传递伤病员伤情及处置的信息,使前后继承有所依据,保证伤病员分级救治的连续性和继承性。

(3)治送结合:后送的目的是使伤病员逐级获得完善的治疗。所以,医疗与后送应相辅相成、缺一不可。各级救治机构应根据环境情况、伤病员数量及结构特点、本机构所担负的救治任务及卫生资源状况、分级救治体系的配置和医疗后送力量等,因时因地制宜,不能只强调治疗而延误伤病员向下一级救治机构后送,也不能一味后送而不采取必要的治疗措施,从而造成伤病员在后送途中伤病情恶化。

2.分级救治组织

对短时间内发生大批伤员的救治,最主要的不是急救技术,而是高效的组织。当灾难发生时,短时间内会出现大批伤员,而且受灾地医疗机构存在不同程度的破坏,很多伤员需要后送治疗。

(1)救援模式:一般分为二级和三级模式。①二级救援模式:即"灾区内基层医院—灾区内三级医院(建制完整、运行良好)"。②三级救援模式:更大的灾难发生时,则需启动灾区外的医疗资源,形成三级救援模式,即"灾区内基层医院—灾区内三级医院(建制完整、运行良好)—灾区外医院"。

（2）救援任务：救援任务指各级救治机构担负伤病员救治工作的责任，是实施分级救治的基本条件。救治范围是按照统一的救治体制和救治原则，对各级救治机构所规定的伤病员救治技术措施的项目、内容和程度要求，是使分级救治不间断、不重复的保证。救治形式是根据灾难或战争环境、伤员的病理发展过程和救治范围，对救治措施所做的区分。

灾区内医疗单位具体承担哪一阶段救治任务，应根据医疗单位受灾情况、单位时间内的伤员流量、救治技术和条件、与下一级医疗单位间交通状况及转运条件等确定，原则上应主要承担紧急和早期救治任务，特殊情况可兼顾紧急和早期救治、专科救治。

按三级模式叙述，二级模式中的第二级承担了三级模式中的第二、第三级的任务。

1）一级救治（现场急救）：主要是紧急处理危及生命的损伤和预防严重并发症发生，维持机体生命功能，保证伤员能安全后送转运。技术范围包括通气、止血、包扎、固定、搬运、基础生命支持（如抗休克）等内容。

2）二级救治（灾区附近医院的早期治疗）：担任紧急救治和早期救治任务，主要是处理危及伤员生命的损伤和并发症，防止并发症发生。其技术范围主要是3～6h实施紧急手术，如截肢术、大血管修补、吻合或结扎术，对开放性气胸行伤口封闭及闭式引流术，张力性气胸行闭式引流术，实施剖胸、剖腹探查术及手术止血，开颅减压术或进行较完善的清创术等。①伤员分拣：灾区附近城市的医院是伤员救治的关键环节，因为大量伤员很快集中于此，特别是重伤员多，需要手术治疗的伤员多。良好的救治组织中最重要的一项是分拣工作，对中、重度伤员应合理安排手术顺序，确定治疗方案，及时实施早期治疗和专科治疗。②伤员分配：灾难发生时多数伤员被送到最近的医院，这样容易造成一个医院不仅接收最多的伤员，并且接收最重的伤员，而到达其他医院的伤员则较少，导致资源的浪费，因此，应合理分配伤员到不同的医院。

3）三级救治（后方医院的专科治疗）：主要进行专科治疗和确定性手术，对伤后并发症进行综合性治疗，并开展康复治疗。远离灾区的后方医院主要接受治疗时间较长的中、重度伤员。由于环境条件好，技术水平高，资源充足，因此在伤员治疗上无更多特殊之处，但应及时空出床位，调整医疗力量，做好伤员入院的分类、治疗顺序和方案的制订，及时进行专科手术和综合治疗，并及时开展康复治疗。

（赵　挺）

第四章　常用急救技术

第一节　气管插管术

将合适的导管插入气管内的操作称为气管插管术。他是建立人工气道的可靠径路。其作用有：①任何体位下均能保持呼吸道通畅；②便于呼吸管理或进行辅助或控制呼吸；③减少无效腔和降低呼吸道阻力从而增加有效气体交换量；④便于清除气管支气管分泌物或脓血；⑤防止呕吐或反流致误吸窒息的危险；⑥便于气管内用药（吸入或滴入），以进行呼吸道内的局部治疗。

一、适应证

（一）实施机械通气

需要接受机械通气的患者，首先应建立人工气道，提供与呼吸机连接的通道。主要用于呼吸心搏骤停、呼吸衰竭、呼吸肌麻痹和呼吸抑制者等。

（二）上呼吸道梗阻

口鼻咽及喉部软组织损伤、异物或分泌物潴留均可引起上呼吸道梗阻。

（三）气道保护性机制受损

患者意识改变（尤其是昏迷）以及麻醉时，正常的生理反射受到抑制，导致气道保护性机制受损，易发生误吸及分泌物潴留，可能导致严重肺部感染。对于气道保护性机制受损的患者，应建立人工气道，以防止误吸及分泌物潴留。

经口气管插管无绝对禁忌证，但患者存在以下情况时，可能导致插管困难或有引起上呼吸道黏膜和脊髓严重损伤的可能，应慎重操作或选择其他人工气道建立的方法：①口腔颌面部外伤；②上呼吸道烧伤；③喉及气管外伤；④颈椎损伤。

二、禁忌证

紧急抢救时，经口气管插管无绝对禁忌证，但患者存在上呼吸道烧伤、喉头水肿及颈椎损伤时，应慎重操作或选择其他建立人工气道的方法。其中，各种原因导致上呼吸道水肿已经出现呼吸困难者，说明狭窄已非常严重，一次插管不成功即可因操作导致水肿进一步加重而窒息，故应尽可能选用气管切开等方式解决气道问题，若别无选择，也应选用可保持患者基本通气要求的小号导管。颈椎损伤患者原则上采用纤支镜插管以避免加重颈椎损伤。

三、操作要点

根据插管的途径,插管术可分为经口腔和经鼻腔插管;也可根据插管时是否用喉镜显露声门,分为明视插管和盲探插管;患者清醒,在表面麻醉下进行插管,为清醒插管;还可行全麻下插管等。但临床急救中最常用的是经口腔明视插管术。

(一)经口明视插管

(1)物品准备。①喉镜,成人用弯镜片,小儿用直镜片;②气管导管,经口插管,男性一般用内径(ID)7.5~8号气管导管,女性7~7.5号,经鼻小0.5号;向套囊内注入气体看是否漏气,前端润滑。早产儿2~2.5号,足月儿2.5~3号,6.5岁以下小儿按年龄/3+3.5,6.5岁以上按年龄/4+4.5;③管芯,前端勿超出斜口;④牙垫,急用时可用注射器代替;⑤简易呼吸球囊连接氧气,吸引设备,必要时准备呼吸机、插管钳。

(2)麻醉问题。为顺利地进行气管插管术,常需麻醉(吸入、静脉或表面麻醉),使嚼肌松弛,咽喉反射迟钝或消失。但用于急救时,应视患者病情而定:①凡嚼肌松弛、咽喉反射迟钝或消失的患者如深昏迷、心肺复苏时,均可直接行气管内插管;②嚼肌松弛适当,但喉镜下见咽喉反射较活跃者,可对咽喉、声带和气管黏膜表面麻醉;③躁动又能较安全接受麻醉药的患者,可静脉注射地西泮(安定)10~20mg或硫喷妥钠100~200mg和琥珀胆碱50~100mg,待肌肉完全松弛后插管,应同时做人工通气;④凡估计气管插管有困难(如体胖、颈短、喉结过高、气管移位等)、插管时可能发生反流误吸窒息(如胃胀满、呕吐频繁、消化道梗阻、上消化道大出血等)、口咽喉部损伤并出血、气道不全梗阻(如痰多、咯血、咽后壁脓肿等)或严重呼吸循环抑制的患者,应在经环甲膜穿刺或经口施行咽喉喷雾表面麻醉后清醒插管。

(3)患者仰卧,头后仰,颈上抬,使口、咽、喉三轴线接近一直线。对于少数困难插管患者,可于头下垫薄枕使其略微前倾,此操作甚至可使患者由勉强窥视会厌变成完全暴露声门。

(4)术者用右手拇指推开患者下唇和下颌,示指抵住上门齿,必要时使用开口器。左手持喉镜沿右侧口角进入口腔,压住舌背,将舌体推向左侧,镜片得以移至口腔中部,显露腭垂(为暴露声门的第1标志)。喉镜顺弧度前进,顶端抵达舌根,即可见到会厌(为暴露声门的第2标志)。

(5)成人弯型镜片前端应抵达会厌谷,向上提起镜片即显露声门,而不需直接挑起会厌;婴幼儿直型镜片前端应放在会厌喉面后壁,即插管体位的会厌下方,需挑起会厌才能显露声门。暴露不佳时可略微调整镜片前端位置及轻微上挑,上提时一般沿镜柄轴线,亦可略向竖直方向,轻微上挑时注意以手腕为支撑点,严禁以上门齿作支撑点。助手轻按甲状软骨并调整按压方向有助于暴露声门。

(6)直视下插入气管导管。右手以握笔式持气管导管(握持部位在导管的中后1/3段交界处),沿喉镜片压舌板凹槽送入声门裂1cm(心肺复苏时,建议仅于此时停止按压)后,拔出管芯再前进。把气管导管送至距声门4~6cm(儿童2~3cm)。一般情况下,男性患者插入深度为距上门齿22~24cm,女性为20~22cm。小儿按年龄/2+12cm。确认插管深度后,成人套囊充气5~10mL。

（7）确定导管是否在气管内。①出气法：快而轻地冲击样按压患者胸骨，耳听及脸颊感受管口有否气流呼出。此法最为实用，所受干扰因素最少。②进气法：球囊通气，观察双侧胸廓是否均匀抬起，同时听诊两肺有无对称的呼吸音，如上腹部无气过水声，以确定导管已在气管内。然后安置牙垫，拔出喉镜。

注意：①进入食管亦可因胃部积气外溢而导致导管壁出现水雾；②重症哮喘达寂静肺、大面积实变、大量积液等患者球囊通气可无呼吸音且胸廓起伏微弱，此时需确保目视导管进入声门并坚持正压通气；③肺及胸壁传导良好的患者，即使进入食管也可听到"呼吸音"，此时应结合胃部是否有气过水声、逐渐隆起及血氧饱和度变化综合判断；④危重患者，插管后血氧饱和度上升可作为位置正确的依据，反证意义不大；⑤呼吸机波形符合设置模式、进出潮气量差值小且稳定或患者呛咳时呼吸机出现高压考虑位置正确；⑥按压胃部观察导管是否有气流溢出，注意区分是否由口腔溢出；⑦插管后双侧呼吸音不对称除考虑导管过深外，可结合叩诊及气管是否居中判断是否其他原因引起；⑧呼气末二氧化碳水平正常或升高确定导管于气管内，明显减低接近 0 考虑于食管内或心脏停搏；⑨胸片有助于调整导管深度，以前端距气管隆突 2～3cm 为宜。

（8）固定导管：确定导管在气管内以后再进行外固定，即用两条胶布十字交叉，将导管固定于患者面颊部；第一条胶布应把导管与牙垫分开缠绕一圈后，再将两者捆绑在一起。

（二）其他类型插管

1.经鼻盲探插管

准备：鼻咽腔 1％利多卡因表面麻醉，麻黄碱滴鼻收缩黏膜血管使鼻腔通畅，鼻腔及导管前 1/2 涂润滑剂。操作：右手持导管先沿鼻孔方向插入，导管斜口正对着鼻中隔，可减少对鼻甲的损伤。导管插入鼻孔后，即与鼻纵线垂直沿鼻底经总鼻道出鼻后孔，从导管衔接管口即可听到呼吸声，左手托起患者头部调整头位，右手持导管并倾听导管口吸气声，最响亮时迅速进行探插。如清醒探插常出现呛咳，证明插管成功。盲探插管受阻时的纠正方法如下。①误入梨状窝：如盲探插管受阻，管口呼吸声中断，在颈侧近喉结处可见隆起。应退管 2～3cm，向反方向旋转 45°～90°，再向中线探插，同时用左手压甲状软骨使声门接近插管径路。②误入会厌谷：在颈部可见甲状软骨上方隆起，常为头位过度后伸，导管前端置于会厌谷，应稍退导管，使头位抬高前屈，再沿最大气流声探插导管。③导管误入食管：导管探插阻力消失而管口呼吸声也中断。多为头前屈过度，导管误入食管所致，应稍退导管，将头后伸，使导管向前转向插入气管。④导管误入咽后间隙：多为导管抵鼻后孔遇阻力时施行暴力探插所致。应将导管逐渐后退，听到气流声后，稍将导管旋转 90°，重新探插，多能离开"盲道"抵达咽喉腔。如盲探插管困难，又允许经口置入喉镜，则可明视下用气管插管钳把出鼻后孔的鼻导管夹住送入声门内，更为确切。

2.纤维光导支气管镜引导插管法

尤其适用于插管困难病例施行清醒插管。本法无须将患者的头颈摆成特殊位置，又避免插管的麻醉或用药可能发生的意外，故更能安全地用于呼吸困难处于强迫体位或呼吸循环处于严重抑制状态患者的气管插管。建议采用经鼻插管，除非存在双侧鼻道狭窄、颅底骨折等问题，因经口插管一旦出现咬管，即使隔着导管也会严重损坏纤支镜。插管时先润滑鼻道、导管内外及纤支镜,将气管导管套在纤维光导支气管镜镜杆上,由鼻腔到鼻咽部到声门一路以视野中"最大黑洞"前行即可,到达会厌后方时先不触碰会厌,调整角度近距离对准声门,于患者吸气时快速插入,然后再引导气管导管进入气管,深度以纤支镜抵住隆突后退 3cm 可见导管尖端为宜。该法插管较可靠,但耗时长,一般需 4~5min,出血、痰多时耗时尤长,心肺复苏等紧急情况下不宜采用。

气道水肿明显及大量痰液、出血患者应用纤支镜插管并非易事,插管过程镜头易被痰液、血液遮盖而视野不清,反复退出清洗而耽误抢救时间,此时可直接将导管经鼻插入 14~16cm 并按经鼻盲探插管法调整位置再行纤支镜插管。因气道水肿、痉挛而插入后无法分辨气管与食管的患者其实并不少见,此时气管环可水肿至完全看不见,气道也可完全痉挛致前后壁紧贴,快速辨别方法为纤支镜一直前行,途中窥见支气管分叉即为气管,前进至完全深入而管路仍不变窄即为食管。

3.其他方法

大致为以上 3 种方法的改动与结合。

纤维光导喉镜引导插管法操作结合支气管镜与经口法特点。

可视喉镜法为普通喉镜前端加一摄像头并将图像传导至镜柄上方视频,操作过程与经口法无异,与塑形管芯配合,可大幅度提高初学者成功率。

另有顺行、逆行引导气管插管法,随着纤支镜的广泛应用且引导丝在导管插入过程存在被插入盲道而起不到引导作用的情况,现已少用。

支气管插管(双腔导管)在急救中少用。

四、注意事项

(1)经口腔明视插管操作不应超过 30~40s,如一次操作不成功,应立即面罩给氧。待血氧饱和度上升后再操作。

(2)气管导管套囊的管理。注入导管套囊内的气量以辅助或控制呼吸时不漏气和囊内压不超过 20~30mmHg 为宜,一般注气 5~10mL。高容低压套囊不需定期放气与充气。

(3)防止意外拔管。①正确、牢靠固定气管插管,每日检查,并及时更换固定胶布或固定带。②检查气管插管深度,过浅易脱出。③烦躁或意识不清者,用约束带将患者手臂固定,防止患者拔管。④呼吸机管道不宜固定过牢,应具有一定的活动范围,以防患者翻身或头部活动时导管被牵拉而脱出。

(4)吸痰是气管插管后保持呼吸道通畅的主要措施。要求是:①有效;②尽可能避免交叉感染;③尽可能避免气管黏膜损伤;④不因吸痰而引起或加重缺氧;⑤认真预防因吸痰而致心搏骤停。每次吸痰前把手洗净并消毒,以手指持管,轻轻送入有痰部位吸引。所处部位有无痰液正在吸出、是否贴壁等是可以用手感受到的,声音也有所不同。无痰时匀速外退,退至有痰部停住吸引至干净继续外退。吸引过程感觉贴壁时(顿住、无痰音及气音),立即放开吸痰管外侧的通气口,稍外退后行吸引。床旁应准备多根无菌吸痰管,每根吸痰管只用一次。先吸导管内,再吸口鼻腔。为避免吸痰时引起或加重缺氧,应注意:①每次吸痰前后,应输给高浓度氧;②视患者自主呼吸强弱,一次吸痰时间原则上不超过 10～15s,具体视血氧饱和度及生命征变化、PEEP 依赖性而定;③除有特殊需要,吸痰管不要太粗,负压不要太大;④不能边送入吸痰管边吸引,以免吸痰管口贴壁引起气道损伤,可在启动吸引器后进行吸引前用手指压闭吸痰管外端,待吸痰管进入有痰部位后再松指吸引。

(5)气管切开时机。气管切开可减少解剖无效腔,部分恢复声带功能,改善气道分泌物廓清,增加患者的舒适感,有可能允许患者经口进食。对于数周内拔管无望者,宜早行气管切开,切开时机最好 1 周左右,也有学者建议 2～3 周。对于小儿、年轻女性及需反复插管如 COPD 患者,则需严格掌握切开指征。

(6)防止并发症。①缺氧:每次操作时间不超过 30～40s,监测血氧饱和度,一旦低于90%,应停止插管,保证氧供。②损伤:有口腔、舌、咽喉部的黏膜擦伤、出血,牙齿脱落和喉头水肿。动作应规范,严禁以上门齿为杠杆上撬。③误吸:插管时可引起呕吐和胃内容物误吸,导致严重的肺部感染和呼吸衰竭。必要时在插管前放置胃管,尽可能吸尽胃内容物,避免误吸。④插管位置不当:导管远端开口嵌顿于隆突、气管侧壁或支气管,多见于导管插入过深或位置不当等。立即调整气管插管位置。⑤痰栓或异物阻塞管道:应进行有效的人工气道护理,如充分湿化、保温、气道抽吸等。⑥气道出血:可因吸痰操作不当引起。

第二节　气管切开术

气管切开术是切开颈段气管前壁并插入气管套管,使患者可以经过新建立的通道进行呼吸的一种手术。

一、适应证

(1)需要长时间接受机械通气的重症患者:气管插管后撤机困难和意识障碍的患者是气管切开的最常见适应证。多数学者主张气管插管可保留 2～3 周。所有患者在气管插管 2 周后,应进行仔细地评估,再过 1～2 周是否病情能取得明确稳定的进展和是否有拔管的可能,如果有可能,则继续保留气管插管;如果基础疾病不能逆转,病程会延长并超过此期限或怀疑鼻窦炎等并发症,则应行气管切开。

(2)喉阻塞:如喉部炎症、肿瘤、外伤、异物等原因引起的喉阻塞,呼吸困难明显而病因不能消除者。

(3)下呼吸道分泌物阻塞:严重颅脑外伤、胸部外伤、肺部感染、各种原因所致的昏迷、颅脑病变、神经麻痹、呼吸道烧伤或胸部大手术后等,咳嗽反射受抑制或消失,致下呼吸道分泌物潴留者。气管切开不仅可用吸引器通过气管套管充分吸出阻塞之分泌物,减少呼吸道无效腔和阻力,增加肺部有效的气体交换,并可将药物直接送入下呼吸道,提高治疗效果;在呼吸停止时,还可施行人工呼吸器控制呼吸。

(4)预防性气管切开术:作为口腔、咽、喉或颈部大手术的辅助手术。

(5)极度呼吸困难、无条件行气管插管和无时间、不允许行正规气管切开术时,可行紧急气管切开术。

二、禁忌证

无绝对禁忌证,明显出血倾向时慎用。COPD 反复合并呼吸衰竭者应权衡利弊,避免过早气管切开。

三、操作要点

(一)传统气管切开法

1.体位

一般取仰卧位,肩部垫高,头后仰正中位,使颈段气管保持在颈中线上并与皮肤接近,便于手术时暴露气管。若后仰使呼吸困难加重,则可使头部稍平或待切开皮肤分离筋膜后再逐渐将头后仰。如呼吸困难严重不能平卧时,可采用半坐位或坐位,但暴露气管比平卧时困难。

2.消毒与麻醉

常规消毒(范围自下颌骨下缘至上胸部)、铺巾,以 1% 普鲁卡因溶液或 1%～2% 利多卡因溶液做颈部前方皮肤与皮下组织浸润麻醉。病情十分危急时,可不消毒麻醉而立即做紧急气管切开术。

3.切口选择

(1)横切口:在环状软骨下约 2cm 处沿皮肤横纹横行切开长 2～3cm 的皮肤、皮下组织。

(2)纵切口:术者站于患者右侧,以左手拇指和中指固定环状软骨,示指抵住甲状软骨切迹,以环状软骨下约 2cm 为中点,沿颈正中线切开皮肤与皮下组织(切口长度约 3cm),暴露两侧颈前带状肌交界的白线。纵切口所需手术时间稍短,但遗留瘢痕明显。现今常规气管切开术中,纵切口已逐渐被横切口取代。但对病情严重、颈部粗短或肿胀的患者,宜采用纵切口并使切口加长,以便操作及缩短手术时间。

4.分离气管前组织

用血管钳沿中线分离组织,将胸骨舌骨肌及胸骨甲状肌向两侧分开。分离时,可能遇到怒张的颈前静脉,必要时可切断、结扎。如覆盖于气管前壁的甲状腺峡部过宽,在其下缘稍行分离后,用拉钩将峡部向上牵引,需要时可将峡部切断、缝扎,以便暴露气管。在分离过程中,始终保持头正中位,切口双侧拉钩的力量应均匀,并常以手指触摸环状软骨及气管,以便手术始终沿气管前中线进行。注意不要损伤可能暴露的血管,并禁忌向气管两侧及下方深部分离,以免损伤颈侧大血管和胸膜顶而致大出血和气胸。

5.确认气管

分离甲状腺后,可透过气管前筋膜隐约看到气管环,并可用手指摸到环形的软骨结构。确认有困难时,可用注射器穿刺,视有无气体抽出,以免在紧急时把颈部大血管误认为气管。在确认气管已显露后,尽可能不分离气管前筋膜,否则,切开气管后,空气可进入该筋膜下,并下溢致纵隔气肿。

6.切开气管

确定气管后,于第3～第4软骨环处,用尖刀于气管前壁正中自下向上挑开两个气管环。尖刀切勿插入过深,以免刺伤气管后壁和食管前壁,引起气管食管瘘。切口不可偏斜,否则插入气管套管后容易将气管软骨环压迫塌陷;切开部位过高易损伤环状软骨而导致术后瘢痕性狭窄。如气管套管需留置时间较长,为避免软骨环长期受压坏死或发生软骨膜炎,可将气管前壁切成一圆形瘘孔。

7.插入气管套管

切开气管后,用弯血管钳或气管切口扩张器插入切口,向两侧撑开。再将带有管芯的套管外管顺弧形方向插入气管,并迅速拔出管芯,放入内管。若有分泌物自管口咳出,证实套管确已插入气管;如无分泌物咳出,可用少许纱布纤维置于管口,视其是否随呼吸飘动;否则,即为套管不在气管内,需拔出套管重新插入。

8.创口处理

套管插入后,仔细检查创口并充分止血。如皮肤切口过长,可缝合1～2针,一般不缝下端,因下端缝合过紧,气管套管和气管前壁切口的下部间隙可有空气溢出至皮下组织而致皮下气肿。将套管两侧缚带系于颈侧部固定,注意松紧要适度,不要打活结,以防套管脱出而突然窒息。可用止血带套于缚带外以减轻皮肤损伤。最后在套管底板下垫一切口纱布。

有时在行气管切开术前,可先插入气管插管,以便有充裕的时间施行手术。也可插入纤支镜以便寻找气管。

9.紧急气管切开术

适用于病情危急、需立即解除呼吸困难者。方法是以左手拇指和中指固定喉部,在正中线自环状软骨下缘向下,一次纵行切开皮肤、皮下组织、颈阔肌,直至气管前壁,在第2～3气管软骨环处向下切开2个软骨环,立即用血管钳撑开气管切口或用刀柄插入气管切口后再转向撑开,随后迅速插入气管套管,呼吸道阻塞解除后,按常规方法处理套管和切口。

(二)经皮扩张气管切开法

(1)体位、消毒麻醉、切口选择同传统切开法。但麻醉进针至2cm左右开始回抽,回抽出气体后快速注射所剩麻药至气管内以减轻切开过程呛咳程度,同时记住进针深度(局麻会使深度比实际增加2～3mm)。对于原有气管插管者,此步极易刺破套囊导致漏气,故切开前应充分吸痰并后退导管套囊至声门下。

(2)切开皮肤,建议不切开皮下组织,宽度2～2.5cm即可。对于凝血功能障碍的患者,深度更应尽可能表浅。

(3)穿刺钢丝引导套管:按麻醉过程预计深度估算进针深度,于切口中点垂直进针或略向下肢倾斜,钢针斜面朝向下肢,接近目标深度时回抽,无气体则采用"突发突止"的爆发式进针法,到达目标深度后回抽出气体,固定钢针,前推钢丝引导套管1cm,退出钢针。

有学者用纤支镜观察可见,若缓慢进针(包括后续步骤),气管前后壁可被挤压至近乎紧贴,反而容易损伤气管后壁。若到达预定深度仍无法回抽出气体,确认患者头、气管、进针正中位及进针方向,然后每次继续前进2～3mm即回抽。带气管导管者,钢针穿刺到导管有不同于人体组织的"韧"感。

(4)沿钢丝引导套管置入引导钢丝,钢丝弯头向下,退出钢丝引导套管。

(5)扩张:套入预扩张器后由穿刺路径扩张,挤压有突破感证明穿破气管环,退出预扩张器后可有少量气体溢出。若达目标深度仍无突破感,考虑预扩张器偏离原路径进入盲道,应退钢丝3～4cm看是否扭曲并依扭曲方向判断偏离方向以便调整,并理直钢丝,避免钢丝对扩张器边缘造成磨损。预扩张后有引导管的气管切开包置入引导管,没有者直接行扩张器扩张,步骤同前者,扩张气管环时仍有突破感,同样注意按原来路径。有引导管的气管切开包用扩张器扩张后直接进入下一步,没有者接着用专用扩张钳套入钢丝至接近气管深度,扩张气管以及浅组织,退出后夹钳再次套入,挤压突破气管环后再次扩张。此时可有大量气体溢出。部分气管切开包不需应用扩张钳。

(6)将事先充分放气并润滑的套管套入钢丝后沿扩张路径置入,退出管芯后有气体呼出即为插管成功,连管芯带钢丝一起退出。套囊充气、缚带固定套管。一般不需缝合。

经皮扩张气管切开术需专门气管切开包、扩张钳,但出血少,除非严重凝血功能障碍,否则即使应用抗血小板药物治疗的患者也可手术。

四、注意事项

(一)应注意气管切开的正确部位

在气管两侧、胸锁乳突肌的深部,有颈内静脉和颈总动脉等重要血管。在环状软骨水平,上述血管距中线位置较远,向下逐渐移向中线,于胸骨上窝处与气管靠近。气管切开术应在以胸骨上窝为顶、胸锁乳突肌前缘为边的安全三角区内沿中线进行,不得高于第二气管环或低于第五气管环。

(二)选择合适的气管套管

术前选好合适的气管套管是十分重要的。气管套管多用合金制成,分外管、内管和管芯三个部分,应注意这三个部分的长短、粗细是否一致,管芯插入外管和内管插入外管时,是否相互吻合无间歇而又灵活。套管的长短与管径的大小,要与患者年龄相适合。一般成人女性用5号(内径9.0mm、长度75mm)、男性用6号(内径10mm、长度80mm)气管套管。在合理的范围内,应选用较粗的套管,其有以下优点:①减少呼吸阻力;②便于吸痰;③套管较易居于气管中央而不易偏向一侧;④气囊内注入少量气体即可在较低压力下使气管密闭。应用塑料套管则型号可用男性8号,女性7.5号,并建议采用配备声门下吸引管的套管。

(三)保证气管套管通畅

这是术后护理的关键。应随时吸除过多的和擦去咳出的分泌物。内管一般12h清洗和煮沸消毒1次。如分泌物过多,应根据情况增加次数(4～6h 1次),但每次取出内管时间不宜过长,以防外管分泌物结成干痂堵塞,最好有同号的两个内管交替使用。外管10d后每周更换1次。外管脱出或临时、定期换管时,应注意:①换管全部用具及给氧急救药品、器械,都应事先准备好;②换管给高浓度氧吸入;③首先吸净咽腔内分泌物;④摆好患者体位,头颈位置要摆正,头后仰;⑤术后1周内,气管软组织尚未形成窦道;若套管脱出或必须换时,重新插入可能会有困难,要在良好照明下,细心地将原伤口扩开,认清方向,借助于气管切开扩张器,找出气管内腔,而后送入。也可吸痰后剪断吸痰管保留足够长度于套管内,拔除旧套管时不拔出吸痰管,为插入新套管起引导作用。

(四)维持下呼吸道通畅

室内应保持适宜的温度(22℃)和湿度(相对湿度90%以上),以免分泌物干稠结痂堵塞套管和减少下呼吸道感染的机会。可用1～2层无菌纱布以生理盐水湿润后覆盖于气管套管口。每2～4h向套管内滴入数滴含有糜蛋白酶或1%碳酸氢钠溶液,以防止气管黏膜炎症及分泌物过于黏稠。

(五)防止套管阻塞或脱出

气管切开后患者再次发生呼吸困难,应考虑如下三种原因,应及时处理:①套管内管阻塞:迅速拔出套管内管,呼吸即可改善,说明内管阻塞,清洁后再放入;②套管外管阻塞:拔出内管后仍无呼吸改善,滴入无菌液体,并吸出管内渗出分泌物后呼吸困难即可缓解;③套管脱出:脱管的原因多见于套管缚带太松或是气囊漏气或为活结易解开;套管太短或颈部粗肿;皮下气肿及剧烈咳嗽、挣扎等。如脱管,应立刻重新插入。应经常检查套管是否在气管内。

(六)防止伤口感染

每日至少更换消毒剪口纱布和伤口消毒一次,并酌情应用抗生素。

(七)拔管

气道阻塞或引起呼吸困难的病因已去除后,可以准备拔管。先可试行塞管,用软木塞或胶布先半堵,后全堵塞套管各12～24h(堵管24～48h),使患者经喉呼吸,患者在活动与睡眠时呼吸皆平稳,则可拔管,拔管时做好抢救准备。确保上呼吸道无梗阻者,可半堵管数小时后拔管并床边观察。拔出套管后,用蝶形胶布将创缘拉拢,数日内即可愈合;如不愈合,再考虑缝合。拔管后1～2d仍应准备好气管切开器械与气管套管。拔管困难的原因,除因呼吸困难的原发病未愈外,还可能为气管软骨塌陷、气管切口部肉芽组织向气管内增生、环状软骨损伤或发生软骨膜炎而致瘢痕狭窄,也可因带管时间长,拔管时患者过于紧张与恐惧而发生喉痉挛等。需针对不同情况予以相应处理。

(八)术后并发症的防治

气管切开术常见的并发症如下。①皮下气肿:最常见。多因手术时气管周围组织分离过多、气管切口过长或切口下端皮肤缝合过紧等所致。切开气管或插入套管时发生剧烈咳嗽,易促使气肿形成。吸气时气体经切口进入颈部软组织中,沿肌肉、筋膜、神经、血管壁间隙扩散而达皮下。轻者仅限于颈部切口附近,重者蔓延至颌面部、胸、背、腹部等。皮下气肿一般在24h内停止发展,可在1周左右自行吸收。严重者应立即拆除伤口缝线,以利气体逸出。范围太大者应注意有无气胸或纵隔气肿。②气胸与纵隔气肿:呼吸极度困难时,胸腔负压很大而肺内气压很小,气管切开后,大量空气骤然进入肺泡;加上剧烈咳嗽,肺内气压突然剧增,可使肺泡破裂而形成气胸。手术时损伤胸膜顶也是直接造成气胸的原因。过多分离气管前筋膜,气体可由此进入纵隔致纵隔气肿。少量可自行吸收,严重者可行胸腔穿刺排气或引流;纵隔气肿可由气管前向纵隔插入钝针头或塑料管排气。③出血:分为原发性和继发性出血。前者较常见,多因损伤颈前动脉、静脉、甲状腺等,术中止血不彻底或血管结扎线头脱落所致。术后少量出血,可在套管周围填入无菌纱条,压迫止血。若出血多,立即打开伤口,结扎出血点。继发性出血较少见,其原因为:气管切口过低,套管下端过分向前弯曲磨损无名动脉、静脉,引起大出血。遇有大出血时,应立即换入带气囊的套管或麻醉插管,气囊充气,以保持呼吸道通畅的同时采取积极的抢救措施。④拔管困难:其原因见前述。应行喉镜、气管镜检查、喉侧位 X 线拍片等,了解气管套管位置是否正常、气道局部有无感染,查明原因加以治疗。⑤气管切开段再狭窄:拔管后气管切开段结缔组织增生,瘢痕挛缩,可导致气管切开段再狭窄。⑥其他:可能有伤口与下呼吸道感染、气管食管瘘、气管狭窄、气管扩张和软化等。

第三节 机械通气

机械通气是指在临床上利用机械辅助通气的方式,达到维持、改善和纠正患者由于诸多原因所致的急/慢性呼吸衰竭的一种治疗措施。机械通气包括有创通气和无创通气。

一、机械通气对生理功能的影响

正常人在自主呼吸的全过程中,胸腔内均为负压。机械通气的状态下,在吸气时空气被压入肺内,肺内压乃至胸膜腔内压均为正压,而呼气时则靠胸廓和肺的弹性回缩力完成。与正常呼吸状态相比,机械通气对于机体各系统产生了不同的影响。

(一)对呼吸系统的影响

加大潮气量,改善通气;适当地减少无效腔;有利于气体交换;减少呼吸功,使氧耗量下降 $20\%\sim30\%$;对呼吸道具有湿化作用;肺瘀血和肺水肿时,可有利于水进入毛细血管,有助于肺水肿的消退。不适当的机械通气可以导致:肺部感染、机械通气相关性肺损伤。

(二)对循环系统的影响

胸膜腔内压增加,可减少回心血量;正压通气增加肺血管阻力,肺血管阻力增加减少左心的充盈;因此,减少了左心室的后负荷;肺泡内压升高,肺循环血量减少,右心负担加重。

(三)对其他脏器的影响

1.肝脏

导致门脉压升高,门静脉血流减少。

2.消化道

腹腔内血流阻力增加 18% 血流量减少 45% ,胃肠黏膜缺血,胃肠黏膜屏障破坏,消化道出血。

3.肾脏

由于心排血量的减少,导致肾脏灌注不足,尿量下降。

4.神经系统

有利于呼吸衰竭患者的意识恢复。但过度通气可导致脑血管收缩,脑缺血,甚至抽搐。如果气道压力、PEEP 过高,也可导致颅压升高。

二、机械通气的目的

机械通气可纠正急性呼吸性酸中毒、低氧血症,缓解呼吸肌疲劳,防止肺不张,为使用镇静和肌松剂保驾,稳定胸壁。

(一)纠正急性呼吸性酸中毒

通过改善肺泡通气使 $PaCO_2$ 和 pH 得以改善。通常应使 $PaCO_2$ 和 pH 维持在正常水平。对于慢性呼吸衰竭急性加重者(如 COPD)达到缓解期水平即可。对于具有发生气压伤较高风险的患者,可适当降低通气水平。

(二)纠正低氧血症

通过改善肺泡通气、提高吸氧浓度、增加肺容积和减少呼吸功耗等手段以纠正低氧血症。$PaO_2>60mmHg$ 或 $SaO_2>90\%$ 为机械通气改善氧合的基本目标。由于动脉氧含量(CaO_2)与 PaO_2 和血红蛋白(HB)有关,而氧输送量(DO_2)不但与 CaO_2 有关,还与心排血量有关,因此为确保不出现组织缺氧,应综合考虑上述因素对 DO_2 的影响。

(三)降低呼吸功耗,缓解呼吸肌疲劳

由于气道阻力增加、呼吸系统顺应性降低和内源性呼气末正压(PEEPi)的出现,呼吸功耗显著增加,严重者出现呼吸肌疲劳。对这类患者适时地使用机械通气可以减少呼吸肌做功,达到缓解呼吸肌疲劳的目的。

(四)防止肺不张

对于可能出现肺膨胀不全的患者(如术后胸腹活动受限、神经肌肉疾病等),机械通气可增加肺容积而预防和治疗肺不张。

(五)为使用镇静和肌松剂提供保障

对于需要抑制或完全消除自主呼吸的患者,如接受手术或某些特殊操作者,呼吸机可为使用镇静和肌松剂提供安全保障。

(六)稳定胸壁

在某些情况下(如肺叶切除、连枷胸等),由于胸壁完整性受到破坏,通气功能严重受损,此时机械通气可通过机械性的扩张作用使胸壁稳定,并保证充分的通气。

三、适应证

(1)通气功能障碍为主的疾病,包括阻塞性通气功能障碍(如 COPD 急性加重、哮喘急性发作等)和限制性通气功能障碍(如神经肌肉疾病、间质性肺疾病、胸廓畸形等)。

(2)换气功能障碍为主的疾病,如 ARDS、重症肺炎等。

四、禁忌证

随着机械通气技术的进步,现代机械通气已无绝对禁忌证,相对禁忌证仅为气胸及纵隔气肿未行引流者。

五、基本机械通气模式

常用的基本通气模式包括控制通气(CMV)、辅助通气(AMV)、辅助控制通气(A-CV)、同步间歇指令通气(SIMV)、压力支持通气(PSV)及持续气道正压通气(CPAP)等。分类主要依据有 3 点:由什么来触发机械通气,通气期间吸气流速由什么来管理,吸气由什么来终止。"触发"可由机器定时触发为控制通气,亦可由患者触发(辅助、支持或自主通气);"限制"一般是设置容量(压力可变)或设置压力(容量可变)来进行。"切换"一般是由设置容量、时间或流量来进行。所谓的通气模式,也就是说控制、辅助、支持和自主呼吸的理想组合。控制通气用于无自主呼吸或自主呼吸极微弱的患者,辅助通气模式用于有一定自主呼吸但不能满足需要的患者。

(一)控制通气(CMV)

既可以采用容量控制通气,也可以采用压力控制通气。容量控制通气模式时,呼吸机每次的潮气量是恒定的,气道压力随患者的阻力和顺应性不同而改变;压力控制通气时,呼吸机每次通气的压力是恒定的,潮气量随患者的阻力和顺应性不同而改变。虽然称为容量控制通气,其实际是对吸气流量的控制,定压通气。

(二)辅助/控制模式(A/C)

将 AV 和 CV 特点结合应用。在设定的流量或压力触发水平下,如果患者能触发,呼吸机就同步送气,此为辅助通气(AV);如果不能触发,则自动转入控制通气(CV),按设定的潮气量(或压力)和控制频率送气;患者再触发时,又自动转入辅助。

参数设置:呼吸机多以容量为目标和以压力为目标来实现 A/C,选择容量为目标的 A/C 时需设定 Vt 为 8~10mL/kg(ARDS 患者 5~8mL/kg),触发灵敏度-1~-2cmH_2O 或 1~3L/min,指令通气频率(备用频率)8~10 次/分。吸气流速 60~80mL/min 或 I∶E 大于 1∶2,严重哮喘流速可以大于 100L/min。如流速太低,提供给患者的气流不足,患者呼吸功会增大,导致人机对抗。

选择压力为目标的 A/C 时需设定压力水平(根据肺顺应性不同而异)一般在 10~30cmH_2O 和吸气时间,触发灵敏度-1~-2cmH_2O 或 1~3L/min,指令通气频率 8~10 次/分。

适应证:主要用于机械通气初期,呼吸驱动稳定但不能产生足够自主通气量的患者。对呼吸中枢功能拟制和神经肌肉疾病导致的呼吸泵衰竭患者也可取得好的效果。值得注意的是如患者自主呼吸很强,易致过度通气和呼吸性碱中毒,必要时需暂时给予镇静剂。

(三)间歇指令通气与同步间歇指令通气(IMV/SIMV)

间歇指令通气是指呼吸机以预设指令频率向患者输送通气,在两次机械通气之间允许患者自主呼吸。指令通气可以与患者的自主呼吸完全同步(SIMV)或不完全同步(IMV)。呼吸机输送的指令通气与患者的吸气用力同步是通过触发窗来实现的。

触发窗的间歇时间由设定的 SIMV 频率决定,也就是说如果设定 SIMV 的呼吸频率为 10 次,则每隔 6s 出现一个触发窗。触发窗的时间一般由呼吸机本身性能确定,在呼吸机上不可调节,当患者在触发窗内触发一次呼吸,呼吸机输送一次指令通气;如果在触发窗内发现患者没有触发一次呼吸,呼吸机就在触发窗结束时输送一次指令通气。这一部分,我们可以称之为强制间期(占 SIMV 通气周期的比例随呼吸机不同而不同,一般为 60%),另一部分为自主间期,也就是自主呼吸的时间,允许患者自主呼吸,并不再输送指令通气。若患者不存在自主呼吸,SIMV 实际上就变成了控制通气。

参数设置:SIMV 中指令通气的参数设置与 A/C 模式基本相同,频率的设定原则是在保持患者有一定程度的呼吸做功和血气大致正常前提下,使用最低的支持频率,最初频率应稍高。一般在 10~15 次/分。如果患者自主呼吸频率大于 25~30 次/分或潮气量降低至 250mL 左右,提示呼吸功能不良,应增加 SIMV 频率或支持水平或者转换为 A/C 模式。如果患者自主呼吸频率减慢,每分通气量下降,首先应检查患者的呼吸驱动情况,在排除了呼吸动力问题后,说明病情好转,应尽快过渡到 T 管或单纯 PSV 试验性撤机。

适应证:SIMV 可作为机械通气支持的主要手段,也可作为撤机的方法。临床上,单纯 SIMV 已少用,多数情况下 SIMV 与 PSV 合用。

(四)压力支持通气(PSV)

应用 PSV 时,呼吸机以预设的吸气压力水平来辅助患者吸气。选择恰当的压力支持水平,患者能得到所需要的呼吸辅助,而吸气触发和吸—呼切换均靠患者用力。在 PSV 期间,患者仍能自己决定呼吸频率、吸气时间和潮气量。V_T 由压力支持水平、患者的吸气用力以及呼吸系统的阻力和顺应性决定。参数设定:主要是触发灵敏度和压力支持(PS)水平。由于呼吸频率和吸呼比由患者自主呼吸控制,因此一定要设定窒息(后备)通气。应用好 PSV,需仔细调节三个参数:压力上升时间、压力支持水平和呼气切换。

所谓压力上升时间是指呼吸机从吸气开始将压力提高到预设水平所需的时间。调节压力上升时间使气流和压力上升的速度能满足患者的需要。上升时间缩短能给患者提供充足的气流,降低呼吸功,适合呼吸驱动强的患者。但上升时间太短,流速太高可能引起压力超射导致吸气流速提前终止,而上升时间延长,流速太低不能提供给患者充足的气流会导致人-机不调。

选择 PS 的高低取决于患者的通气需要、自主呼吸能力、气道阻力和肺顺应性。不同肺疾病或疾病的不同阶段,所需 PS 水平可有较大差异。过高的 PS 可导致过度通气,过低的 PS 可导致呼吸困难和呼吸肌疲劳,导致 CO_2 潴留。通常调节 PS 使潮气量达到 8~10mL/kg,呼吸频率 15~25bpm,同时观察患者是否有呼吸困难的症状。

吸—呼切换参数:称为吸气切换百分比或呼气流速灵敏度(E-sen)等。为 PSV 模式专用,流速切换标准一般为固定值,多为吸气流速下降到峰流速的 25%~30% 为切换值,部分新型呼吸机可调节此参数(范围 1%~80%)。百分比越高,吸气时间越短。如 COPD 需较高切换百分比,而 ARDS 需较低切换百分比。此外呼吸机备有保护性切换方式时间切换(如呼吸环路漏气导致吸气时间延长时)和压力切换(如吸气流速太高导致压力超射,患者咳嗽导致压力过高时)。

PSV 最大的特点是:①提供的气流方式可与患者的吸气流速需要相协调,可根据患者的病理生理及自主呼吸能力改变调整 PS 水平,提供恰当的呼吸辅助功能;②同步性能良好,通气时气道峰压和平均气道压较低,可减少气压伤等机械通气的并发症。

PSV 的最大缺点是:当患者的气道阻力增加或肺顺应性减低时,如不及时增加 PS 水平,就不能保证足够的潮气量,因此,呼吸中枢驱动受抑制或不稳定的患者应避免使用 PSV。

适应证:①有自主呼吸能力,但需要通气支持的患者,特别是呼吸频率超过 20 次/分且分钟通气量需求超过 10L/min 时;②有自主呼吸的 COPD 患者或其他呼吸肌疲劳患者需要长时间机械通气(>48h)治疗;③具备自主呼吸功能但已经有呼吸肌疲劳的临床表现或 COPD 患者应用 CPAP 治疗后,患者仍感呼吸困难时。

(五)持续气道正压(CPAP)及呼气末正压(PEEP)

CPAP 是在自主呼吸条件下,整个呼吸周期内(无论吸气或呼气时)气道均保持正压。CPAP 的实施通常经面罩来进行。所加的压力水平根据病情和治疗的需要,一般在 5～15cmH_2O 选择。可与 SIMV、PSV 等合用。应注意在 CPAP 时呼吸机仅供给患者气流,不能辅助或替代患者的自主呼吸。

适应证:自主呼吸功能良好的急性肺损伤患者,一般在早期有创机械通气建立前应用。OSAS(最佳适应证)、COPD 轻度呼吸衰竭、心源性肺水肿、急性呼吸窘迫综合征、支气管哮喘脱离呼吸机前的过渡模式。

呼气末正压(PEEP)借助于呼吸机阻力系统使呼气末气道及肺泡内压高于大气压并维持预设水平,以增加功能残气量,将气体传送到通气很差而血流灌注相对较好的肺泡或肺完全萎陷的区域,改善 V/Q,防止呼气时小气道和肺泡萎陷,改善氧合,减轻肺水肿。常用于 ARDS 和肺水肿。应用 PEEP 不良反应,增加气道峰压和平均气道压。

CPAP 与 PEEP 的区别:CPAP 仅在自主呼吸下使用的一种模式。PEEP 既可在自主呼吸又可在控制呼吸下使用的一个参数。两者均可改善氧合,但不提供通气支持,CPAP 对血流动力学影响小于 PEEP。

六、呼吸机参数设置

(1)呼吸频率(RR)是最常需要设置的参数,设置得合适与否,直接影响呼吸做功和呼吸机协调。设置 RR 时,首先应观察自主 RR。倘若自主 RR 基本正常(16～24 次/分)或明显减弱,甚至已经停止,仅需按照正常 RR 设置(16～20 次/分)即可。倘若自主 RR 大于 28 次/分,初始 RR 不宜设置过低,否则容易发生呼吸机对抗,增加呼吸做功,一般以接近或略低于自主 RR 为原则;如果自主 RR 为 40 次/分,RR 可设置在 35 次/分,以后随着引起自主 RR 增快的原因被去除,自主呼吸减慢,再逐渐降低 RR。

(2)潮气量(V_T)除 PCV 模式外,大多数呼吸机均需设置 V_T。设置得适当与否,直接影响通气功能改善的程度。虽然 V_T 设置与 RR 设置有关,但首次 V_T 设置,还应掌握一定规律,以减少设置时的盲目性。通常 V_T 设置为 8～10mL/kg。具有正常肺(如药物过量,手术后)的患者可以设置较大的 V_T 和较慢的 f,而慢性或急性限制性肺病的患者可能需要设置较小的 V_T(6～8mL/kg)和较快的 f。V_T 过大,可导致气道压过高(平台压通常不应超过 30cmH_2O,除非胸壁顺应性降低)和肺泡过度扩张,诱发呼吸机相关肺损伤,这在急性呼吸窘迫综合征(ARDS)患者尤易发生。V_T 过小,易引起通气不足。

(3)MV 与 V_T 的临床价值相同,设置时只需要考虑其中一个参数。依据呼吸机类型不同,并非所有呼吸机均需要设置 V_T 和 MV,多数的呼吸机只有其中一项,如单有 V_T 或 MV 设置。当只有 MV 设置,没有 V_T 设置时,MV 等于 V_T 与呼吸频率的乘积。在 MV 固定的情况下,f 过快,必然使 V_T 减小。

(4)吸/呼(I:E)是指 Ti 与 Te 各占呼吸周期中的比例,是重要的呼吸机参数。Ti 有助于吸入氧气的分布,但时间过长对循环有不利影响;Te 影响二氧化碳排出。I:E 设置值:呼吸功能正常时,1:(1.5~2);有阻塞性通气功能障碍,1:(2~3);限制性通气功能障碍时,1:(1~1.5)。缺氧为主的患者,只要循环功能状况允许,可选择 Ti 适当长一些的 I:E;以二氧化碳潴留为主的患者,可选择 Te 稍长的 I:E。无论缺氧情况如何严重,一般初始应用或设置呼吸机参数时,不主张应用反比呼吸(1.5~2):1。

(5)吸气流速:只有定容型通气模式才需要和可以设置吸气流速,临床上常用的吸气流速,成人 40~100L/min,平均约 60L/min,婴儿为 4~10L/min,吸气流速取决于 V_T、患者的吸气用力和呼吸驱动。有些呼吸机通过选择流速波形(如方波、减速波或正弦波)来设置吸气流速。近年提倡应用较高的吸气流速或减速波形以增加人机协调。定压型通气时,其流速均为减速波形以便迅速达到预设压力并维持吸气期压力的恒定。有些呼吸机有"压力上升时间"可调的功能,以控制定压通气吸气初期的过快流速。

(6)吸气压力:呼吸机应用正压,抵消胸、肺的弹性阻力,产生吸气,并使肺膨胀,一般为能达到满意 V_T 的最低通气压力(10~20cmH_2O)为妥,一般主张小于 25cmH_2O。通气压力与肺、胸的顺应性成反比,如肺水肿、ARDS 及广泛肺纤维化时,需适当提高吸气压力,才能达到满意的 V_T。

(7)触发灵敏度:辅助或支持通气时,呼吸机送气靠患者触发,不敏感或无反应的触发系统可显著增加患者的吸气负荷,消耗额外呼吸功。现代呼吸机有压力触发和流量触发。呼吸机的触发敏感度应设置于最灵敏但又不至于引起与患者用力无关的误触发。压力触发敏感度常设于 -2~-0.5cmH_2O。流量触发敏感度一般设置于最敏感水平:1~3L/min。

如果存在内源性 PEEP(PEEPi),那么无论压力或流量触发,其设置的触发敏感度都将减低,在存在 PEEPi 的情况下,为克服 PEEPi 引起的触发灵敏度降低问题,可加用适当水平的外源性 PEEP 改善触发(所加 PEEP 通常为 PEEPi 的 70%~80%)。

(8)应用 PEEP 的好处:①增加肺泡内压和功能残气量,使肺泡-动脉氧分压差减少,改善 V/Q 比例,有利于氧向血液内弥散,增加氧合;②对容量和血管外肺水的肺内分布产生有利影响;③使萎陷的肺泡复张,并在呼气末保持肺泡的开放;④增加肺顺应性,减少呼吸功。

应用 PEEP 的不利影响有:减少回心血量和心排血量,因而减少重要脏器的血流灌注。增加中心静脉压和颅内压。

目前临床上较常用的选择 PEEP 的方法有以下 4 种。①如果没有明显的心血管功能不稳定,应常规加用 3~5cmH_2O 的 PEEP 来维持必要的功能残气量和防止肺不张。若不能达氧合目标值,可加 PEEP,先加 2~3cmH_2O,以后逐渐增加,每次增加 2~3cmH_2O,直至达目标值或 PEEP 达 10~15cmH_2O,每次增加 PEEP,要看患者的血压和气道平台压的改变,若血压无变化,气道平台压的增加少于 PEEP 的增加,则可继续增加 PEEP,若血压降低或气道平台压的增加大于 PEEP 的增加,则不宜再增加 PEEP。②因气流阻塞产生 PEEPi,可加用约 75%PEEPi 的 PEEP 以减轻吸气负荷。③急性心源性肺水肿时,为改善氧合和减少肺水,可逐渐加用 PEEP,一般在 5~10cmH_2O。④ARDS 患者机械通气时均需加用中等水平以上的 PEEP,但选择最佳 PEEP 的方法比较困难,ARDS 时加用 PEEP 主要有两个目的,一是为了达到最大的组织氧输送;二是为了保持肺的复张,避免呼气末肺泡的萎陷,以避免呼吸机相关肺损伤。

(9)FiO_2 设置:选择 FiO_2 需要考虑患者的氧合状况、PaO_2 目标值、PEEP 水平、平均气道压和血流动力学状态。初用呼吸机治疗时,为迅速纠正低氧血症,可以应用较高浓度的 FiO_2(大于 60%),最高可达 100%,使 PaO_2 达 60~100mmHg,但时间应控制在 30min~1h。随低氧血症纠正,再将 FiO_2 逐渐降低至小于 60% 的 FiO_2 相对安全的水平,并设法维持 SaO_2>90%(约等于 PaO_2 60mmHg)。低氧血症未得安全纠正,60% 的 FiO_2 不能维持 SaO_2>90% 的患者,不能以一味提高 FiO_2 的方式纠正缺氧,在保证适当心排血量情况下也可适当降低 SaO_2 目标值<90%,但不能低于 85%。低氧血症改善明显的患者,以将 FiO_2 设置在 40%~50% 水平为最佳,否则应尽可能控制在小于 60% 水平。因为高于 60% 的 FiO_2 是有氧毒性的,时间过长可引起氧中毒,应尽量避免。总之,FiO_2 设置的原则是能使 PaO_2 维持在 60mmHg 前提下的最低 FiO_2 水平。

(10)湿化器:当经人工气道(气管插管或气管切开)进行机械通气时,必须进行吸入气体的湿化。常用湿化器有热湿交换器或称"人工鼻"和加热湿化器两种。

应用 HME 的禁忌证:患者气道有大量分泌物且黏稠或为血性。呼出气量少于输送的(例如存在漏气量大的支气管胸膜瘘、气管囊漏气),当需要雾化治疗,在患者管路内安置雾化器时,应从通气管路中卸下 HME。短期机械通气或在患者运输时较多应用 HME。而需要长期机械通气或应用 HME 有禁忌证时应该用加热湿化器。加用湿化器后应观察患者的气管分泌物,如果仍黏稠结痂,说明湿化不足,如痰液稀薄量多,需要频繁吸引,即提示湿化过度。

七、呼吸机报警参数设置和调节

随着呼吸机的不断改进和发展,呼吸机所具有的各种报警参数日益增多。合理应用和设置这些参数,是呼吸机临床应用的重要内容。

(一)容量(V_T 或 MV)报警

呼吸机容量报警系统是预防因呼吸机管道或人工气道漏气和患者与呼吸机脱离引起通气不足的主要结构。一般以呼出气的 V_T 或 MV 为准。该报警装置对保障患者有足够的通气量、防止管道和人工气道漏气引起的通气不足和因脱机给患者带来的生命威胁,有相当重要的价值。

V_T 或 MV 的高水平报警限为所设置的 V_T 或 MV 的 20%,低水平报警限以能维持患者生命的最低 V_T 或 MV 水平为准。实际 V_T 或 MV 高于所设置水平的报警,多预示患者可能存在自主呼吸或与呼吸机拮抗。

(二)高和低压报警

呼吸机低压报警装置实际是对患者脱机的又一种保护措施,因为低压报警最可能因素是脱机。高压报警则不然,多见于咳嗽、分泌物堵塞气道、管道扭曲、自主呼吸与呼吸机拮抗等。

一般情况下,高压上限设定在正常气道最高压(峰压)上 5~10cmH$_2$O 水平;低压下限设定在能保持吸气的最低压力水平。

(三)低 PEEP 或 CPAP 水平报警

有些呼吸机为保障 PEEP 或 CPAP 的压力能在所要求的水平,配备了低 PEEP 或 CPAP 水平的报警装置。设置此项报警参数时,一般以所应用的 PEEP 或 CPAP 水平为准,倘若未应用 PEEP 或 CPAP,该项参数就不用设置。

(四)FiO$_2$ 报警

FiO$_2$ 报警是用于保障 FiO$_2$ 在所需要的水平,倘若实际 FiO$_2$ 低于或高于所设置的报警水平,FiO$_2$ 报警装置就会被启用,告诫人们实际 FiO$_2$ 水平的增高或降低。一般可高于或低于实际设置的 FiO$_2$ 10%~20% 即可。因病情需要,在调整 FiO$_2$ 的同时,切勿忘记对 FiO$_2$ 报警水平的重新设置。

呼吸机各项报警装置和参数设置,均是用于保障呼吸机的各项功能正常进行,即便有意外发生,机器能自动发现,并及时提醒操作者注意。报警装置功能的正常与否和参数设置是否合理,直接关系到呼吸机的功能和患者的生命安危。

八、机械通气注意事项

(1)呼吸机相关肺损伤(VALI)包括气压—容积伤、剪切伤和生物伤。

(2)血流动力学影响胸腔内压力升高,心排血量减少,血压下降。

(3)呼吸机相关肺炎(VAP)。

(4)气囊压迫致气管—食管瘘。

九、撤机

由机械通气状态恢复到完全自主呼吸需要一个过渡过程,这个过程即为撤机。撤机前应基本去除呼吸衰竭的病因,改善重要器官的功能,纠正水电解质酸碱失衡。可以 T 形管、SIMV、PSV 和有创—无创序贯通气等方式逐渐撤机。

十、无创机械通气

近年来无创正压通气已从传统的主要治疗阻塞型睡眠呼吸暂停低通气综合征(OSAHS),扩展为治疗多种急、慢性呼吸衰竭,在 COPD 急性加重早期、COPD 的有创或无创序贯通气、急性心源性肺水肿、免疫力低下患者和术后预防呼吸衰竭以及家庭康复等的治疗方面有良好效果。具有双水平气道正压(BiPAP)功能的无创呼吸机性能可靠,操作简单,在临床较为常用。

十一、其他通气技术

高频通气(HFV)、液体通气(LV)、气管内吹气(TGI)、体外膜氧合(ECMO)等技术,也可应用于急性呼吸衰竭的治疗。

第四节　心脏电复律

心脏电复律是用较强的脉冲电流,通过心肌,使心肌各部分在瞬间同时除极,以终止异位心律,使其恢复窦性心律的一种方法。它是药物与人工心脏起搏以外的治疗异位快速性心律失常的另一方法,具有作用快、疗效高、比较安全与简便的特点,但它不能防止心律失常的复发。该方法最早用于消除室颤(VF),故称为电除颤,后来进一步用于纠正房颤、房扑、阵发性室上速和室速(VT)等,故称为电复律,又通称心脏电休克。

一、心脏电复律器

心脏电复律器就是进行心脏电复律时所用的装置,亦称心脏电除颤器。它由电极、蓄电和放电、同步触发、心电示波仪、电源供应等几部分组成。直流电复律器是将几千伏的高电压存储在 $16\sim32\mu F$ 的大电容中,然后将电容所存储的电能,在几毫秒(ms)的极短时间内,直接(体内复律,电极接触心肌)或间接(体外复律,电极接触胸壁)地向心脏放电,从而达到复律或除颤目的。这种高能脉冲电流波形既往多采用顶端呈椭圆的单相衰减正弦波(MDSW)。根据电除颤器发放脉冲是否与 R 波同步,又分为同步电复律与非同步电复律。同步电复律是指除颤器由 R 波的电信号激发放电,即电流刺激落在心室肌的绝对不应期,从而避免在心室的易损期放电导致室性心动过速(VT)或心室颤动(VF),主要用于除 VF、心室扑动以外的快速性心律失常,电复律前一定要核查仪器上的"同步"功能,使其处于开启状态。非同步电复律即非同步电除颤,是指电除颤器在心动周期的任何时间都可放电。主要用于 VF、心室扑动,此时已无心动周期,心电图上也无 QRS-T 波,无从避开心室易损期,应即刻于任何时间放电。

近年来已广泛使用双相波电除颤器,行双相波形电除颤,即一次充电、两次放电除颤。其除颤阈值低、复律除颤成功率高、对心肌的损伤也较小。已逐渐取代了既往的单相波电复律器。目前已有不同波形的双相波形电除颤器,即双相截断指数波形(BTEW)和直线双向波形电除颤器。前者首次电击能量为 $150\sim200$J,后者电击能量选择 120J。研制成功并已广泛应用的自动体外除颤器(AED)具有自动分析、操作简单、携带方便的特点,已成为基本生命支持(BLS)中的重要组成部分。

二、心脏电复律机制

利用电能终止异位快速性心律失常的基础是:①引起异位快速性心律失常的机制最常见是环行或折返现象所致,低能量脉冲电流或恰为足量的电流通过心脏,能使折返环路中的一部分心肌除极,而不再接受从折返环传递过来的冲动,从而中断这一折返途径而终止心动过速;②是因异位兴奋灶的自律性增高(包括触发活动)所致的心律失常,在短时间内给心肌通以高能量脉冲电流,可使心肌各部(不论是处于应激或不应激期)在瞬间同时除极,暂时地使各处异位兴奋灶失去自律性能,此时心脏起搏传导系统中具有最高自律性的窦房结,可以恢复其主导功能再行控制整个心动和心律。

电刺激的直接作用,在使所有心肌细胞除极的同时,也使心脏自主神经系统兴奋。电复律后短暂出现各种类型的早搏是由于交感神经兴奋、心肌有局部性肾上腺素能介质释放所致。电复律后出现心动过缓,则提示副交感神经被激惹。

心脏电复律过程中所用的高压电流仅能在极短的时间内起作用,复律能否成功取决于下列3种因素:①所用电击能量的大小:过小的电能量不足以使心肌整体除极或参与折返环路心肌除极,将不能消除异位兴奋灶或中断折返环路等机制;②心肌异位起搏点兴奋性的高低:如心肌异位起搏点的兴奋性过高,则即使心肌整体除极后,心搏仍有可能再为异位起搏点所控制;③窦房结起搏功能状况:如窦房结起搏功能低下,则心肌整体除极后,窦房结将仍无控制心搏的能力。

VF时,心室肌所处激动位相很不一致,一部分心肌尚在不应期,而另一部分心肌已经复极,故在任何时候通以高压脉冲电流都足以使所有心肌纤维同时除极,称为非同步电复律或非同步电除颤。其他异位快速性心律失常中,心室肌激动位相是一致的,任意通以高压脉冲电流时,如电流在心动周期的兴奋期或相对不应期中(尤其是易损期中)通过,则可诱发VF而危及生命。因此VF以外的异位快速性心律失常施行电复律时,电流的发放必须与患者的心搏同步,将电流发放在患者QRS波群R波的降支或R波开始后30ms以内的心室绝对不应期中,才能达到心肌整体除极而不诱发VF的目的,称为同步电复律。一般即利用患者自己的R波作为同步触发放电。鉴于同步电复律需要患者自己的R波来触发放电,在VF时由于R波消失,因而无从触发放电,只能用非同步电复律。

三、非同步电除颤

(一)适应证

VF及心室扑动是非同步电除颤的绝对适应证。当发生VF或心室扑动后,患者已失去知觉,电击时无须任何麻醉剂,应在积极行CPR时即刻进行非同步除颤。选用的电功率宜大,如300~360J(单相波除颤仪)或150~200J(双相波除颤仪),以期一次除颤成功。若室颤波幅小,可注射肾上腺素,以增大颤动波,使再次除颤有希望成功。如诱发VF的因素仍存在(电解质与酸碱平衡失调、缺氧、心肌梗死、休克等)需同时积极加以处理,以防VF再发。有时快速的VT或预激综合征合并快速房颤均有宽大的QRS和T波,除颤仪在同步工作方式下无法识别QRS波,而不放电。此时也可用非同步电除颤,以免延误病情。

(二)电除颤操作要点

电除颤的操作步骤是:①首先通过心电(图)监护确认存在VF;②打开除颤器电源开关,并检查选择按钮应置于"非同步"位置(一般为除颤器开机后的定式),将能量选择键调至所需的除颤能量水平;③电极板涂上导电糊或包以数层浸过盐水的纱布;将电极板上缘分别置于胸骨右缘第二肋间及左腋中线第4肋间,两个电极板至少相隔10cm;④按下"充电"按钮,将除颤器充电到所需水平,并关闭氧气;⑤环顾患者四周,确定操作者和周围人员与患者无直接或间接接触;⑥对电极板施加一定的压力(3~5kg),以保证有较低的阻抗,有利于除颤成功;⑦再次观察心电示波,确认有电复律指征,双手拇指同时按压放电按钮,当观察到除颤器放电后再放开按钮;⑧放电后立即观察患者心电图,观察除颤是否成功并决定是否需要再次电除颤;若首次电除颤未能成功,则宜继续心肺复苏2min后再次除颤,所用能量同首次或稍高于首次;⑨除颤完毕,关闭除颤器电源,将电极板擦干净,收存备用。

四、同步电复律

(一)适应证

除VF(室扑)外,凡异位快速性心律失常药物治疗无效者,均是同步电复律治疗的指征。临床上主要有两种情况需同步电复律治疗:①急性的快速异位心律失常如室速(VT)、室上速、阵发性快速房颤(扑),尤其是WPW引起的房颤;②持续性房颤或房扑。在复律前应了解其发病原因,做出针对性的积极处理。

1.室性心动过速

当VT的心室率>150次/分时,常引起明显的血流动力学障碍。当药物治疗效果不佳、出现心力衰竭、休克等情况或VT发生于AMI时,宜及时进行同步电复律,所需能量一般100~200J,即时成功率可达90%~97%。洋地黄中毒所致VT禁忌电击。

2.心房颤动

是同步电复律最常见的适应证。预激综合征并发房颤伴血流动力学障碍者,电复律是首选治疗方法。慢性房颤的复律则需仔细权衡利弊,有下列情况者可考虑电复律治疗:①房颤在半年以内、心脏病变较轻或已做过满意的二尖瓣手术;②甲状腺功能亢进或其他诱因经治疗控制后房颤继续存在;③经足量洋地黄及其他药物治疗心室率无法控制;④经复律后能维持3~6个月以上并有明显症状改善的复发病例。所需能量一般为100~200J。

3.心房扑动

慢性心房扑动的药物治疗效果较差,而同步电复律所需能量较低,仅需50~100J,即时转复成功率高达98%~100%,可作为首选的治疗方法。尤其是伴有心室率快、血流动力学障碍的患者(如房扑1:1传导时)更有适应证。

4.室上性心动过速

当用刺激迷走神经方法和药物治疗无效者,可选用直流电同步电复律,复律能量一般为100~150J,成功率仅75%~85%。若已用洋地黄类药物者则宜考虑食管快速心房起搏治疗。

5.其他

异位性心动过速性质属室上性(如室上速伴心室差异性传导)抑或室性尚未明确,以致选用药物有困难;WPW并快速性心律失常,临床上应用药物有困难,均可考虑同步电复律治疗。对反复短阵发作(几秒钟)的各类异位快速心律失常不宜用电复律治疗,因发作能自行停止,而电复律并不能防止其复发。

(二)禁忌证

1.下列情况绝对禁用电复律

(1)洋地黄中毒引起的心律失常。

(2)室上性心律失常伴高度或完全性房室传导阻滞,即使转为窦性心律也不能改善血流动力学状态。

(3)阵发性心动过速反复频繁发作者(不宜多次反复电复律)。

(4)病窦综合征伴发的快—慢综合征。

(5)近期有动脉栓塞或经超声心动图检查心房内存在血栓而未接受抗凝治疗者。

2.下列房颤患者对电复律有相对禁忌证

(1)拟进行心脏瓣膜病外科手术者。

(2)洋地黄过量或低血钾患者,电复律应在纠正后进行。

(3)甲状腺功能亢进伴房颤而未对前者进行正规治疗者。

(4)心力衰竭未纠正或有风湿活动或有急性心肌炎者。

(5)心脏明显扩大者。

(三)电复律操作要点

为了对可能发生的并发症做及时处理,电复律前除了准备心电监护和记录、全身麻醉药物等外,尚应准备心肺复苏的药品、设备,如抗心律失常药、升压药、心脏起搏器、氧气、抽吸器、气管插管和人工呼吸器等设备。复律前多次检查复律器的同步性能。患者应禁食数小时,并在复律前排空小便,卸去义齿,建立静脉输液通道。操作要点如下:

1.体位

患者宜仰卧于硬木板床上,不与周围金属物接触,将所有与患者连接的仪器接地,开启复律器电源。

2.心电监护

除常规描记心电图外,选择 R 波较高的导联进行示波观察。置电复律器"工作选择"为 R 波同步类型,再次检查与患者 R 波同步的准确性。

3.麻醉

用地西泮(安定)20～40mg 以 5mg/min 速度静脉推注,边注射边令患者数数,当其中断数数处于朦胧状态、睫毛反射消失、痛觉消失即可进行电复律。地西泮目前已逐渐被丙泊酚(负荷量 1～3mg/kg)及咪达唑仑(负荷量 0.03～0.3mg/kg)所替代。麻醉前后应给患者吸氧。

4.安置电极

电极板的放置位置如下。①胸前左右法:一个电极置于右锁骨下方、胸骨右缘第 2 肋间处,电极板中心在右锁骨中线;另一电极置于左乳头下方心尖处,电极板中心在左腋前线上,两电极板相距应在 10cm 以上。此法最常用。②胸部前后法:一个电极置于前胸部胸骨左缘第 4 肋间,电极板中心在左锁骨中线;另一电极置于背部左肩胛下区,电极板中心在左肩胛中线处。将两电极板涂以导电糊或包以浸过生理盐水的纱布,置于上述位置。

5.充电

按下充电按钮,充电到预定的复律能量(房扑 50～100J,房颤 100～200J,阵发性室上速100～150J,室速 100～200J)。

6.复律

按"放电"按钮,进行电复律。此时患者的胸部肌肉和上肢将抽动一下。随即观察心电图变化,了解复律成功与否,主要是密切观察放电后 10 余秒的心电图情况,此时即使出现 1～2 次窦性心动,也应认为该次电复律是有效的。此后心律失常的再现,正是说明窦性心律不稳定或异位兴奋灶兴奋性极高。如未转复,可增加复律能量,于间隔 2～3min 再次进行电击。用地西泮麻醉的患者,如需再次放电,常需给原剂量的 1/2～2/3 再次麻醉。如反复电击 3 次或能量达到 300J 以上仍未转复为窦性,应停止电复律治疗。

7.密切观察

转复窦性心律后,应密切观察患者呼吸、血压、心率与心律变化,直至患者清醒后 30min,卧床休息 1d。

五、电复律的并发症及其防治

电复律较安全且疗效迅速。其并发症一般不多,也较轻,发生严重并发症者多为病例选择、操作不慎或电复律前处理不当所致。

1.皮肤灼伤

几乎所有患者在电复律后电极接触部位均有皮肤灼伤,可见局部红斑,尤其是操作时按压不紧、导电糊不足时尤为明显。通常无须特殊处理。

2.心律失常

多数在复律后即刻出现,主要有各种早搏和逸搏,分别为电刺激和窦房结暂时受抑制所致,无须特殊处理。如室早频发呈二联律或短阵 VT,可静脉注射利多卡因或胺碘酮治疗。VF 极少出现,可因心脏本身病变程度、低血钾、洋地黄中毒、酸中毒、对奎尼丁过度敏感等多种因素所致,应立即予以非同步电除颤治疗。心房颤动电击后转为心房扑动,可能是复律能量小,仅使环行节律减慢而未能使其终止;亦有心房扑动电击后转为心房颤动者,可能是电击恰在心房的易损期所致;凡遇上述情况,应先观察片刻,若仍不转复,可加大能量再次电击。

3.心肌损害

临床表现为局部性 ST 段暂时抬高,血清 AST、LDH、CK 轻度升高,低热,血压暂时性轻度下降等。心肌损害的程度与复律能量、电极面积及两电极安置的距离有关。因此,应避免使用不必要的高能量,宜用适当大的电极,并避免两电极距离过近。

4.栓塞

栓塞的发生率为 1.2%～5.0%,多发生于房颤持续时间较长、左心房显著增大的患者,尤以术前未接受抗凝治疗者为多。多发生于电复律后 24～48h。过去有栓塞史者术前术后给予抗凝治疗可起预防作用。

5.急性肺水肿

多发生在二尖瓣和(或)主动脉瓣病变伴房颤电复律后 1～3h,发生率约 3%,可能系经电击后虽恢复了窦性心律,但左心房、左心室功能不全所致。按急性左心衰竭处理。极少数可能是肺栓塞引起,按肺栓塞处理。

第五节 紧急床边心脏起搏术

一、紧急床边心脏起搏的指征

主要指征：①各种原因导致的心搏骤停、心室静止和心肌电机械分离；②AMI 合并高度或完全性房室传导阻滞，逸搏心率低于 45 次/分，伴有晕厥或晕厥先兆；③AMI 合并窦性停搏超过 3s 或严重窦性心动过缓时心率低于 45 次/分，伴有晕厥或晕厥先兆；④各种原因所致的急性心肌炎后出现高度或完全性房室传导阻滞，逸搏心率低于 45 次/分，伴有晕厥或晕厥先兆；⑤药物中毒或严重电解质紊乱引起的严重心动过缓，心率低于 45 次/分，伴有晕厥或晕厥先兆。

二、紧急床边心脏起搏的方法

由于紧急床边心脏起搏需要在短时间内迅速起搏心脏，故有关技术要求方法简单而易于掌握、创伤和刺激小、起效迅速而稳定以及并发症少。常用的方法如下。

（一）经皮穿刺心内膜、心肌起搏

1.仪器设备

(1)临时起搏器。

(2)9 号或 12 号腰椎穿刺针。

(3)细钢丝钩状电极或"J"形电极。

(4)心电图机。

(5)心电监护仪。

2.操作步骤

在紧急情况下，主张一面穿刺进针、一面起搏的方法，以争取时间尽早起搏心脏。现以钢丝钩状电极为例，介绍操作步骤：①将患者连接好体表心电图机或监护仪进行心电监护；②准备和调节好体外临时起搏器，取 VVI 方式，频率 70～80 次/分，输出电压 5V（或输出电流 10mA）、脉宽 1.5ms、感知灵敏度 2.5mV；③普通针头刺入胸壁皮下与起搏器阳极连接，带穿刺针电极末端与起搏器阴极连接；④取剑突下或胸骨左缘第 4 肋间为穿刺点，向右心室穿刺，注意观察心电变化，当针头刺入心肌，可见室性期前收缩或起搏心电图，然后，固定电极，退出穿刺针；⑤测试起搏阈值、阻抗和 R 波高度等参数后，即可固定电极。

3.评价

器械简单、操作方便、起效迅速、价格便宜，适合在基层医院推广，但不能保证长时间稳定、有效起搏。在心搏骤停、心室静止和电—机械分离时，作为紧急抢救和过渡治疗。如病情需要，应尽快建立有效的经静脉临时心脏起搏。

（二）经静脉心内膜起搏

1.仪器设备

(1)体外临时心脏起搏器。

(2)6F 普通起搏电极或带气囊起搏电极。

(3)6F 静脉穿刺鞘。

(4)心电图机。

(5)心电监护仪。

2.操作方法

　　紧急床边心脏起搏,需要在无 X 线指引的条件下进行。为了使电极能顺利进入右心室,一般采用左锁骨下静脉或右颈外静脉途径,并在心腔内心电图的指引下,确定电极位置。以左锁骨下静脉途径为例。①患者取头低脚高仰卧位(Trendelenberg 位,有心力衰竭、静脉压高者不必取此位),以提高静脉压,使血管扩张,一可利于针头刺入静脉,二可避免空气栓塞,锁骨下静脉充分扩张是穿刺能否成功的关键,静脉萎陷常导致穿刺失败。同时肩胛间垫一枕头,使穿刺侧的手臂取内收位。②锁骨下缘约 1cm 水平、锁骨中点稍外侧为穿刺点,针头指向胸骨上切迹,与胸壁平面成 15°～25°角,压低针头进针,以恰能顺利穿过锁骨和第一肋骨的间隙为准。③穿刺时一面进针,一面抽吸,直到吸出静脉血(一般进针 5～6cm 即可到达,进针过深易刺入锁骨下动脉),然后用左手固定针头,除去注射器,即可见黯红色血液缓慢流出。④插入指引钢丝(事先用肝素稀释液湿润),保留指引钢丝,拔出穿刺针。⑤在指引钢丝旁切开皮肤少许,并用止血钳扩张周围皮下组织,沿指引钢丝插入扩张管和外套管进锁骨下静脉。⑥保留外套管,拔出指引钢丝和扩张管,并用左手拇指按住外套管的外端口,防止血液流出或进入空气。⑦迅速插入电极到锁骨下静脉而达上腔静脉。⑧拔出和撕裂外套管。⑨在心腔内心电图指引下把电极插到右心室并固定。使用带气囊起搏电极时,则可在右心房中部将气囊充气,帮助电极进入右心室;电极从穿刺处至右心尖的长度约为 35cm。⑩设置临时起搏器参数:VVI 方式、频率70～80 次/分、输出电压 5V(或输出电流 10mA)、脉宽 0.5ms、感知灵敏度 2.5mV;连接电极与起搏器,观察起搏心电图,测试起搏阈值、阻抗和 R 波高度等参数后,固定电极。

3.注意事项

　　(1)穿刺时如抽出血液呈鲜红色或去除注射器后有搏动性的血液从针内流出,则提示误入锁骨下动脉,应即刻拔除针头,局部按压数分钟。

　　(2)穿刺时如有疼痛和感觉异常并放射至手臂,则可能穿刺到臂丛神经处,也应拔出针头。

　　(3)如有空气吸出,提示可能穿入胸腔,应立即拔出针头,并密切观察有无气胸的症状和体征。

　　(4)导入器的扩张管和外套管如不能插入锁骨下静脉,则提示锁骨和第一肋骨间隙较窄,可改在稍外侧处重新穿刺。

　　(5)极少数患者的锁骨 S 形弧度较弯曲而又明显前凸,锁骨和第一肋骨没有间隙,亦可在稍外侧穿刺。

　　(6)锁骨下静脉的压力较低,为 0～11.25mmHg,吸气时可为负压,因此在更换接头、去除注射器或针头及插入电极时,均需取头低脚高位,让静脉血缓缓流出或应嘱患者呼气或处于呼气后的屏气状态,并应迅速操作,以免吸入空气,发生气栓。

　　(7)插入"J"字形指引钢丝(导入静脉扩张管)时,宜将钢丝的弯头指向下肢,患者头转向导线插入侧,以利向下迅速进入上腔静脉,避免误入颈静脉。

(8)从外套管插入电极时,应将电极前端的弯度方向指向下肢。

(9)做起搏时的体表心电图Ⅰ、Ⅲ和V₁导联,可估计电极在心腔内的大致位置(表4-1)。

(10)电极固定后,须将电极内指引钢丝拔除,否则太硬,可引起心肌穿孔。

4.评价

此方法对技术和经验要求较高,操作需花费一定时间,不适于在心搏骤停、心室静止和电—机械分离等情况使用。但是,本法起搏稳定、可靠,对于非致命性的缓慢性心律失常价值较高。

表 4-1　心室不同部位起搏的 QRS 波及心电轴类型

电极位置	心电轴	QRS 类型	备注
右心室心尖	左偏	CLBBB	
右心室流入道	正常	CLBBB	
右心室流出道与心尖之间	正常	CLBBB	
右心室流出道	右偏	CLBBB	
左心室	右偏	CRBBB	电轴可因电极放置的部位不同而有改变
冠状静脉系统			
大心脏静脉(左心室后壁)	左偏或不定	CRBBB	起搏阈值较高,心腔内电图
中心脏静脉(右心室后壁近间隔处)	右偏或不定	V₃R、V₁ 呈 CRBBB;Ⅰ、V₅ 呈 CLBBB	QRS 不大,ST 段无明显抬高
引流右心室的心脏静脉	右偏或不定	CLBBB	

(三)经食管起搏

由于食管紧贴心脏,临床可以通过食管电极来起搏心脏,但是起搏脉冲幅度较心腔内起搏为高。

1.设备要求

体外临时心脏起搏器、普通食管电极或食管球囊电极、心电图机、心电监护仪。

2.操作步骤

(1)清醒患者咽部喷丁卡因表面麻醉,昏迷患者可借助喉头镜插入电极。

(2)由鼻腔或口腔插入电极导管,达到30～40cm 时,记录心电图,了解食管电极的位置,根据需要,选择心房或心室作为起搏点。

(3)设置临时起搏器参数:VVI 方式、频率 70～80 次/分、输出电压 10V(或输出电流10mA)、脉宽 5ms、感知灵敏度 2.5mV。

(4)连接电极与起搏器,观察起搏心电图,测试起搏阈值、阻抗和 R 波高度等参数后,固定电极。

3.评价

经食管起搏无创伤,电极容易放置,能迅速起搏,但在清醒患者因食管脉冲刺激,可能出现恶心、呕吐等不适,而且起搏稳定性不及心内起搏方式。

(四)经气管起搏

气管和食管一样,与心脏邻近,把电极送至气管分叉以下,即靠近左心房中部,可以用于紧急心脏起搏。

1.设备要求

体外临时心脏起搏器、普通气管电极或气管球囊电极、心电图机、心电监护仪。

2.操作步骤

(1)昏迷患者可借助喉头镜,在气管插管同时,将起搏电极插入气管分叉以下。

(2)记录心电图,了解气管电极的位置。

(3)设置临时起搏器参数:VVI 方式、频率 70～80 次/分、输出电压 10V(或输出电流 10mA)、脉宽 5ms、感知灵敏度 2.5mV。

(4)连接电极与起搏器,观察起搏心电图,测试起搏阈值、阻抗和 R 波高度等参数后,固定电极。

3.评价

经气管起搏适用于昏迷患者,可以兼顾心肺复苏,但是患者清醒后不能耐受气管刺激,仅可作为过渡治疗。

(五)经皮肤起搏

又称为无创伤性临时起搏,方法是将 2 个电极放置在胸壁皮肤上,阴极电极位于心尖部,采用较大的输出脉冲幅度起搏心脏。

1.设备要求

起搏除颤仪、皮肤电极、心电监护仪。

2.操作步骤

(1)电极贴附:阳极位于左肩胛骨下角和脊柱间,阴极位于心前区。

(2)连接带示波显示的起搏除颤仪和心电监护设备。

(3)电极与起搏除颤仪连接,并接好地线。

(4)设置临时起搏器参数:VVI 或 VOO 方式、频率 70～80 次/分、输出电压 10V。

(5)开始起搏:电压由 10V 开始,逐渐增加至能起搏心脏,即为起搏阈值,然后再增加输出电压 10%,以确保安全可靠的恒定起搏。

3.评价

在不具备经皮穿刺心内膜、心肌起搏和经静脉起搏条件时,经皮肤起搏能迅速起搏心脏。由于电刺激强度大,清醒患者常不能耐受,最好能在起搏成功、患者复苏后,迅速建立经静脉起搏,保证安全有效的心脏起搏。

(六)开胸心外膜或心肌起搏

紧急心脏起搏多采用以上几种方法,在开胸手术或开胸心脏按压时,可采用本法。

1.设备要求

体外临时心脏起搏器、心外膜电极或钢丝钩状电极、心电监护仪。

2.操作步骤

(1)直接将钢丝电极插入心肌或将心外膜电极缝合固定于心外膜。

（2）设置临时起搏器参数：VVI 方式、频率 70～80 次/分、输出电压 5V（或输出电流 10mA）、脉宽 1.5ms、感知灵敏度2.5mV。

（3）连接电极与起搏器，观察起搏心电图，测试起搏阈值、阻抗和 R 波高度等参数后，固定电极。

3.评价

该法起搏效果可靠，但是创伤性较大，仅限于已经开胸的患者。

三、心室有效起搏的判断

心脏是否有效起搏，是判断起搏成功与否的重要标志。至于患者是否存活，则与基础病变有关，不能单纯根据患者是否存活说明心脏起搏的有效与否。心室有效起搏在心电图上必须具备 3 个条件：①有一脉冲刺激信号；②随后有一个畸形而宽大的 QRS 波；③其后有一个倒置的 T 波。如没有 T 波，则脉冲刺激信号后可能并不是畸形的 QRS 波，而是脉冲电流的电位衰减曲线。

第六节　三腔两囊管压迫止血术

一、适应证

门静脉高压引起食管静脉、胃底静脉曲张破裂大出血者。

二、操作方法

（一）插管前准备

（1）先检查三腔二囊管之气囊有无漏气，充气后膨胀是否均匀，注入气量与注气后气囊内压力的关系等，并分别标记出三个腔的通道。一般胃囊注气量约 300mL，食管气囊注气量约 100～200mL，要求胃囊压力保持在 50mmHg 左右，食管气囊保持在 30～40mmHg，可用血压计（去掉袖囊及打气球）直接测囊内压。注气后气囊膨胀均匀，弹性良好，在水中检验无漏气。然后再将气放掉备用。

（2）向患者说明插管的重要性，解除思想顾虑，取得合作。

（二）步骤

（1）用注射器将胃囊及食管囊内气体抽尽，再用液体石蜡涂抹三腔管及患者鼻腔，使其滑润。

（2）经鼻腔或口腔（一般经鼻腔）将三腔二囊管缓缓插入，插入 10～15cm 到达咽喉部时嘱患者同时做吞咽动作，使三腔管顺利进入食管，直至管插入 65cm 标记处，并抽到胃内容物，表示管端已达胃幽门部。

（3）向胃气囊内注气 200～300mL，使其膨胀，接上血压计，测定囊内压力约为 50mmHg，用血管钳夹住胃气囊管的末端以防漏气。再将三腔二囊管向外轻轻牵拉，使充气的胃气囊压在胃底部，牵拉至有中等阻力感为止。用宽胶布将三腔二囊管固定于患者的面部或用绷带或绳子系紧三腔管，通过滑轮或输液架，下坠 0.5kg 重物（一般用 500mL 的输液瓶中盛水 200～300mL），持续牵引。在靠近鼻孔处的三腔管上缠绕胶布作为标记以观察三腔管有无被拉出（胃气囊破裂或漏气时会被拉出）。抬高床脚使患者头低脚高，以维持持续牵引固定位置。若胃气囊充气压迫胃底部后仍不能止血，则再向食管气囊内注入空气 100～200mL，接上血压计，测其囊内压力为 30～40mmHg，并用血管钳夹住该管末端。最后用注射器吸出全部胃内容物。

三、注意事项

（1）做好三腔二囊管的检查工作。术者应熟悉三腔二囊管的构造，使用前应检查三腔二囊管上各段长度标记是否清晰（管的近端 45cm、60cm、65cm 处有标记，标明管端至贲门、胃、幽门的距离，借以判断气囊所在部位），三个腔通道的标记是否正确和易于辨认，各管腔是否通畅，气囊是否漏气，膨胀是否均匀。精确测量各囊最大的注气量。

（2）必须先向胃气囊注气后再根据需要向食管气囊注气，以免向外牵拉时整个滑出去阻塞呼吸道而致意外，放气顺序正好相反。

（3）胃气囊充气不够，提拉不紧，是导致压迫止血失败的常见原因。如胃气囊充气少而又提拉过猛，可致其进入食管下段，挤压心脏，引起胸骨下不适和频发的期前收缩；有时提拉不慎，胃气囊甚至可以被拉上阻塞喉部，引起窒息。食管气囊压力不可过高，以免产生胸骨后疼痛或压迫性溃疡。应每 2～3h 检查气囊压力 1 次，胃气囊可不测，用手牵拉三腔二囊管有无阻力便知。

（4）应定时从胃管中抽吸，以判断出血部位，观察出血是否停止；亦可注入含去甲肾上腺素的冰盐水、孟氏液、凝血酶粉等止血药物。

（5）初次放置三腔二囊管的时间可持续 6～12h，持续压迫时间最长不可超过 24h。气囊压迫期间，应至少每 4～6h 从胃管试抽，如抽出的液体无血或出血量逐渐减少，则说明压迫止血有效，可每 4～6h 放气 1 次，用注射器抽空，并记录抽出气量，一般抽气前让患者吞服液体石蜡 15mL，润滑食管黏膜，防止囊壁与黏膜粘住。先放食管气囊后再放胃气囊，同时将管向胃内入少许，使食管、胃底黏膜解除压迫。压力解除后 10～15min，抽吸胃内容物有无血液便可知有无继续出血。一般间歇 15～30min 后再充气压迫。出血停止 24h 后，如仍无出血，方可拔管；如有再出血要继续压迫止血或改手术止血治疗。

（6）拔管前患者服用液体石蜡 15～30mL，然后抽空胃气囊和食管气囊，缓慢拔出三腔二囊管，切忌用力过猛，以免撕脱黏膜。拔管后须禁食 24～48h，如仍无出血，可逐步由流质过渡到半流质饮食和软食。

（7）三腔二囊管压迫时间太长可发生胃底或食管黏膜糜烂坏死，使用不当可导致：①气囊脱出阻塞呼吸道引起窒息；②已曲张的静脉腐蚀破裂；③胃气囊进入食管导致食管破裂；④反流、呕吐引起吸入性肺炎；⑤气囊漏气使止血失败。为了加强三腔二囊管压迫止血的疗效，可同时局部应用止血药,常用云南白药 2～4g,血凝 20～40mg 等,配成 20～30mL 混悬液,当胃气囊充气后,让患者一次吞服,当药物已进入食管下段及胃时,向上拉紧三腔二囊管并固定牵拉之,随即可将食管气囊充气。

(8)目前虽然不推荐三腔二囊管压迫作为首选止血措施,但是,三腔二囊管压迫止血可作为药物或内镜治疗失败或无条件进行内镜/TIPS 治疗的挽救治疗方法(三腔二囊管压迫应在药物或内镜治疗失败后即使用,在血流动力学稳定后行 TIPS 或再次内镜下治疗)。使用三腔二囊管压迫可使 80%～90% 出血病例得到控制,但再出血率高达 50% 以上,并且患者痛苦大,并发症多,如吸入性肺炎、气管阻塞等。一般在药物或内镜治疗失败 24h 内实施三腔二囊管压迫止血,作为挽救生命的措施,三腔二囊管压迫止血无绝对禁忌证。患者深度昏迷、不能配合操作或患方拒绝签署知情同意书者,不能进行三腔二囊管压迫止血。最近,有学者回顾性评估了 83 例三腔二囊管联合强化内镜密集结扎治疗食管静脉曲张破裂大出血的有效性与安全性。入院后,所有患者均接受 12h 三腔二囊管压迫及常规药物治疗(血容量复苏、预防性应用抗菌药物、生长抑素)。24h 内所有患者进一步接受内镜下食管静脉曲张尼龙圈密集结扎术,每例结扎 10～15 环。所有患者三腔二囊管持续压迫 12h,均无严重并发症,98.8% 有效止血,术后 1 周再出血 1 例,再次套扎后出血可控制。该研究认为,对于静脉曲张大出血患者,先实施三腔二囊管压迫止血,24h 内进行内镜下密集结扎治疗是安全有效的。

(裴 鹭)

第五章 水、电解质与酸碱平衡紊乱

第一节 水与电解质失衡

一、水与电解质平衡调节

水和电解质是维持生命所必需的,人体总体液占体重的55%～66%。机体的调节机制可使细胞内、外水的容量、电解质浓度、渗透压等在一定的范围内,并维持水与电解质平衡。这种平衡是细胞正常代谢所必需的条件,但受到手术、创伤、感染等因素或不当治疗的影响,如果机体不能行调节或超过了机体代偿程度,将发生水与电解质紊乱。水与电解质紊乱并非疾病特征性的表现,而常常是疾病的结果或伴随症状。纠正水与电解质平衡紊乱需处理原发疾病,使水与电解质紊乱不至成为威胁生命的因素,这对救治危重患者十分重要。

水、电解质是体液的主要成分。体液分为细胞内液和细胞外液体,与性别、年龄、体重有关。肌肉组织含水量较多(75%～80%),脂肪组织含水量较少(10%～30%)。因为成年男性体液量为体重60%左右,女性体液量占体重50%左右。小儿的脂肪较少,故体液量所占体重的比例较高,新生儿可达体重80%左右,随年龄的增大,脂肪含量逐渐增加,14岁后与成人所占比例相似。

细胞内液大部分存在于骨骼肌中,男性占体重的40%左右,女性肌肉没有男性发达,故占体重的35%左右。细胞外液男、女性均占体重的20%。细胞外液分为血浆和组织液两部分。血浆占体重的5%,组织液占15%。绝大部分组织间液能迅速与血管内液体或者细胞内液体进行交换并取得平衡,这部分体液在维持机体的水和电解质平衡方面有重要作用,称为功能性细胞外液。还有一小部分组织间液仅有部分交换和取得平衡的功能,它们有各自功能,但在维持体液平衡方面作用甚小,称为无功能性细胞外液,如脑脊液、关节液、消化液等。这些细胞外液的变化导致水、电解质、酸碱平衡失调却十分显著。最常见的为胃肠液的丢失导致的机体酸碱平衡的失调。无功能性细胞外液占体重的1%～2%,占组织间液的10%左右。细胞外液主要的阳离子为Na^+,主要的阴离子为Cl^-、HCO_3^-。细胞内液主要的阳离子为K^+和Mg^{2+},主要的阴离子为HPO_4^-。细胞内液与细胞外液的渗透压相同,为290～310mmol/L。

按体重计算,成人每日需水量为30～40mL/kg,60kg体重者每日需水量很少超过3000mL。儿童的需水量相对要大得多,每日需水50～90mL/kg(体重)。水排泄的途径有:①肾脏,每日排尿量1000～2000mL,最少为500mL,否则会影响代谢产物的清除;②肠道,粪便中水分每日 50～200mL;③皮肤分泌,在气温较低时每日有 350～700mL 未被觉察的汗分泌,高温情况下,汗液的排出每日可高达数千毫升;④肺脏,正常人每日呼出 250～350mL 水分。

细胞内、外的水分调节主要取决于细胞内、外电解质含量及渗透压变化。半透膜是渗透压存在的基本条件之一,其只能由溶剂通过而溶质不通过,当水和溶液被半透膜分隔时,只有水通过半透膜进入溶液的渗透作用。这种渗透作用对于调节不同体液间隙之间水的分布是很重要的,尽管细胞内、外液电解质组成不同,但这两个体液间隙的总的电解质浓度大致上相等。水、电解质平衡受抗利尿激素(ADH)和醛固酮的调节,前者调节细胞外液的渗透压,后者调节细胞内、外液的电解质含量,两者都受血容量的影响。两个调节系统共同作用于肾脏,调节水、电解质的吸收与排泄,从而达到维持体液平衡内环境的稳定。失水时血容量下降,血浆渗透压升高,通过刺激渗透压受体,产生口渴,机体主动增加饮食,同时抗利尿激素的分泌增多,作用于远端肾曲管及集合管,加强了水分的再吸收,尿量下降,减少水分丢失。反之,体内水分增多时,细胞外液渗透压降低,口渴感被抑制,抗利尿激素分泌减少,使远曲小管和集合管对水分的吸收减少,排出体内多余的水分。此外体内肾小球旁细胞分泌的肾素和肾上腺皮质分泌的醛固酮也参与体液平衡调节。当血容量减少血压下降时,可刺激肾素分泌增加,进而刺激肾上腺皮质增加醛固酮的分泌,作用于远曲小管对 Na^+ 再吸收和 K^+、H^+ 的排泄,随着钠再吸收增加,水的再吸收也增加。这样就可以使降低的细胞外液增加至正常水平。

二、电解质正常含量、分布和需要量

钠、钾、钙、镁是人体液中四种重要的基本离子。

(一)钠

正常人体钠总量 37～41mmol/kg,其中大部分在细胞外液和骨骼中。钠是细胞外液中的主要阳离子,只有约 10% 存在于细胞内液中,它是调节体液渗透压和容量的主要离子,并可加强神经肌肉和心肌的兴奋性。其正常值平均为 142mmol/L(137～148mmol/L)。一般正常成人每日需钠量为 100～170mmol(6～10g),随气温变化,劳动强度等而变化。钠主要在胃肠道吸收,可能通过激活 Na^+-K^+-ATP 酶系统来实施。钠主要由尿、汗、粪中排出,其中肾脏是主要的调节器官,约 2/3 从肾小球滤出的钠在近侧肾小管回吸收。

(二)钾

正常人体内钾的总量为 34～45mmol/kg,其极大部分(98%)在细胞内,正常人血浆钾含量 3.5～5.5mmol/L,细胞内含钾平均 146mmol/L,可自由渗透。每日钾的来源主要为食物,一般为 3～4g。钾的主要生理功能有:①钾参与糖、蛋白质和能量代谢;②参与维持细胞内、外液的渗透压和酸碱平衡;③维持神经肌肉的兴奋性;④维持心肌细胞膜电位变化的主要动力。正常情况下,钾从尿和汗液中丢失。体内钾主要由肾脏来调节,15% 钾从尿中排出,如服大量钾剂,尿中排出量可达肾小球滤过液的两倍以上。从肾小球滤过的钾 60%～80% 自近侧肾小管回吸。在肾脏调节方面,醛固酮起着重要作用,其作用于远侧肾小管,可通过改变小管腔膜对钠的通透性,增加腔内钾与细胞内钠的交换。

（三）镁

正常人体内镁的总量为 500～1 000mmol，其中仅 1％ 的镁在血浆中，正常为 0.7～1.2mmol/L，每日摄入镁为 5～12.5mmol。血清镁含量主要由肾调节，肾脏排镁和排钾相仿，即虽有血清镁浓度降低，肾脏排镁并不停止。甲状旁腺加强肾小管对滤液中的镁回吸收，甚至可以全部回吸收。镁的主要作用是激活 ATP 酶和其他多种酶的金属辅酶，镁在糖原分解过程中起着很重要的作用。镁缺乏可能与洋地黄抑制 ATP 酶起协同作用，其结果为加大细胞内钾离子丢失，导致心肌对洋地黄敏感，加大对它的吸收，以致通常是非中毒剂量即可诱发洋地黄中毒。此外，酶缺乏可以加强神经肌肉的兴奋性，故急性低镁血症时，常见患者有抽搐。

（四）钙

正常机体内钙绝大部分以磷酸钙和碳酸钙形式存在骨骼中。细胞外钙仅是总钙量 0.1％。血钙浓度为 2.25～2.75mmol/L，约有半数为蛋白结合钙，5％ 为与有机酸结合钙，这两部分为非离子钙。其余 45％ 为离子钙，这部分钙维持神经肌肉稳定性。离子钙与非离子钙受 pH 影响。pH 降低使离子钙增加，pH 上升使离子钙减少。

三、水、钠代谢失调

（一）失水

失水（脱水）是指液体摄入不足和（或）丢失过多致体液容量减少。根据体液丢失的程度，可分为：①轻度失水，失水量占体重 2％～3％（小儿 2％～5％）；②中度失水，占体重 4％～6％（小儿 5％～10％）；③重度失水，占体重 7％ 以上（小儿 10％～15％）。根据水与电解质特别是钠丢失比例与性质，又可分为：①低渗性失水（缺钠性失水、慢性失水），电解质丢失多于水的丢失，血浆渗透压＜280mmol/L，属于缺钠性低钠血症；②等渗性失水（混合性失水、急性失水），最常见，水与电解质以血浆正常比例丢失，血浆渗透压正常；③高渗性失水（单纯性失水、缺水），水丢失多于电解质的丢失，血浆渗透压＞310mmol/L，属于浓缩性高钠血症。

1.诊断要点

(1)有引起失水的病因存在。

1)高渗性失水。①水摄入不足：昏迷、拒食、口咽腔、喉及食管疾病引起吞咽困难，是单纯性失水的主要原因。②水丢失过多：包括经肾脏丢失（如垂体性或肾性尿崩症，糖尿病酮症酸中毒，高血糖高渗状态，使用大量高渗性葡萄糖、甘露醇等脱水治疗，长期鼻饲高蛋白饮食等所产生的渗透性利尿）和经肾外丢失（高温多汗、高热或运动后大量出汗，高代谢如甲状腺功能亢进或烧伤采用开放治疗，气管切开从呼吸道丢失等）等。

2)等渗性失水。最常见病因是胃肠液丢失，如腹泻、呕吐、胃肠减压、肠梗阻、肠胰胆瘘等；其他浆液的丢失，如大面积烧伤、大量放胸腹水、弥散性腹膜炎等。

3)低渗性失水。包括：①钠排出增加，如经胃肠道丢失（如反复呕吐、腹泻、胃肠减压）、经肾脏丢失（利尿剂抑制肾小管回吸收钠而使水和钠大量排出，失盐性肾炎、肾衰多尿、肾小管酸中毒、肾上腺皮质功能减退症等均引起钠和水的排出过多）等。②高渗或等渗性失水时，补充过多水分而未注意补充电解质，引起低渗性失水。

（2）临床表现特点：随失水的程度与性质而异。轻度失水主要表现为口渴，尿量尚正常。中度失水尚有三少一高的表现：即唾液少、汗液少、尿少、尿比重高。重度失水尚可出现高热、狂躁、幻觉、谵妄，甚至昏迷，伴有氮质血症、代谢性酸中毒、血压下降甚至休克。不同性质失水的特征各异，见表5-1。

表 5-1　三种类型失水的临床特征比较

临床特征	等渗性失水	低渗性失水	高渗性失水
水钠丢失的特点	水钠丢失的程度相等	失钠＞失水，细胞水肿	失钠＜失水，细胞内失水
血钠（mmol/L）	130～150	＜130	＞150
血浆渗透压（mmol/L）	280～310	＜280	＞310
尿比重	正常	降低	增高（＞1.030）
尿钠	正常或减少	减少	正常
红细胞平均容积（MCV）	正常	增大	缩小
口渴	明显	不明显	严重
皮肤弹性	差	极差	尚可
黏膜	干	湿	极干
血压	低	很低	可正常
尿量	少	正常（休克时少）	极少

2.治疗要点

治疗原发病是根本，补液是关键，兼顾调节其他电解质、酸碱平衡失调。

（1）病因治疗。

（2）液体疗法：液体疗法是指补充水与电解质等不足或损失为目的的输液，以维持水、电解质、酸碱和渗透压平衡。应根据其程度、类型和机体的状况决定补液量、种类、途径和速度。

1）补液量的估计。补液量应包括已丢失液体量，每日生理必需量（约1 500mL）和继续丢失量如呕吐物、引流液等。补液量的估计方法如下。①参照临床表现与失水程度计算：按丢失1kg体重约需补液1 000mL。成人轻度失水应补1 000～1 500mL，中度失水应补1 500～3 000mL，重度失水应补4 000mL以上。②根据现有体重和血钠浓度计算：所需补液量（mL）＝（患者血钠－142mmol/L）×K（男为4，女为3）×千克体重。适用于高渗性失水的估计。③按血细胞比容（HCT）计算：适用于低渗性失水的估计。需补液量（mL）＝（患者 HCT－正常 HCT）÷正常 HCT（男性0.48，女性0.42）×千克体重×200。

2）补液种类。高渗透性、等渗透性和低渗透性失水均有失钠和失水，仅程度不一，均需要补钠和补水。一般来讲，高渗性失水补液中含钠液体约占1/3，等渗性失水补液中含钠液体约占1/2，低渗性失水补液中含钠液体约占2/3。①高渗性失水：以补水为主，补钠为辅，适当补充钾及碱性溶液。经口、鼻饲者可直接补充水分，经静脉者可补5%葡萄糖注射液、5%葡萄糖氯化钠注射液或0.9%氯化钠注射液。②等渗性失水：以补充等渗性溶液为主。0.9%氯化钠注射液为首选，但长期使用可引起高氯性酸中毒。因正常细胞外液的钠、氯比值是7∶5，下述配方更符合生理需要:0.9%氯化钠注射液 1 000mL+5%葡萄糖注射液 500mL+5%碳酸氢钠注射液 100mL。③低渗性失水:以补充高渗溶液为主。可用 0.9%氯化钠注射液 1 000mL 加 10%葡萄糖注射液 250mL 及 5%碳酸氢钠注射液 100mL 配成的溶液静脉滴注,此时每 1 000mL 液体含钠 158mmol,氯 113mmol,碳酸氢根 44mmol。必要时可再补充适量的 3%~5%氯化钠注射液。补充高渗液不能过快,以血钠每小时升高0.5mmol/L为宜。重度缺钠致血钠<120mmol/L 时,可按 kg 体重计算补钠:应补氯化钠(g)=(142-血钠)×体重(kg)×0.2÷17 (1g 氯化钠含 17mmol 钠,故除以 17 折算为氯化钠量)。

3)补液原则与注意事项。①补液途径:尽量口服或鼻饲,不足部分或中、重度失水需从静脉补给。②补液速度先快后慢,中、重度失水一般在开始 4~8h 输入补液总量的 1/2~1/3,余 1/2~2/3 在 24~48h 补足,并根据病情的轻重、缓急、年龄、心肺肾功能等情况予以调整。③在补液过程中宜注意患者神志、血压、脉搏、呼吸、皮肤弹性、黏膜干湿度、尿量、吐泻量及实验室检查结果等情况,作为衡量疗效的指标,调整补液量、速度与溶液的性质。④无论何种失水,补液后若尿量增至 30~40mL/h,一般应考虑补钾,可在 1 000mL 液体中加入 10%氯化钾 10~30mL。⑤补足液体的客观指标:精神好转;皮肤弹性恢复;血管充盈;舌面由干燥变成湿润;脉搏有力,呼吸均匀;血压趋于正常;补液 3~4h 后尿量开始增加,如达到正常范围(40mL/h)以上者,提示补液适当,失水基本纠正。

(二)水过多与水中毒

水过多是水在体内过多潴留的一种病理状态。若过多的水进入细胞内,导致细胞内水过多则称为水中毒。水过多与水中毒是稀释性低钠血症的病理表现。

1.诊断要点

(1)具有水过多的病因存在:如各种原因致抗利尿激素(ADH)过多、肾排泄水障碍、肾上腺皮质功能减退症等。

(2)临床表现特点。

1)急性水过多与水中毒:发病急,突出表现为低渗状态所致精神神经症状,如头痛、视物模糊、定向力不清、精神失常、共济失调、癫痫样发作、昏迷。脑细胞水肿时出现颅内高压症,发生脑疝可致呼吸、心跳停止。

2)慢性水过多与水中毒:起病缓慢,因常与原发病如心力衰竭、肝硬化腹水、肾病综合征等混杂在一起,故轻症很难识别,但体重常增加。当血浆渗透压≤260mOsm/L(血钠≤125mmol/L)时,有疲倦、表情淡漠、恶心、食欲减退等表现和皮下组织肿胀;当血浆渗透压降至 240~250mOsm/L(血钠 115~120mmol/L)时,出现头痛、嗜睡、神志错乱、谵妄等神经精神症状;当血浆渗透压降至 230mOsm/L(血钠 110mmol/L)时,可发生抽搐或昏迷。血钠在 48h 内迅速降至 108mOsm/L 以下可致神经系统永久性损伤或死亡。

(3)实验室检查:血浆渗透压与血钠明显降低;尿钠增多;血清 K^+、Cl^- 及血浆清蛋白、Hb、HCT 等均降低。

2.治疗要点

(1)积极治疗原发病、控制水入量:治疗原发病,去除导致 ADH 过多的因素,严格控制入水量是治疗的基本措施。以限制在每日 700~1 000mL 为宜,有效指标为每日体重下降 0.2~

0.5kg。轻症患者使水代谢呈负平衡,即可逐渐自行恢复。

(2)急性重度水中毒:保护心、脑功能,纠正低渗状态(如利尿脱水)。①高容量综合征:以脱水为主,减轻心脏负荷。首选呋塞米、依他尼酸等袢利尿药,如呋塞米 20~60mg 口服,3~4次/天;急重者用呋塞米 40~80mg 静脉注射,6~8h 1 次。危急病例可采取血液超滤治疗,疗效确切、迅速。用硝普钠、硝酸甘油等保护心脏,减轻其负荷。明确为 ADH 不适当分泌过多者,除病因治疗外,可选用利尿剂、地美环素(去甲金霉素,0.9~1.2g/d,分 3 次口服)或碳酸锂治疗。②低渗血症(特别是已出现神经精神症状者):立即用 3‰~5‰氯化钠溶液静脉滴注,以迅速纠正细胞内液的低渗状态。一般剂量为 5~10mL/kg,分 3 次静脉滴注,开始 1h 内滴入1/3 量,观察 1h 根据病情再考虑第 2、3 次的输入。5%氯化钠液含钠 855mmol/L,每升可以从细胞内液抽出 6 000mL 水,可使血容量急骤增加而导致心力衰竭。一般 3h 内用量不宜超过250mL,并应密切监护血压、脉搏、颈静脉充盈、肺底啰音、水肿及中心静脉压、尿量、血钠等改变。一般补至脑水肿、球结膜水肿消失即可,不要求血钠达到正常水平。当血容量过多,出现心肺功能不全时,须并用呋塞米、依他尼酸以减少过多的血容量。纠正低钾、酸中毒等。

(三)低钠血症

低钠血症指血清钠<135mmol/L,体内总钠量可正常或稍有增加。根据病因与发病机制特点,低钠血症可分为以下 5 类。①缺钠性低钠血症:即低渗性失水,体内的总钠量和细胞内钠减少,血清钠浓度降低。②稀释性低钠血症:即水过多,血钠被稀释,总钠量可正常或增加,细胞内液和细胞外液钠浓度均降低。③特发性低钠血症:见于各种慢性消耗性疾病如肺癌、肝硬化晚期严重营养不良、年老体衰、肺结核等,发生机制可能与细胞内蛋白质分解消耗,细胞内渗透压降低,水由细胞内转移至细胞外所致。④转移性低钠血症:见于低钾血症,细胞代偿机制使细胞内钾转移至细胞外,而钠则从细胞外移入细胞内,致使细胞内液钠增多而血清钠浓度降低,总体钠可正常,临床较少见。⑤假性低钠血症,主要见于高血糖、高脂血症和高蛋白血症(如多发性骨髓瘤和巨球蛋白血症)。根据血容量情况,低钠血症可分为以下 3 类:①低容量性低钠血症,即低渗性失水;②高容量性低钠血症,见于各种原因导致的水过多;③正常容量性低钠血症,主要见于 SIADH,药物导致的 ADH 分泌过多[包括利尿剂、巴比妥类、氯磺丙脲、甲苯磺丁脲、氯贝丁酯(安妥明)、阿片类药物、抗抑郁药、长春新碱等],精神性烦渴,甲状腺功能减退症和肾上腺功能不全等,由于血浆渗透压降低,水分进入细胞内,故血容量增加不明显。

低钠血症的治疗应综合考虑患者临床表现、起病缓急、血容量和潜在病因等因素。缺钠性(低容量性)和稀释性(高容量性)低钠血症的诊断与治疗分别见低渗性失水和水过多部分。特发性低钠血症除原发病表现外,缺钠本身无症状,血钠降低也轻,治疗主要针对原发病与支持疗法。转移性低钠血症少见,主要表现为低钾血症,治疗以去除原发病和纠正低钾血症为主。对严重高血糖、高脂血症和高蛋白血症引起的"假性低钠血症",主要应针对原发病因治疗。限制液体入量对于 SIADH 所致正常容量性低钠血症的治疗非常重要,可通过弗斯特公式评估每日液体入量。

慢性低钠血症纠正过快可能诱发渗透性脱髓鞘综合征(ODS)。一项发表于 2013 年的美国专家共识建议:对于重度(血清钠<120mmol/L)慢性低钠血症患者,可将目标设定为血钠每日上升 4~8mmol/L,最高不超过 10~12mmol/L,如果存在 ODS 高危因素(如血钠≤

105mmol/L、低钾血症、慢性酒精中毒、营养不良、肝病晚期等），需适当下调目标为血钠每日上升 4～6mmol/L，最高不超过 8mmol/L。急性高钠血症纠正速度与 ODS 的相关性目前国际上尚存在分歧。前述美国专家共识指出：对于急性症状性低钠血症，为防止脑细胞缺血损害和脑疝形成，需紧急将血钠浓度升高 4～6mmol/L，不需严格限定血钠纠正速度。而另一项发表于 2015 年的英国专家共识建议：为了预防 ODS，对于急性症状性低钠血症也需逐渐纠正低钠状态，前 6h 血钠浓度上升目标为不超过 6mmol/L，第一个 24h 为不超过 10mmol/L。

（四）高钠血症

高钠血症指血清钠＞145mmol/L，机体总钠量可增多、正常或减少。根据发病机制特点高钠血症可分为以下 3 类。①浓缩性高钠血症：即高渗性失水，也可称为低容量性高钠血症，是引起高钠血症的主要原因，其常见病因与发病机制见高渗性失水。②潴钠性高钠血症：常见于心力衰竭、肝硬化腹水、肾病综合征、急慢性肾衰竭、Cushing 综合征、原发性醛固酮增多症或补碱过多时，由于肾排钠减少，潴钠＞潴水，致使细胞外液量增加。潴钠性高钠血症的病情轻重与血钠升高的速度和程度有关。急性高钠血症时，因脑细胞失水，主要表现为神志恍惚、烦躁不安、抽搐、惊厥、癫痫样发作、昏迷乃至死亡。慢性高钠血症初期症状不明显，随着病情进展逐步出现上述脑细胞失水的临床表现。③特发性高钠血症：下丘脑分泌 ADH 能力并未丧失，但垂体释放 ADH 的渗透阈值提高，只有体液明显高渗时才会刺激 ADH 释放，因此体液持续处于高渗状态。特发性高钠血症确切机制不明，部分病例可有脑肿瘤、肉芽肿等病变或创伤、脑卒中等病史。特发性高钠血症的症状一般较轻。根据血容量情况，可分为：①低容量性高钠血症，相当于浓缩性高钠血症和低渗性失水；②高容量性高钠血症，相当于潴钠性高钠血症；③正常容量性高钠血症，体内钠总量正常，但存在水丢失，主要见于各种原因导致的中枢性或肾性尿崩症，肾脏对水的重吸收减少，血钠浓度和血浆渗透压升高，水由细胞内转移至细胞外，导致早期细胞外液减少不明显，但若不能采取及时有效治疗，最终会导致低容量性高钠血症。

高钠血症的病因诊断需结合患者病史、容量状态、血/尿渗透压和尿钠浓度综合判断。

尿渗透压＞600mOsm/L 且尿钠＜20mmol/L，提示水摄入不足或丢失过多。

血容量不足伴尿渗透压 300～600mOsm/L，尿钠＞20mmol/L。提示渗透性利尿。

血容量正常伴尿渗透压＜血浆渗透压，提示尿崩症。给予外源性 ADH（dDAVP 鼻腔吸入 10μg 或皮下注射 5μg）有助于鉴别中枢性或肾性因素。若给药后尿渗透压上升超过 50%，提示为中枢性尿崩症；若尿渗透压无明显变化，提示为肾性尿崩症。

高血容量伴尿钠＞20mmol/L，提示 Cushing 综合征、原发性醛固酮增多症或钠盐摄入过多。

除针对原发病的治疗外，高钠血症的处理还需结合其具体类型。潴钠性高钠血症除限制钠摄入外，可静脉滴注 5% 葡萄糖注射液或鼓励多饮水，同时使用排钠性利尿药，以降低血钠并减轻容量负荷。此类患者需严密监测心肺功能，防止输液过快过多导致急性心力衰竭和肺水肿发生。疗效不佳或病情加重者可考虑使用 8% 葡萄糖注射液做透析疗法。氢氯噻嗪可缓解特发性高钠血症的症状。为避免血钠过快下降造成的神经系统损害，对于慢性高钠血症或病程不详者，血钠下降速度不宜超过每小时 0.5mmol/L 或每日 10～12mmol/L；而对于钠负荷过重导致的急性高钠血症患者，每小时血钠下降 1～2mmol/L 是相对安全的。

四、钾代谢失调

(一)低钾血症

低钾血症是指血清钾低于 3.5mmol/L 的病理生理状态。

1.病因

(1)长期进食不足。

(2)应用呋塞米和依他尼酸(利尿酸)等利尿。

(3)补液患者长期接受不含钾盐的液体。

(4)静脉营养液中钾盐补充不足。

(5)呕吐、持续肠胃减压、禁食、肠瘘、结肠绒毛状腺瘤和输尿管乙状结肠吻合术等。

2.临床表现

(1)肌无力最早出现,先从四肢肌开始,逐渐延及躯干和呼吸肌。有时有吞咽困难、进食及饮水呛咳,可有软瘫、腱反射减弱或消失。

(2)有口苦、恶心、呕吐和肠麻痹等。

(3)心脏受累主要表现为传导和心律异常。

(4)典型的心电图改变为:早期出现 T 波降低、变宽、双相或倒置;随后出现 ST 段降低、QT 间期延长和 U 波。

(5)患者可出现低钾性碱中毒症状,但尿呈酸性,即反常性酸性尿。

3.辅助检查

(1)血电解质及血气分析:血钾低于 3.5mmol/L,常伴代谢性碱中毒。

(2)心电图:T 波平坦、倒置,出现 U 波,T 波与 U 波相连成驼峰状,QT 间期延长,ST 段压低等。

(3)尿钾:可区分肾性或肾外性失钾:尿钾高于 20mmol/L 常提示肾性失钾,肾外性失钾尿钾常低于 20mmol/L。

(4)尿常规:尿蛋白阳性,出现管型尿,低钾时常为酸性尿,肾小管酸中毒时尿呈反常碱性,慢性长期低钾者尿比重减低。

(5)肾功能:血浆尿素氮(BUN)、肌酐(Cr)可增高,肾浓缩功能减低。

(6)原发病:可进一步检查血糖、甲状腺功能、血肾素醛固酮水平、肾上腺 B 超或 CT 等。

4.诊断

主要是根据病史、临床表现及血清钾测定来确定诊断。血清钾常低于正常,但缺水时因血液浓缩,血清钾的降低可不明显,缺水纠正后即可出现明显的低钾血症。另外,合并酸中毒时,钾从细胞内移出,可掩盖缺钾情况。心电图改变有 T 波低平、双相或倒置,部分出现 U 波对诊断更有意义,另外有 ST 段压低及各种心律失常。

5.治疗

(1)及早治疗导致低钾血症的病因。

(2)可参考血清钾测定的结果来初步确定补钾量。如患者有休克,应尽快恢复血容量,尿量达 40mL/h 后,再给予经静脉补钾,补钾速度不宜超过 20mmol/L,每日补钾量不宜超过 100～200mmol/L;能口服者,应口服钾盐。

(二)高钾血症

高钾血症是指血钾浓度超过 5.5mmol/L 的病理生理状态。除外钾由细胞内转移至细胞外的情况,高钾血症通常反映总体钾过多。临床上可见于钾输入过多、钾排泄障碍、钾由细胞内外移等。

1.病因

(1)进入体内的钾量过多,如大量输入氯化钾、大量输入保存期较久的库存血。

(2)肾排钾的功能减退。

(3)细胞内钾的移出,如溶血、组织损伤及酸中毒等。

2.临床表现

无特异性,可有神志模糊,感觉异常,肢体软弱无力,严重者有皮肤苍白、发冷、青紫、低血压。常出现心动过缓或心律失常。心电图变化为早期 T 波高尖,Q-T 间期延长,随后出现 QRS 波增宽,PR 间期延长。

3.辅助检查

(1)血电解质:血钾高于 5.5mmol/L。

(2)心电图:早期 T 波高尖而呈帐篷状,ST 段升高;随着血钾进一步升高,出现 R 波振幅降低,P 波消失,QRS 波群逐渐增宽,甚至与 T 波融合成正弦波;还可出现各种心律失常。

(3)血气分析:酸中毒可加重高钾血症的表现。

4.诊断及鉴别诊断

高钾血症的诊断首先要排除由于溶血等原因所致的假性高钾血症以及实验室误差,心电图检查明确有无严重的心脏毒性发生,发现心电图若有高钾血症表现的这种危险信号,应采取积极的治疗措施。

药物及肾功能不全是最常见的导致高钾血症的原因,肾功能正常但伴有严重肾前性氮质血症的患者可伴有高钾血症。

醛固酮、胰岛素分泌或作用的缺陷也会导致高钾血症,持续性高钾血症伴酸中毒可能是高钾性肾小管酸中毒,常见于中度肾功能不全,尤其是伴有糖尿病、间质性肾炎或梗阻的患者,组织坏死、横纹肌溶解及膜的除极状态从临床表现上诊断不难。一些罕见的基因缺陷导致的遗传性疾病也可导致高钾血症。

5.治疗

(1)尽快处理原发病及改善肾功能。

(2)停止一切钾的摄入及输入。

(3)降低血钾浓度,使血钾暂时进入细胞内,静脉注射及静脉滴注碳酸氢钠溶液;静脉滴注葡萄糖注射液及胰岛素等;应用阳离子交换树脂并同时口服山梨醇或甘露醇,也可加 10% 葡萄糖注射液 200mL 保留灌肠;腹膜透析或血液透析。

(4)对抗心律失常,常用 10% 葡萄糖酸钙溶液。

五、镁代谢紊乱

(一)低镁血症

1.病因

低镁血症发生的原因为摄入不足,吸收不良和丢失过多。长期禁食、长期输入无镁液体的患者,可因摄入不足发病。肾小管酸中毒、原发性醛固酮增多症、糖尿病酮症经治疗后,镁在尿中的排出也增多。各种原因引起的血钙过高,镁在尿中的排出也增多。

2.临床症状

主要为肌肉震颤、手足搐搦、反射亢进等类似低钙的表现,严重时可出现谵妄、精神失常、定向丧失、幻觉、惊厥、昏迷等。出现心律失常,尤其是心动过速。

3.诊断

血清镁<0.75mmol/L 时即称为低镁血症。但缺镁的诊断有时比较困难,有时血清镁正常,仍不能否定低镁血症,因其受酸碱度、蛋白和其他因素变化的影响。对有诱发因素而又出现低镁血症的一些患者,其症状很难与低钾血症区别,如在补钾后情况仍无改善时,应考虑有低镁血症。此外,遇有发生搐搦并怀疑与缺钙有关的患者,注射钙剂后,不能解除搐搦时,也应疑有镁缺乏。

4.急诊处理

严重低镁血症且有症状,特别是各种类型的心律失常时必须及时补镁。对于缺镁引起的严重心律失常,其他疗法往往都无效果。可用 10% 硫酸镁 10mL 加于 5% 葡萄糖注射液 500mL 中,缓慢静脉点滴,严重病例可加 10% 硫酸镁 20~30mL,静脉点滴 12~24h。需静脉点滴时,用门冬酸钾镁(潘南金)较安全有效,以门冬酸钾镁 20mL 加于 5% 葡萄糖注射液 500mL 中静脉点滴。每 20mL 门冬酸钾镁内含门冬酸镁 33.7mg,门冬酸钾 103.3mg。肾功能受损患者静脉内补镁要谨慎。在补镁过程中要常常测定血清镁浓度,必须防止因补镁过快而转变为高镁血症。小儿静脉内补镁时还应特别注意防止低血压的发生,因为镁可使外周小动脉等血管扩张。对于较轻的低镁血症,也可通过肌内注射的途径补镁。补镁的剂量须视缺镁的程度和症状的轻重而定。

(二)高镁血症

1.病因

体内镁过多主要发生在肾功能不全,偶见医源性因素导致进入体内镁过多。血镁的水平与血钾浓度平行。烧伤早期、广泛性外伤或者外科应激反应、严重细胞外液不足和严重的酸中毒也可引起血镁升高。

2.临床表现

高镁血症的临床表现与血清镁升高的幅度及速度有关,短时间内迅速升高者临床症状较重,一般早期表现为食欲缺乏,恶心,呕吐,皮肤潮红,头痛,头晕等,因缺乏特异性,容易忽视,当血清镁浓度达 2~4mmol/L,可出现神经、肌肉及循环系统的明显改变。

(1)对神经—肌肉的影响:血清镁离子升高可抑制神经—肌肉接头及中枢神经乙酰胆碱的

释放,故表现为呼吸肌无力和中枢抑制状态,一般情况下血清镁浓度与临床表现有一定关系,即血清镁浓度>3mmol/L 时,腱反射减弱或消失;>4.8mmol/L 时,发生肌无力,四肢肌肉软瘫,影响呼吸肌时,可发生呼吸衰竭,呼吸停止;>6mmol/L 时,可发生严重的中枢抑制,如昏睡、木僵、昏迷等。

(2)对心血管系统的影响:对心脏的影响主要表现为自律性细胞的抑制作用,表现为窦性心动过缓,各种情况的传导阻滞,由于高位正常细胞的自律性降低,低位自律性细胞兴奋,可发生各种心律失常。对血管的影响主要表现为高血镁可抑制交感神经节前纤维乙酰胆碱的释放,相应去甲肾上腺素释放减少;当然也抑制副交感神经释放乙酰胆碱,但由于前者的作用更强,故表现为血管平滑肌舒张,皮肤潮红,血压下降。

(3)对消化系统的影响:高血镁抑制自主神经递质的释放,并直接抑制胃肠道平滑肌,患者可表现有腹胀、便秘、恶心、呕吐等。

(4)对呼吸系统的影响:严重高血镁可使呼吸中枢兴奋性降低和呼吸肌麻痹,导致呼吸停止。

3.诊断

血清镁>1.25mmol/L 为高镁血症。

4.急诊处理

(1)对症处理。

1)使用钙离子:由于钙对镁有拮抗作用,静脉注射 10％葡萄糖酸钙或 10％氯化钙常能缓解症状。

2)一般对症处理:根据需要可采用呼吸支持治疗、升压药治疗、抗心律失常治疗等。

3)胆碱酯酶抑制剂:高镁血症可使神经末梢释放乙酰胆碱减少,应用胆碱酯酶抑制剂(如新斯的明等)可使乙酰胆碱破坏减少,从而减轻高镁血症引起的神经—肌肉接头兴奋性的降低。

(2)降低血镁浓度。

1)增加尿镁的排出:肾功能正常患者可适当补充生理盐水或葡萄糖注射液纠正脱水,增加肾小球滤过量,加速镁的排出。在补充血容量的基础上,使用利尿药可增加尿镁排出。可将噻嗪类利尿药和袢利尿药合用。但对于明显肾功能不全者来说,应用利尿药是无效的。

2)血液透析:肾功能不全时发生高镁血症是应用透析疗法的指征,因为肾功能不全时高镁血症、高钙血症常合并存在,这时应用钙治疗是不合适的。注意透析时要使用无镁液。

3)严格控制镁的摄取:必须停用一切含镁药物。

六、钙代谢紊乱

(一)低钙血症

低钙血症是血钙低于正常值的现象。由于钙发挥生理作用取决于游离钙(即离子钙),所以低钙血症一般也指低离子钙,也称游离钙低于正常值(<1.1mmol/L)。

1.发病原因及机制

(1)甲状旁腺功能减退:包括原发性、继发性及假性甲状旁腺功能减退。

(2)维生素 D 代谢障碍:①维生素 D 缺乏,多见于营养不良,特别是接触阳光过少时;此外还见于慢性腹泻、脂肪泻、慢性胰腺炎、囊性纤维化及胃切除术后等;②维生素 D 羟化障碍,见于肾衰竭、肝病、遗传性 1α 羟化酶缺陷、维生素 D 依赖性骨质软化症 I 型等疾病;③维生素 D 分解代谢加速,长期应用抗癫痫药苯巴比妥能有效地增强肝微粒体酶的活性,使维生素 D 及 $25(OH)D_3$ 在肝脏的分解代谢加速。

(3)肾衰竭:各种原因导致的肾衰竭,$1,25(OH)_2D_3$ 的生成减少,使肠道钙吸收减少。

(4)药物:①用于治疗高钙血症及骨吸收过多的药物,如二膦酸盐、普卡霉素(光辉霉素)、降钙素、磷酸盐等;②抗惊厥药,如苯巴比妥能通过改变维生素 D 代谢导致低钙血症;③钙螯合剂,常用的有乙二胺四乙酸、枸橼酸等。

(5)恶性肿瘤伴发的低钙血症:前列腺癌或乳腺癌成骨细胞转移,能加速骨的形成导致低钙血症。另外,淋巴瘤、白血病化疗时大量组织破坏,使磷酸盐释放入血,血钙可明显下降,称为肿瘤溶解综合征。

(6)其他:急性出血坏死性胰腺炎时,脂肪坏死可使大量钙沉淀形成皂钙;横纹肌溶解也可产生类似的症状。

2.临床表现

低钙血症经常没有明显的临床症状。临床症状的轻重与血钙降低的程度不完全一致,而与血钙降低的速度、持续时间有关。血钙的快速下降,即使血钙水平在 $2mmol/L$,也会引起临床症状。低血钙的临床表现主要和神经肌肉的兴奋性增高有关。

(1)神经肌肉系统:由于钙离子可降低神经肌肉的兴奋性,低钙血症时神经肌肉的兴奋性升高,可出现肌痉挛,周围神经系统早期为指/趾麻木。

(2)心血管系统:主要为传导阻滞等心律失常,严重时可出现心室纤颤等,心力衰竭时对洋地黄反应不良。心电图典型表现为 QT 间期和 ST 段明显延长。

(3)骨骼与皮肤、软组织:慢性低钙血症可表现为骨痛、病理性骨折、骨骼畸形等。

(4)低血钙危象:当血钙低于 $0.88mmol/L(3.5mg/dL)$ 时,可发生严重的随意肌及平滑肌痉挛,导致惊厥,癫痫发作,严重哮喘,症状严重时可引起喉肌痉挛致窒息,心功能不全,心搏骤停。

3.诊断

根据病史、体格检查、实验室检查和心电图等可做出低钙血症的诊断,同时综合其他检查进行病因诊断。

4.急诊治疗

严重的低血钙可出现低钙血症危象,从而危及生命,需积极治疗。

(1)10%氯化钙或 10%葡萄糖酸钙 $10\sim20mL$(10mL 葡萄糖酸钙含 90mg 元素钙),静脉缓慢推注。必要时可在 $1\sim2h$ 重复一次。

(2)若抽搐不止,可 10%氯化钙或 10%葡萄糖酸钙 $20\sim30mL$,加入 5%～10%的葡萄糖注射液 1 000mL 中,持续静脉点滴。速度小于元素钙 $4mg/(kg \cdot h)$,$2\sim3h$ 后查血钙,到 $2.22mmol/L(9mg/dL)$ 左右,不宜过高。

(3)补钙效果不佳,应注意有无低血镁,必要时可补充镁。

（二）高钙血症

1.高钙血症的常见原因

原发性甲状旁腺功能亢进：甲状旁腺腺瘤最为常见；良性肿瘤；分泌甲状旁腺激素相关肽（如肺癌、肾癌、胰腺癌等），直接骨破坏（骨髓瘤，淋巴瘤和转移癌）；肉芽肿性疾病；结节病；噻嗪类利尿剂；维生素 D 中毒；乳碱综合征；佩吉特病；甲状腺功能亢进；制动（特别是青壮年）；家族性低尿钙性高钙血症；锂中毒；慢性肾衰；散发性甲状旁腺功能亢进等。

2.临床表现

症状表现在消化、运动、神经、泌尿等系统。患者可有厌食、恶心、呕吐、便秘；乏力、肌肉疲劳、肌张力减低，烦渴，多尿；嗜睡，神志不清，甚至昏迷。病程长时，可以发生组织内钙沉积，如结膜、关节周围沉积及肾结石。高钙血症的临床表现与血钙升高幅度和速度有关。心电图可见 QT 间期缩短、ST-T 改变、房室传导阻滞和低血钾性 U 波，如未及时治疗，可引起致命性心律不齐。

3.诊断

根据病史、体格检查、心电图等和血钙浓度高于 2.75mmol/L 可做出高钙血症的诊断，同时综合其他检查进行病因诊断。高钙血症分度：轻度是指血钙 2.75～3.0mmol/L；中度指血钙浓度 3.0～3.4mmol/L；重度指血钙在 3.75mmol/L（13.5mg/dL）以上，即高钙危象。

4.急诊治疗

（1）静脉补液以增加细胞外容积，随后用钠利尿药，如依他尼酸钠、呋塞米，可增加尿钠排出，则尿钙排出亦相应增加，从而纠正高钙血症。但有肾功能不足、充血性心力衰竭的患者禁忌。

（2）静脉磷酸盐治疗，使钙同磷酸盐结合，形成磷酸钙，并沉积在软组织中，可用二磷酸盐抑制骨吸收，抑制肠道钙吸收；90mg 静脉注射每 24h 1 次（Ca＞13.5mmol/L），1～2d 起效，不良反应有降镁、降磷和低热。

（3）降钙素及肾上腺皮质激素，降钙素可以抑制骨吸收，增加尿钙排出，可用降钙素（密钙息）100IU 肌内注射，每 6～12h 1 次，起效快但作用时间短；皮质激素可以抑制肠钙吸收，并可以增强降钙素的作用。

第二节　酸碱平衡失调

体液的适宜酸碱度是机体组织、细胞进行生命活动的保证。体液酸碱度的维持依赖体内的缓冲系统和肺及肾的调节。体液的酸碱度以 pH 表示，正常范围为 7.35～7.45。根据原因的不同，酸和碱的平衡失调作为单纯型的平衡失调共有 4 种。另外，病情复杂时，还可有两种以上的紊乱同时存在的混合型酸碱平衡失调。

一、代谢性酸中毒

代谢性酸中毒（以下简称代酸）是由于体内 $NaHCO_3^-$ 丢失过多或固定酸增多，使 HCO_3^-

消耗过多,导致 pH 下降,即代谢性酸中毒是血浆 HCO_3^- 含量的原发性减少。

(一)诊断要点

1.病因

根据 AG 增高与否,可将代酸分为以下两类。

(1)高 AG 代酸:由于血液中大量固定酸的堆积,未测定的阴离子取代血浆 HCO_3^-,使 HCO_3^- 含量减少,而 Cr 含量不变,因此又称为血氯正常型代谢性酸中毒。主要见于:①血浆固定酸产生过多:水杨酸及甲醇中毒、乳酸酸中毒、糖尿病酮症酸中毒、酒精酮症酸中毒、饥饿等;②血浆固定酸排泄障碍:肾功能衰竭。

(2)正常 AG 代酸:由于血浆 HCO_3^- 原发性丢失过多或血 Cl^- 含量的增加导致肾脏排泄 HCO_3^- 增加,使 AG 维持于正常水平,又称为高氯型代谢性酸中毒。主要见于:①HCO_3^- 丢失过多,如腹泻、肠瘘、肠液吸引、肾小管性酸中毒、应用碳酸苷酶抑制剂等;②血浆氯含量增加,如输入过多生理盐水、氯化铵治疗。

2.临床表现特点

(1)呼吸加深加快,称为 Kussmaul 呼吸,这是代酸的重要临床表现。

(2)中枢神经系统可表现为头昏、乏力、嗜睡,甚至昏迷。

(3)心血管系统可因 pH 下降导致心肌代谢障碍、心肌收缩力下降、血管扩张等而表现为不同程度的低血压、心力衰竭等,严重的代酸可导致休克甚至死亡。

3.动脉血气分析

原发变化是[HCO_3^-]、BE、SB、TCO_2 减少,血液 pH 下降,代偿变化是 $PaCO_2$ 下降,血液 pH 可正常(完全代偿)或降低(代偿不全)。

4.诊断注意事项

诊断中需注意是否发生混合型酸碱失衡,可通过计算 $PaCO_2$ 的代偿预计值来判断。凡实测 $PaCO_2$ 落在预计代偿值范围内,可诊断为代酸;凡实测 $PaCO_2$＞预计代偿值,可诊断为代酸合并呼吸性酸中毒;凡实测 $PaCO_2$＜预计代偿值,可诊断为代酸合并呼吸性碱中毒。

(二)治疗要点

(1)病因治疗:病因治疗是根本。轻症者经病因治疗后往往能自行恢复,不需要特殊处理。

(2)严重者应选用碱性药物纠正。应用碱性药物纠正的适应证包括 pH 在 7.20～7.25 或 [HCO_3^-]＜10～15mmol/L。临床常用 5%碳酸氢钠溶液,其纠正酸中毒作用迅速、确切,是较为理想的碱性药物。可根据预期 HCO_3^- 浓度,采用公式估算 5%碳酸氢钠溶液的用量,即 5%碳酸氢钠溶液(mL)＝(预期 HCO_3^- 测得 HCO_3^-)×体重(kg)×0.5(公式中 0.5 即 0.3/0.6,因细胞外液以系数 0.3 计算,而 5%碳酸氢钠溶液 1mL 相当于 0.6mmol)。应注意碱性药物不宜补给过多,开始应给予计算量的一半,以后根据监测结果适当补给。如伴有体液电解质代谢失调,应先予以纠正。

(3)血液净化疗法:是目前最有效的纠正重度代酸的方法。

二、代谢性碱中毒

代谢性碱中毒是指细胞外液碱增多或 H^+ 丢失而引起的以血浆 HCO_3^- 增多为特征的酸

碱平衡失调类型。

（一）病因

引起代谢性碱中毒的原因主要有体内正常酸性物质损失过多（如幽门梗阻、急性胃扩张、持续胃肠减压）、碱性物质摄入过多（如补碱过量）等。

（二）临床表现

(1)呼吸变浅变慢。

(2)精神神经异常，如嗜睡、精神错乱或谵妄等。

(3)其他可以有低钾血症和缺水的临床表现。严重时可因脑和其他器官的代谢障碍而发生昏迷。

（三）辅助检查

1.血气分析

失代偿时，血液 pH 和 HCO_3^- 明显增高，$PaCO_2$ 正常。代偿期血液 pH 可基本正常，但 HCO_3^- 和 BE(碱剩余)均有一定程度的增高。

2.电解质检查

血钠正常或增高，血氯可降低，血钾、血钙常降低，血镁降低。

（四）诊断及鉴别诊断

(1)根据病史及临床表现。

(2)血气分析：失代偿时，血液 pH 和 HCO_3^- 明显增高，$PaCO_2$ 正常；部分代偿时，pH，HCO_3^- 及 BE 都有一定程度的增高。

（五）治疗

(1)着重积极处理原发病。

(2)对丧失胃液所致的代谢性碱中毒，可输注等渗盐水或葡萄糖盐水，因碱中毒时几乎都伴发低钾血症，故应及时补给氯化钾，但补钾应在尿量超过 40mL/h 后进行。治疗严重代谢性碱中毒时，可应用盐酸的稀释液。

三、呼吸性酸中毒

呼吸性酸中毒（以下简称呼酸）是血浆 H_2CO_3 含量的原发性增多，使 pH 下降。

（一）诊断要点

1.病因

临床常见病因包括：①CO_2 呼出障碍，从呼吸中枢、神经、肌肉到胸廓、气道和肺的各种疾患均可致肺通气不足，致 CO_2 潴留，造成呼吸性酸中毒；②CO_2 吸入过多，常见于麻醉机的钠石灰效能减低（钠石灰可吸收患者呼出的 CO_2），使 CO_2 潴留于患者体内而造成呼吸性酸中毒。

2.诊断注意事项

临床上常可根据呼吸功能受影响的病史和体征，结合动脉血气分析相关指标，做出初步诊断。动脉血气分析结果中原发变化是 PCO_2 上升，使血液 pH 下降，代偿变化是 $[HCO_3^-]$、BE、

SB、TCO$_2$ 等增加,pH 可能回到正常。诊断时需考虑是否合并其他类型酸碱失衡,可通过计算[HCO$_3^-$]的代偿预计值来判断,如实测[HCO$_3^-$]落在代偿预测值范围内者,可诊断急性或慢性呼酸;实测[HCO$_3^-$]>代偿预测值范围上限时,可诊断为急性或慢性呼酸合并代碱;当实测[HCO$_3^-$]<代偿预测值范围下限时,可诊断为急性或慢性呼酸合并代酸。

(二)治疗要点

病因治疗是根本,改善通气是关键。应针对病因解除呼吸道梗阻,紧急时可进行气管插管或气管切开,实施机械通气治疗。原则上不宜用碱性药物,只有在 pH<7.20,出现危及生命的酸血症而同时具备机械通气条件时方予补碱。

四、呼吸性碱中毒

呼吸性碱中毒是指 CO_2 呼出过多引起的以血浆 H_2CO_3 浓度降低为特征的酸碱平衡失调类型。

(一)病因

为呼吸中枢受刺激、人工辅助呼吸过度和主动加强通气,造成通气过度。如缺氧、碱性和利尿药物摄入过多、中枢神经系统紊乱、心理性过度通气、呼吸反射性刺激、代谢性酸中毒突然恢复等。

(二)临床表现

1.呼吸改变

最初呼吸深快,继之呼吸浅慢。

2.神经系统

表现四肢及唇周发麻、刺痛、手足搐搦、肌肉震颤等,亦可有头痛、幻觉、抽搐及意识改变等症状。

3.循环系统

有心悸、心律失常、循环障碍等表现。心电图可有 ST 段下降,T 波倒置,Q-T 间期延长等。

4.其他

患者伴有口渴,嗳气及腹胀等消化系统表现。

(三)辅助检查

1.血气分析

PaCO$_2$ 下降,pH 升高,HCO$_3^-$ 继发性下降,常高于 18mmol/L,AB<SB。

2.电解质

血钾、血氯、血钙降低,可有轻度高血钠。

3.尿常规

尿 pH>6。

4.血乳酸

严重呼吸性碱中毒可致组织缺氧,发生乳酸蓄积。

5.心电图

ST 段下降,T 波平坦、增宽或倒置,Q-T 间期延长。

6.脑电图

脑电图异常。

(四)诊断及鉴别诊断

根据病史、体征及血气分析的监测即可确诊。

1.主诉

患者有呼吸困难、胸闷、肢体麻木、抽搐等表现。

2.病史

患者可有肺部疾病史。

3.体征

过度换气,呼吸加快。碱中毒可刺激神经肌肉兴奋性增加,出现口唇与四肢发麻、肌肉颤动、视物模糊、抽搐、意识不清等。

4.血气分析

pH 升高,代偿后可正常。PCO_2 降低。可能是呼吸性碱中毒的原因。HCO_3^- 降低,属代偿,一般不致低于 15mmol/L。血清钾降低和血清氯升高,为呼吸性碱中毒的特点。

(五)治疗

(1)治疗如脑炎、肺栓塞等原发病。

(2)氧疗:用纸袋罩于口鼻部,使患者吸入呼出的 CO_2 或吸入含 5% CO_2 的氧气。

(3)对症治疗:有手足搐搦者,给予 10% 葡萄糖酸钙注射液 10mL,缓慢静脉注射。血 HCO_3^- 增高者,给予乙酰唑胺,每天 500mg,口服。

(裴　鹭)

第六章　休克

第一节　低血容量性休克

一、概述

低血容量性休克是各种创伤和疾病引起的循环血容量急性丢失超过机体应急代偿能力而出现的有效循环血量、心排血量减少，继而引起组织灌注不足、细胞代谢紊乱和功能受损的一系列病理生理过程。失血性休克是最常见的低血容量性休克。低血容量性休克的主要病理生理改变是有效循环血容量急剧减少，导致组织低灌注、无氧代谢增加、乳酸性酸中毒、再灌注损伤以及内毒素易位，最终导致多器官功能障碍综合征（MODS）。其主要死因是组织低灌注以及大出血、感染和再灌注损伤等原因导致的 MODS。

二、病因

低血容量性休克的循环容量丢失包括显性丢失和非显性丢失。显性丢失是指循环容量丢失至体外，失血是典型的显性丢失，如严重创伤、骨折、挤压伤等所致的外出血；各种原因如消化性溃疡、急性胃黏膜病变、食管胃底静脉曲张破裂等所致的消化道出血；呼吸道出血引起的咯血；泌尿道出血引起的血尿；女性生殖道出血引起的阴道流血等。显性丢失也可由呕吐、腹泻、脱水、利尿等原因所致。非显性容量丢失是指循环容量丢失到循环系统之外，主要为循环容量的血管外渗出或循环容量进入体腔内（如肝脾等内脏破裂引起的内出血、腹腔、腹膜后，纵隔等出血、动脉瘤破裂出血等）以及其他方式的非显性体外丢失。体液流失导致的低血容量性休克是儿童最常见的休克类型，最常见的原因是腹泻病；老年患者由于生理储备较低，因此由于体液流失而更容易发生低血容量性休克；其他原因有烧烫伤、渗透性利尿、肠梗阻、胰腺炎等。

三、临床表现

无论病因如何，低血容量性休克多表现为冷型休克（低排高阻型休克），突出的表现特点是"SP"：皮肤苍白、冷汗、虚脱、脉搏细弱、呼吸困难。最初反应为交感神经兴奋，表现为精神紧张、烦躁、口干、皮肤苍白、出冷汗、四肢末端发凉、脉细速，血压可正常但脉压小，可出现休克的一般表现即意识状态的变化、皮肤花斑及尿量的减少；但需注意临床上患者出现休克而无少尿的情况,如高血糖和造影剂等有渗透活性的物质造成的渗透性利尿。病因未纠正,病情进一步恶化则表现为血压明显下降,严重的低血容量性休克可导致肠系膜和冠状动脉缺血,从而引起腹痛或胸痛,脑部灌注不足可能会引起躁动、嗜睡或神志不清。

四、辅助检查

(一)全血细胞分类计数

红细胞计数、血小板,有时需要动态观察。足够的血红蛋白对休克时维持氧输送很重要。血小板在应激初始阶段上升,在弥散性血管内凝血时下降。

(二)凝血机制

测 PT、APTT 分析患者是否存在凝血机制紊乱,如存在,可输新鲜冷冻血浆。

五、诊断和鉴别诊断

(一)诊断

低血容量性休克的早期诊断对预后至关重要。传统的诊断主要依据:

1.病史

低血容量性休克通常存在容量丢失、补充不足的病史。

2.症状和体征

精神改变、皮肤湿冷,尿量减少<0.5mL/(kg·h),心率>100 次/分,收缩压下降(<90mmHg)或较基础血压下降 40mmHg 以上或脉压减小(<20mmHg)。

3.血流动力学特征

心排血量减少,前负荷减小,充盈压降低;体循环阻力增大。

4.组织灌注和氧代谢指标

血乳酸是反映休克与组织灌注状态较好的生化指标。

(二)鉴别诊断

需与低血压状态,直立性低血压,无脉症等相鉴别。

六、治 疗

(一)病因治疗

低血容量性休克组织器官损害程度与容量丢失量和休克持续时间直接相关。如果休克病因持续存在,组织缺氧不能缓解,休克的病理生理状态将进一步加重。所以,尽快纠正引起容量丢失的病因,如控制出血,是治疗低血容量性休克的基本措施。

(二)液体复苏

液体复苏治疗时可以选择晶体溶液和胶体溶液。由于5%葡萄糖注射液很快分布到细胞间隙,因此不推荐用于液体复苏治疗。

1.血容量丢失的估计

成人平均估计血容量占体重的 7%(或 70mL/kg),70kg 体重的人约有 5L 的血液。血容量随着年龄和生理状况而改变,以占体重的百分比为参考指数时,高龄者的血容量较少(占体重的6%左右),儿童的血容量占体重的8%～9%,新生儿血容量占体重的8%～10%。可根据失血量等指标将失血分成4级。大量失血指24h内失血超过患者的估计血容量或3h内失血量超过估计血容量的一半。

2.液体复苏类型

(1)晶体液:常用的晶体液为生理盐水和乳酸林格液。一般情况下,晶体液进入体内会进行血管内外再分布,约有25%存留在血管内,其余75%则分布于血管外间隙。故低血容量性休克时若以大量晶体液进行复苏,可以引起血浆蛋白的稀释致胶体渗透压的下降,出现组织水肿。另外,生理盐水的特点是等渗但含氯高,大量输注可引起高氯性代谢性酸中毒;大量输注乳酸林格液应考虑其对血乳酸水平的影响。

(2)胶体液:临床上低血容量性休克复苏治疗中应用的胶体液主要有羟乙基淀粉和清蛋白。

1)羟乙基淀粉(HES):人工合成胶体,常用的为6%的羟乙基淀粉氯化钠溶液,渗透压约为773.4kPa(300mOsm/L)。输注1L的羟乙基淀粉能够使循环容量增加700～1 000mL。使用时应密切监测对肾功能、凝血的影响以及可能的变态反应。

2)清蛋白:天然血浆蛋白质,构成人体75%～80%的血浆胶体渗透压。清蛋白的分子质量66～69kD。但天然胶体清蛋白价格昂贵,并有传播血源性疾病的潜在风险。

3)输血及血制品:输注血制品在低血容量性休克中应用广泛,尤其是失血性休克时丧失的主要是血液,但是,在补充血液、容量的同时,不仅需要补充血细胞成分,也应考虑到凝血因子的补充。同时,输血也可能带来的一些不良反应甚至严重并发症,不良反应包括:血源传播疾病、免疫抑制、红细胞脆性增加、残留的白细胞分泌促炎和细胞毒性介质等。①浓缩红细胞作为携氧工具,血红蛋白下降≤70g/L时应考虑输血。②血小板,主要适用于血小板数量减少或功能异常伴有出血倾向,尤其对需要手术去除病因的休克患者可考虑输注。③新鲜冰冻血浆,输注新鲜冰冻血浆的目的是补充凝血因子的不足,新鲜冰冻血浆含有纤维蛋白原与其他凝血因子,对于失血性休克患者如凝血功能障碍,可通过输注新鲜冰冻血浆改善凝血功能。④冷沉淀内含凝血因子Ⅴ、Ⅷ、ⅩⅢ、纤维蛋白原等,适用于特定凝血因子缺乏所引起的疾病、肝移植围术期以及肝硬化食管静脉曲张等出血。对大量输血后并发凝血异常的患者及时输注冷沉淀可提高血液循环中凝血因子及纤维蛋白原等凝血物质的含量,缩短凝血时间、纠正凝血异常。

(三)收缩血管

血管活性药物如存在严重低血压或在输液后低血压仍持续存在,则应当应用缩血管药物。去甲肾上腺素可作为首选血管收缩剂。

1.去甲肾上腺素、肾上腺素

主要效应是增加外周阻力来提高血压。

2.多巴胺

不同剂量多巴胺对血流动力学影响不同:1～3μg/(kg·min)时主要作用于脑、肾和肠系膜血管,使血管扩张,增加尿量;2～10μg/(kg·min)时主要作用于β受体,通过增强心肌收缩能力而增加心排血量,同时也增加心肌氧耗;>10μg/(kg·min)时以血管α受体兴奋为主,收缩血管,升高血压。

3.多巴酚丁胺

多巴酚丁胺作为 β_1、β_2 受体激动剂可使心肌收缩力增强,同时存在血管扩张和减少后负荷作用。低血容量性休克患者如进行充分液体复苏后仍然存在低心排血量,应使用多巴酚丁胺增加心排血量。

(四)纠正酸中毒

严重代谢性酸中毒可以引起难以纠治的严重低血压、心律失常和心搏骤停。临床上使用碳酸氢钠能短暂改善酸中毒,但过度血液碱化使氧解离曲线左移,不利于组织供氧。故在失血性休克的治疗中,碳酸氢盐的治疗只用于紧急情况或 pH<7.20,不建议常规使用。

(五)控制体温

失血性休克合并低体温(<35℃)可影响血小板的功能、降低凝血因子的活性、影响纤维蛋白的形成;低体温增加创伤患者严重出血的危险性,是出血和病死率增加的独立危险因素。严重低血容量性休克常伴有顽固性低体温、严重酸中毒、凝血障碍,应给予保暖和酌情升温治疗。但对于合并颅脑损伤患者,治疗性低温可通过降低脑细胞代谢率、减轻脑水肿,抑制兴奋性神经递质释放及减少钙超载等保护机制,降低病死率,促进神经功能的恢复。

(六)未控制出血的失血性休克复苏

对于创伤后存在进行性失血需要急诊手术的患者,应尽可能缩短创伤至接受决定性手术的时间以改善预后,提高存活率。

1.未控制出血的失血性休克

常见于严重创伤(贯通伤、血管伤、实质性脏器损伤、长骨和骨盆骨折、胸部创伤、腹膜后血肿等)、消化道出血、妇产科出血等。死亡原因主要是大量出血导致严重持续的低血容量性休克甚至心搏骤停。

2.对于存在失血性休克又无法确定出血部位的患者

早期发现、早期诊断才能早期进行处理。床边超声可以明确出血部位,CT 检查比超声有更好的特异性和敏感性。

3.控制性液体复苏

指在活动性出血控制前给予小容量液体复苏,在短期允许的低血压范围内维持重要脏器的灌注和氧供。失血性休克未控制出血时,早期积极复苏可引起:①稀释性凝血功能障碍;②血压升高后,血管内已形成的凝血块脱落,造成再出血;③血液过度稀释,血红蛋白降低,减少组织氧供;限制性液体复苏可降低病死率、减少再出血率及并发症。

(七)伴颅脑损伤的失血性休克复苏

合适的灌注压是保证中枢神经组织氧供的关键。颅脑损伤后颅内压增高,此时若机体血压降低,则会因脑血流灌注不足而继发脑组织缺血性损害,进一步加重颅脑损伤。因此,一般认为,对于合并颅脑损伤的严重失血性休克患者,宜早期输液以维持血压,必要时合用血管活性药物,将收缩压维持在正常水平,以保证脑灌注压,而不宜延迟复苏。

第二节 心源性休克

一、概述

心源性休克(CS)是指心脏泵功能受损或心脏血流排出道受阻引起的心排量快速下降[CI<2.2L/(min·m²)]而代偿性血管收缩不足所致的有效循环血量不足、低灌注和低血压状态。与其他休克一样,其共同特征是有效循环血量不足,组织和细胞的血液灌注虽经代偿仍受到严重限制,从而引起全身组织和脏器的血液灌注不良。其主要临床表现除有原发性心脏病的表现外,尚伴有血压下降,面色苍白,四肢湿冷和肢端发绀,浅表静脉萎陷,脉搏细弱,全身乏力,尿量减少,烦躁不安,反应迟钝,神志淡漠,甚至昏迷等。

CS最常见的病因为急性心肌梗死(AMI)。狭义上的心源性休克指的是发生于AMI泵衰竭的严重阶段。广义上心源性休克还包括其他原因,如充血性心力衰竭、急性心肌炎、心肌病、乳头肌或腱索断裂、瓣叶穿孔,严重心脏瓣膜病变和严重的心律失常等心脏因素以及心脏压塞、张力性气胸等外在阻力因素等。有学者曾将心源性休克分为两大类,即冠状动脉性休克和非冠状动脉性休克。也有主张按病理和临床特点进行分类为心肌坏死后心源性休克和非心肌坏死性心源性休克。GUSTO-1的研究表明AMI并发CS的发生率为7%,几乎所有的休克都是在发病48h内发生,并且30d的死亡率高达57%。总体看来,AMI并发CS的发生率为7%~10%,病死率高达50%~80%。

二、病因

根据致病因素的特点,可以把心源性休克的主要病因归为以下几类。

(一)急性心肌梗死

CS更常见于ST段抬高性心肌梗死(STEMI)患者。目前5%~8%的STEMI患者合并CS,而非ST段抬高性心肌梗死(NSTEMI)患者为2.5%。CS可为STEMI的首发表现,也可发生在急性期的任何时段。AMI伴CS患者通常冠状动脉病变严重,约2/3为3支血管病变,20%为左主干病变,常见于左心室梗死面积大于40%的患者。约40%的患者有既往梗死史,对于既往大面积梗死者,即使是小面积再次梗死也可诱发CS。梗死面积扩展或梗死相关动脉再闭塞,非梗死区域心肌代偿失调等,均是迟发性CS的因素。右心室梗死同样是CS的重要原因,分别占GUSTO-1试验和SHOCK登记研究CS患者的20%和5%,梗死相关动脉96%为右冠状动脉,其年龄相对较轻,陈旧性梗死病史相对较少,前壁梗死和多支血管病变相对少见,但病死率与左心室CS相仿,早期血运重建对两者病死率的影响相似。左心室泵衰竭同时伴有右心功能不全,并不进一步增加病死率。包括心室间隔穿孔、乳头肌功能不全或断裂所致的急性二尖瓣反流、心室游离壁破裂等在内的机械并发症,仍是导致CS的重要病因,病死率极高。下后壁梗死,尤其是首次梗死伴CS者,应高度怀疑合并机械并发症。

AMI伴CS的危险因素包括:高龄、前壁梗死、高血压、糖尿病、多支血管病变、既往梗死史和心绞痛史、既往心力衰竭史、STEMI和左束支传导阻滞等。

（二）其他原因

（1）终末期心肌病。

（2）急性弥散性心肌炎。

（3）心肌挫伤或心脏手术后。

（4）感染性休克所致严重心肌抑制。

（5）严重心律失常。

（6）左心室流出道梗阻：主动脉狭窄、肥厚梗阻性心肌病。

（7）左心室充盈受阻：严重二尖瓣狭窄、左心房黏液瘤。

（8）瓣膜破裂所致急性二尖瓣反流。

（9）急性心肌梗死时部分心源性休克的发生与不恰当的治疗或过度治疗有关，如过量的肾上腺素 β 受体阻滞药、ACEI、ARB、吗啡、利尿药均可导致低血压和组织低灌注。

三、临床表现

（一）原发病的症状和体征

如胸闷、胸痛、气促，心脏扩大，心前区抬举感，心律失常、心音遥远，出现第三和（或）第四心音、心脏杂音，颈静脉充盈或怒张，肺部细湿啰音，急性心肌梗死患者有典型的心电图及心肌酶学改变。

（二）血压

动脉收缩压≤80mmHg，舒张压＜60mmHg，原为高血压患者的收缩压≤90mmHg或由原水平降低30％以上。

（三）循环不良体征

皮肤苍白、发绀或出现花斑，皮肤湿冷，手、足背静脉塌陷，脉搏细速，胸骨部位皮肤指压恢复时间大于2s等。

（四）意识精神状态改变

烦躁不安、焦虑、反应迟钝，昏睡甚至昏迷。

（五）其他

呼吸深快、心动过速（并发缓慢型心律失常者除外）、尿量减少。

四、辅助检查

心源性休克是临床急症，需要在休克状态导致不可逆的重要器官损伤前迅速进行评估并尽早开始治疗，准确而迅速的病史采集和体格检查有助于了解、诊断原发病。注意排除低血容量、出血、脓毒血症、肺动脉栓塞、主动脉夹层等。对患者的神志情况、尿量、皮肤状况、肺部啰音等的监测有助于监测病情。

（一）心电图

心电图检查应该即时进行，可以确立心肌梗死的部位、范围，同时应进行心电监护，评估心率、心律,及时发现各种心律失常。

(二)连续性血压检测

包括床边无创连续性血压监测及动脉内插管测压,血压监测有助于对病情严重性、预后及治疗效果进行评估。由于休克状态下血管收缩以及各种血管活性药物的使用,无创测压测值往往低于实际值,因此采用动脉内插管测压较准确,多做桡动脉内插管测压。

(三)超声心动图

超声心动图检查有助于确诊心源性休克并排除其他原因所致的休克,能够反映总体及局部心肌的收缩功能,可以发现乳头肌断裂、急性二尖瓣反流、室间隔破裂或室壁瘤的破裂、心脏压塞等。

(四)侵入性血流动力学监测

侵入性血流动力学监测能够排除血容量不足等情况,对治疗方法的选择、疗效及预后的判断有重要作用。常用指标有:

1.中心静脉压(CVP)

CVP$<$2cmH$_2$O 时提示存在血容量不足,CVP$>$15cmH$_2$O 提示右心功能不全,多数心源性休克患者 CVP 升高,二尖瓣反流、肺动脉栓塞、慢性阻塞性肺部疾病(COPD)、血容量过高时 CVP 也会升高。

2.左心室舒张末压(LVEDP)

LVEDP 升高提示左心室射血功能障碍及心室顺应性下降,LVEDP 越高,提示心源性休克越严重,测定 LVEDP 可能诱发严重的室性心律失常,常采用测定 PCWP 来间接反映 LVEDP。

3.肺毛细血管楔压(PCWP)

心源性休克时 PCWP 常高于 15mmHg,PCWP 在 18~20mmHg 时提示存在轻度肺瘀血,21~25mmHg 时提示中度肺瘀血,26~30mmHg 时提示重度肺瘀血,31~35mmHg 提示出现肺水肿,超过 36mmHg 提示重度肺水肿。对个别患者,由于左心室舒张功能下降,为维持最佳的心室充盈压,PCWP 可高于 15mmHg。

4.右心房压(RAP)

心源性休克患者 PCWP 升高,但 RAP 一般仅稍升高或正常,合并右心房功能不全或心脏压塞时 RAP 明显升高。

5.心脏指数(CI)、心排出量(CO)、体循环阻力(SVR)

CI$<$2.2L/(min·m^2)提示存在心源性休克,CI$<$1.8L/(min·m^2)提示严重的心源性休克,动态观察 CI,CO,SVR 可以了解心脏收缩功能及体循环血管阻力。

6.其他指标

通过右心内导管监测血氧饱和度,在室间隔破裂时由于动静脉血混合右心房内血氧饱和度升高;出现巨大的 V 波提示存在严重的二尖瓣反流;右心室心肌梗死时右心室充盈压明显升高但 PCWP 正常甚至下降。

(五)冠脉造影

进行急诊冠脉造影可以发现致梗死的罪犯血管,有助于判断预后,左前降支或多支病变患者发生心源性休克可能性更大,预后更差,在造影同时进行 PTCA 或支架植入的重建冠脉血流对治疗有重要作用。

(六)其他指标

血常规、电解质、心肌酶学、凝血功能等应即时进行检测及动态监测,有助于监测病情,了解心肌梗死程度并指导治疗方案。动脉血气分析可以提示是否存在呼吸功能衰竭。血乳酸水平检测可以反映休克持续的时间及循环障碍的程度。胸部 X 线摄片可以发现肺水肿等情况。

五、诊断

(一)休克诊断标准

全国急性"三衰"会议制订的休克诊断试行标准为:①有诱发休克的病因;②意识异常;③脉细速,超过 100 次/分或不能触及;④四肢湿冷,胸骨部位皮肤指压阳性(指压后再充盈时间>2s),皮肤花纹、黏膜苍白或发绀,尿量<30mL/h 或无尿;⑤收缩压<80mmHg;⑥脉压<20mmHg;⑦原有高血压者收缩压较原水平下降 30% 以上。

凡符合以上①以及②、③、④中的两项,和⑤、⑥、⑦中的一项者,可诊断为休克。

(二)心肌损伤所致心源性休克的诊断

CS 为心室泵衰竭导致心排出量锐减,出现靶器官的低灌注状态,其核心为心室泵衰竭诱发的血流动力学紊乱伴有组织灌注不足。表现为持续性(超过 30min)低血压(如收缩压<80~90mmHg 或者平均动脉压低于基线水平 30mmHg 或者需要药物或机械支持使血压维持在 90mmHg 左右)伴有 CI 严重降低[无器械支持时<1.8L/(min·m²)或器械支持时在 2.0~2.2L/(min·m²)]、心室充盈压升高(左心室舒张末压>18mmHg 或右心室舒张末压>10~15mmHg)。临床上出现心率增快、肢端湿冷、尿少、呼吸困难和神志的改变,短期预后直接与血流动力学紊乱程度相关。肺动脉漂浮导管和(或)多普勒超声心动图检查有助于 CS 诊断的确立。

1.急性心肌梗死并发心源性休克

通常由于大面积心肌坏死或合并严重机械性并发症(例如室间隔穿孔、游离壁破裂、乳头肌断裂)所致。同时具备心肌梗死及休克的临床表现,血流动力学监测提示 PCWP>15mmHg,CI<2.2L/(min·m²),右心室心肌梗死并发心源性休克的血流动力学指标:SBP<80mmHg,MAP<70mmHg,RAP≥6.5mmHg,RAP>PADP,PCWP≤15mmHg,CI≤1.8L/(min·m²)。需注意除外其他原因导致的低血压,如低血容量、药物导致的低血压、心律失常等。

2.急性弥散性心肌炎并发心源性休克

好发于儿童及青壮年,常有病毒感染史,常伴有心律失常、晕厥等,体格检查发现有心动过速、心律失常、心脏扩大、心音遥远等,心电图有 ST-T 改变,心肌酶升高,肌钙蛋白 T 升高,但无急性心肌梗死的动态改变,病毒学检测阳性,心肌活检发现心肌炎性改变及检测出病毒 RNA/DNA 片断。

3.心脏直视手术后低心排综合征

心脏直视手术后出现 CI 下降、SVR 升高。补充血容量、应用正性肌力药物及行主动脉内球囊反搏(IABP)有效。

(三)其他原因所致心源性休克的诊断

1.重度二尖瓣狭窄

有风湿性心脏病、心房内黏液瘤、巨大血栓堵塞二尖瓣开口等病史,体格检查发现有二尖瓣狭窄的体征,无心肌梗死的心肌酶学改变及心电图改变,超声心动图发现二尖瓣狭窄表现。

2.严重心律失常

多见于持续快速性室性心律失常,有相应的临床表现及心电图表现,无心肌梗死的心肌酶学改变及心电图改变,复律后休克随之纠正。

3.心脏压塞

突然发生,可由于主动脉夹层破入心包、Marfan综合征主动脉瘤破入心包、心脏介入手术损伤心包等造成,表现为急性心脏压塞,超声心动图、X线检查有助于诊断,心包穿刺具有诊断及治疗作用。

4.大面积肺梗死

突发胸痛、气促、发绀、咯血、右心功能不全,有长期卧床、手术创伤等病史及外周血管内血栓形成的证据如下肢深静脉血栓形成,胸部X线拍片检查、高分辨率CT、核素扫描及肺动脉造影有助于确诊。

六、鉴别诊断

(一)与其他类型休克的鉴别

1.感染性休克

有畏寒、发热等感染征象,常合并其他器官损伤的表现,心脏损害可出现心功能不全、心肌酶学及心电图改变,无心肌梗死的心肌酶学改变及心电图改变,血常规白细胞总数及中性粒细胞水平增加,血培养提示血行性病原体感染。

2.低血容量性休克

有大量失血或体液丢失病史,血常规发现红细胞比容增加或血红蛋白水平显著下降,血流动力学检测提示CVP、CI、PCWP等都降低,SVR升高,补充血容量治疗有效。

3.过敏性休克

有过敏史或致敏原接触史,起病急,迅速出现喉头水肿、心肺受损等表现,大剂量激素、肾上腺素能受体激动剂、抗过敏治疗有效。

4.神经源性休克

有脑、脊髓受损史或腰麻平面过高史,查体发现有神经系统定位体征。

(二)其他疾病

1.急性重症胰腺炎

可于病初数小时内发生休克,既往有胰腺炎或胆道疾病史,发作时有明显的胃肠道症状及腹膜刺激征,心电图可发现一过性Q波和ST-T改变,但无典型的急性心肌梗死的心电图动态改变,心肌酶变化不大而淀粉酶显著升高。

2.肾上腺危象

严重乏力、低血压甚至休克,常伴有恶心、呕吐、腹痛、腹泻等消化道症状,实验室检查提示低血糖及电解质紊乱,常规抗休克治疗效果欠佳,予大剂量激素治疗有效。

3.糖尿病酮症酸中毒

糖尿病病史,伴有感染、脱水、停用胰岛素等诱因,除血压降低外伴有呼吸深快,带酮味,血糖显著升高,血及尿酮体阳性,血气分析提示酸中毒,大量补液及小剂量胰岛素治疗有效。

七、治　疗

心源性休克的治疗包括对病因的治疗以及对休克的纠正。有导致心源性休克可能的原发病应及时对因治疗。如针对心肌梗死及时进行溶栓治疗或其他冠脉血流重建治疗;心律失常者及时进行抗心律失常治疗,争取迅速复律;心脏压塞时及时进行心包穿刺或其他手术治疗等。

(一)基本治疗

包括补充血容量、纠正电解质紊乱及酸碱失衡、维持气道通畅及氧合、镇痛镇静、防治心律失常等。

1.补充血容量

在心源性休克患者,除非合并肺水肿,否则应进行液体复苏,但由于心脏泵功能衰竭,应在血流动力学监测各种指标的指导下严格控制补液。尽快建立静脉通道包括中心静脉置管、漂浮导管置入等,监测 CVP、PCWP,CVP 及 PCWP 较低时提示血容量不足,可予适当补充晶体液或胶体液,CVP 及 PCWP 在正常范围时补液应谨慎,必要时采用补液试验(10min 内试验性静脉给予 100mL 液体观察血流动力学指标、循环状况、尿量等)指导补液,如 CVP≥18cmH$_2$O、PCWP>18mmHg 时则提示血容量过高或肺瘀血,应停止补液并使用血管活性药、利尿剂等。右心室、下壁心肌梗死时出现低血压,应增加补液恢复血压,PCWP 稍高于18mmHg 可以接受,不作为停止补液的指征。

2.纠正电解质紊乱及酸碱失衡

低钾低镁会增加发生室性心律失常的危险,酸中毒会影响心肌收缩力,需要及时纠正。

3.维持气道通畅及氧合

常规予鼻导管或面罩吸氧,必要时进行气管插管及呼吸机辅助呼吸。

4.镇痛镇静

常用吗啡,如收缩压较低可选用芬太尼,可减轻交感神经兴奋、降低氧需求量、降低前后负荷等。

5.心律失常

心律失常所致心源性休克通过抗心律失常治疗可纠正休克状态,其他病因所致心源性休克如出现心律失常时应及时纠正,包括抗心律失常药的应用、电复律或安装临时起搏器。

6.药物

硝酸酯类、β受体阻滞剂、ACEI 等药物有助于改善心肌梗死预后,但在心源性休克时可加重低血压,故以上药物在患者病情稳定前应暂停使用。为控制静脉补液量,应尽量进行微泵静脉给药。

(二)改善心脏功能及外周循环状况

心源性休克患者存在泵衰竭及外周循环衰竭,除一般抗休克治疗外,应针对以上情况进行治疗。如患者血容量足够仍出现组织低灌注,则应予正性肌力药物加强心肌收缩力治疗及血管活性药物支持治疗。

1.正性肌力药物

原则上应选用增加心肌收缩力而不会大幅增加心肌耗氧、维持血压而不加快心率甚至导致心律失常的药物。

(1)多巴酚丁胺:为选择性 β_1 肾上腺素能受体激动剂,可以在不显著增加心率及外周血管阻力的情况下增加心肌收缩力及心排出量,较少增加心肌耗氧,同时降低 LVEDP,在急性心肌梗死、肺梗死等所致心源性休克患者可作为首选正性肌力药,常用剂量 $5\sim15\mu g/$(kg·min),逐渐调整给药速度至血流动力学指标改善,但连用 72h 以上会出现受体耗竭导致药效下降。

(2)强心苷:有可靠的正性肌力作用,但由于心源性休克时缺血和正常心肌在交感神经兴奋及儿茶酚胺释放等影响下心电活动不稳定性增加,合并氧合不足及低钾低镁时则更不稳定,可诱发严重心律失常,而且损伤心肌对药物反应下降,对洋地黄类毒性增加,故在心源性休克时强心苷应用有所限制,仅在其他药物效果欠佳及合并快速性室上性心律失常时使用,应用时剂量减少,并应选用短效制剂如毛花苷丙等。

(3)磷酸二酯酶抑制剂:通过抑制磷酸二酯酶Ⅲ的活性从而减少 cAMP 降解,cAMP 增加活化胞膜通道令钙离子动员增加,心肌细胞内钙离子浓度增加而令其收缩功能增强,对血管特别是肺循环血管有一定的扩张作用,半衰期长,其正性时相作用及致心律失常作用较小。常用药物有氨力农及米力农,后者效果更强,应用时首先予以负荷量随后继续静脉维持,氨力农负荷量 $0.5\sim0.75mg/kg$ 静脉注射(大于 10min),继以 $5\sim10\mu g/$(kg·min)静脉滴注,每日总剂量不超过 $10mg/kg$;米力农负荷量 $25\sim50\mu g/kg$ 静脉注射(大于 10min),继以 $0.25\sim0.50\mu g/$(kg·min)静脉滴注。此类药物不宜长期维持。常见不良反应有低血压和心律失常。

(4)钙离子通道增敏剂:左西孟旦是一种钙增敏剂,通过结合于心肌细胞上的肌钙蛋白 C 促进心肌收缩,还通过介导 ATP 敏感的钾通道而发挥血管舒张作用和轻度抑制磷酸二酯酶的效应。其正性肌力作用独立于 β 肾上腺素能刺激,可用于正接受 β 受体阻滞剂治疗的患者。临床研究表明,急性心力衰竭患者应用本药静脉滴注可明显增加 CO 和每搏量,降低 PCWP、全身血管阻力和肺血管阻力;冠心病患者不会增加病死率。用法:首剂 $12\sim24\mu g/kg$ 静脉注射(大于 10min),继以 $0.1\mu g/$(kg·min)静脉滴注,可酌情减半或加倍。对于收缩压<100mmHg 的患者,不需要负荷剂量,可直接用维持剂量,以防止发生低血压。

(5)重组人 B 型利钠肽(rhBNP):国内制剂商品名为新活素,国外同类药名为萘西立肽。用法:先给予负荷剂量 $1.5\mu g/kg$,静脉缓慢推注,继以 $0.0075\sim0.0150\mu g/$(kg·min)静脉滴注;也可不用负荷剂量而直接静脉滴注。疗程一般 3d,不超过 7d。

2.血管活性药物

包括拟交感神经药(多巴胺、多巴酚丁胺、去甲肾上腺素、间羟胺等)、血管扩张药(硝酸甘油、硝普钠等)等。

以多巴胺、多巴酚丁胺为主的升压药和正性肌力药物是药物支持 CS 的中心环节,但以增加心肌氧耗和能量消耗为代价而改善血流动力学,临床上应尽可能小剂量使用以维持冠状动脉和重要脏器的灌注直至 IABP 置入或休克缓解。大剂量的升压药已被证实降低存活率,可能与其潜在的血流动力学恶化和直接的心脏毒性作用有关。ACC/AHA 推荐去甲肾上腺素用于更加严重的低血压患者(SBP≤70mmHg)。

多巴胺曾是心源性休克时首选的血管活性药,同时兼有正性肌力作用。小剂量[≤2.5μg/(kg·min)]兴奋 DA_1 受体,改善肾、脑、冠脉血流,同时兴奋突触前膜上的 DA_2 受体,减少内源性去甲肾上腺素释放;中剂量[2.5~10μg/(kg·min)]兴奋 β_1 受体,令肾血流增加同时又令心肌收缩力增加,心率加快心排出量增加,外周血管阻力变化不一;大剂量[>10μg/(kg·min)]兴奋外周多数血管 α 受体,致血管收缩,血压升高。在心源性休克时多采用中剂量,达到大剂量时仍然不能使血压升高,则可加入间羟胺一同使用,多巴胺由于会增加心率及外周血管阻力,可能会加重心肌缺血。间羟胺与去甲肾上腺素作用类似,但较之弱而持久,对 α、β 受体都有作用,可用于协同多巴胺升高血压。必要时可同时应用多巴酚丁胺。无效时和严重低血压时可用去甲肾上腺素 0.5~1.0mg 加入 5% 葡萄糖注射液 100mL 内以 2~8μg/min 静脉滴注。

单独使用血管扩张剂可使心排出量增加和左心室充盈压下降,但由于冠状动脉灌注压也明显降低,血管扩张剂会导致心肌灌注进一步恶化,加重循环恶化。因此血管扩张剂仅在各种升压措施处理后血压仍不升,而 PCWP 增高(PCWP>18mmHg),心排血量低[CI<2.2L/(min·m²)]或周围血管显著收缩致四肢厥冷并有发绀时使用。而且应与正性肌力药物联合应用。硝普钠从 15μg/min 开始,每 5min 逐渐增加至 PCWP 降至 15~18mmHg;硝酸甘油从 10~20μg/min 开始,每隔 5~10min 增加 5~10μg/min,直至左心室充盈压下降。对有心动过缓或房室传导阻滞的 CS,可用胆碱能受体阻滞剂如山莨菪碱静脉滴注。一般情况下血管扩张剂与正性肌力药和主动脉内气囊反搏术联合应用,能增加心排出量,维持或增加冠状动脉灌注压。

3.利尿剂

主要用于控制肺瘀血、肺水肿,同时有助于改善氧合,但可能对血压产生影响。

(三)机械循环支持

1.IABP

IABP 是对 CS 患者机械支持治疗的主要手段,是维持血流动力学稳定的有效措施,主要通过舒张期球囊充气以改善冠状动脉和外周血流灌注,收缩期球囊放气使后负荷明显减轻从而提高左心室功能。IABP 适应证:①血流动力学不稳定,患者需要循环支持以做心导管检查,冠状动脉造影以发现可能存在的外科手术可纠正的病变或是为冠状动脉旁路移植术(GABG)或经皮冠状动脉介入治疗(PCI);②对内科治疗无效的;③患者有持续性心肌缺血性疼痛,对 100% 氧吸入、β 受体阻滞剂和硝酸酯治疗无效的患者。SHOCK 登记研究显示,接受

IABP 的患者病死率明显下降,尤其是对于接受溶栓治疗的患者。因此,只要条件允许,应尽快在血运重建前置入 IABP。ACC/AHA 和 ESC 指南均将置入 IABP 列为药物治疗无效 CS 的 Ⅰ 类适应证。但并非所有患者均对 IABP 有血流动力学反应,也并非所有患者均能从 IABP 中获益,如高度狭窄的冠状动脉并未显示血流灌注增加,但有反应者提示预后良好。既往 IABP 并发症高达 10%~30%,现已明显降低,尤其是在 IABP 置入量高的中心。大样本人群研究显示,总并发症和严重并发症的发生率为 7.2% 和 2.8%。主要包括肢端缺血、主动脉夹层、股动脉破裂、感染、溶血、血栓形成及栓塞等。出现该并发症的主要危险因素为女性、身材小和外周血管疾病;禁忌证包括主动脉瓣反流、主动脉夹层和外周血管疾病。

2.左心室辅助设备(LVAD)

LVAD 借助外置的机械设备,暂时的、部分的代替心脏的功能,有助于组织的灌注,等待心功能的恢复,并打断心源性休克时的恶性循环,是心源性休克的重要治疗措施。左心室辅助设备以外科手术方法或导管方法从机体取血。常用的取血部位为左心室和左心房,将血以一定的压力回到升主动脉。左心室辅助设备常可作为心脏移植的过渡,对何种患者需果断使用左心室辅助设备尚需进一步研究。传统的左心室辅助装置的安置需体外循环下手术经胸植入,近年来经皮左心室辅助装置开始(PLVAD)逐渐应用于临床。目前临床运用比较成熟的 PLVAD 有两种:一种经股静脉、股动脉途径建立左心房股动脉引流途径;另一种经股动脉植入微型轴流泵,直接建立左心室—升主动脉引流途径。研究随机比较了 PLVAD 和 IABP 在急性心肌梗死并发心源性休克中的疗效,PLVAD 治疗组初级终点心脏指数及肾功能明显改善,血清乳酸水平降低,改善左心室功能,但 30d 死亡率无明显差别。基础研究结果显示 LVAD 应用后可逆转心肌重构过程,并可改善心肌细胞 β 肾上腺素能受体信号功能,这些基础研究的发现均提示 LVAD 可能改善心力衰竭及心源性休克患者的预后。

(四)血流重建治疗

心源性休克最主要的病因是急性心肌梗死,重建冠脉血流对于恢复心肌供血及心肌功能有关键性的意义。包括溶栓治疗和血管重建等。

(五)特殊情况的心源性休克治疗

1.右心室心肌梗死

约 30% 的下壁心肌梗死患者合并右心室心肌梗死,患者表现为低血压、颈静脉充盈怒张、肺野清晰,右胸导联的心电图检查可发现典型的 ST-T 改变,右心内导管检查可发现 RAP 及 RVEDP 升高及 PCWP 正常或下降,CO 下降,超声心动图提示右心室心肌收缩力下降。右心室心肌梗死患者发生心源性休克其预后稍好。预防和治疗原则是维持有效的右心室前负荷,避免使用利尿剂和血管扩张剂。若补液 500~1 000mL 后血压仍不回升,应静脉滴注血管活性药(例如多巴酚丁胺或多巴胺)。合并房颤及 AVB 时应尽早治疗,维持窦性心律和房室同步十分重要。右心室梗死患者应尽早施行再灌注治疗。

2.左心室游离壁破裂

左心室游离壁破裂占心肌梗死住院死亡率的 15%,患者表现为循环"崩溃"伴电机械分离且常在数分钟内死亡。亚急性左心室游离壁破裂(即血栓或粘连封闭破裂口)患者常发生突然血流动力学恶化伴一过性或持续性低血压,同时存在典型的心脏压塞体征,超声心动图检查发现心包积液（出血），宜立即手术治疗。

3.室间隔穿孔

表现为临床情况突然恶化，并出现胸前区粗糙的收缩期杂音。彩色多普勒超声心动图检查可定位室间隔缺损和评估左向右分流的严重程度。如无 CS，血管扩张剂（例如静脉滴注硝酸甘油）联合 IABP 辅助循环有助于改善症状。外科手术为对 STEMI 合并室间隔穿孔伴 CS 患者提供生存的机会。对某些选择性患者也可行经皮导管室间隔缺损封堵术。

4.乳头肌功能不全或断裂

AMI 乳头肌功能不全或断裂常导致急性二尖瓣反流，表现为突然血流动力学恶化，二尖瓣区新出现收缩期杂音或原有杂音加重（左心房压急剧增高也可使杂音较轻）；X 线胸片示肺瘀血或肺水肿；彩色多普勒超声心动图可诊断和定量二尖瓣反流。肺动脉导管表现肺毛细血管嵌入压曲线巨大 V 波。宜在血管扩张剂（例如静脉滴注硝酸甘油）联合 IABP 辅助循环下尽早外科手术治疗。

第三节　感染性休克

一、概述

感染性休克是指由于细菌、真菌、病毒和立克次体的严重感染，特别是革兰阴性细菌感染引起的休克，在充分液体复苏情况下仍持续存在组织低灌注（由感染导致的低血压、乳酸增高或少尿）。感染性休克是临床常见的休克类型，是严重感染所致多器官功能衰竭（MOF）的一个发展阶段。

二、病因与发病机制

（一）病因

1.革兰阴性杆菌

是引起感染性休克的最常见病原体，其分泌的内毒素在休克的发生、发展中起重要作用，如大肠杆菌、铜绿假单胞菌、变形杆菌、痢疾杆菌引起的脓毒症、腹膜炎、化脓性胆管炎等。

2.革兰阳性球菌

如金黄色葡萄球菌、肺炎球菌等引起的脓毒症、中毒性肺炎等。

3.病毒及其他致病微生物

流行性出血热、乙型脑炎病毒，立克次体、衣原体等感染均可引发休克。

（二）发病机制

感染性休克的发病机制极为复杂，其发生、发展与病原体及其毒素激活各种免疫应答细胞释放炎症介质（TNF、IL-1、IL-2、IL-6 等）、激活体液免疫系统产生活性因子有关。产生的各种内源性炎性介质和细胞因子作用于内皮细胞、平滑肌细胞、白细胞、血小板以及各种组织实质细胞,导致微循环障碍、失控性炎症反应、凝血机制异常和全身多个脏器或系统功能的损害。按血流动力学特点分为两种类型:高动力型休克(高排低阻型休克)和低动力型休克(低排高阻型休克)。

1.高动力型休克

多由革兰阳性菌感染释放外毒素所致。血流动力学特点是:外周阻力低,心排血量增加。临床表现为皮肤呈粉红色、温热而干燥,少尿,血压下降,乳酸酸中毒等,又称为暖休克。本型休克的发生、发展与下列因素有关。①微血管扩张:细菌内毒素刺激机体生成 TNF、IL-1 和其他细胞因子,作用于内皮细胞引起 NO、PGI_2、IL-2、PGE_2、缓激肽、内啡肽、组胺等的释放,导致血管扩张;感染性休克时血管平滑肌细胞膜上的 ATP 敏感性 K^+ 通道被激活,使细胞膜超极化,减少 Ca^{2+} 通过电压依赖性通道进入细胞,从而使血管扩张,外周阻力降低。休克早期,交感肾上腺髓质系统兴奋,儿茶酚胺释放增加,可作用于动静脉吻合支的 β 受体、动静脉短路开放,真毛细血管网血液灌注量明显下降,组织缺血缺氧,乳酸酸中毒,后期可发展成为低动力型休克。②心排血量增加:感染性休克早期,心功能尚未受到明显损害,交感肾上腺髓质系统兴奋,使心肌收缩力加强,心排血量增加;外周血管扩张、心脏射血阻力减小,也可使心排血量增加。

2.低动力型休克

多由革兰阴性菌感染释放内毒素引起。血流动力学特点是:外周阻力高,心排血量减少,血压下降。临床表现与一般低血容量性休克相似,皮肤黏膜苍白、四肢湿冷、少尿、血压下降、乳酸酸中毒等,又称为冷休克。本型休克的发生、发展与下列因素有关。①微血管收缩:严重感染引起交感—肾上腺髓质系统强烈兴奋,去甲肾上腺素、血管紧张素Ⅱ、血栓素、内皮素等大量释放;增多的活性氧自由基可灭活 NO、损伤血管内皮细胞,使 PGI_2 合成减少,扩血管物质不足,导致外周血管包括小动脉和小静脉广泛收缩。②心排血量减少:内毒素、酸中毒及心肌抑制因子可直接抑制心肌,使心肌收缩力减弱;微循环瘀血,大量血液淤积在真毛细血管网中,回心血量减少,导致心排血量下降。

感染性休克时,由于多种炎性细胞因子释放、前列腺素及白三烯生成增加、补体激活、缓激肽释放,可使内皮细胞和白细胞活化、黏附、相互作用,导致毛细血管损伤、通透性增强,有效循环血量进一步减少;血小板活化因子生成增加,可促进 DIC 的形成,继而产生的纤维蛋白降解产物又通过影响凝血系统而引发出血倾向。这一系列连锁反应加重休克,使病情恶化。

三、临床表现

感染性休克,有感染病史,尤其是急性感染史以及近期手术、创伤、器械检查和传染病史,广泛非损伤性组织破坏和体内毒性产物的吸收也易引起感染性休克。既有与原发感染相关征象和全身性炎症反应,又有微循环障碍引起的一系列休克的表现。

(一)全身表现

临床上感染性休克以"冷休克"占多数,患者末梢血管痉挛、外周阻力增加,心排出量降低,表现为肢体湿冷、口唇和肢端发绀,脉细速。部分革兰阳性菌感染所致的休克表现为"暖休克",由于动—静脉短路的形成,患者四肢温暖、皮肤干燥、心率快、心跳有力。两种类型休克的本质均为微循环灌注不良,组织均处于缺血、缺氧状态。

(二)中枢神经系统

轻者烦躁不安,重者昏迷或抽搐。

(三)肾脏

少尿或无尿,尿量$<0.5mL/(kg \cdot h)$。

(四)肺

主要表现为呼吸急促,PaO_2 和 SaO_2 下降,皮肤和口唇发绀等。

(五)心脏

常发生中毒性心肌炎、急性心力衰竭和心律失常,休克加重。

(六)胃肠

感染性休克时胃肠可发生血管痉挛、缺血、出血、微血栓形成,肠源性肺损伤,肝功能各项酶和血糖升高。

(七)血液系统

血小板进行性下降,各项凝血指标下降,微血栓形成,全身性出血。

四、辅助检查

(一)血常规

血常规变化的特点有助于与其他休克的鉴别以及对病情严重程度的判断。感染性休克时,白细胞计数明显增加,部分严重感染患者可降低;发生 DIC 和有出血倾向者,血小板计数减少。

(二)尿常规

休克时尿量减少或无尿,尿液呈酸性,尿比重升高。当发生肾功能受损时,尿中可出现蛋白、红细胞和管型,尿比重降低或固定。

(三)血生化指标

血生化指标可反映代谢、脏器功能及凝血系统的改变。休克时血钾、丙酮酸和乳酸升高;肝功能受损时,转氨酶、乳酸脱氢酶、胆红素和血氨可升高;肾功能不全时,血尿素氮和肌酐升高;心肌损伤时,血浆磷酸肌酸激酶及其同工酶升高。发生 DIC 时,凝血酶原时间延长、纤维蛋白原降低、纤维蛋白降解产物增多、血浆鱼精蛋白副凝试验阳性。

(四)血气和血乳酸分析

休克状态下组织缺氧引起代谢性酸中毒,血 pH 和二氧化碳结合力降低。发生 ARDS 时,血氧分压明显降低、血氧饱和度下降。血乳酸的升高提示组织灌注不足,其程度可作为判断休克严重程度和预后的指标。当静脉血乳酸浓度$\geq 5mmol/L$ 即可诊断为乳酸酸中毒;超过 $8mmol/L$ 时,提示预后极差。

(五)病原体检查

应对感染性休克患者的血、尿、粪、创面渗出液、胸腔积液、腹水等进行病原体分离和培养,并做药物敏感试验,以指导临床用药。对于革兰阴性菌感染者,可检测血中内毒素水平。

(六)胃黏膜内 pH(pHi)

pHi 代表了胃黏膜的供血、供氧情况,反映内脏微循环灌注水平,可以判断休克的严重程度及复苏是否有效。

(七)炎症因子水平

休克时尤其是感染性休克,致炎性细胞因子如肿瘤坏死因子(TNF)、白细胞介素(IL)、血小板活化因子(PAF)等的表达均可增多。

五、诊断

严重感染的患者如出现呼吸困难、呼吸性碱中毒、少尿、低血压、中心静脉压升高、周围血管阻力降低和乳酸血症(>4mmol/L)等表现,要考虑到感染性休克的可能。呼吸困难是感染性休克早期有价值的体征,应高度重视。

(一)感染灶的定位与定性

表现为发热(个别病例体温可不升反降)、发冷、心动过速、呼吸加快,疑似感染性休克患者,立即查血常规,如血白细胞及中性粒细胞增多、中性粒细胞中中毒颗粒及空泡存在、血小板减少,并有 DIC 的阳性发现,则表明有感染性休克存在的可能。

随后应做系统检查,寻找原发感染灶,多数情况下均能找到。需反复做细菌培养,培养阴性时应做真菌与厌氧菌培养。抽血可通过血管内留置导管,但注意应先消毒接头、停止输液,并把最初抽到的 3~5mL 血标本弃掉,再抽血做血培养。

如能找到导致感染性休克的原发病灶,如皮肤感染或已引流的深部感染,可首先做脓液细菌涂片以确定革兰阳性或阴性、球菌或杆菌等,然后做脓液培养。尿培养应常规进行,其他体液或分泌物如脑脊液、腹水、痰及粪便的培养视临床需要而定。

(二)诊断要点

(1)临床上有明确的感染灶。

(2)有全身性炎症反应综合征(满足下列两项或两项以上条件者):①体温>38℃ 或 <36℃;②心率>90 次/分;③呼吸频率>20 次/分;④血白细胞>$12×10^9$/L 或<$4×10^9$/L 或幼稚细胞>10%。

(3)收缩压低于 90mmHg,或较基础血压下降超过 40mmHg,或血压依赖输液或血管活性药物维持。

(4)有组织灌注不良的表现,如少尿超过 1h、急性意识障碍等。

(5)可能在血培养中发现有致病微生物生长。

六、治疗

(一)液体治疗

液体治疗是感染性休克重要的循环支持手段之一。对感染性休克发生机制和病理生理的深入认识,发现静脉血管扩张和毛细血管通透性增加是严重感染和感染性休克重要的病理生理特征。静脉血管的扩张使容量血管的容积明显增加,毛细血管通透性增加使大量的血管内液体渗漏到血管外组织间隙和第三间隙,使有效循环血量急剧降低。因此,在严重感染和感染性休克早期,往往需大容量的液体复苏。早期目标导向治疗(EGDT)明显降低严重感染和感染性休克的病死率。但是感染性休克不同时期的病理生理特征不同,液体的管理策略也不同。早期强调及时有效地进行液体复苏,后期则采用限制性液体复苏策略。要将组织灌注指标与血流动力学参数结合起来判断液体复苏的终点。

1.早期液体复苏

一旦临床诊断为严重感染,应尽快进行积极液体复苏,6h内达到复苏目标:

(1)中心静脉压 8～12mmHg。

(2)平均动脉压≥65mmHg。

(3)尿量≥0.5mL/(kg·h)。

(4)中心静脉或混合静脉血氧饱和度≥0.70。

在完成初始液体复苏后,需要反复进行评估血流动力学状态指导进一步的液体使用。如果临床检查无法得出明确的诊断,应进一步行血流动力学评估(例如评价心功能),并判断是否混合其他类型休克。

2.复苏液体选择

复苏液体包括天然的或人工合成的晶体液或胶体液,晶体液可自由进出血管,但易引起组织水肿;胶体液保留在血管内时间较长,容量储备效果好,但不良反应大。尚无证据表明某种液体的复苏效果优于其他液体。对于感染性休克患者,不建议使用羟乙基淀粉进行血容量的扩充,以免增加急性肾损伤的风险。感染性休克血制品的输注需严格适应证。当感染性休克患者血红蛋白降至<70g/L 时,可予输注红细胞,但是需要找有无导致低血色素的病因,如心肌缺血,严重低氧血症或者急性出血,同时给予积极的干预。对于没有活动性出血或者侵入性操作时,不建议使用新鲜冰冻血浆纠正凝血功能。当血小板下降计数<10 000/mm³(10×10⁹/L)同时无明显出血征象或者<20 000/mm³(20×10⁹/L)同时患者存在出血高风险,可预防性进行血小板输注。但是对于有活动性出血或需外科手术及侵入性操作,可考虑输注使血小板计数≥50 000/mm³(50×10⁹/L)。

3.容量负荷评估

快速补液试验能够评估患者对容量负荷的反应,评价血容量减少的程度,从而指导液体治疗。对于疑有低容量状态的严重感染患者,应行快速补液试验,即在 30min 内输入 500～1 000mL晶体液或 300～500mL 胶体液,同时,根据患者反应性(血压升高和尿量增加)和耐受性(血管内容量负荷过多)来决定是否再次给予快速补液。

4.组织灌注指标指导液体复苏

目前尚无直接准确评价组织灌注的方法。混合静脉血氧饱和度和血乳酸浓度作为间接反应组织灌注的指标,临床应用最多。以血乳酸水平为指导进行治疗,可明显降低休克患者病死率。与静态血乳酸浓度比较,动态监测乳酸水平的变化更能实时反映疾病的转归。

(1)混合静脉血氧饱和度的变化可反映全身氧摄取,在理论上能表达氧供和氧摄取的平衡状态。以此作为感染性休克复苏的指标,使病死率明显下降。

（2）血乳酸的水平、持续时间与低血容量性休克患者的预后密切相关，持续高水平的血乳酸（＞4mmol/L）预示患者的预后不佳。血乳酸清除率比单纯的血乳酸值能更好地反映患者的预后。以乳酸清除率正常化作为复苏终点优于平均动脉压和尿量，也优于以 DO_2、VO_2 和心脏指数。以达到血乳酸浓度正常（≤2mmol/L）为标准，复苏的第一个24h血乳酸浓度恢复正常（≤2mmol/L）极为关键，在此时间内血乳酸降至正常的患者，在病因消除的情况下，患者的存活率明显增加。

5.血流动力学参数指导液体复苏

组织灌注指标受影响因素较多，评估液体复苏的终点尚需血流动力学方面的指标做参考。血流动力学指导液体复苏首要是判断容量反应性。目前，临床上常用评估容量反应性的指标及方法如下。

（1）静态前负荷指标，静态指标包括压力参数与容积参数，受影响因素较多，准确性差，如中心静脉压预测容量反应性远不如动态前负荷指标准确，液体复苏过程中动态观测中心静脉压更有意义。

（2）心肺相互作用动态前负荷指标，心肺相互作用动态前负荷指标主要包括：动脉收缩压变异（SPV）、每搏量变异（SVV）、脉压变异（PPV）等。

（3）广义动态指标与方法，广义动态指标包括容量负荷试验、被动抬腿试验、呼气末阻断法等。前者临床上常用，主要是观察补液后心排血量的变化来评估机体容量状态；被动抬腿试验通过抬高下肢快速增加回心血量150～300mL，类似容量负荷试验，优点是简单、可重复操作，不额外增加容量，可用于自主呼吸患者预测容量反应性，但在下肢外伤、血栓及腹高压患者，被动抬腿试验无法精确预测容量反应性。

6.氧输送与氧消耗

氧输送与氧消耗可作为一个预测预后的指标，而非复苏终点目标。

（二）血管活性药物

应以去甲肾上腺素作为首选的血管活性药物，常用剂量为 $0.1～0.2\mu g/(kg\cdot min)$，同时可以加用血管升压素（最大剂量0.03IU/min）或者肾上腺素以达到目标平均动脉压或者加用血管升压素（最大剂量0.03IU/min）以降低去甲肾上腺素的剂量。必要时可以多巴胺作为去甲肾上腺素的替代血管活性药物（例如快速性心律失常以及绝对或者相对心动过缓低风险）。在经过充分的液体负荷及使用血管活性药物之后，仍然存在持续的低灌注者，可使用多巴酚丁胺。尤其当患者测量或疑似低心排血量且存在足够的左心室充盈压力（或足够的液体复苏的临床评估）和足够的平均动脉压，多巴酚丁胺是强心药的首选，作为强心药物，用于增加心排血量。应根据个体情况调整血管活性药物剂量，以保证合适的组织灌注。

（三）感染源的控制

感染性休克治疗中感染源控制的原则，包括感染部位特异性的快速诊断以及确定感染部位是否存在可针对感染源进行控制的措施，例如脓肿引流，受感染坏死组织清创，去除潜在感染的装置，并最终控制持续微生物感染的来源等。感染灶的控制包括腹腔脓肿、胃肠道穿孔、肠缺血或肠扭转、胆管炎、胆囊炎、肾盂肾炎伴有梗阻或脓肿,坏死性软组织感染,其他深间隙感染(如脓胸或脓毒症关节炎)和植入装置感染。一旦怀疑引起感染性休克的感染灶,应该在成功进行初始复苏后尽快控制。

(四)抗生素的应用

一旦识别感染性休克后1h内应尽快启动静脉使用抗生素。每延迟1h使用抗生素,死亡率就会逐渐攀升。对于怀疑脓毒症或者脓毒性休克的患者,宜在合理地,常规在使用抗生素之前,进行微生物培养(包括血液、脑脊液、尿液、伤口、呼吸道分泌物及其他液体)。但不应培养延迟启动抗生素治疗。

感染性休克最常见的病原体是革兰阴性菌、革兰阳性菌,及混合感染。在一部分患者还需要考虑侵袭性念珠菌、中毒性休克综合征及其他少见病原体的可能。一些特殊的情况。如中性粒细胞减少的患者,感染不典型或耐药病原体的危险较高,包括耐药的革兰阴性杆菌及假丝酵母菌属。医院获得性感染的患者易于发生抗甲氧西林金黄色葡萄球菌和耐万古肠球菌感染而导致脓毒症。

初始抗感染方案宜经验性使用一种或者几种广谱抗生素进行治疗,以期覆盖所有可能的病原体(包括细菌以及潜在的真菌或者病毒)。抗生素选择不恰当则存活率可能降低好几倍。经验性抗生素的使用需要考虑的因素很多,包括患者的既往病史,临床现状,当地的流行病学因素。患者方面,重要的因素包括症状、感染部位、并发症、慢性器官功能障碍、慢性内科疾病、体内植入物、免疫抑制、近期感染病史、特殊病原体定植、近三个月内使用过的抗生素等。此外,还要了解患者感染所处在的场所(如社区还是医院),当地病原体流行特征等。

一旦可以确认微生物,药敏试验结果已经明确,和(或)充分的临床症状、体征改善,需要将经验性抗生素治疗转化为窄谱,即针对性用药。

抗生素的使用剂量应该基于目前公认的药效学/药代动力学原则及每种药物的特性进行最优化。抗生素治疗疗程为7~10d,对于大多数感染性休克是足够的;但是,对临床改善缓慢,感染源难以控制,金黄色葡萄球菌相关菌血症,一些真菌及病毒感染或者免疫缺陷,包括中性粒细胞减少症患者,应考虑使用长时程治疗。每日评估降阶梯使用抗生素治疗,同时测量降钙素原(PCT)的水平,可以用于缩短脓毒症患者使用抗生素的疗程。

(五)糖皮质激素

如果充分的液体复苏及血管活性药物治疗后,患者能够恢复血流动力学稳定,不建议使用静脉氢化可的松。如果无法达到血流动力学稳定,可以静脉使用氢化可的松,剂量为200mg/d。

(六)营养支持

对于感染性休克患者,如果早期肠内营养不可行,在前7d可考虑使用静脉葡萄糖结合可耐受的肠内营养,而不是早期使用肠外营养或者联合使用肠内肠外营养。可以耐受肠内营养的患者,我们建议早期启动肠内营养,而不是单独的、快速的静脉补充葡萄糖。

第四节 过敏性休克

一、概述

过敏性休克是指抗原进入被致敏的机体内与相应抗体结合后发生 I 型变态反应,血管活性物质释放,导致全身的毛细血管扩张,通透性增加,血浆渗出到组织间隙,致使循环血量迅速减少而引发休克。过敏性休克是过敏性疾病最严重的状况。

二、病因与发病机制

(一)病因

引起过敏性休克的抗原物质主要如下。

1.药物

抗生素(如青霉素及其半合成制品)、麻醉药、解热镇痛消炎药、诊断性试剂(如磺化性 X 线造影剂)等。

2.生物制品

异体蛋白,包括激素、酶、血液制品(如清蛋白、丙种球蛋白等)、异种血清、疫苗等。

3.食物

某些异体蛋白含量高的食物,如蛋清、牛奶、虾、蟹等。

4.其他

昆虫咬伤、毒蛇咬伤、天然橡胶、乳胶等。

过敏性休克的发生是机体对于再次进入的抗原免疫反应过强所致,其发病的轻重缓急与抗原物质的进入量、进入途径及机体免疫反应能力有关。

(二)发病机制

过敏性休克只发生于对某些变应原有超敏反应的机体。过敏性休克属于 I 型变态反应,即速发型变态反应。其发生的基本机制是:变应原进入机体后形成相当量的 IgE 抗体,IgE 抗体具有亲细胞的特性,能与肥大细胞和嗜碱性粒细胞结合,特别是与小血管周围的肥大细胞和血液的嗜碱性粒细胞结合,IgE 抗体持久地被吸附在这些细胞的表面,使机体处于致敏状态。当同一变应原再次进入机体时,变应原就可以与上述细胞表面的 IgE 抗体结合,所形成的变应原——IgE 复合物能激活肥大细胞和嗜碱性粒细胞,并使之脱颗粒,释放出大量组胺、白三烯、激肽等血管活性物质;抗原与抗体在细胞表面结合,还可激活补体系统,并通过被激活的补体进一步激活激肽系统,组胺、缓激肽、补体 C3a、补体 C5a 等可引起后微动脉和毛细血管前括约肌舒张,并使毛细血管壁通透性增高,外周阻力显著降低,真毛细血管大量开放,血管内液体进入组织间隙增多。血管活性物质可使一些器官的微静脉和小静脉收缩,大量血液淤积在微循环内,使静脉回流和心排血量急剧减少,动脉血压骤降。另外,组胺能引起支气管平滑肌收缩,造成呼吸困难。

过敏性休克发病非常迅速,治疗过程中如不及时使用缩血管药物,如肾上腺素、异丙肾上腺素等抢救,患者可在数秒钟至数分钟内死亡。

三、临床表现

过敏性休克是一种极为严重的过敏反应,若不及时进行抢救,重者可在 10min 内发生死亡。临床表现为用致敏药物后,迅速发病,常在 15min 内发生严重反应。少数患者可在 30min 甚至数小时后才发生反应,称迟发性反应。

(一)病史

有用药或毒虫刺咬等致敏原接触史。在典型的过敏性休克中,患者或旁观者可提供:接触可能的致敏原后,很快出现皮肤和其他临床表现的病史。然而,临床上这一病史常缺如。一方面由于患者不能回忆致敏原接触史,另一方面是致敏原接触史的重要性没有被患者和医师所重视。例如,当询问用药情况时,患者可能不提及非处方药。另外,临床医师可能忽略:过敏反应虽然通常迅速发作,但症状也可迟至接触后 3~4d 出现。

(二)发作时表现

多为突发,大多数患者过敏性休克发生于接触(常为注射)抗原 5min 内,有的几十秒内便可发病,一旦起病,患者在极短时间内陷入休克状态。

(三)早期表现

过敏反应几乎总是累及皮肤,超过 90% 的患者合并荨麻疹、红斑或瘙痒症。患者还可出现眼痒、流泪、头晕、胸闷、气短以及腹部不定位的隐痛或绞痛;上呼吸道通常亦受累,表现为鼻塞、打喷嚏或卡他性鼻炎,继之则可出现喉头水肿和支气管水肿的呼吸道症状:呼吸窘迫、发绀等。

(四)呼吸和循环衰竭表现

患者可表现为呼吸困难、面色苍白、四肢厥冷、发绀、烦躁不安、脉搏细弱,血压显著下降,心动过速,在非常严重的过敏反应中也可以表现为心动过缓。当患者表现为休克而又无其他明显病因时,应考虑到过敏性休克的可能。

(五)其他特征

1.血管性水肿

水肿累及皮肤深层和黏膜表面。通常无瘙痒,为非可凹性水肿。最常见部位:嘴唇、口腔、上呼吸道、手掌、脚掌和生殖器。当上呼吸道受累或由于支气管痉挛、黏膜水肿引起下呼吸道受损时,可出现喘息或喘鸣。

2.皮肤

典型的皮肤病变是荨麻疹,并伴强烈的瘙痒。皮损呈红色,高于皮面,有时中心发白;边界常不规则,大小不一。皮疹可相互融合形成巨型荨麻疹,有时真皮受累,表现为弥散性红斑和水肿。

四、诊断

诊断依据:有过敏史和过敏原接触史,休克前或同时有过敏的特有表现,有休克的表现。

当患者在做过敏试验、用药或注射生物制剂时突然出现过敏和休克表现时,应立即想到过敏性休克的发生。

五、治疗

凡遇药物过敏性休克的患者,必须立即停用致敏药物。

(一)肾上腺素

发现过敏性休克时,立即给予肾上腺素 0.5～1mg 深部肌内注射或皮下注射,必要时 15～20min 再注射 1 次。当皮肤血管收缩严重时,深部肌内注射更有利于药物平稳吸收入血液。过敏性休克时应避免直接静脉注射肾上腺素,直接静脉注射肾上腺素有可能引起血压骤然升高和心动过速,严重可导致恶性心律失常发生。

(二)钙剂和抗组织胺药

如 10%葡萄糖酸钙 10mL 稀释后静脉注射,异丙嗪(非那根)25～50mg 肌内注射或苯海拉明 20mg 肌内注射。

(三)肾上腺皮质激素

如地塞米松 5～10mg、氢化可的松 100～200mg、甲泼尼松龙 40～80mg 等静脉注射。

(四)血管活性药物

如上述治疗后血压仍不回升者,可以用去甲肾上腺素。

(五)补液

由于外周血管麻痹扩张、血容量不足,补液量应加大加快,具有改善全身及局部微循环的作用,同时可促进过敏物质的排泄。如患者有肺水肿表现应减慢输液速度,以免加重病情。

(六)其他

积极处理喉头水肿、肺水肿及脑水肿,使用正性肌力药等。

第五节 神经源性休克

一、概述

神经源性休克是指在创伤、剧烈疼痛等强烈神经的刺激下,引起某些血管活性物质(如缓激肽、5-羟色胺等)释放增加,导致周围血管扩张、微循环瘀血、全身有效循环血容量突然减少而引起的休克。

二、病因与发病机制

(一)病因

1.严重创伤、剧烈疼痛刺激

如胸腹腔或心包穿刺时,周围血管扩张,大量血液淤积于扩张的微循环血管内,反射性的血管舒缩中枢被抑制,导致有效血容量突然减少而引起休克。

2.药物应用

许多药物可破坏循环反射功能而引起低血压休克如氯丙嗪、降血压药物(神经节阻滞剂、肾上腺素能神经元阻滞剂和肾上腺受体拮抗剂等)。

3.麻醉意外、腔镜检查等

麻醉药物(包括全麻、腰麻、硬膜外麻醉),均可阻断自主神经,使周围血管扩张,血液淤积,发生低血压休克。尤其当患者已有循环功能不足因素存在时,应用上述药物更易出现低血压。

（二）发病机制

强烈的神经刺激,如创伤、剧烈疼痛等引起某些血管活性物质(如缓激肽、5-羟色胺等)释放增加,导致周围血管扩张,微循环瘀血,有效循环血容量突然减少而引起的休克。此类休克也常发生在脑损伤或缺血、深度麻醉、脊髓高位麻醉或脊髓损伤交感神经传出通路被阻断时。在正常情况下,血管运动中枢不断发出冲动,传出的交感缩血管纤维到达全身小血管,维持血管一定的张力。当血管运动中枢发生抑制或传出的缩血管纤维被阻断时,小血管张力丧失,血管扩张,外周阻力降低,大量血液聚集在血管床,回心血量减少,血压下降,出现休克。这种休克发生常极为迅速,具有很快逆转的倾向,大多数情况下不发生危及生命的、持续严重的组织灌流不足。

三、临床表现

在正常状态下,周围血管接受神经系统血管舒缩中枢的调节,维持一定的紧张度,而保证全身的血液供应。在强烈的神经刺激,如创伤、剧烈疼痛等时,可引起反射性血管舒缩中枢抑制,导致周围血管扩张,血液大量淤积于扩张的微循环血管内,有效循环血容量突然减少而引起休克。临床主要表现有:①循环衰竭症状:如心悸、面色苍白、出汗、脉速而弱、四肢厥冷、血压下降与休克等;②神经系统症状:如头晕、乏力、眼花、神志淡漠或烦躁不安、大小便失禁、抽搐、昏迷等。其他症状如恶心、呕吐、四肢湿冷、黏膜苍白或发绀等。

四、辅助检查

同过敏性休克一样,神经源性休克的诊断一般不需影像学检查等辅助检查。除常规心电图检查外,CT或MRI检查可以明确脑部或脊髓损伤;有创血压和中心静脉压监测可以明确休克的严重程度。辅助检查主要用于评估反应的严重程度或在诊断不详时用于支持诊断或鉴别诊断。

五、诊断

(1)神经源性休克常发生于强烈的神经刺激时。因此,在临床上存在强烈的神经刺激如剧痛、各种穿刺时,出现上述临床表现,又难以用原发病解释时,就应马上考虑到神经源性休克的可能。

(2)神经源性休克的诊断主要依赖于两点。①病史:有引起神经源性休克的病因,如剧烈疼痛与精神创伤、药物(麻醉药、安眠药)、麻醉(脊髓、腰麻、硬膜外麻)、穿刺(脑室、胸腔、心包、腹腔)等。②有休克的临床表现。

(3)神经源性休克在诊断时应排除其他类型休克,注意与两种情况相鉴别。①迷走血管性昏厥:多发生在注射后,尤其患者有发热、失水或低血糖倾向时。患者常呈面色苍白、恶心、出冷汗,继而可昏厥,有时被误诊为神经源性休克。迷走血管性昏厥经平卧后立即好转,血压虽低但脉搏缓慢。迷走血管性昏厥可用阿托品类药物治疗。②过敏性休克:与神经源性休克的区别主要有两点:一是有接触或使用过敏原病史;二是存在与过敏相关的伴发表现:全身或局部荨麻疹或其他皮疹,伴喉头水肿并出现吸气性呼吸困难。

六、治疗

(一)一般处理

(1)祛除病因:剧痛可给予吗啡、盐酸哌替啶等止痛;停用致休克药物(如巴比妥类、神经节阻滞降压药等);脊髓损伤者,外科固定脊髓、骨折部位,以防进一步损伤。

(2)体位:患者应保持安静,去枕平卧位,下肢抬高 $15°\sim30°$,使患者处于头低脚高的休克体位,以增加回心血量,增加脑部血供。如有意识丧失,应将头部置于侧位,抬起下颏,以防止舌根后坠堵塞气道。

(3)吸氧:使呼吸道畅通,充分供氧。应用鼻塞或面罩吸氧,保证患者各脏器充分的氧供。

(4)对神志、心率、呼吸、血压和经皮血氧饱和度等生命体征进行密切监测。

(二)药物治疗

1.肾上腺素

是首选药物。立即肌内注射 0.1%肾上腺素 0.3~0.5mL,小儿每次 0.02~0.025mL/kg。严重病例可以将肾上腺素稀释于 50%葡萄糖注射液 40mL 中静脉注射,也可用 1~2mg 肾上腺素加入 5%葡萄糖注射液 100~200mL 中静脉滴注。

2.补充有效血容量

迅速建立静脉通道,补充血容量,常用的晶体液为乳酸林格液、生理盐水、平衡盐液、5%葡萄糖氯化钠注射液等,胶体液为低分子量右旋糖酐、中分子量羟乙基淀粉。一般先快速静脉滴注晶体液 500~1 000mL,以后根据血压情况调整。

3.应用镇痛、镇静药物

由于剧烈疼痛引起的休克需要应用镇痛药物,可用吗啡 5~10mg 静脉入壶或肌内注射,哌替啶(杜冷丁)50~100mg 肌内注射;情绪紧张患者应给予镇静药物如地西泮(安定)10mg 肌内注射或苯巴比妥钠 0.1~0.2g 肌内注射。

4.糖皮质激素

该药能改善微循环,提高机体的应激能力。可给予地塞米松 5~10mg 静脉入壶或氢化可的松 200~300mg 溶于 5%葡萄糖注射液 500mL 中静脉滴注。因严重支气管痉挛致呼吸困难者,可用氨茶碱 0.25g 稀释入 25%葡萄糖注射液 20~40mL 中缓慢静脉注射。

5.应用血管活性药物

经上述处理后血压仍低者,应给予缩血管药。一般常用多巴胺或间羟胺 20~60mg 加入 100~200mL 溶液中静脉滴注,维持收缩压在 80mmHg 以上。待休克好转后,逐渐减量以致停用。

（三）对因治疗

根据导致患者神经源性休克的不同病因进行相应对症处理。例如，当进行胸腔、腹腔或心包穿刺引起休克时应立即停止穿刺。

（四）防治并发症

神经源性休克可并发脑水肿、心搏骤停或代谢性酸中毒等，应予以积极治疗。

第六节　梗阻性休克

一、概述

梗阻性休克的基本发病机制为血流的主要通道受阻。根据梗阻部位的不同可分为心内梗阻和心外梗阻性休克。

二、病因

腔静脉梗阻、心脏压塞、肺动脉栓塞、张力性气胸等，引起心脏内外流出道的梗阻，心排血量减少。

三、诊断和鉴别诊断

（一）病史

有腔静脉梗阻、心包积液及心脏压塞、肺动脉栓塞和张力性气胸等病史。

（二）症状和体征

腔静脉梗阻可见水肿、肺动脉栓塞可有胸痛、咳嗽和呼吸困难，张力性气胸有胸闷、呼吸困难，胸部叩诊呈鼓音，患侧呼吸音消失。严重者渐出现神志不清甚至昏迷。可出现休克的一般表现：尿量减少<0.5mL/（kg·h），心率>100 次/分，收缩压下降（<90mmHg）或较基础血压下降 40mmHg 以上或脉压减小（<20mmHg）。严重者血压测不出。

（三）血流动力学特征

心排血量减少，体循环阻力代偿性增高，前负荷及充盈压随病因不同而不同。

四、治疗

（1）梗阻性休克的治疗原则：迅速解除导致梗阻的原因。

1）急性肺动脉栓塞，急诊静脉溶栓或肺动脉血栓摘除术。

2）急性心脏压塞，急诊心包穿刺引流。

3）张力性气胸，于积气最高部位放置胸膜腔引流管。

（2）快速液体复苏及酌情使用血管活性药物有一定辅助疗效。

（赵　挺）

第七章　呼吸困难

第一节　支气管哮喘急性发作

一、概述

支气管哮喘急性发作表现为气紧、胸闷、喘息、咳嗽等症状突然发作或原有症状进行性加重。支气管哮喘是以慢性气道炎症为特点，伴有可变的气流受限和气道高反应性。近年来全球哮喘患病率呈逐年增长的趋势，至少有 3 亿哮喘患者，而中国哮喘患者约 3 000 万。

支气管哮喘急性发作时严重程度不一，症状可在数小时或数天内逐渐加重，偶尔也可在数分钟内危及生命。早期对病情做出正确评估，及时给予有效的紧急治疗尤为重要。

二、病因和发病机制

(一)病因

支气管哮喘的病因和诱因目前尚不十分清楚，多认为宿主因素与环境因素均参与了疾病的发生发展。支气管哮喘的发作与接触变应原、吸烟、空气污染、吸入某些刺激性气体、反复感染或服用某些药物(β受体阻滞剂、阿司匹林等)有关。有时也与天气变化、剧烈运动、妊娠、月经期等有关。

(二)发病机制

支气管哮喘的发病机制不完全清楚，气道炎症、气道高反应性、免疫及神经等因素及其相互作用与支气管哮喘发病密切相关。

1.气道炎症

气道慢性炎症被公认为是支气管哮喘发病的本质。肥大细胞、T 淋巴细胞、嗜酸性粒细胞等多种炎症细胞在气道聚集浸润、相互作用，分泌出多种炎性介质和细胞因子；炎性介质、细胞因子与炎症细胞之间互相作用构成复杂的网络，导致气道平滑肌收缩，黏液分泌增加，血管渗出增多。此外，气道的结构细胞如成纤维细胞、上皮细胞、平滑肌细胞等还可分泌内皮素-1 及各种生长因子，促进气道的增殖和重塑，内皮素-1 是迄今已知最强的支气管收缩剂。

2.气道高反应性

是支气管哮喘发生发展的另一个重要因素，常有家族倾向，受遗传因素影响，表现为气道对各种刺激因子产生的过强或过早的收缩反应。刺激可以是化学物质如组胺等，也可以是物理性的,如冷空气、运动等。

3.免疫学机制

变应原进入特异性体质者的机体后,刺激机体通过淋巴细胞合成特异性 IgE,并结合于多种细胞表面的 IgE 受体。若变应原再次进入人体内,可与结合在细胞表面的 IgE 交联,进而使得该细胞合成并释放多种活性介质,造成平滑肌收缩、黏液分泌增加、血管通透性增高和炎症细胞浸润等;炎性细胞分泌多种炎症介质,使气道病变加重,炎症浸润增加。

4.神经机制

目前研究认为,支配支气管的除了胆碱能神经、肾上腺素能神经外,还有非肾上腺素能非胆碱能(NANC)神经系统。NANC 神经系统能释放收缩及舒张支气管平滑肌的介质。若两者平衡失调,可引起支气管平滑肌痉挛。此外,支气管哮喘也与迷走神经张力亢进和 β 肾上腺素受体功能低下有关,并可能存在有 α 肾上腺神经的反应性增加。

三、临床表现

(一)早期预警征象

可表现为反复咳嗽,夜间尤明显,感到疲劳、乏力、呼吸用力、气短或胸闷,也可出现感冒样或过敏样症状(流涕、打喷嚏、鼻塞等)或表现为睡眠障碍。

(二)急性发作症状特点

因发作严重程度不一,临床表现不尽相同。表现为阵发性呼吸困难,伴有喘憋或发作性胸闷和(或)咳嗽,可有大汗淋漓、剧烈干咳或咳大量白色泡沫痰,甚至发绀。患者常被迫采取坐位或端坐呼吸,精神焦虑,烦躁,说话费力,病情加重可出现嗜睡、意识模糊。哮喘症状可在数分钟内发作,持续数小时甚至数天,使用支气管舒张药或自行缓解;某些患者可在缓解数小时后不明原因再次发作。

(三)体征

胸部呈过度充气状态,有广泛的哮鸣音,呼气音延长;心率增快;重症哮喘患者常有奇脉、吸气性三凹征、胸腹反常运动、发绀。值得警惕的是,重症哮喘患者,哮鸣音可不出现(静寂胸),因此不能仅依赖于哮鸣音对患者病情严重程度做出判定。

支气管哮喘急性发作时根据临床特点常将病情严重程度分为轻度、中度、重度和危重度(表7-1)。

表 7-1 支气管哮喘急性发作时病情严重程度的分级及特点

临床特点	轻度	中度	重度	危重度
气短	步行、上楼时	稍事活动	休息时	—
体位	可平卧	喜坐位	端坐呼吸	—
讲话方式	连续成句	单句	单词	不能讲话
精神状态	可有焦虑,尚安静	时有焦虑或烦躁	常有焦虑、烦躁	嗜睡或意识模糊
出汗	无	有	大汗淋漓	

临床特点	轻度	中度	重度	危重度
呼吸频率	轻度增加	增加	常＞30次/分	—
辅助呼吸肌活动及三凹征	常无	可有	常有	胸腹矛盾呼吸
哮鸣音	散在,呼吸末期	响亮、弥散	响亮、弥散	减弱乃至无
脉率	＜100次/分	100~120次/分	＞120次/分	变慢或不规则
奇脉	无,＜10mmHg	可有,10~25mmHg	常有,＞25mmHg	无,呼吸肌疲劳
最初支气管舒张剂治疗后,呼气流置峰值/预计值	＞80%	60%~80%	＜60%或作用时间＜2h	—
PaO_2(吸空气)	正常	≥60mmHg	＜60mmHg	60mmHg
$PaCO_2$/mmHg	＜45	≤45	＞45	＞45
SaO_2(吸空气)/%	＞95	91~95	≤90	≤90
pH	—	—	降低	降低

注:只要符合某一严重程度的某些指标,而不需满足全部指标,即可提示为该级别的急性发作。

四、辅助检查

(一)血液检查

嗜酸性粒细胞占比增高(外周血计数＞3%),合并呼吸道感染时可有白细胞计数及中性粒细胞比例增高。

(二)动脉血气分析

常有 PaO_2 降低,过度通气可使 $PaCO_2$ 下降,pH上升,表现为呼吸性碱中毒、Ⅰ型呼吸衰竭;若病情进一步发展,气道阻塞加重,缺氧及 CO_2 潴留同时存在,pH下降,表现为呼吸性酸中毒、Ⅱ型呼吸衰竭;可合并代谢性酸中毒。

(三)胸部影像学检查

可见双肺透亮度增加,呈过度充气状态;并发呼吸道感染时,则可表现为肺纹理增加及炎性浸润阴影。如并发气胸、纵隔气肿、肺不张,影像学出现相应表现。

(四)肺功能检查

1秒钟用力呼气量(FEV_1)、1秒钟用力呼气量占用力肺活量比值(FEV_1/FVC%)、最大呼气中期流速(MMEF)、25%与50%肺活量时的最大呼气流量(MEF25与MEF50)及呼气流量峰值(PEF)均减少。其中 FEV_1、PEF是临床上最常用的客观判断哮喘病情的通气功能指标,可以反映气道阻塞的严重程度。

(五)痰液涂片检查

显微镜下可见较多嗜酸性粒细胞退化形成的尖棱结晶、黏液栓和透明的哮喘珠;合并呼吸道细菌感染时,痰涂片、细菌培养及药物敏感试验有助于病原菌诊断及指导治疗。

（六）呼出气一氧化氮

在支气管哮喘未控制时升高,糖皮质激素治疗后降低,故可作为哮喘时气道炎症的标志物。连续测定、动态观察呼出气一氧化氮变化的临床价值更大。

（七）特异性变应原的检测

可用放射性变应原吸附试验(RAST)测定特异性 IgE,重症过敏性哮喘患者血清 IgE 可较正常人高 2～6 倍。

五、诊断与鉴别诊断

（一）诊断

支气管哮喘急性发作首先应符合支气管哮喘的诊断标准,主要包含两个要点:随时间不断变化的呼吸系统症状史及可变的呼吸气流受限。

(1)反复发作喘息、气急、胸闷或咳嗽,夜间或晨起时加重,急性发作时表现为症状突然发作或原有症状加重。

(2)发作时呼气相延长,在双肺可闻及散在或弥散性,以呼气相为主的哮鸣音。

(3)上述症状和体征可经治疗缓解或自行缓解。

(4)除外其他疾病所引起的喘息、气急、胸闷和咳嗽。

(5)临床表现不典型者(如无明显喘息或体征),应至少具备以下 1 项试验阳性。

1)在诊断过程中,至少一次 FEV_1 下降,$FEV1_1/FVC$ 减少,成人正常的 FEV_1/FVC 比值通常为:0.75～0.80。

2)支气管激发试验或运动激发试验阳性。

3)支气管舒张试验阳性:即吸入支气管舒张剂后,FEV_1 增加≥12％且 FEV_1 增加绝对值≥200mL。

4)PEF 平均每昼夜变异率(连续 7d)＞10％或 PEF 周变异率(2 周内最高 PEF 值－最低 PEF 值)/[(2 周内最高 PEF 值＋最低 PEF)×1/2]×100％＞20％。

符合上述症状和体征,同时具备气流受限客观检查中的任一条,并除外其他疾病所引起的喘息、气急、胸闷及咳嗽,可以诊断为支气管哮喘。

如出现以下情况考虑重症哮喘:哮喘急性发作,常规治疗症状不能改善或急性恶化,呈持续性哮喘表现;或哮喘呈暴发性发作,在数小时或数天内出现危及生命的情况。此时要对病情做出正确评估,以便给予及时有效的紧急治疗。

（二）鉴别诊断

1.心源性哮喘

发作时的症状与支气管哮喘相似,常见于急性左心衰竭,多有左心受累基础心脏疾病。表现为阵发性咳嗽,咳粉红色泡沫痰;两肺广泛的湿啰音和哮鸣音;心界扩大,心率增快,心尖部可闻及奔马律。胸部 X 线检查可见心脏增大,肺瘀血征。在诊断不明时,忌用肾上腺素或吗啡,以免造成危险,可雾化吸入 β₂肾上腺素受体激动剂或静脉注射氨茶碱缓解症状后做进一步检查。

2.慢性阻塞性肺疾病

多见于中老年人,常有长期吸烟史。表现为慢性、进行性加重呼吸困难,可有慢性咳嗽史,喘息长年存在,有急性加重期。有肺气肿体征,两肺可闻及湿啰音。肺功能表现为持续性气流受限,呈进行性发展。

3.支气管肺癌

中央型肺癌患者,由于肿瘤压迫导致支气管狭窄或伴发感染时,可出现喘息及类似哮喘样呼吸困难和肺部哮鸣音。呼吸困难及喘息症状多呈进行性加重,常无诱因,可有痰中带血。胸部影像或纤维支气管镜检查可协助鉴别。

4.变态反应性肺浸润

一组肺嗜酸细胞浸润的疾病。症状较轻,患者常有发热,胸部影像学检查可见多发性、此起彼伏的淡薄斑片状浸润阴影,可自行消失或再发。肺组织活检将有助于鉴别。

5.气道异物

患者表现为吸气性呼吸困难,典型的可有三凹征,多有明确异物吸入史,胸部影像及纤维支气管镜检查可明确诊断。

六、治疗

哮喘急性发作是指患者喘息、气急、胸闷、咳嗽等症状在短时间内出现或迅速加重,肺功能恶化,需要给予额外的缓解药物进行治疗的情况。哮喘发作的常见诱因有接触变应原、各种理化刺激物或上呼吸道感染等,部分哮喘发作也可以在无明显诱因的情况下发生。哮喘发作多见于治疗依从性差、控制不佳的患者,但也可见于控制良好的患者。哮喘发作的程度轻重不一,病情发展的速度也有不同,可以在数小时或数天内出现,偶尔可在数分钟内危及生命。识别具有哮喘相关死亡高危因素的患者非常重要,包括:①曾经有过气管插管和机械通气濒于致死性哮喘的病史;②在过去1年中因为哮喘而住院或急诊;③正在使用或最近刚刚停用口服激素;④目前未使用吸入激素;⑤过分依赖SABA,特别是每月使用沙丁胺醇(或等效药物)超过1支的患者;⑥有心理疾病或社会心理问题,包括使用镇静剂;⑦对哮喘治疗计划不依从;⑧有食物过敏史。

哮喘发作的治疗取决于哮喘加重的严重程度以及对治疗的反应。治疗的目的在于尽快缓解症状、解除气流受限和改善低氧血症,同时还需要制订长期治疗方案以预防再次急性发作。

(一)轻中度哮喘发作的处理

1.家庭自我处理

轻度和部分中度急性发作的哮喘患者,如果掌握了必要的疾病知识和应对技巧,有一定的自我管理经验,可以在家庭中进行自我处理。若在家中自我处理后症状无明显缓解或者症状持续加重,应立即至医疗机构就诊。SABA是缓解哮喘症状最有效的药物,可以根据病情轻重每次使用2~4喷,直到症状缓解,同时增加控制药物如ICS的剂量。增加的ICS剂量至少是基础剂量的两倍。如果基础治疗是含有福莫特罗的联合制剂如布地奈德/福莫特罗,则可以直接加吸布地奈德/福莫特罗$160\mu g/4.5\mu g$ 1~2吸,但一次给药不能超过6吸,每天的最大剂量不能超过 12 吸。

口服激素的使用:经上述治疗 2～3d 症状缓解不明显或继续加重或患者既往有突发重症哮喘急性发作史的,应口服激素(泼尼松龙 0.5～1mg/kg 或等效剂量的其他口服激素)5～7d。

2.急诊和住院处理

反复使用吸入性 SABA 是基础治疗措施。在第 1h 可每 20min 吸入 4～10 喷。随后根据治疗反应,轻度急性发作可调整为每 3～4h 吸入 2～4 喷,中度急性发作每 1～2h 重复吸入 6～10 喷 SABA。

口服激素治疗:对 SABA 初始治疗反应不佳或在控制性治疗基础上发生的急性发作的患者,推荐使用泼尼松龙 0.5～1mg/kg 或等效剂量的其他全身激素口服 5～7d。症状减轻后迅速减量或完全停药。

吸入激素:在急性发作早期增加 ICS 剂量(2～4 倍基础剂量),疗效优于单用支气管扩张剂,能减少需要住院治疗率和口服激素的使用率。

(二)中重度急性加重的处理

中重度急性加重的患者在自我处理的同时应尽快到医院就诊。经急诊室处理 2～3d 症状改善不佳应及时收入院。已经发生呼吸衰竭的患者应直接收入重症监护病房(ICU)。

1.支气管舒张剂的应用治疗

可用压力定量气雾剂经储雾器给予 SABA 或使用 SABA 雾化溶液经喷射雾化装置给药。两种给药方法改善症状和肺功能的作用相似。初始治疗既可间断(每 20min)也可连续雾化给药,症状缓解后可以每 4h 给药 1 次。短效抗胆碱能药物(SAMA)仅推荐用于急性重症哮喘或经 SABA 治疗效果不佳的患者。成人哮喘急性发作时,在 SABA 治疗的基础上联合氨茶碱并无额外的治疗作用。对规律服用茶碱缓释制剂的患者,静脉使用茶碱应尽可能监测茶碱血药浓度。伴有过敏性休克和血管性水肿的哮喘可以肌内注射肾上腺素治疗,但一般的哮喘急性加重不推荐使用。

2.糖皮质激素

中重度哮喘急性发作应尽早使用全身激素,特别是对 SABA 初始治疗反应不佳或疗效不能维持以及在口服激素基础上仍然出现急性发作的患者。首选口服给药,推荐用法:泼尼松龙 0.5～1.0mg/kg 或等效的其他激素。严重的急性发作患者或不宜口服激素的患者,可以静脉给药。推荐用法:甲泼尼龙 80～160mg/d 或氢化可的松 400～1 000mg/d 分次给药。静脉给药和口服给药的序贯疗法可减少激素用量和不良反应,如静脉使用激素 2～3d,继之以口服激素 3～5d。

对全身使用激素有禁忌的患者,如胃十二指肠溃疡、糖尿病等患者可以采用激素的雾化溶液雾化给药。大剂量雾化吸入激素可以部分替代全身激素。雾化吸入激素的患者耐受性良好,可以减少全身激素的不良反应发生。

3.氧疗

对有低氧血症(氧饱和度<90%)和呼吸困难的患者可给予控制性氧疗,使患者的氧饱和度维持在 93%～95%。

4.其他药物

对于重度急性发作或对初始治疗反应不良者,可考虑静脉应用硫酸镁制剂。白三烯受体拮抗剂治疗急性哮喘的作用有待评估。哮喘急性加重期需要严格避免镇静剂的使用,因为大多数抗焦虑、镇静催眠药物均有呼吸抑制作用。大多数哮喘急性发作并非由细菌感染引起,应严格控制抗菌药物使用指征,除非有明确的细菌感染的证据,如发热、脓痰或肺炎的影像学依据等。

5.机械通气

急性重度和危重哮喘患者经过上述药物治疗,临床症状和肺功能无改善甚至继续恶化,应及时给予机械通气治疗,其指征主要包括:意识改变、呼吸肌疲劳、$PaCO_2 \geq 45mmHg$ 等。可先采用经鼻(面)罩无创机械通气,若无创通气无效应尽早行气管插管有创机械通气。哮喘急性发作患者机械通气时需要较高的吸气压,可使用适当水平的呼气末正压(PEEP)治疗。如果需要过高的气道峰压和平台压才能维持正常通气容积,可试用允许性高碳酸血症通气策略以减少呼吸机相关性肺损伤。

6.治疗评估和后续处理

经初始足量的支气管扩张剂和激素治疗后,如果病情继续恶化需要进行再评估,考虑是否需要转入 ICU 治疗。初始治疗症状显著改善,PEF 或 FEV_1 占预计值恢复到个人最佳值60%以上者可回家继续治疗,PEF 或 FEV_1 为 40%～60%预计值者可以在监护下回家庭或社区继续治疗,治疗前 PEF 或 $FEV_1 < 25$%预计值或治疗后< 40%预计值者应入院治疗。在出院时应当为患者制订详细的治疗计划,审核患者是否正确使用药物、吸入装置和峰流速仪,找出急性发作的诱因并去除诱因或避免接触过敏原。严重的哮喘急性发作意味着过去的控制治疗方案不能有效地预防哮喘加重,需要调整治疗方案。凡是有过急性发作的哮喘均需密切监护、定期随访,并进行严格的管理和教育。

第二节　气胸

一、概述

胸膜腔内积气称为气胸,多由于肺组织、气管、支气管、食管破裂,致使空气逸入胸膜腔或因胸壁伤口穿破胸膜,胸膜腔与外界沟通,外界空气进入所致。创伤性气胸按其病理生理变化不同可分为闭合性气胸、开放性气胸及张力性气胸。如果创伤性气胸合并出血称为创伤性血气胸。

二、病因

(一)闭合性气胸

闭合性气胸是指胸部创伤后肺、支气管或食管的破裂,空气进入了胸膜腔,此时胸壁及皮肤仍保持着完整,胸膜腔不与外界直接相交通,其特点是胸膜腔内压力尚低于大气压。

常见原因为胸部钝性伤合并肺破裂、肋骨骨折端刺破肺组织。当气体进入胸膜腔后局部破口已经闭合,气体不再继续进入。气体进入胸膜腔后会造成肺组织的受压萎陷,出现不同程度的呼吸和循环功能的紊乱。

(二)开放性气胸

开放性气胸是指胸膜腔与外界相通,胸壁的完整性丧失,空气可自由进出胸膜腔,其特点是胸膜腔内压力与大气压相等。

常见于火器伤,胸壁上有缺损者也会造成胸膜腔经胸壁创口直接与外界相通,空气随呼吸运动自由地出入胸膜腔。

(三)张力性气胸

张力性气胸是指胸壁、肺或支气管伤虽造成伤道与胸膜腔相通,通常形成单方向开放呈活瓣状的气胸创口。其特点是胸膜腔内压力短期内迅速升高,并高于大气压。

胸部的闭合伤或开放伤均可能造成张力性气胸,例如,肺裂伤、胸壁小的穿透伤或支气管、食管裂伤等。只要形成单向活瓣状创口,即可形成张力性气胸。

三、临床表现

(一)闭合性气胸

单纯性气胸的临床症状是胸部疼痛、呼吸异常改变,呼吸困难的程度取决于肺压缩的程度。少量气体进入胸膜腔一般对纵隔和心脏无明显影响和移位,临床上仅有呼吸急促,极轻者可能毫无症状。较大量的气胸时,肺大部分压缩则可出现胸闷、气短,气管和纵隔可移向对侧,叩诊呈鼓音,听诊出现呼吸音减弱或消失。

(二)开放性气胸

当伤员有严重呼吸困难、面色苍白、发绀、休克等,结合胸部有开放性伤口或听到了胸壁创口有空气进出胸腔的吸吮声;伤侧胸部叩诊为鼓音、呼吸音明显减弱或消失。根据外伤史,听到上述吸吮声和其他临床表现,再结合胸部 X 线检查即可确定诊断。

(三)张力性气胸

伤员多半有进行性呼吸困难、发绀和休克,常表现为躁动不安、痛苦样呼吸窘迫、大汗淋漓等。气管向健侧偏移,有时并有纵隔和皮下气肿,伤侧胸廓膨隆、肋间隙饱满,叩诊呈鼓音和呼吸音消失。胸部 X 线检查可见到不同程度的气胸、肺不张、纵隔移位等。胸腔穿刺对于张力性气胸有特殊的诊断价值,如果经穿刺排气减压后短时间内又出现呼吸困难及张力性气胸的征象,则可确立诊断。

四、辅助检查

(一)基本检查

虽然病史和体格检查可以提示气胸的诊断,但一般还是要依赖胸部影像学检查明确诊断。经典的胸片表现为可见与胸壁平行的脏层胸膜线,气胸线与胸壁之间由透亮度增高、缺乏肺纹理的区域分隔(图7-1)。该区域的平均宽度可以用于估计气胸的大小。一般将气胸大致分为少量、中量、大量和全肺。

当怀疑气胸,但是标准胸片未见气胸表现时,应摄呼气相胸片。理论上讲,呼气相患者的肺脏和胸腔均减小,气胸的相对比率就增加了。在一些病例中,卧位侧位相(气胸的一侧向上)可以识别少量的沿着侧胸壁的胸膜内气体。对于只能卧位的重症患者,发现深的凹沟(肋膈角加深)可以提示同侧存在气胸。

对于张力性气胸不建议为了获得影像学确诊而延误治疗。一旦怀疑则应尽快处理。当临床上张力性气胸的诊断不确定时,可采用床旁胸片协助诊断。

(二)备选检查

1.胸部CT

对于合并基础肺部疾病的气胸患者,胸片很难评价基础性肺病。胸片区别肺大疱和气胸的主要根据:气胸线一般平行于胸壁(图7-1),而肺大疱则向内凹陷(图7-2)。但胸片很难鉴别巨大肺大疱与气胸,可采用胸部CT鉴别(图7-3)。

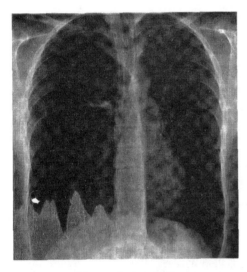

图7-1　气胸X线片

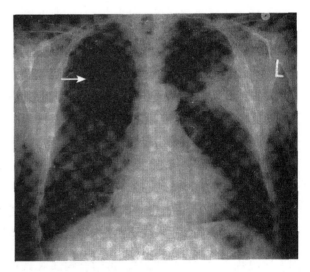

图7-2　肺大疱

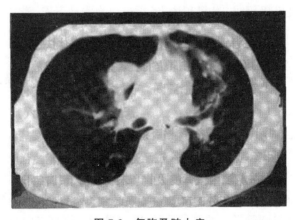

图7-3　气胸及肺大疱

2.血气分析

血气分析常提示低氧血症和高碳酸血症,均可用于患者病情的评估。

3.心电图

心电图改变,包括电轴右偏、QRS 低电压、T 波倒置,可能是心脏移位、胸内气体增加、急性右心室负荷增加和低氧血症导致心肌缺血所引起的结果。

五、诊断及鉴别诊断

(一)诊断

根据临床症状、体征及影像学表现,气胸的诊断通常比较容易。影像学检查中 X 线或 CT 显示气胸线是确诊的依据。当病情十分危重无法完成影像学检查时,应首先在患侧胸部体征最明显处试验穿刺。如抽出气体,即可证实气胸的诊断,也能及时减轻胸膜腔内压力,减轻病情。

(二)鉴别诊断

气胸对于老年人和原有心、肺慢性基础疾病者,临床表现可与其他心、肺急症相似。需要与各种导致胸痛和呼吸困难的疾病进行鉴别。

1.急性肺栓塞

患者可伴有咯血、低热、晕厥,并常有骨折手术、脑卒中、下肢或盆腔深静脉血栓等病史或发生于长期卧床的老年患者。大面积肺栓塞也可突发起病,呼吸困难、胸痛、烦躁不安、惊恐甚至濒死感。体格检查、血 D-二聚体、肺动脉 CT 扫描可助鉴别。

2.支气管哮喘与慢性阻塞性肺疾病

两者均可表现为不同程度的气促和呼吸困难,体征亦与气胸相似,但支气管哮喘常有反复发作史,慢性阻塞性肺疾病的呼吸困难多呈长期缓慢进行性加重。当哮喘及慢性阻塞性肺疾病患者突发严重呼吸困难、冷汗、烦躁时,支气管舒张剂、抗感染药物等治疗效果不好且症状加剧,应考虑并发气胸的可能,影像学检查有助于鉴别诊断。

3.急性心肌梗死

患者有突然胸痛、胸闷甚至呼吸困难、休克等临床表现,常有高血压、糖尿病、冠状动脉粥样硬化性心脏病等病史。心电图、心肌酶学及胸片检查可以鉴别。

4.胸膜的炎症刺激

虽然没有真正的呼吸困难和低氧血症,但胸膜刺激痛可以引发气短的感觉。大多数胸膜刺激相关疾病(肺炎、栓塞、肿瘤)在胸片上有相应的表现。

5.自发性的纵隔气肿

发现皮下气肿和影像学检查发现纵隔内气体可以鉴别。与自发性气胸不同,自发性纵隔气肿多发生于呼气相,尤其是强烈的瓦尔萨尔瓦动作后。大多数自发性纵隔气肿没有基础性疾病,病程多为良性。继发性纵隔气肿(如 Boerhaave 综合征)更加严重,治疗多针对潜在的疾病。

6.肺大疱

肺大疱多位于肺周边,尤其是巨型肺大疱易被误认为气胸。肺大疱常起病缓慢,气胸症状多突然发生。影像学上肺大疱气腔呈圆形或卵圆形,泡内常有细小的条纹理,为肺小叶或血管的残异物。而气胸则呈胸外侧的透光带,无肺纹理可见。肺大疱向周围膨胀,将肺压向肺尖区、肋膈角或心膈角。如误对肺大疱抽气测压,甚易引起气胸,需认真鉴别。

六、治疗

气胸的治疗目的是促进患侧肺复张,消除病因及减少复发。治疗具体措施包括保守疗法、胸腔穿刺、胸腔闭式引流、经胸腔镜手术或开胸手术等。治疗方案不单纯依据胸片显示的气胸量大小,应根据气胸的类型与病因、患者气胸发生频次、肺压缩程度、病情状态及有无并发症等综合因素制订个体化的治疗方案。

(一)快速评价与稳定

张力性气胸或大量气胸患者可出现晕厥和心排血量下降。对于出现情绪紧张、烦躁不安、冷汗甚至意识不清、心动过速、血压下降、低氧血症、气管向健侧移位的患者,应给予紧急处理,而不应等待影像学检查结果。紧急处理包括即刻高流量吸氧,并用18G消毒针从患者锁骨中线第二肋间刺入。气体快速溢出所发出的嘶嘶声可证实诊断。穿刺抽气直至患者呼吸窘迫程度减轻,保留原位的套管,并在腋中线放置胸管引流。

(二)保守治疗

主要适用于肺压缩约20%,首次发病、无明显症状的闭合性气胸。严格卧床休息,酌情镇静、镇痛。一般7~14d可自行吸收。

1.吸氧

吸氧可改善患者呼吸困难及低氧血症,并促进胸腔内气体的吸收。未吸氧时,气胸每日的吸收率约1.25%。高浓度吸氧治疗可加快胸腔内气体的吸收,可提高3~4倍气胸吸收率。吸氧能降低血氮水平,提高胸膜腔和血的氮张力梯度差,从而增加氮吸收,促进其他气体吸收。另外,发生气胸后可伴有通气/灌注比例失调、解剖分流和无效腔。因此,吸氧为治疗气胸的基本措施,通常吸氧流量为3L/min以上。

2.保守治疗

保守治疗时需密切监测病情改变,尤其在气胸发生后24~48h,及时发现需要安置胸腔闭式引流的病例,以免延误病情。如患者年龄偏大并有肺基础疾病如肺气肿,其胸膜破裂口愈合慢,呼吸困难等症状严重,即使气胸量较小,原则上也不主张保守治疗。

3.针对肺基础疾病的治疗

如因肺结核并发气胸,应予抗结核药物;慢性阻塞性肺疾病合并气胸者应注意积极控制肺部感染,解除气道痉挛等。

(三)排气治疗

1.胸腔穿刺抽气

抽气治疗可加速肺复张,迅速缓解气胸症状。适合于肺压缩约20%,有呼吸困难、但心肺功能尚好的闭合性气胸患者。穿刺点通常选择患侧锁骨中线第二肋间,局限性气胸则要选择相应的穿刺部位。用气胸针或细导管直接穿刺入胸腔,连接50mL或100mL注射器或气胸机抽气并测压,直到患者呼吸困难缓解为止。一次抽气量不宜超过1 000mL,每日或隔日抽气一次。张力性气胸病情危急,应迅速解除胸腔内正压以避免发生严重的并发症。

2.胸腔闭式引流

适用于气胸气体量大、张力性气胸、胸腔穿刺抽气效果不佳的交通性气胸、心肺功能较差而症状较重的闭合性气胸及反复发作的气胸患者。置管部位一般多取锁骨中线第二肋间或腋前线第四、第五肋间,如为局限性气胸或需引流胸腔积液,则应根据X线胸片或在X线透视下选择适当部位进行胸腔闭式引流进行排气引流。

若经水封瓶引流后,肺仍不能复张,可在引流管加用负压吸引装置。一般负压-20～-10cmH₂O,如果负压超过设置值,则空气由压力调节管进入调压瓶,因此,胸腔所承受的吸引负压不超过设置值,可避免过大的负压吸引导致肺损伤。

闭式负压吸引宜连续负压吸引,如经12h后肺仍未复张,应查找原因。如无气泡冒出,停止负压吸引,观察2～3d,经透视或胸片证实气胸未再复发后,即可拔除引流管,用凡士林纱布覆盖手术切口。

水封瓶应放在低于患者胸部的地方,以免瓶内的水反流进入胸腔。应用各式导管引流排气过程中,应注意严格消毒、无菌操作,防止发生感染。

(四)手术治疗

经内科治疗无效的气胸患者可考虑手术治疗,主要适用于长期气胸、血气胸、交通性气胸、双侧气胸、复发性气胸、张力性气胸引流失败者、胸膜增厚致肺膨胀不张或影像学有多发性肺大疱者。手术治疗成功率高,复发率低。

(五)胸膜粘连疗法

主要适用于不能耐受手术或拒绝手术者。

(1)持续性或复发性气胸。

(2)双侧气胸。

(3)合并肺大疱。

(4)肺功能不全,不能耐受手术者。

通过理化因素刺激胸膜表面产生无菌性炎症反应,致使胸膜壁层和脏层粘连,胸膜腔闭塞。常用的硬化剂有多西环素、滑石粉等。胸腔注入硬化剂前,尽可能使肺完全复张。

(六)并发症及其处理

1.纵隔气肿与皮下气肿

①气体从破裂肺泡口逸出进入肺间质,形成间质性肺气肿。肺间质内的气体则沿血管鞘进入纵隔,甚至进入胸部或腹部皮下组织,形成皮下气肿;②张力性气胸抽气或闭式引流后,也可沿针孔或切口出现胸壁皮下气肿或全身皮下气肿及纵隔气肿。

大多数患者并无症状,但颈部可因皮下积气而变粗。皮下气肿及纵隔气肿随胸腔内气体排出减压而自行吸收。高浓度吸氧有利于纵隔气肿吸收。如出现以下情况,应考虑行胸骨上窝切开排气:出现干咳、呼吸困难、呕吐及胸骨后疼痛,并向双肩或双臂放射(疼痛常因呼吸运动及吞咽动作而加剧);出现发绀、颈静脉怒张、脉速、低血压、心浊音界缩小或消失,心音遥远、心尖部可听到清晰的与心跳同步的"咔哒"声(Hamman征);X线检查于纵隔旁或心缘旁(主要为左心缘)可见透明带。

2.复张性肺水肿

大多发生于患侧,偶尔发生于双侧甚至健侧。年轻、大范围和长时间肺不张以及抽气过多、肺复张速度过快时易发生复张性肺水肿。临床表现为抽气或排气后出现持续性咳嗽、胸闷,如不及时处理,可出现咳大量白色泡沫痰或粉红色泡沫痰。复张性肺水肿大多发生于术后即刻,也可晚至术后 3d。应及时发现给予相应处理,包括患者半卧位、吸氧、给予利尿剂治疗,一般情况下效果良好。必要时可经面罩给予持续正压通气治疗。若治疗不及时,患者症状持续加重,可导致死亡。

3.血气胸

自发性气胸伴有胸膜腔内出血,常与胸膜粘连带内血管撕裂有关,肺完全复张后,出血多能自行停止,若继续出血不止,除抽气排液及适当输血外,应考虑开胸手术结扎出血的血管。

总之,对于气胸的治疗有:观察、吸氧、导管排气、胸腔镜手术和胸廓切开置管术。治疗的决策必须做到个体化,并且考虑到如下因素:肺压缩程度、症状严重程度、基础肺部疾病的表现、并发症、既往病史、患者的依从性、引流气体的多少和持续时间及随访监测可行性。

第三节 急性心力衰竭

一、概述

急性心力衰竭(AHF)是指心脏功能不全的症状和体征突然发作的临床综合征,其临床特征是心脏存在结构和(或)功能的急剧异常,导致静息或负荷时心排血量明显减少和(或)心腔内压力明显增高,进而出现的一系列症状和体征。急性心力衰竭分为急性左心衰竭和急性右心衰竭,临床上约 95% 为急性左心衰竭,是临床上引起呼吸困难的常见原因之一。

二、病因和发病机制

(一)急性心力衰竭的病因和诱因

急性心力衰竭患者多数有器质性心脏病。在老年患者中,冠心病占急性心力衰竭病因的 60%～70%。在较年轻的患者中,急性心力衰竭病因主要包括先天性心脏病、心肌炎、扩张型心肌病或心律失常等。

急性心力衰竭的常见诱因包括高血压危象、急性冠状动脉综合征、心律失常、治疗依从性差、感染等(表 7-2)。

(二)急性心力衰竭发病机制

不同原因所致的急性心力衰竭发病机制并不完全相同,主要包含以下几个方面。

(1)功能心肌的急性丧失和心肌顿抑,如急性心肌梗死。

(2)心脏前负荷突然增大,如乳头肌断裂等造成的二尖瓣或主动脉瓣反流及脓毒症、甲状腺危象和分流综合征等使回心血流量突然增加均可使左心室舒张期负荷过重。

（3）心脏后负荷增大，如主动脉瓣狭窄、高血压危象等。

（4）严重心律失常，心脏节律性活动紊乱，心脏舒张期冠脉灌注减少。

表 7-2　急性心力衰竭的病因、诱因

序号	病因或诱因
1	急性冠脉综合征
2	快速性心律失常（如室性心动过速、心房颤动）
3	血压过度升高
4	感染（如感染性心内膜炎、肺炎、脓毒症等）
5	不依从盐/水摄入或药物的医嘱
6	缓慢性心律失常有毒物质（酒精、毒品）
7	药物（如非甾体抗炎药、糖皮质激素、负性肌力药、心脏毒性化疗药物）
8	慢性阻塞性肺疾病加重
9	肺栓塞
10	手术和围术期并发症
11	交感神经活性增强，应激性心肌病
12	代谢/激素紊乱（如甲状腺功能障碍、糖尿病酮症酸中毒、肾上腺功能不全、妊娠和围生期相关异常）
13	脑血管损害
14	急性机械原因：急性冠脉综合征并发的心肌破裂（游离壁破裂、室间隔缺损、急性二尖瓣反流）、胸部外伤或心脏介入治疗、继发于心内膜炎的急性自体或假性瓣膜关闭不全、主动脉夹层或血瘘形成

上述情况最终导致心肌收缩功能迅速降低，心脏负荷增加超过其代偿功能，心排血量急剧下降，体循环或肺循环瘀血，从而出现急性心力衰竭的临床症状。此外，存在慢性心肌顺应性降低时，心脏储备能量显著下降，在心脏前、后负荷突然加大时，心力衰竭的症状出现会更快、更重。

此外，药物如钙通道阻滞剂、β受体阻滞剂等可抑制心肌节律和收缩力；输液过快或过量可使心肌前负荷急剧增加；创伤或全身感染时，组织对灌注需求加大而加重心脏负担；肾功能不全患者存在心脏前、后负荷增加和心肌受损，这些因素均是诱发急性心力衰竭的机制。

机体的神经—内分泌代偿机制启动：由于交感张力增强，一方面，使体循环阻力加大，减少了皮肤、肌肉、腹腔脏器及肾脏血流而维持了脑、心脏的灌注，但因增加了心脏后负荷而加重心功能不全；另一方面，可刺激肾素—血管紧张素—醛固酮系统并使抗利尿激素分泌增加从而导致水、钠潴留，促使肺瘀血和肺水肿的发生。肺循环瘀血又会刺激肺微血管旁压力感受器，反射性地引起呼吸加快及呼吸幅度变浅，从而形成恶性循环，加重呼吸困难等临床症状。

三、临床表现

急性左心衰竭引起肺循环瘀血，而右心衰竭则引起体循环瘀血。其典型临床征象见表7-3。

表 7-3　心力衰竭典型的症状和体征

典型症状	较特异的体征
气促	颈静脉压升高
端坐呼吸	肝颈反流征
阵发性夜间呼吸困难	第三心音(奔马律)
运动耐力降低	心尖搏动向左侧移位,乏力、疲倦、运动后恢复时间延长,踝部水肿
不太典型的症状	不太特异的体征
夜间咳嗽	体重增加(>2kg/周)
喘息	体重减轻(在严重心力衰竭)
肿胀感	组织消耗(恶病质)
食欲缺乏	心脏杂音
精神不振(尤其是老年患者)	外周水肿(踝部、骶部、阴囊)
抑郁	肺部啰音
心悸	肺底叩诊浊音(胸腔积液),空气进入减少
头晕	心跳加快
昏厥	脉搏不规则
俯身呼吸困难	呼吸加快
	潮式呼吸
	肝大
	腹水
	四肢冷
	尿少
	脉压小

急性左心衰竭的表现是心率加快、呼吸困难、发绀及早期血压短暂升高。严重的表现为肺水肿,此时患者焦虑、大汗、张口呼吸、呼吸窘迫明显、常有白色或粉红色泡沫痰,体格检查双肺满布湿啰音,出现第三心音(S3)奔马律或第四心音(S4)。若未予及时救治则患者血压下降、意识改变、发生晕厥或昏迷,甚至死亡。

急性右心衰竭可见颈静脉怒张、肝大等,根据其诱因可能伴有肺栓塞或右心梗死的相应症状和体征。

对于急性心力衰竭严重程度的分级并不常见,目前仅对急性心肌梗死诱发的急性心力衰竭的患者,根据 Killip 分级方法评估其死亡风险:

Ⅰ级:临床上无心力衰竭症状,但肺动脉楔压可升高,病死率 0～5%。

Ⅱ级:轻至中度心力衰竭,肺啰音出现范围小于两肺野的 50%,可出现第三心音奔马律、持续性窦性心动过速或其他心律失常,静脉压升高,有肺瘀血的 X 线表现,病死率

$10\%\sim20\%$。

Ⅲ级：重度心力衰竭，出现急性肺水肿，肺啰音出现范围大于两肺的 50%，病死率 $35\%\sim40\%$。

Ⅳ级：出现心源性休克，收缩压小于 90mmHg，尿少于 20mL/h，皮肤湿冷，发绀，呼吸频率加快，脉率大于 100 次/分，病死率 $85\%\sim95\%$。

四、辅助检查

血、尿、便常规检查和血生化检查可能提示急性心力衰竭的诱因。血心肌标志物及动脉血气测定等对病因诊断有极大帮助，应列为常规检查。需要注意的是，在绝大多数急性心力衰竭患者中均会出现肌钙蛋白浓度的升高，但仅有部分患者会有心肌缺血或急性冠脉事件发生，这提示急性心力衰竭患者本身也会引起一定程度的心肌损伤或坏死，临床上需注意鉴别。此外，对于急性肺栓塞患者，作为急性右心衰竭的重要原因，肌钙蛋白水平升高对风险分层和治疗决策具有重要意义。

B 型尿钠肽（BNP）及其 N 末端 B 型尿钠肽（NT-proBNP）广泛用于心力衰竭的初步诊断和鉴别诊断。BNP＜100ng/L 或 NT-proBNP＜300ng/L，心力衰竭的可能性很小，其阴性预测值为 90%；如 BNP＞400ng/L 或 NT-proBNP＞1 500ng/L，心力衰竭可能性很大，其阳性预测值为 90%。但 BNP 和 NT-proBNP 的升高还受很多其他心血管和非心血管的因素影响，如年龄、心房颤动（简称"房颤"）、肾衰竭等，临床中要注意鉴别。此外，在一些失代偿的终末期心力衰竭，一过性肺水肿或急性右心衰竭的患者，常有 BNP 和 NT-proBNP 水平反而降低的情况（表 7-4）。

表 7-4　B 型尿钠肽或 N 末端 B 型尿钠肽浓度升高的原因

器官	具体原因
心脏	心力衰竭、急性冠脉综合征、肺栓塞、心肌炎、左心室肥厚、肥厚型或限制型心肌病、瓣膜性心脏病、先天性心脏病、房性或室性快速性心律失常、心脏挫伤、心脏复律、植入型心律转复除颤器（ICD）电击、累及心脏的外科手术、肺动脉高压
非心脏	高龄、缺血性卒中、蛛网膜下隙出血、肾功能不全、肝功能不全（主要是肝硬化、腹水）、副肿瘤综合征、慢性阻塞性肺疾病、严重感染（包括肺炎和脓毒症）、重度烧伤、贫血、严重代谢和激素异常（如甲状腺功能亢进、糖尿病酮症酸中毒）

普通胸部 X 线或胸部 CT 能显示肺静脉瘀血、肺间质和肺泡水肿，肺门阴影扩大呈蝶形，心影扩大等，这些均提示急性左心衰竭的诊断。

心电图异常可有助于心力衰竭原因的诊断，但特异性低。可能有 ST 段压低、T 波倒置、心律失常等。心电图完全正常的患者，心力衰竭可能性较小（敏感性 89%）。因此，呼吸困难的患者心电图应作为常规检查。

超声心动图广泛用于疑似心力衰竭患者的检测。它可提供心腔、心脏瓣膜、心脏功能和近心大血管的信息，对明确诊断并确定适宜的治疗极为重要。

血流动力学监测有助于更全面反映心功能状况和血容量水平，对急性心力衰竭的治疗具有重要的指导意义，但对病因搜索意义并不大。

通过仔细的临床评估和上述辅助检查提供的信息,对大多数患者可得出初步的诊断和治疗计划。只有在诊断不明确时(如超声心动图不佳或怀疑不常见的心力衰竭原因),一般才需要其他的检测。

五、诊断与鉴别诊断

(一)急性心力衰竭的诊断

主要依据包括病史、体格检查、胸部影像学检查,必要时可通过超声心动图检查和生物标志物检测以确定诊断。急性左心衰竭通常具备的诊断条件包括:

(1)存在急性心力衰竭的基础疾病。

(2)临床上突发呼吸困难加重,咳嗽,咳粉红色泡沫痰。

(3)双肺出现大量对称性湿啰音及哮鸣音。

(4)胸部影像学出现间质性肺水肿的影像特点。

(5)肺动脉楔压>4kPa(30mmHg)。

急性心力衰竭及早治疗会获得更大收益,诊断相关辅助检查应在院前即开始,以便及时确诊并启动适宜的治疗;要立即识别和处理同时存在的危及生命的临床情况和诱因。

心血管病、心力衰竭及甲状腺疾病等既往病史;近期突然停用抗心力衰竭药或加用心肌抑制性药物(如 β 受体阻滞剂、钙通道阻滞剂);钠盐摄入过量或体力负荷过重及胸痛、胸部不适等病史,此类患者发生急性心力衰竭可能性较大。交替脉、心脏扩大、心率加快、S3 奔马律、S4 奔马律、心律失常、肺部湿啰音或哮鸣音为急性左心衰竭的体征表现。

急性左心衰竭主要应与以下疾病相鉴别:支气管哮喘、慢性阻塞性肺疾病急性加重、肺栓塞、变态反应、肺炎及其他呼吸窘迫性疾病。

急性左心衰竭的低灌注状态应与脓毒症休克、低血容量、失血、心脏压塞及张力性气胸等鉴别。一般通过病史、体格检查和胸部 X 线片检查就可以做出诊断,必要时给予心脏超声检查。

(二)鉴别诊断

心源性肺水肿应与非心源性肺水肿如中毒、感染、ARDS 及神经源性肺水肿等相鉴别。病史、体格检查、影像学检查和细菌及毒物鉴定是主要鉴别手段。

六、治疗

(一)治疗目的

急性心力衰竭的治疗目的是快速改善症状和稳定血流动力学状况。

1.立即送急诊科/ICU/CCU

措施有改善症状、恢复氧疗、改善器官灌注和血流动力学、限制心肌和肾脏损害、缩短 ICU 住院期限。

2.暂缓紧急情况(在医院)

措施有稳定病情和制订最佳治疗方案、启动改善预后的药物治疗、选择合适患者进行器械治疗、缩短住院日。

3.长期和出院前处理

措施有制订随访计划、指导患者进行合理生活方式调整、提供充分的二级预防、预防再住院、改善生活质量和提高生存率。

(二)处理原则

1.慢性心力衰竭失代偿

推荐袢利尿药联用血管扩张药。肾功能异常者可将利尿药加量,伴低血压和器官低灌注体征时用正性肌力药物。

2.肺水肿

吗啡用于肺水肿,尤其是有疼痛和焦虑伴随的呼吸困难。血压正常或高于正常时使用血管扩张药,容量过负荷或液体潴留的心力衰竭患者用利尿药。伴低血压和器官低灌注体征时用正性肌力药。氧饱和度低的用机械通气和面罩吸氧改善。

3.高血压性心力衰竭

推荐用血管扩张药,若无禁忌证硝普钠为首选,但必须密切监测血压。如果患者有容量过负荷或肺水肿时要用利尿药治疗。

4.心源性休克

收缩压<90mmHg的患者建议用正性肌力药。如收缩压仍不能恢复同时伴有持续器官低灌注体征的,必须慎用去甲肾上腺素。同时考虑气管插管和IABP。考虑外科治疗者可使用左心室辅助装置治疗(LVADS)。

5.右侧心力衰竭

补充液体一般无效,避免机械通气。当有器官低灌注体征时要使用正性肌力药物。要考虑肺动脉栓塞和右心室梗死的问题。

6.急性心力衰竭和急性冠状动脉综合征(ACS)

所有伴有心力衰竭症状和体征的ACS患者要做超声心动图评估收缩和舒张功能、瓣膜情况,要除外其他心源性异常或心肌梗死的机械并发症。

(三)氧疗

伴有低氧血症患者应尽早使用氧疗,使氧饱和度≥95%(COPD患者>90%),严密监护严重气道阻塞患者以避免发生高碳酸血症。

(1)无创通气的适应证:无创通气可用于无气管内插管的患者。每位急性心源性肺水肿和高血压急性左侧心力衰竭患者应尽早使用呼气末正压通气(PEEP)以便改善呼吸窘迫症状和相应的临床参数。PEEP无创通气通过降低左心室后负荷改善左心室功能。心源性休克和有心力衰竭患者慎用。

(2)无创通气的禁忌证:无意识、严重智力障碍或焦虑患者,进行性危及生命的低氧血症需要立即气管插管的患者,严重阻塞性气道疾病的患者。

(3)无创通气的使用方法:①开始用5~7.5cmH$_2$O 的PEEP,逐渐滴定到临床有反应的水平(10cmH$_2$O);吸入氧浓度(FiO$_2$)要≥0.40。②持续时间通常为30L/h直到患者气短和氧饱和度得到改善。

(4)无创通气可能的不良反应有右侧心力衰竭严重恶化,高碳酸血症,焦虑,气胸,抽吸。

(四)镇静或止痛

对有气短、呼吸困难、焦虑和胸痛的急性心力衰竭患者早期就应给予吗啡。静脉给予吗啡 2.5～5mg,可重复使用,要监测呼吸情况。伴有呕吐可使用止吐药。伴低血压、心动过缓、进行性房室传导阻滞或二氧化碳潴留的患者慎用。

(五)袢利尿药

1.适应证

有肺瘀血和容量超负荷症状存在的急性心力衰竭患者要静脉用利尿药。

2.利尿药的使用方法

(1)推荐初始剂量:呋塞米 20～40mg 静脉推注或(0.5～1mg 布美他尼;10～20mg 托拉塞米)。起始阶段应定时监测患者尿量,可插导尿管监测患者尿量以便评价治疗反应。

(2)患者有容量超负荷:呋塞米静点剂量可依据肾功能和口服剂量情况来增加,也可在给予初始剂量后连续静脉滴入。呋塞米总量在初始 6h 要<100mg,在初始 24h 应<240mg。

(3)与其他利尿药联用:袢利尿药与噻嗪类利尿药合用可预防利尿药免疫。急性心力衰竭患者如果出现容量过负荷,袢利尿药加用氢氯噻嗪 25mg(口服)及螺内酯 20～40mg(口服)。小剂量联用比单药大剂量更有效且不良反应小。

(4)急性心力衰竭利尿药剂量和适应证:见表 7-5。

表 7-5　常用急性心力衰竭利尿药和剂量

液体潴留	利尿药	日剂量	注释
中度	呋塞米	20～40mg	依据临床症状口服或静脉使用
	布美他尼	0.1～1.0mg	依据临床反应滴定剂量
	托拉塞米	10～20mg	监测 K^+、Na^+、肌酐、血压
重度	呋塞米	40～100mg	静脉增加剂量
	呋塞米静脉滴注	(5～40)mg/h	优于大剂量注射
	布美他尼	1～4mg	口服或静脉使用
	托拉塞米	20～100mg	口服
对袢利尿药免疫	加噻嗪类	50～100mg	联合优于大剂量袢利尿药
	或美托拉宗	2.5～100mg	如肌酐清除率<30mL/min 效果更强
	或螺内酯	20～40mg	如无肾衰竭和血钾正常或低钾为最佳选择
对袢利尿药和噻嗪类利尿药免疫	加多巴胺或多巴酚丁胺		如伴有肾衰竭和低钠时考虑超滤或血液透析

(六)血管扩张药

1.适应证

收缩压>110mmHg 的急性心力衰竭患者推荐静脉应用硝酸甘油和硝普钠。收缩压在 90～110mmHg 的患者要慎用。这些药物可降低收缩压、左心室和右心室充盈压及外周血管阻力,改善呼吸困难。

2.使用方法

(1)初始硝酸甘油静脉推荐剂量 $10\sim20\mu g/min$,如果需要,每 $3\sim5min$ 按 $5\sim10\mu g/(g\cdot min)$ 增加剂量。注意监测血压,避免收缩压过度降低。

(2)硝普钠,起始剂量 $0.3\mu g/(kg\cdot min)$,逐步滴定到 $5\mu g/(kg\cdot min)$,要建立动脉通路。

3.不良反应

头痛。急性冠脉综合征患者慎用硝普钠,因可致血压迅速降低及冠脉盗血。

4.常用血管扩张药和剂量

见表7-6。

表7-6 常用血管扩张药和剂量

血管扩张药	适应证	剂量	主要不良反应	其他
硝酸甘油	肺瘀血/肺水肿 SBP>90mmHg	起始 $10\sim20\mu g/min$,可增加至 $200\mu g/min$	低血压头痛	连续用易产生耐药
三硝酸异山梨醇酯	肺瘀血/肺水肿 SBP>90mmHg	起始 $1mg/h$,可增加至 $10mg/h$	低血压头痛	连续用易产生耐药
硝普钠	高血压性心力衰竭、肺瘀血/肺水肿 SBP>90mmHg	起始 $0.3\mu g/(kg\cdot min)$,增加至 $5\mu g/(kg\cdot min)$	低血压氰化物中毒	光敏感
奈西立肽	肺瘀血/肺水肿 SBP>90mmHg	$2\mu g/(kg\cdot min)$ 静脉注射,随后 $0.015\sim0.03\mu g/(kg\cdot min)$ 静脉滴注	低血压	

(七)正性肌力药

1.适应证

正性肌力药仅用于收缩压低或伴有低灌注或肺瘀血体征的低心排血量心力衰竭患者。低灌注体征包括四肢冰冷,皮肤潮湿,肝肾功能异常或神志异常。如果需要,正性肌力药要尽早使用。一旦器官灌注得到恢复或肺瘀血减轻要立即停用。

2.使用方法

(1)多巴酚丁胺:它是通过刺激 β_1 受体兴奋产生剂量依赖正性肌力作用。起始剂量为 $2\sim3\mu g/(kg\cdot min)$ 静脉滴注,无负荷量。依据临床症状、对利尿药反应和临床状态来调整静脉滴注速度。可调至 $15\mu g/(kg\cdot min)$,同时要监测血压。接受 β 受体拮抗药治疗的患者,多巴酚丁胺剂量要增加至 $20\mu g/(kg\cdot min)$,才能恢复其正性肌力作用。

(2)多巴胺:它也是通过刺激 β 肾上腺素能受体来增加心肌收缩力和心排血量。一般使用中等剂量即 $3\sim5\mu g/(kg\cdot min)$ 有正性肌力作用。小剂量多巴胺有扩张肾动脉利尿作用,多巴胺和多巴酚丁胺对心率>100 次/分的心力衰竭患者要慎用。一般情况下,小剂量多巴胺与较高剂量多巴酚丁胺联合使用。

(3)米力农:它是 PDE 抑制药,可抑制 cAMP 降解起到正性肌力和周围血管扩张作用。同时增加心排血量和每搏排血量,而肺动脉压力、肺毛细血管压、总外周及肺血管阻力下降。

使用方法可先按 $25\sim75\mu g/kg$ 于 $10\sim20min$ 静脉推注,然后按 $0.375\sim0.75\mu g/(kg\cdot min)$ 速度静脉滴注。冠心病患者要慎用,因为可增加中期病死率。

(4)左西孟旦:它是钙增敏药,通过 ATP-敏感 K 通道介导作用和轻微 PDE 抑制作用来扩张血管。它可增加急性失代偿心力衰竭患者心排血量、每搏排血量,降低肺毛细血管楔压、外周血管和肺血管阻力。使用方法:先按 $3\sim12\mu g/kg$ 于 $10min$ 内静脉注射后以 $0.05\sim0.2\mu g/(kg\cdot min)$ 连续静点 24h。病情稳定后滴注速度可增加。如果收缩压 $<100mmHg$,不需要弹丸静脉注射,可直接先开始静脉滴注以避免发生低血压。

(5)去甲肾上腺素:如果正性肌力药仍然不能将收缩压恢复 $>90mmHg$,患者处于心源性休克状态时就要使用。使用剂量为 $0.2\sim1.0\mu g/(kg\cdot min)$。

(6)洋地黄制剂:这类制剂可轻微增加急性心力衰竭患者心排血量和降低充盈压,可用于心室率快的心房颤动患者。

第四节　肺血栓栓塞症

一、概述

肺血栓栓塞症(PTE)是源于静脉系统或右心的血栓阻塞肺动脉或其分支,以肺循环和呼吸功能障碍为主要病理生理特征和临床表现的疾病。深静脉血栓(DVT)是 PTE 的主要血栓来源。PTE 和 DVT 共属于静脉血栓栓塞症(VTE)。急性 PTE 是内科急症之一,危重者可导致死亡。慢性 PTE 大多由反复发生较小范围的肺栓塞所致,早期常常无明显症状,长期可导致肺动脉高压。

二、病因

多种病因包括患者原发性因素(多为遗传性因素)和获得性因素(多为暂时性因素)增加 PTE 的患病风险(表 7-7)。

表 7-7　引起肺血栓栓塞症的病因举例

分类	举例
原发性病因	抗凝血酶缺乏、先天性异常纤维蛋白原血症、血栓调节因子异常、高同型半胱氨酸血症、抗心磷脂抗体综合征、凝血酶原 20210A 基因变异、Ⅻ因子缺乏、Ⅴ因子 Leiden 突变(活性蛋白 C 抵抗)、纤溶酶原不良血症、纤溶酶原缺乏、蛋白 C 缺乏、蛋白 S 缺乏等
获得性病因	创伤/骨折(尤其多见于骨盆骨折和脊髓损伤)、外科手术后(尤其多见于全髋关节置换或膝关节置换术后)、脑卒中、肾病综合征、中心经脉置管、慢性静脉功能不全、血小板异常、真性红细胞增多症、巨球蛋白血症、各种原因的制动/长期卧床、长途航空或乘车旅行、高龄、吸烟、妊娠/产褥期、恶性肿瘤、肿瘤静脉内化疗、肥胖、充血性心力衰竭、急性心肌梗死、克罗恩病、口服避孕药、血黏滞度增高、植入人工假肢等

遗传性因素导致的 PTE 发病年龄多在 40 岁以下,反复发生,有时有家族性发作倾向。

获得性因素中,高风险因素包括下肢骨折、关节置换、重大创伤/肿瘤、口服避孕药。在实际临床中,仍有约 6% 的患者无明确的致病因素。

PTE 的血栓多来自下肢和盆腔深静脉。PTE 的发生部位中,双侧多于单侧,右侧多于左侧,下肺多于上肺,其中发生于肺主动脉主干者较少(不到 10%)。

PTE 的病理生理机制如下。

(一)对血流动力学的影响

急性 PTE 导致肺循环阻力增加,肺动脉压升高。肺动脉血管床面积被阻塞,50%~70% 可导致持续性肺动脉高压,>85% 可引起猝死。此外,血栓素 A_2、血清素等神经内分泌物质释放也可导致肺动脉收缩。

(二)对心脏功能的影响

肺循环阻力增加导致右心室压力和容量负荷增加,心室壁张力增加,通过 Frank-Starling 机制影响右心室收缩性,收缩时间延长。同时神经内分泌机制的激活产生右心室正性变力和变时效应。上述代偿机制增加了肺动脉压力,改善血流通过阻塞的肺血管床,稳定体循环血压。但这种代偿机制有限,右心室无法应对升高的肺动脉阻力,最终可引起右心功能不全。

右心室收缩时间延长,室间隔偏向左侧,左心室舒张早期充盈受损,左心回心血量减少,导致心排血量明显下降。动脉压下降、右心房压升高、右心室壁张力升高使冠状动脉灌注压下降,心肌供血不足,同时右心室心肌耗氧量增加,进一步加重右心功能不全。

(三)对肺功能的影响

急性 PTE 呼吸功能衰竭主要原因在于血流动力学不稳定。心排血量降低、肺泡无效腔增大;栓塞部位肺泡表面张力增加、肺泡萎缩和肺不张;而未栓塞部分肺组织血流量增加,造成功能性分流;以上因素造成严重的通气/血流比例失调,导致低氧血症。部分患者出现经卵圆孔右向左分流,也可导致低氧血症,并增加反常栓塞和脑卒中的风险。

三、临床表现

(一)PTE 有 5 个基本临床症候群

(1)急性肺源性心脏病突然发作的呼吸困难、濒死感、发绀、右心功能不全、低血压、肢端湿冷等,常见于突然栓塞 2 个以上肺叶的患者。

(2)出血性肺不张和肺梗死:突然发作的呼吸困难、胸痛、咯血、胸膜摩擦音和胸腔积液。

(3)不能解释的呼吸困难:栓塞面积相对较小是提示无效腔增加的唯一症状。

(4)慢性血栓栓塞性肺动脉高压:起病缓慢,可有间断发作性呼吸困难,但多较轻或被误诊,发现较晚,主要表现为重症肺动脉高压和右心功能不全,是一种进行性发展的临床类型。

(5)猝死:另外也有少见的矛盾性栓塞和非血栓性肺栓塞,前者多有与肺栓塞同时存在的脑卒中等,由肺动脉高压、卵圆孔开放、静脉栓子达到体循环系统引起;后者可能是由长骨骨折引起的脂肪栓塞综合征或与中心静脉导管有关的空气栓塞。

(二)临床 PTE 分型

1.大面积 PTE

临床上以休克和低血压为主要表现,即体循环压<90mmHg 或较基础值下降幅度≥40mmHg,持续 15min 以上,须除外新发的心律失常、低血容量或感染中毒症所致的血压

下降。

2.非大面积PTE

不符合以上大面积PTE标准的患者。此型患者中,一部分人的超声心动图表现有右心室运动功能减弱或临床上表现为右心室功能不全,归为次大面积PTE亚型。大面积PTE和次大面积PTE属于危重症和重症PTE,临床上一般需要积极采取合理治疗方案进行治疗。

(三)肺栓塞的常见症状

1.呼吸困难

呼吸频率>20次/分,伴或不伴发绀,是肺栓塞最常见的症状,占80%～90%,多于栓塞后即刻出现,尤以活动后明显,静息时缓解。有时很快消失,数日或数月后可重复发生,系肺栓塞复发所致,应予重视。呼吸困难可轻可重,特别要重视轻度呼吸困难者。

2.胸痛

包括胸膜炎性胸痛和心绞痛样胸痛。胸膜炎性胸痛发生率为40%～70%,程度多为轻到中度,有时胸痛可十分强烈,主要与局部炎性反应程度、胸腔积液量和患者的痛觉敏感性有关系。与患者病情转归并无明显关联,相反胸痛却往往提示栓塞部位比较靠近外周,预后可能较好。心绞痛样胸痛发生率为4%～12%,发生时间较早,往往在栓塞后迅速出现,严重者可出现心肌梗死样剧烈胸痛,持续不缓解。

3.咯血

发生率约占30%。其原因除了肺梗死外,可能更多的是由于出血性肺不张引起。多于栓塞后24h左右出现,量不多,鲜红色,数日后可变成黯红色。慢性栓塞性肺动脉高压患者,可由于支气管黏膜下代偿性扩张的支气管动脉系统血管破裂引起出血。

4.惊恐

发生率约为55%,原因不清,可能与胸痛或低氧血症有关。临床上对于有忧虑和呼吸困难者不要轻易诊断为癔症或高通气综合征。

5.咳嗽

约占37%,多为干咳或有少量白痰,也可伴有喘息,发生率约9%。

6.心悸

发生率为10%～18%,多于栓塞后即刻出现,主要由快速心律失常引起。

7.晕厥

占11%～20%,其中约30%的患者表现为反复晕厥发作。主要表现为突然发作的一过性意识丧失,多合并有呼吸困难和气促。可伴有晕厥前症状,如头晕、黑矇、视物旋转等。多数患者在短期内恢复知觉。晕厥往往提示患者预后不良,有晕厥症状的PTE患者病死率高达40%,其中部分患者可发生猝死。

8.腹痛

肺栓塞有时有腹痛发作,可能与膈肌受刺激或肠缺血有关。

9.猝死

主要表现为突发严重呼吸困难,极度焦虑和惊恐,濒死感强烈。部分患者在数秒至数分钟内即出现意识丧失、心跳、呼吸停止。

（四）体格检查

常有低热,占43%。可持续1周左右,也可发热达38.5℃以上。70%呼吸频率增快,最高可达40~50次/分,19%出现发绀,病变部位叩诊呈浊音,15%可闻及哮鸣音和湿啰音,也可闻及肺血管性杂音及胸膜摩擦音。30%~40%出现心动过速,P2亢进,也可听到右心房性奔马律(24%)和室性奔马律(3%)。可出现颈静脉充盈,肝脏增大,肝颈静脉反流征阳性和下肢水肿。

四、辅助检查

（一）动脉血气分析

可表现为动脉血氧分压(PaO_2)下降、动脉血二氧化碳分压($PaCO_2$)下降、肺泡动脉血氧分压差$[P(A-a)O_2]$增大,但40%的患者PaO_2可正常,20%的患者$[P(A-a)O_2]$正常。应以患者卧位、未吸氧为准。

（二）D-二聚体

D-二聚体是体内急性血栓形成时,交联纤维蛋白在纤溶酶作用下形成的可溶性降解产物。采用定量酶联免疫吸附测定或酶联免疫吸附测定衍生方法,以$500\mu g/L$为界值,D-二聚体诊断PTE的敏感性为92%~100%,特异性为40%~43%。D-二聚体升高还可见于肿瘤、出血、创伤、外科手术、感染等情况。如D-二聚体结果阴性,结合临床评估,多可排除急性PTE。但D-二聚体诊断PTE的特异性随年龄的增大有所下降,使用年龄校正的临界值(50岁以上者年龄$\times 10\mu g/L$)以提高D-二聚体检测值在老年患者的评估价值,在保持敏感性的同时,特异性可提高到97%以上。

（三）心电图

心电图异常,无特异性,多在起病数小时内出现,随病程有动态变化。表现为胸导联V_1~V_4及肢体导联Ⅱ、Ⅲ、aVF的ST段压低和T波倒置,V_1导联呈QR型,典型心电图表现为$S_I Q_{III} T_{III}$(即Ⅰ导联S波加深,Ⅲ导联出现Q/q波及T波倒置)。其他还有不完全性或完全性右束支传导阻滞、房性心动过速、窦性心动过速等。

（四）肌钙蛋白和尿钠肽

急性PTE合并右心功能不全时肌钙蛋白和尿钠肽升高,其值越高,对急性PTE危险分层和预后评估有一定临床价值。

（五）超声心动图

直接征象为肺动脉近端或右心活动血栓,如临床表现疑似PTE,可明确诊断。间接征象为右心负荷过重、右心功能不全的表现,如右室壁局部运动幅度下降、右心室和(或)右心房扩大、三尖瓣反流速度增快、室间隔左移、肺动脉近端增宽、下腔静脉增宽吸气时塌陷不明显等。既往无肺血管疾病的患者发生急性PTE,一般无右心室壁增厚,肺动脉压很少超过35~40mmHg,因此临床表现结合超声心动图特点,有助于鉴别急、慢性肺栓塞。

超声心动图更多用于血流动力学不稳定的怀疑PTE高危患者的诊断。同时有助于鉴别休克的原因,如心脏压塞、主动脉夹层、左心室功能不全、急性瓣膜功能障碍、低血容量等。

（六）胸部 X 线片

可表现为局部肺纹理稀疏、纤细或消失,肺野透光度增加,肺动脉段突出、右下肺动脉干增粗或伴截断征,右心增大等,也可出现肺局部浸润、尖端指向肺门的楔状阴影、肺不张、患侧膈肌抬高、少量胸腔积液等征象。这些表现无特异性,但有助于排除其他引起呼吸困难或胸痛的疾病。

（七）CT 肺动脉造影（CTPA）

CTPA 上 PTE 的直接征象包括肺动脉半月形或环形充盈缺损、完全梗阻或轨道征;间接征象包括病变部位肺组织"马赛克征"、肺梗死继发改变等。CTPA 可直观判断肺动脉栓塞累及的部位及范围,已逐步取代肺动脉造影成为 PTE 临床诊断的"金标准",但对碘过敏或有禁忌者不能采用该检查。

（八）放射性肺通气灌注闪烁扫描

适用于碘过敏、年轻(尤其是女性)患者、孕妇、严重肾功能不全患者。典型征象有肺段分布灌注缺损,与肺通气显像不匹配,且不受肺动脉直径的影响。其他引起肺血流或通气受损的疾病如肺炎、慢性阻塞性肺疾病、肺部肿瘤等也会造成局部肺灌注与通气显像不匹配,存在基础心肺疾病的患者因不耐受检查等因素也限制了其临床应用。

（九）磁共振肺动脉造影（MRPA）

MRPA 的优点在于可评价患者的右心功能,适用于碘造影剂过敏者。但该检查敏感度较低,结果不确定性较高且不适合急诊使用。

（十）肺动脉造影

近年来随着 CTPA 的广泛使用,已较少开展。目前主要用于 PTE 经导管介入治疗,对于疑诊急性冠脉综合征、血流动力学不稳定的患者,在排除急性冠脉综合征后,可考虑冠脉造影后行肺动脉造影。肺动脉造影有一定风险,操作相关死亡率约 0.5%,非致命性严重并发症约 1%。

（十一）下肢深静脉超声

对疑诊急性 PTE 的患者应检查有无下肢 DVT。推荐行加压下肢深静脉超声(CUS),即超声探头压迫静脉,静脉不能被压陷或静脉腔内无血流信号为 DVT 的特定征象。有研究认为可疑 PTE 的患者如发现近端 DVT,便足以开始抗凝治疗,而无须进一步检查。

（十二）遗传性易栓症筛查

已知遗传性易栓症患者其一级亲属在发生获得性易栓疾病或存在获得性易栓因素时建议行遗传性缺陷检测。抗凝蛋白缺陷是中国人群最常见的遗传性易栓因素。

五、诊断与鉴别诊断

对疑诊急性 PTE 的患者的诊断可采取三步策略,第一步临床可能性评估,第二步危险分层,最后一步选择针对性检查手段明确诊断。

（一）PTE 的临床可能性评估

目前 PTE 临床评估评分标准常用的有 Wells 评分和修正 Geneva 评分,两者简单易懂,所需临床资料易获得(表 7-8、表 7-9)。

表 7-8　急性肺血栓栓塞症临床可能性评估的 Wells 评分

项目	原始版(分值)/分	简化版(分值)/分
既往肺血栓栓塞症或深静脉血栓病史	1.5	1
心率≥100 次/分	1.5	1
过去 4 周内外科手术或制动	1.5	1
咯血	1	1
肿瘤活动期	1	1
深静脉血栓临床表现	3	1
其他鉴别诊断的可能性低于肺血栓栓塞症	3	1

注:临床可能性评估根据各项得分总和推算。三分类法(简化版不建议三分类法)0～1 分为低度可能,2～6 分为中度可能,≥7 分为高度可能。二分类法,原始版 0～4 分为可能性小,≥5 分为可能;简化版 0～1 分为可能性小,≥2 分为可能。

表 7-9　急性肺血栓栓塞症临床可能性评估的 Geneva 评分标准

项目	原始版(分值)/分	简化版(分值)/分
既往肺血栓栓塞症或深静脉血栓病史	3	1
心率 75～94 次/分	3	1
心率≥95 次/分	5	2
过去 1 个月有手术或骨折史	2	1
咯血	2	1
肿瘤活动期	2	1
单侧下肢痛	3	1
下肢深静脉触痛或单侧水肿	4	1
年龄>65 岁	1	1

注:临床可能性评估根据各项得分总和推算。三分类法中,原始版总分 0～3 分为低度可能,4～10 分为中度可能,≥11 分为高度可能,简化版总分 0～1 分为低度可能,2～4 分为中度可能,≥5 分为高度可能;二分类法中,原始版评分标准总分 0～5 分为可能性小、≥6 分为可能,简化版评分标准总分 0～2 分为可能性小、≥3 分为可能。

(二)急性 PTE 危险分层

急性 PTE 的初始危险分层基于早期死亡风险,如存在休克或持续低血压[收缩压<90mmHg 和(或)较基础值下降≥40mmHg,并持续 15min 以上,并排除新发心律失常、低血容量、脓毒症]即为可疑高危急性 PTE。如无休克或持续性低血压则为可疑非高危急性肺栓塞。

(三)急性 PTE 诊断策略

可疑高危急性 PTE:首选检查手段是床旁经胸超声心动图。在严重血流动力学不稳定的患者,如超声心动图发现右心功能障碍,可即刻启动再灌注治疗,如发现右心血栓更有助于决策。其他床旁辅助检查还包括经食管超声心动图、床旁 CUS 检查。一旦患者病情稳定,尽快完善 CTPA 检查明确诊断。对可疑急性冠脉综合征而直接进入导管室的患者,排除急性冠脉综合征后,可行肺动脉造影明确有无 PTE。

可疑非高危急性 PTE:首先结合 D-二聚体和临床可能性评估,对于可能性小的患者,如 D-二聚体阴性可排除 PTE 诊断;如 D-二聚体阳性再进行 CTPA 检查明确诊断。对于可能性高的患者,则进行 CTPA 明确诊断。

如患者存在肾功能不全、造影剂过敏、妊娠等无法进行 CTPA 的情况,可选择放射性肺通气灌注闪烁扫描、下肢 CUS 检查。

PTE 常需要与其他胸痛、呼吸困难为表现的疾病相鉴别,如气胸、肺炎、胸膜炎、急性心肌梗死等。

六、治疗

(一)急性 PTE 治疗原则

急性 PTE 的治疗原则应根据疾病严重程度而定,迅速准确地对患者进行危险度分层,然后制订相应的治疗策略。

对于休克或持续性低血压的高危患者,一旦确诊,应即刻开始再灌注治疗。对不伴休克或持续性低血压的非高危患者,进行临床预后风险评估,通常采用肺栓塞严重指数(PESI)或简化版本(sPESI)进行分层(表 7-10)。对于中危患者,如存在右心室功能障碍,伴肌钙蛋白升高者为中高危,应开始抗凝治疗,必要时补救性再灌注治疗。右心室功能和(或)肌钙蛋白正常者为中低危,则安排住院以及抗凝治疗。而对于低危患者,安排早期出院,家庭治疗(图 7-4)。

表 7-10　肺栓塞严重指数(PESI)及简化版本(sPESI)

指标	PESI[①]	sPESI[②]
年龄	以年龄为分数	1(年龄>80 岁)
男性	+10	—
肿瘤	+30	1
慢性心力衰竭	+10	1
慢性肺部疾病	+10	
脉搏≥110 次/分	+20	1
收缩压<100mmHg	+30	1
呼吸频率>30 次/分	+20	
体温<36℃	+20	
精神状态改变	+60	
动脉血氧饱和度<90%	+20	1
总分		

注:[①] PESI 分级方法:≤65 分为Ⅰ级(30d 死亡率 0~1.6%),66~85 分为Ⅱ级(死亡率 1.7%~3.5%),86~105 分为Ⅲ级(死亡率为 3.2%~7.1%),106~125 分为Ⅳ级(死亡率为 4.0%~11.4%),>125 分为Ⅴ级(死亡率 10%~24.5%)。

[②] sPESI 分级方法:<1 分,低危,相当于 PESI 分级Ⅰ~Ⅱ(30d 内死亡率 10%,95% CI 0%~2.1%);≥1 分,中危,相当于 PESI 分级Ⅲ~Ⅳ(30d 内死亡率 10.9%,95% CI 8.5%~13.2%)。

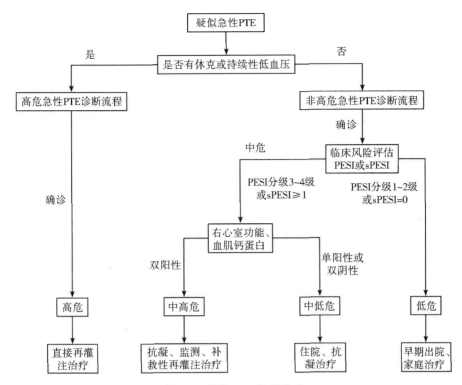

图 7-4　急性 PTE 治疗策略

注　PTE 为肺血栓栓塞症；PESI 为肺栓塞严重指数；sPESI 为简化肺栓塞严重指数。

(二)急性 PTE 治疗措施

1.血流动力学和呼吸支持

急性右心衰竭导致心排血量下降是急性 PTE 患者的首要死亡原因。积极扩容补液治疗无益,有可能因过度机械性牵张或反射机制抑制心肌收缩力而恶化右心功能。但对于心脏指数低、血压正常的急性 PTE 患者,适当的补液治疗(500mL)有助于增加心排血量。

血管活性药物也是常用药物之一。对于低血压患者,去甲肾上腺素可通过正性肌力作用改善右心室功能,同时刺激外周血管 α 受体提高体循环血压,改善右心室冠状动脉灌注。多巴酚丁胺和(或)多巴胺对心脏指数低的患者可能有益,但心脏指数超过正常生理范围可导致血流由阻塞血管向未阻塞血管的重新分配,从而加重通气/血流比失调。肾上腺素兼具去甲肾上腺素和多巴酚丁胺的优点,无后者体循环扩血管效应,可能对急性 PTE 伴休克的患者有益。血管扩张剂降低肺动脉压和肺血管阻力,但缺乏肺血管特异性,可能造成体循环血压进一步降低。一些研究发现,吸入一氧化氮可能会改善急性 PTE 患者的血流动力学状态和气体交换。一些研究发现,左西孟旦具有扩张肺动脉和增加右心室收缩力的效应。

急性 PTE 患者常合并低氧血症和低碳酸血症,通常吸氧后低氧血症可纠正。机械通气治疗时要注意胸腔内正压会减少静脉回流,加重右心功能。应给予较低潮气量(6mL/kg 去脂体重)保持吸气末平台压力 $<30cmH_2O$。

2.溶栓治疗

药物直接或间接将血浆纤溶酶原转变为纤溶酶,破坏纤维蛋白,溶解血栓;同时清除和灭活凝血因子Ⅱ、Ⅴ、Ⅷ,抑制凝血过程。

(1)适应证。对于高危PTE患者,即存在休克或持续性低血压的患者,推荐急诊溶栓治疗。对于中危PTE患者,血流动力学稳定时是否行溶栓治疗还存在争议,但如出现血流动力学紊乱的表现或右心功能不全、心肌标记物升高,可考虑补救性溶栓治疗。

(2)禁忌证。①绝对禁忌证。出血性卒中;6个月内缺血性卒中;中枢神经系统损伤或肿瘤;近3周内重大外伤、手术或头部损伤;1个月内消化道出血;已知的出血高风险患者。②相对禁忌证。6个月内短暂性脑缺血发作;口服抗凝药;妊娠或分娩后1周;不能压迫止血部位的血管穿刺;近期心肺复苏;难以控制的高血压(收缩压>180mmHg);严重肝功能不全;感染性心内膜炎;活动性溃疡。对于危及生命的高危患者大多数禁忌证应视为相对禁忌证。

(3)时间窗。急性PTE发病48h内溶栓治疗疗效最好,但14d内溶栓治疗仍有作用。

(4)常用药物及方案。临床上溶栓药物常用的有尿激酶、重组组织型纤溶酶原激活物、组织型纤溶酶原激活物(r-PA)。尿激酶目前建议2h方案:20 000IU/kg持续静脉滴注2h。重组组织型纤溶酶原激活物:50~100mg持续静脉滴注2h,体重<65kg的患者总剂量不超过1.5mg/kg;也可在第一个小时内给予50mg,如无不良反应,第二个小时内再序贯泵入剩余剂量。r-PA的化学名称是瑞替普酶,是第三代特异性溶栓药物,目前大多数研究推荐r-PA 18mg溶于生理盐水静脉推注>2min,30min后重复推注18mg。也有推荐r-PA 18mg溶于50mL生理盐水静脉泵入2h。

(5)溶栓治疗注意事项。①向患者家属交代病情,签署溶栓知情同意书。溶栓前完成血常规、肝肾功能、凝血常规、血型、动脉血气分析等,备血。②采用尿激酶溶栓时勿同时使用普通肝素,采用重组组织型纤溶酶原激活物溶栓时是否停用普通肝素无特殊要求。溶栓治疗开始后每30min做1次心电图,复查动脉血气分析,严密观察生命体征。③溶栓治疗结束后,每2~4h测定APTT,当低于基线值的2倍时,开始规范的肝素治疗。

3.抗凝治疗

抗凝治疗是PTE的基础治疗,目的在于预防早期死亡和复发。在急性期治疗开始的5~10d先给予胃肠外抗凝治疗,包括普通肝素(UFH)、低分子肝素(LMWH)或磺达肝癸钠。维生素K拮抗剂初始使用要与肝素治疗重叠,也可以考虑新型口服抗凝药物,如达比加群、利伐沙班等。标准抗凝治疗至少3个月。部分患者疗程可能超过3个月甚至终身治疗,要权衡患者血栓复发与出血的风险。

(1)普通肝素:首先给予负荷剂量2 000~5 000IU或80IU/kg静脉注射,继之18IU/(kg•h)持续静脉滴注。应在治疗第一天达到有效抗凝剂量,即APTT值达到基础值的2倍,24h内每6h测定一次APTT,根据APTT值调整普通肝素剂量(表7-11),每次调整剂量3h后再测定APTT值,使其尽快达到并维持于基础值的2倍。达到稳定水平后,每日测定一次APTT。

表7-11　根据活化部分凝血活酶时间调整普通肝素剂量的方法

活化部分凝血活酶时间	调整普通肝素剂量的方法
<35s(<1.2倍正常对照值)	静脉注射80IU/kg,后静脉滴注剂量增加4IU/(kg•h)

活化部分凝血活酶时间	调整普通肝素剂量的方法
35～45s(1.2～1.5 倍正常对照值)	静脉注射 40IU/kg,后静脉滴注剂量增加 2IU/(kg·h)
46～70s(1.5～2.3 倍正常对照值)	无须调整剂量
71～90s(2.3～3.0 倍正常对照值)	静脉滴注剂量减少 2IU/(kg·h)
>90s(>3 倍正常对照值)	停药 1h,后静脉滴注剂量减少 3IU/(kg·h)

如普通肝素过量,有出血倾向可用等量鱼精蛋白对抗。还需注意肝素诱导性血小板减少(HIT)的发生。在使用普通肝素的 3～5d 复查血小板计数。若较长时间使用,应在 7～10d 和 14d 复查血小板计数,2 周后则较少会发生 HIT。若血小板计数出现迅速或持续降低>50%或<$100×10^9$/L,应立即停用,一般停用 10d 内血小板计数开始恢复。

(2)低分子肝素:低分子肝素无须常规监测 APTT,但应按体重给药,1～2 次/天。肾功能不全的患者减少剂量,并监测抗 Ⅹa 因子活性。妊娠期间需定期监测抗 Ⅹa 因子活性,峰值应在最近一次注射后 4h 测定,谷值应在下次注射前测定。

(3)华法林:华法林通过抑制维生素 K 依赖性凝血因子(Ⅱ、Ⅶ、Ⅸ、Ⅹ)合成发挥作用。初始推荐剂量 1～3mg,对于老年、肝功能受损、高出血风险患者,初始剂量可适当减少。华法林起效慢,早期会造成一过性高凝状态,应与普通肝素、低分子肝素或磺达肝癸钠重叠治疗 5d 以上,当国际标准化比值(INR)达到目标范围(2.0～3.0)并持续 2d 以上时,可停用普通肝素、低分子肝素或磺达肝癸钠,单独口服华法林治疗。华法林治疗期间,要定期监测 INR 值,根据 INR 值调整剂量。

(4)新型抗凝药物:近年来出现的新型口服抗凝药物,不需定期监测 INR 值,但价格昂贵且无拮抗剂。包括直接凝血酶抑制剂,如达比加群(150mg,2 次/天);直接 Ⅹa 因子抑制剂,如利伐沙班(15mg,2 次/天,3 周;继以 20mg,1 次/天);阿哌沙班(10mg,2 次/天,7d;继以 5mg,2 次/天)。

4.其他清除血栓治疗方法

对于有溶栓禁忌证或溶栓失败的患者,在有相应条件、治疗团队和治疗经验的医院,可考虑经导管介入治疗取出血栓或行外科肺动脉血栓清除术。

5.静脉滤器

急性 PTE 患者不推荐常规安置下腔静脉滤器。在有抗凝治疗绝对禁忌证及接受足够强度抗凝治疗仍复发的患者,可考虑安置静脉滤器。

第五节　急性呼吸窘迫综合征

一、概述

急性呼吸窘迫综合征(ARDS)是指由各种原因致肺血管通透性增强,可伴有肺不张、肺水肿和透明膜形成,临床上主要表现为难治性低氧血症和进行性呼吸窘迫,晚期常合并多器官功能障碍综合征（MODS）。ARDS 并不代表一种单一疾病，而代表着疾病动态演变过程。ARDS 首次由 Ashbauth 于 1972 年提出；1994 年美欧 ARDS 共识会议（AECC）提出 ALI/ARDS（急性肺损伤/急性呼吸窘迫综合征）的概念；2012 年柏林会议上正式取消了 ALI 命名，将该病统一命名为 ARDS。近年来，随着医疗技术水平显著提高，以原发病为直接死因的病患有所减少，但 ARDS 的并发率升高。ARDS 起病急、发展迅猛，ARDS 严重程度越高，呼吸机使用时间越长，死亡率越高，重症 ARDS 患者的 ICU 病死率为 40%～50%。

二、病因和发病机制

（一）病因

ARDS 的病因目前尚未阐明，目前主要分为直接损伤和非直接损伤两类。直接损伤主要包括肺挫伤、肺破裂、气胸、多发肋骨骨折等；非直接损伤包括脓毒血症、肺栓塞、中毒、脂肪栓塞、大量输血、输液过多、血液系统疾病等（表 7-12）。

表 7-12　急性呼吸窘迫综合征常见的病因

病因种类	常见原因
感染	细菌性肺炎、病毒性肺炎、结核、真菌性肺炎
休克	感染性、心源性、出血性、神经源性
误吸	胃内容物、消化道血液
创伤	肺部创伤、胸壁创伤、脂肪栓塞、重度烧伤
吸入损伤性气体	高浓度氧、其他有毒气体
血液系统疾病	弥散性血管内凝血、输血相关急性肺损伤
药物	美沙酮、秋水仙碱、麻醉药物过量
其他疾病	酮症酸中毒、肺血管炎、胰腺炎、复苏后综合征、中毒

（二）发病机制

ARDS 病变过程基本不依赖于某一特定病因，但各种病因导致的 ARDS 的相似之处为肺泡-毛细血管的急性损伤。ARDS 作为系统性炎性反应综合征的一部分，但其发病机制仍有待进一步研究。

肺毛细血管内皮细胞与肺泡上皮细胞屏障的通透性增高，肺泡与肺间质内聚集大量水肿液为 ARDS 早期表现。直接和间接肺损伤激活大量炎症细胞（中性粒细胞和巨噬细胞等），活化的血管内皮细胞和中性粒细胞黏附力得到提升，同时向肺血管内集中；肺泡巨噬细胞产生的趋化因子作用于这些聚集的中性粒细胞，使其向肺血管外游走；中性粒细胞向肺血管外游走后聚集于肺泡腔和肺间质内，释放促炎介质（过氧化物、白三烯、炎症性细胞因子、蛋白酶、血小板活化因子等），最终导致肺损伤。

三、临床表现

（一）起病时间

ARDS 发病迅速，大多数于原发病起病后 72h 内发生，一般不超过 7d，而 ARDS 很难在短时间缓解,修复肺损伤的病理改变通常需要 1 周以上的时间。

(二)呼吸窘迫

ARDS 患者早期临床表现为呼吸困难及呼吸频率增加,呼吸频率多＞25 次/分。呼吸困难呈进行性加重,常伴焦虑、烦躁,其严重程度与肺损伤的严重程度相关。ARDS 患者早期由于自主呼吸能力较强,临床表现为呼吸深快;后期由于呼吸肌疲劳,常表现为呼吸浅快。

(三)体征

早期 ARDS 患者体格检查可基本正常或仅闻及双肺湿啰音,晚期多数患者体格检查可发现双肺多发捻发音、湿啰音、干啰音。

四、辅助检查

(一)X 线检查

早期可基本正常或仅表现为肺纹理增多。当肺泡水肿,肺出血、肺间质水肿增多时,可表现为双肺散在不等的浸润性斑片状阴影,即弥散性肺浸润阴影。随着病情进展,胸片上斑片影进一步扩散、融合,可出现"白肺"表现,其演变过程符合肺水肿特点。后期出现肺间质纤维化的改变。

(二)胸部 CT 检查

CT 诊断的特异性明显高于胸片,在条件允许的情况下,应首选 CT 检查。特征如下。

(1)早期表现为肺内弥散性分布的斑片状磨玻璃样密度影。

(2)肺叶、肺段实变影,支气管气相。

(3)小叶中心密度增高影。

(4)不均一性肺损伤分布,包括重力依赖区、非重力依赖区分布。

(5)小叶间隔线。

(6)牵拉性支气管扩张。

(7)后期表现呈多样化,主要为非重力依赖区磨玻璃影及肺间质网格样改变,为肺间质纤维化的典型 CT 表现。

(三)动脉血气检测

大多数 ARDS 表现为 PaO_2 降低,$PaCO_2$ 降低,pH 升高。氧合指数(PaO_2/FiO_2)是临床上最为常用的参数,FiO_2(鼻导管)＝21＋4×氧流量(L/min)。$PaO_2/FiO_2 \leqslant 300mmHg$ 为诊断 ARDS 的必要条件,ARDS 早期患者通过提高呼吸频率维持氧饱和度,$PaCO_2$ 降低,可造成呼吸性碱中毒。ARDS 后期因呼吸肌疲劳,偶可出现 $PaCO_2$ 高于正常值,导致呼吸性酸中毒。

(四)床旁肺功能监测

ARDS 无效通气比例(VD/VT)增加、肺水增加、肺顺应性降低、无呼吸流速受限。上述改变对 ARDS 严重性评估和疗效判断有一定意义。

(五)血流动力学监测

ARDS 与急性左心衰竭鉴别困难时,通常采用测定肺动脉楔压(PAWP),肺动脉楔压＞18mmHg 支持左心衰竭的诊断。若呼吸衰竭不能完全用急性左心衰竭解释,应考虑诊断 ARDS 的诊断。

五、诊断与鉴别诊断

(一)诊断

柏林定义细化了 ARDS 的严重程度分级,相较 AECC 标准而言,柏林定义为 ARDS 的诊断及预后提供更准确标准。诊断 ARDS 需满足以下 4 点。

(1)1 周以内起病或新发或恶化的呼吸症状。

(2)双肺模糊影,不能完全由渗出、肺塌陷或结节来解释。

(3)不能完全由心力衰竭或容量超负荷解释的呼吸衰竭,未找到危险因素时可行超声心动图等检查排除血流源性肺水肿。

(4)氧合指数需满足表 7-13。

表 7-13　急性呼吸窘迫综合征诊断氧合指数指标

指标	轻度	中度	重度
氧合指数/mmHg	>200~300	>100~200	≤100
呼吸末正压/cmH₂O①	≥5	≥5	≥5

注:①1cmH$_2$O=0.098kPa。

(二)鉴别诊断

常需与 ARDS 鉴别的疾病包括:心源性肺水肿、急性肺栓塞等。临床工作中需重视问诊、体格检查以提高诊断的准确率。

1.心源性肺水肿

因 ARDS 晚期常伴多器官功能衰竭,心源性肺水肿和 ARDS 可同时存在。心源性肺水肿常见于扩张型心肌病、肥厚型心肌病、冠心病、风湿性心脏病等引起的左心衰竭。通过仔细的问诊、体格检查及心电图、心脏彩超、冠状动脉造影等检查应该可以准确鉴别。在辅助检查中,肺动脉楔压>18mmHg,对诊断心源性肺水肿意义很大,但不排除同时合并 ARDS。

2.急性肺栓塞

急性肺栓塞常见于手术后或长期卧床患者,血栓多来自下肢深部静脉,仔细问诊、体格检查可鉴别。急性肺栓塞起病急,可有气紧、呼吸频率增快等表现,血气分析结果常提示存在难以纠正的低氧血症,难以与 ARDS 鉴别。肺动脉 CT 扫描、肺通气灌注扫描、肺动脉造影等检查对肺栓塞的诊断有较大意义。

六、治疗

治疗原则与急性呼吸衰竭相同。包括积极治疗原发病,控制感染,改善氧合,呼吸功能支持,防治并发症和 MODS。目前没有针对 ARDS 本身的特殊药物和特效的治疗方法,主要根据其病理生理改变和临床表现,采取综合性治疗措施。

(一)原发病的治疗

治疗 ARDS 的原发病或诱因是首要措施。例如,感染的控制、休克的纠正、骨折的复位和伤口的清创等。特别强调的是控制感染,严重感染是导致 ARDS 的首位高危因素,也是最常见的死亡原因。应及时选用有效抗菌药物控制感染,尽早针对性选用抗菌药物治疗感染。

(二)氧疗与机械通气治疗

必须采取有效措施尽快提高 PaO_2。一般需要高浓度给氧,使 PaO_2 升高到 60mmHg 或以上或 SaO_2 90% 或以上。轻症患者可以面罩给氧,重症患者机械通气。

机械通气是目前重要的无可替代的治疗措施,其根本目的是纠正低氧血症。一旦诊断 ARDS 应尽早进行机械通气。早期轻症患者可采用无创通气,但多数患者需做气管插管或气管切开行机械通气。免疫低下宿主患者可尽可能使用无创通气。

基于 ARDS 肺的"不均一"和"婴儿肺"的特点,给予与正常肺相当的潮气量势必会导致气道峰压过高、有通气的肺区过度膨胀而导致气压伤和容积伤,必须采取"肺保护性通气策略",主要措施包括适当呼气末正压通气(PEEP)和小潮气量通气。

1.适当 PEEP

PEEP 能扩张萎陷的肺泡,纠正通气/血流比值失调,增加功能残气量和肺顺应性,有利于氧通过呼吸膜弥散。因此,PEEP 能有效提高 PaO_2,改善动脉氧合,降低 FiO_2,改善通气效果。但 PEEP 本身不能防治 ARDS,同时增加胸膜腔内压,减少回心血量。使用时注意:①一般从低水平($3\sim5cmH_2O$)开始,然后根据情况逐渐增加,常用 PEEP 水平为 $8\sim18cmH_2O$;②吸气峰压(PIP)和平台压不应太高,以免影响静脉回流及心功能,并减少气压伤的发生。③如 PaO_2 达到 80mmHg,$SaO_2\geqslant90\%$,$FiO_2\leqslant0.4$ 且稳定 12h 以上者,可逐步降低 PEEP 至停用。

2.小潮气量和容许性高碳酸血症

小潮气量为肺保护性通气策略的重要组成部分。为避免高气道压的危害,采取小潮气量($6\sim8mL/kg$)通气(常规潮气量 $8\sim12mL/kg$),允许一定的 CO_2 潴留($PaCO_2$ $60\sim80mmHg$)和呼吸性酸中毒(pH $7.25\sim7.30$),其优点是可防止肺泡过度膨胀而导致气压伤,避免肺损伤进一步加重。但因酸中毒扩张脑血管,清醒患者多难耐受,需使用镇静镇痛疗法。

3.其他模式

(1)俯卧位通气:由仰卧位变俯卧位可以使背侧肺组织的通气得到改善,从而改善通气/血流比值,提高 ARDS 患者的氧合,此方法简便易行,其疗效与疾病类型的分期等有关。

(2)反比通气:延长吸气时间使呼吸时间比小于 1。反比通气降低气道峰压和平台压,增加气道平均压,改善通气血流比值,但对血流动力学影响较大,可诱发内源性 PEEP。

(3)体外气体交换:包括体外膜肺氧合(ECMO)和体外二氧化碳清除($ECCO_2R$)。这些措施的优点是支持气体交换而不会引起呼吸机和氧中毒等带来的进一步的肺损害,使肺得到充分休息,促进其康复。目前应用于合适患者可促使肺休息和肺康复。

迄今为止,对 ARDS 患者机械通气如何选择尚无统一标准。压力支持通气较容量控制通气更常用。其他通气模式包括 BIPAP、APRV 等均可采用。病情重者,可使用肺复张手法、俯卧位通气、HFOV 等进一步改善氧合。难以维持者考虑 ECMO 等措施。但无论如何以小潮气量、低气道压($<30cmH_2O$)、适当 PEEP 和适度 $PaCO_2$ 升高为特征的肺保护性通气策略是

ARDS 治疗基本的机械通气方法。

（三）药物治疗

研究表明多种药物对 ARDS 干预取得了良好的效果。目前常见干预药物有 HMG-CoA 还原酶抑制剂（他汀类药物）、血红素加氧酶、咪唑类（酮康唑）、血管紧张素转化酶抑制剂（卡托普利）、噻唑烷二酮类药物（罗格列酮等）、化学修饰的四环素衍生物、抗氧化剂、二甲双胍和肝 X 受体激动剂等。但绝大多数药物仍然停留在细胞试验及动物试验阶段。虽然有些药物的研发已经进入初期临床试验阶段，但尚需要更多的临床实践及循证医学证据的支持。目前除降低耗氧量、辅助机械通气的肌松剂外，无推荐特定药物用于 ARDS 的治疗。

（四）液体管理

液体管理是 ARDS 治疗的重要环节。休克和脓毒症的患者由于循环血容量降低和氧供不足，补充血容量和改善组织氧合是治疗的首要措施。在保证有效循环血容量、心排血量和供氧的情况下，尽可能限制补液量，维持液体负平衡保持肺处于相对"干"的状态。在血流动力学状态稳定的前提下，可使用利尿剂以减轻肺水肿。使用的液体性质尚存在争议，目前认为若非严重低清蛋白血症，ARDS 早期不宜输注胶体液。

（五）营养支持

ARDS 患者常处于高代谢状态，能量消耗增加，通常不能进食，故常导致营养缺乏，更容易导致多脏器功能衰竭、免疫功能低下和呼吸肌疲劳而增加死亡率。故危重患者应尽早开始营养代谢支持，即使在恢复期亦要持续供应能量较长时间。对于急性患者，一般每天供应能量 $125.4 \sim 167.4 kJ/kg$。其中蛋白 $1.5 \sim 3.0 mg/kg$，脂肪应占总热量的 $20\% \sim 30\%$。根据患者的胃肠道功能情况，决定营养途径。胃肠道功能障碍的患者，采用肠外营养。肠道功能正常或部分恢复的患者，尽早开始肠内营养，有助于恢复肠道功能和保持肠黏膜屏障，防止毒素及细菌移位，减少肺部感染，避免引起 ARDS 恶化。

（六）防治并发症

SIRS 可以首先累及肺导致 ARDS，随着病情的发展常导致多个器官的功能障碍，成为 MODS。因此治疗中维持其他脏器的功能，预防 MODS 是治疗 ARDS 的重要方面。在有效的通气支持情况下，单纯呼吸衰竭死亡者仅占 16%，49% 患者死于 MODS。因此防治并发症的治疗是 ARDS 综合治疗的重要方面。ARDS 患者因严重缺氧，合并感染以及不适当的通气治疗等，易合并心脏损害，临床上需要着力维持有效的心脏功能。另外，应注意监测和保护肾脏、肝脏、脑、消化道功能，防治急性肾损伤、消化道出血和 DIC 以及维持内环境平衡等。

（裴 鹭）

第八章　意识障碍与抽搐

第一节　晕厥与昏迷

一、晕厥

(一)概述

晕厥是指突然发作的自限性的短暂意识丧失,同时伴有肌张力丧失而不能维持自主体位,特点为发生迅速、一过性、自限性并能够完全恢复。近似晕厥或先兆晕厥是指一过性黑矇、头晕、肌张力丧失或减低,但不伴意识丧失。晕厥常持续几秒钟至几分钟自行恢复,其实质是脑血流量暂时减少。晕厥首次发作年龄呈双峰分布,分别在 $10 \sim 30$ 岁和 65 岁之上发作人数较多。导致晕厥的病因很多,机制复杂,涉及多个学科。因此,规范晕厥的诊断与治疗十分重要。

(二)病因和发病机制

晕厥的病因主要分四类(表 8-1)。

表 8-1　晕厥分类

1.神经介导的反射性晕厥

(1)血管迷走性晕厥(情绪变化如紧张、疼痛、恐惧、激动,直立体位等)

(2)情境性晕厥(咳嗽、打喷嚏,胃肠道刺激,排尿,运动后、Valsalva 动作等)

(3)颈动脉窦性晕厥(穿紧领衣服,突然转头)

2.直立性低血压性晕厥

(1)自主神经功能衰竭(单纯自主神经功能衰竭、多系统萎缩、糖尿病、尿毒症、脊髓损伤)

(2)药物引起(酒精、血管扩张剂、利尿剂、抗抑郁药)

(3)血容量不足(出血、腹泻、呕吐等)

3.心源性晕厥

(1)心律失常性晕厥(心动过缓、心动过速、遗传性心律失常等)

(2)器质性心血管疾病性晕厥(心脏瓣膜病、急性心肌梗死、心脏肿物等)

4.其他方面:肺栓塞、急性主动脉夹层、肺动脉高压、发绀性先心病

1.神经介导的反射性晕厥

血管迷走神经性晕厥(VVS)是最常见原因。其发病机制为交感神经异常激动导致的迷

走神经过度反应,最终心率减慢(心脏抑制型)、血压下降(血管抑制型)或者两者皆有(混合型)导致晕厥。

2.直立性低血压及直立不耐受综合征

主要机制为自主神经功能减退(ANF),ANF时交感神经反射通路传出活性慢性受损,因此血管收缩减弱。起立时,血压下降,出现晕厥或近似晕厥。

3.心源性晕厥

心源性晕厥包括心律失常性晕厥和器质性心血管疾病性晕厥,是危险性最高、预后较差的一类晕厥。心律失常是心源性晕厥最常见原因。心律失常引起血流动力学障碍,导致心排血量和脑血流明显下降。而对于器质性心血管疾病患者来说,当血液循环的需求超过心脏代偿能力,心排血量不能相应增加时,脑灌注不足就会出现晕厥。

4.其他原因

肺栓塞等疾病导致的脑灌注不足。

(三)临床表现

1.晕厥前期

晕厥发生前数分钟通常会有一些先兆症状,如乏力、头晕、恶心、面色苍白、大汗、视物不清、恍惚、心动过速等。

2.晕厥期

此期患者意识丧失,并伴有血压下降、脉弱、瞳孔散大、心动过速转为心动过缓,有时可伴尿失禁。

3.恢复期

晕厥患者得到及时处理很快恢复后,可留有头痛、头晕、恶心、面色苍白、乏力等症状,经休息后症状可完全消失。

(四)辅助检查

1.颈动脉窦按摩(CSM)

对年龄>40岁,不明原因的晕厥患者建议进行CSM检查。单侧按压5~10s,阳性标准为血压下降>50mmHg或RR间期>3s。颈动脉杂音、颈动脉狭窄>50%、心肌梗死和脑卒中患者禁用。

2.直立位评价

(1)卧立位试验:用于诊断不同类型的直立不耐受综合征。出现症状性血压下降,与基线值相比收缩压下降≥20mmHg或舒张压下降≥10mmHg,即为阳性。

(2)直立倾斜试验:是目前诊断血管迷走神经晕厥最有效的方法。若置有静脉通道,建议在倾斜开始前平卧20min,若无静脉通道,则至少平卧5min。倾斜角度应在60°~70°。直立倾斜试验的终点是出现低血压/心动过缓或迟发型直立性低血压,伴有晕厥或先兆晕厥。

(3)心电监测:包括12导联心电图、Holter、事件记录器。

(4)超声心动图:是诊断结构性心脏病非常重要的技术,在以左心室射血分数(LVEF)为基础的危险分层中具有重要作用。

(5)运动试验:运动诱发的晕厥较常见。在运动过程中或之后不久出现晕厥的患者应进行运动试验。因为晕厥会在运动过程中或之后即刻发生,运动过程中及恢复期要密切监测心电图和血压。发生在运动过程中的晕厥可能是心源性的,而运动之后发生的晕厥几乎都是由于反射机制所致。诊断标准:①运动过程中或运动后即刻出现晕厥伴心电图异常或严重的低血压即可诊断;②运动过程中出现二度Ⅱ型或三度房室传导阻滞即使没有晕厥也可诊断。

(6)心脏导管检查:对于可疑心肌缺血或梗死的患者应行冠状动脉造影,除外心肌缺血导致的心律失常。

(7)神经评估。

1)神经评估适用于短暂性意识丧失(T-LOC)可疑为癫痫的患者;考虑晕厥为 ANF 所致时建议进行神经系统评估,以便发现潜在疾病。不建议检查脑电图、颈动脉超声、头部 CT 或MRI,除非怀疑 T-LOC 为非晕厥性原因。

2)神经科相关检查:包括脑电图、CT、MRI 及神经血管检查。

(8)总结。

1)40 岁以上患者建议首先进行颈动脉窦按摩。

2)对于有心脏病病史或怀疑此次晕厥与器质性心脏病或其他心血管疾病有关的患者,建议进行超声心动图检查。

3)对于怀疑因心律失常而导致晕厥的患者,应给予实时心电监测。

4)若晕厥与体位变化有关或怀疑反射性晕厥时,应进行相关检查,如卧立位试验或直立倾斜试验等。

5)仅在怀疑非晕厥原因造成的 T-LOC 的情况下,需神经科检查或血液检查。

(五)诊断及鉴别诊断

1.首先确定是否是晕厥

短暂意识丧失(T-LOC)包括各种机制导致的、以自限性意识丧失为特征的所有临床病症,而晕厥是短暂意识丧失的一种形式。晕厥指由于短暂的全脑组织缺血导致的 T-LOC,特点为发生迅速、短暂、自限性,并能够完全恢复的意识丧失。

首先应排除无意识丧失的类似晕厥的疾病,如跌倒发作、心理性假性晕厥及颈动脉系统缺血等。其次,排除伴有部分或完全意识丧失而没有脑血管低灌注的疾病,如癫痫、代谢性疾病包括低血糖、低氧血症、伴有低碳酸血症的过度通气和中毒。后循环系统短暂脑缺血发作是否诊断为晕厥目前观点不一。

晕厥鉴别诊断的一个重要内容是癫痫发作,癫痫可引起 T-LOC,患者无反应、摔倒,然后遗忘,这种情况仅在强直、阵挛、强直—阵挛及全身发作时出现。在儿童失神发作和成人部分复杂癫痫表现为意识的变化,而不是丧失。癫痫和晕厥发作均可伴肢体运动。癫痫的运动可持续 1min 以上,晕厥持续数秒。癫痫发作时的抽搐粗大,有节奏,一般是同步的,而晕厥发作一般是非同步、幅度小而无节奏。但是,同步阵挛也可发生在晕厥患者。晕厥患者的痉挛运动仅发生在意识丧失出现后及摔倒后,而癫痫患者则不同。晕厥通常有诱因,癫痫则少有诱因,反射性癫痫的诱因如闪光与晕厥不同。典型的癫痫先兆包括腹部感觉异常和(或)闻到罕见的不愉快的气味。感觉异常在晕厥患者少有发生。癫痫发作常发生咬舌,一般位于舌的侧面,而晕厥一般在舌尖。两者均可发生尿失禁。癫痫发作后患者可能会较长时间处于混乱状态,而晕厥发作后患者一般会立即头脑清醒。癫痫发作后常出现头痛、肌肉痛、肌酸激酶和催乳素升高。

2.确定晕厥类型

(1)反射性晕厥。

1)血管迷走神经性晕厥:晕厥由情绪紧张和长时间站立诱发,并有典型表现如伴有出汗、面色苍白、恶心及呕吐等。一般无心脏病史。

2)情境性晕厥:晕厥发生于特定触发因素之后。

3)颈动脉窦过敏综合征:晕厥伴随转头动作、颈动脉窦受压(如局部肿瘤、剃须、衣领过紧)。

(2)直立性低血压性晕厥。

1)发生在起立动作后。

2)晕厥时记录到血压降低。

3)发生在开始应用或调整引起血压降低的药物剂量之后。

4)存在自主神经疾病或帕金森病。

5)出血(肠道出血、异位妊娠)。

(3)心源性晕厥。

1)心律失常性晕厥。心电图有如下表现之一:①清醒状态下持续性窦性心动过缓<40次/分或反复性窦房传导阻滞或窦性停搏≥3s;②莫氏二度Ⅱ型或三度房室传导阻滞;③交替性左束支和右束支传导阻滞;④室性心动过速或快速型阵发性室上性心动过速;⑤非持续性多形性室性心动过速、长QT或短QT综合征、Brugada综合征等。

2)器质性心血管疾病性晕厥。晕厥发生在伴有心房黏液瘤、重度主动脉狭窄、肺动脉高压、肺栓塞或急性主动脉夹层、急性心肌缺血或心肌梗死时。

3.对晕厥进行危险分层

当初步评估后尚无法明确晕厥原因时,应立即对患者的主要心血管事件及心脏性猝死的风险进行评估。晕厥的短期危险因素包括:

(1)主要危险因素。

1)心电图异常。

2)心脏疾病史。

3)低血压。

4)心力衰竭。

(2)次要危险因素。

1)年龄>60岁。

2)呼吸困难。

3)贫血。

4)高血压。

5)脑血管疾病。

6)早发猝死家族史。

高危时尽快早期评估与治疗;低危但频繁发作时应行心脏或神经介导方面的检查或根据心电图结果进行诊断和治疗;若低危仅一次或很少发生晕厥,则无须进一步评估。

(六)治疗

晕厥的治疗原则是延长患者生命,防止躯体损伤,预防复发。

晕厥的病因对选择治疗很重要。晕厥的标准治疗应针对导致全脑低灌注的病因,但若病因不明确或目前治疗无效,则应该针对全脑低灌注的发病机制。

1.反射性晕厥

(1)反射性晕厥非药物治疗的基石是教育,让患者相信这是一种良性情况。一般来讲,最初的治疗涉及让患者了解这一疾病及如何避免诱因相关方面的教育。早期识别前驱症状,采取某些动作以终止发作[如仰卧位,身体反压调整(PCMs)]。避免引起血压降低的药物。对于不可预测的频繁发作的晕厥需给予其他治疗,特别是:

1)非常频繁发作,影响到生活质量。

2)反复晕厥,没有或仅有非常短时的晕厥先兆,但患者暴露于有外伤危险的情况下。

3)晕厥发生在高危作业时(如驾驶、飞行、竞技性体育运动等)。

(2)反射性晕厥的治疗。

1)PCMs:非药物的物理治疗,为反射性晕厥的一线治疗。PCMs即双腿肌肉等长收缩PC-Ms(双腿交叉)或双上肢肌肉等长收缩PCMs(双手紧握和上肢紧绷),使用这种方法,在反射性晕厥发作时能够显著升高血压,多数情况下可使患者避免或延迟意识丧失。

2)倾斜训练:可能会减少晕厥复发,但是患者依从性较差,治疗受到影响。

3)药物治疗:这些药物包括β受体阻滞剂、丙吡胺、东莨菪碱、茶碱、米多君、可乐定和5-羟色胺重吸收抑制剂。对于偶发患者不建议长期治疗。在长时间站立或从事常常诱发晕厥的活动前1h服用单剂量的药物避免晕厥发生,对有些患者可能有用。

4)心脏起搏:起搏治疗反射性晕厥的随机对照试验得出了相反的结果。而颈动脉窦晕厥心脏起搏治疗可能有效,双腔起搏一般优于单腔心室起搏。

2.直立性低血压(OH)和直立性不耐受综合征的治疗

即使教育和生活方式的改变使血压升高幅度较小(10~15mmHg),但其亦同样可以显著改善OH的症状。药物诱发的自主神经衰竭的治疗原则是消除药物作用。扩张细胞外容量是重要的治疗目标。对无高血压的患者,应指导摄入足够的盐和水。每天达到2~3L液体和10g氯化钠。同时在生活方式上,如睡眠时床头抬高可预防夜间多尿,可维持更好的体液分布,改善夜间高血压。老年患者可使用腹带或弹力袜治疗。有晕厥先兆症状的患者应鼓励他们进行"PCMs",如下肢交叉和蹲坐。与反射性晕厥相比,在慢性自主神经衰竭患者中,进行物理一线治疗结合使用α受体激动剂米多君是有用的,但是不能治愈,也不是对所有患者都有效。

3.心源性晕厥

(1)心律失常性晕厥的治疗:治疗目标仍然是预防症状复发,改善生活质量,延长生存期。窦房结功能异常和房室传导系统疾病导致的晕厥,应进行起搏治疗。对于那些合并LVEF受损、心力衰竭的患者,应行双心室起搏。对房室结折返性心动过速、房室折返性心动过速以及典型心房扑动相关性晕厥的患者治疗上首选导管消融。对于这些患者,药物治疗仅限于准备消融前或者消融失败的患者。尖端扭转性室性心动过速导致的晕厥并不少见,如果是药物引起的获得性长 QT 综合征所致,治疗是立即终止应用可疑药物。对于与房颤或非典型左心房扑动有关的晕厥的治疗应该个体化。对心脏正常或仅有心功能轻度受损的心脏病患者,室性心动过速引起的晕厥,可选择导管消融或药物治疗。对于心功能受损且有晕厥的患者、非可逆性原因导致的室性心动过速或心室颤动的患者,应植入 ICD。

(2)继发于器质性心脏病或心血管疾病晕厥的治疗:目标不仅是防止晕厥再发,而且要治疗基础疾病和减少心脏性猝死(SCD)的风险。缺血或非缺血性心肌病急性或慢性冠心病且 LVEF 受损的患者,死亡风险是增加的。必须进行缺血评价,如果符合指征应行再血管化治疗。除此之外必须进行心律失常评价,包括心室刺激在内的电生理检查。晕厥患者左心室功能有一定储备并且电生理检查阴性的话,不必积极予以 ICD 治疗。对于慢性心力衰竭,LVEF 明显下降的患者应予 ICD 治疗。肥厚型心肌病晕厥是肥厚型心肌病发生 SCD 的一个主要危险因素,特别是近期发生过晕厥(<6 个月),其相对风险>5。相反的,年龄较大(>40 岁)且为远期晕厥史(>5 年)的患者以及有典型血管迷走性晕厥的患者发生 SCD 的风险低。同时严重流出道梗阻、心动过缓、运动时血压不能相应升高以及反射性晕厥等也能导致肥厚型心肌病出现晕厥。有无其他 SCD 危险因素如家族性 SCD、非持续性 VT 的发生频率、运动低血压以及显著心肌肥厚有助于危险性评估。研究表明 ICD 对有高危因素的肥厚型心肌病有效。

二、昏迷

(一)概述

昏迷是指意识完全丧失,对外界刺激无反应,随意运动消失的一种病理状态,是最严重的意识障碍,为临床常见危重症。

(二)病因与发病机制

1.病因

引起昏迷的原因较多,通常分为颅内疾病与颅外疾病两大类。

(1)颅内疾病。

1)颅内感染性疾病:常见的有各种原因所致的脑炎、脑膜炎、脑脓肿等。

2)颅内非感染性疾病:①脑血管疾病,常见的有脑出血、大面积脑梗死、蛛网膜下隙出血、小脑梗死、脑干梗死等;②颅脑外伤,如脑挫裂伤、颅内血肿等;③颅内占位性疾病,脑肿瘤、脑囊肿等;④癫痫,常见于癫痫持续状态。

(2)颅外疾病。

1)全身性感染性疾病:常见于全身性严重感染,如中毒性细菌性痢疾、中毒性肺炎、急性胆管炎及重症伤寒等引起的中毒性脑病,也可见于脓毒血症及急性血行播散型肺结核等。

2)全身性非感染性疾病:①各种中毒,如一氧化碳中毒、农药中毒、酒精中毒,药物如镇静催眠药中毒、毒品中毒、灭鼠药中毒、金属中毒以及动物及植物毒素中毒等;②代谢性脑病,如肝性脑病、肺性脑病、尿毒症脑病、胰性脑病、糖尿病相关性昏迷、低血糖昏迷等;③严重内分泌疾病,如甲状腺危象、垂体性昏迷、黏液水肿性昏迷;④水、电解质紊乱及酸碱平衡失调,如高渗性脱水、低渗性脱水、严重稀释性低钠血症、低氯性碱中毒、高氯性酸中毒等;⑤某些心血管性疾病,如心搏骤停、心源性休克、高血压危象、高血压脑病等;⑥物理因素,中暑、淹溺及电击伤等。

2.发病机制

意识由觉醒状态和意识内容两部分组成。后者包括记忆、思维、定向力、情感等精神活动以及通过视听、语言和复杂的运动等与外界环境保持紧密联系的能力。觉醒状态功能障碍即意识水平障碍,人的意识之所以呈清醒状态,是由于脑干网状结构的非特异性上行投射系统的"开关"作用呈"开"的状态以及机体接受各种感觉器官传来的冲动,通过特异性上行投射系统而到达大脑皮质之前,在脑干处向脑干网状结构发出侧支,而刺激非特殊性上行投射系统,以维持大脑皮质的兴奋性,而呈醒觉状态。任何影响脑干网状结构非特异性上行投射系统及其路径(如脑干、丘脑与间脑等处)的疾病均可引起意识水平障碍。

(三)临床表现

1.昏迷程度

(1)浅昏迷:患者意识丧失,无自主运动,对声、光刺激无反应,对疼痛刺激尚可,出现痛苦表情或肢体退缩等防御反应,角膜反射、瞳孔对光反射、眼球运动、吞咽反射等脑干反射均可存在,可出现病理反射征,呼吸、脉搏、血压等尚无显著改变。

(2)中度昏迷:对重度疼痛刺激可有反应,防御反射、角膜反射减弱,瞳孔对光反射迟钝,眼球无转动,呼吸、脉搏、血压等生命体征可出现轻度变化。

(3)深昏迷:患者对任何刺激均无反应,各种反射均消失,生命体征有显著变化,如血压下降、脉搏与呼吸不规则。

2.起病方式

(1)起病急骤的昏迷:多见于急性中毒、脑外伤、急性脑血管疾病、心搏骤停、高血压脑病及阿—斯综合征等。

(2)逐渐加重的昏迷:多见于代谢性脑病,患者在意识障碍之前多伴有原发病的症状,如慢性肝病、慢性肺心病、慢性肾衰竭、糖尿病相关昏迷等。

3.伴随症状与体征

(1)体温:昏迷伴高热多见于重症感染,如肺炎、中毒性细菌性痢疾、败血症、脑膜炎等;但也见于脑出血、中暑等非感染性疾病。昏迷伴体温过低常见于镇静催眠药中毒。

(2)脉搏:昏迷伴脉搏显著减慢常见于Ⅲ度房室传导阻滞或病态窦房结综合征引起的阿—斯综合征。脉搏增快常见重症感染,也可见于甲状腺危象以及颠茄类和吩噻嗪类等药物中毒等。

(3)呼吸:昏迷伴呼吸明显减慢见于阿片类毒品中毒、巴比妥类等药物中毒;呼吸缓慢而有鼾声见于脑出血等急性脑血管疾病。伴呼吸增快常见于感染中毒性脑病及呼吸系统疾病。伴呼吸深大者常见于糖尿病酮症酸中毒与尿毒症脑病。昏迷患者呼气带氨气味见于尿毒症,带烂苹果味见于糖尿病酮症酸中毒,带酒味见于酒精中毒,带大蒜气味见于有机磷农药中毒。

(4)血压:昏迷伴严重高血压常见于高血压脑病、脑出血等;伴低血压可见于阿片类毒品中毒、镇静催眠药中毒、休克、内脏出血、革兰阴性杆菌败血症、慢性肾上腺皮质功能减退症等疾病。

(5)皮肤颜色:昏迷伴面色苍白见于休克、尿毒症;伴面色潮红见于酒精中毒、颠茄类中毒、中暑等;伴口唇樱桃红色见于一氧化碳中毒。

(6)脑膜刺激征:昏迷伴脑膜刺激征常见于脑膜炎与蛛网膜下隙出血。但蛛网膜下隙出血患者有时需经24～48h颈强直才明显,而深昏迷时脑膜刺激征一般不出现,应特别注意。

(7)瞳孔:昏迷伴双侧瞳孔扩大常见于深昏迷及颠茄类中毒等;伴一侧瞳孔扩大常见于脑疝形成。伴双侧瞳孔缩小常见于阿片类中毒、有机磷中毒、镇静安眠药中毒及脑桥出血等。脑桥出血时双侧瞳孔缩小如针尖,但对光反射存在。

(8)瘫痪:昏迷伴偏瘫常见于急性脑血管疾病。

(四)辅助检查

(1)检查血常规,尿常规,便常规,动脉血气分析,血电解质,肝、肾功能,血糖,心电图检查等。

(2)根据病情选择头颅CT,MRI,脑电图,腰穿测压,脑脊液(常规、生化、细菌培养),血细菌培养,胸部X线等检查。

(3)疑为急性中毒者,应对呕吐物、血、尿等进行毒物鉴定。

(4)根据病情选择做甲状腺功能、肾上腺皮质功能及垂体功能等检查。

(五)诊断与鉴别诊断

1.确定有无昏迷

意识完全丧失,任何刺激均不能唤醒,无自主运动,则为昏迷。但应与晕厥、癫痫与脑震荡等进行鉴别。主要鉴别依据:这些疾病的意识丧失都为短暂性,而昏迷则相反。比较可靠的判断昏迷的方法是根据Glasgow昏迷评分表,一般正常人15分,<8分为昏迷,8～12分为轻度意识障碍,13～14分为轻微意识障碍。

2.确定昏迷程度

根据疼痛刺激反应、脑干反射与深浅反射及生命体征的变化特点,判断昏迷的轻、中、重度。

3.确定病因诊断

(1)起病方式:起病急骤的昏迷多见于颅脑损伤、急性脑血管疾病、高血压脑病、急性中毒、中暑等。起病缓慢的昏迷多见于代谢性疾病或脑肿瘤等。

(2)相关病史:注意有无毒物接触史,尤其对平素健康突然出现昏迷或是发病前受到强烈精神刺激者、儿童及阿尔茨海默病患者更要警惕。注意有无脑外伤史,若脑外伤后出现昏迷而持续不醒,要考虑重型脑挫裂伤,若短暂昏迷后清醒,再逐渐出现昏迷,要考虑急性硬膜外血肿。注意既往有无高血压病、糖尿病、冠心病、肝病、慢性肾炎、慢性呼吸衰竭等病史。这些疾病均可引起昏迷,如高血压脑出血、高血压脑病、糖尿病酮症酸中毒昏迷、高渗性昏迷、低血糖昏迷、心搏骤停、肝性脑病、尿毒症脑病及肺性脑病等。注意有无化脓性中耳炎等病史,这类疾病往往可以侵犯颅内,造成颅内感染而引起昏迷。

(3)注意伴随症状:昏迷伴发热且发热在先,首先考虑严重颅内感染或全身性感染,如化脓性脑膜炎、结核性脑膜炎、病毒性脑炎等以及中毒性细菌性痢疾、重症肺炎等引起的中毒性脑病。其次考虑高温环境下发病的中暑为热射病的原因。昏迷后出现发热,考虑脑出血、脑外伤及严重脑损伤等疾病引起的中枢性发热。昏迷伴抽搐常见于癫痫、子痫、高血压脑病、尿毒症、中毒性脑病、脑缺氧及脑水肿等。

(4)注意皮肤、黏膜有无黄疸、发绀、出血点、色素沉着及口唇樱桃红色。有黄疸者考虑肝性脑病;发绀见于肺性脑病;有出血点,要考虑流行性出血热、流行性脑脊髓膜炎等急性传染病、弥散性血管内凝血及血液病等;有色素沉着要考虑慢性肾上腺皮质功能减退;口唇樱桃红色考虑一氧化碳中毒。

4.鉴别诊断

(1)癔病:常见于强烈的精神刺激后发病,患者对外界刺激无反应,双目紧闭,用力拨开眼睑时眼球有躲避现象,瞳孔大小正常,对光反射灵敏,无神经系统阳性体征且暗示治疗有效。

(2)晕厥:晕厥指各种原因引起的大脑一过性供血不足所致的短暂意识障碍,往往数秒或数分钟恢复,以血管性晕厥多见,也可见于心源性因素。

(3)闭锁综合征:由于皮质脑干束和皮质脊髓束双侧受损,引起患者几乎全部运动功能丧失,患者不能言语,不能吞咽,不能活动,但意识清楚并能以睁眼、闭眼或眼球的上、下活动与周围建立联系,多见于脑血管病引起的脑桥基底部病变。

(4)木僵:多见于精神分裂症患者,患者不言、不食、不动,对刺激无反应,极似昏迷。这类患者多有蜡样屈曲、执拗症和空气枕头等体征,有精神病病史。

(六)治疗

1.急救原则

积极治疗原发病,处理脑水肿,保护脑细胞,防治并发症。

2.救治措施

(1)维护脑功能:有颅内压增高者,给予20%甘露醇250mL,快速静脉滴注,治疗脑水肿。合并抽搐、惊厥、癫痫持续状态者,可给予地西泮10～20mg静脉注射或苯巴比妥钠0.1～0.2g肌内注射,以控制抽搐、惊厥和癫痫持续状态。单纯昏迷者可给予纳洛酮0.4～0.8mg稀释后静脉注射,以促进意识恢复。

(2)维持呼吸功能:及时清除呼吸道分泌物、异物和呕吐物,保持呼吸道通畅,防止误吸;予吸氧,必要时行气管插管、机械通气。

(3)维护循环功能:迅速建立静脉通道,有循环衰竭者,应快速补充血容量,纠正酸中毒。若合并心力衰竭者可用呋塞米20mg静脉注射。

(4)快速测定血糖(BS):BS<4mmol/L,给予静脉注射50%葡萄糖注射液40～60mL;BS>10mmol/L,可酌情静脉滴注普通胰岛素。

(5)高热者:应物理降温。

(6)创伤患者:要注意保护颈椎,防止颈椎损伤。

3.病因治疗

病因明确者给予针对性处理,必要时转入专科病房治疗。在转送时注意保持呼吸道通畅,头偏向一侧,吸氧,严密监测生命体征,维持呼吸及循环功能稳定,防止各种管道脱落。

第二节　脑卒中

一、脑出血

(一)概述

脑出血(ICH)是指原发性的非外伤性的颅内毛细血管破裂引起的脑实质内和脑室内出血,其中动脉破裂出血最为常见。占急性脑血管病的 20%～30%。脑出血起病急、病情重、病死率及致残率均高,是急诊常见急症。在脑出血中大脑半球出血约占 80%,脑干和小脑出血约占 20%。

(二)病因及发病机制

脑出血常是多种因素共同作用所致。多在高血压和高血压所引起的慢性血管病变的基础上发生。其他病因包括脑动静脉畸形、动脉瘤、血液病、梗死后出血、脑淀粉样血管病(CAA)、脑动脉炎、抗凝或溶栓治疗中等。

高血压所致脑出血的动脉系直接来自较大的脑底动脉,其管径小、行径长,经常受到较大动脉血流冲击,加之脑动脉的外膜和中膜结构较薄且中层纤维少,没有外弹力纤维,患者高血压时伴有小动脉变性增厚、微动脉瘤形成及小动脉壁受损等病理变化,当血压发生急剧波动时,极易破裂出血。

脑出血多数发生在大脑半球内,只有少部分原发于小脑、脑干和脑室。基底核区壳核出血最多见,占 50%～70%。出血动脉主要来源于大脑中动脉深穿支豆纹动脉。丘脑出血次之,占 20%左右。脑叶出血或称大脑皮质下出血,占 15%左右。出血可由皮质下动脉破裂引起或由基底核区出血扩延所致。小脑出血占 10%左右,多源于小脑上动脉及小脑后下动脉的穿支。原发性脑干出血占 10%左右,主要源于基底动脉的旁中央支。脑室出血分为原发性脑室出血与继发性脑室出血两种。前者系指脑室脉络丛、脑室内和脑室壁血管及室管膜下 1.5cm 以内的脑室旁区的出血;后者较为多见,多为脑实质内出血破入脑室所致。不同病因的脑出血,出血方式不同。高血压病、CAA、脑动脉瘤和脑动静脉畸形等常导致血管破裂,出血量大,病情较重;血液病、脑动脉炎及部分梗死后出血常表现为点状、环状出血,出血量小,症状较轻。

(三)临床表现

脑出血多发生于 50 岁以上伴有高血压的患者,60～70 岁多见。常常因寒冷或情绪激动、精神紧张、剧烈活动、用力排便或咳嗽等诱发。起病急,多数无前驱症状或有少数感头痛不适。出血后临床表现不一,与下列情况有关:①出血的原发动脉;②血肿扩展的方向;③脑实质破坏的程度;④是否破入脑室;⑤出血量。持续性出血导致血肿扩大是病情加重的主要原因,表现为患者突然或逐渐意识障碍加深和血压持续性升高。

1.前驱期

一般病前无预感,少数患者在出血前数小时或数日可有头痛、头晕、短暂意识模糊、嗜睡、精神症状、一过性肢体运动、感觉异常或言语不清等脑部症状。

2.发病期

与出血部位、速度、出血量有关,但都起病急骤,数分钟或数小时内病情即可发展到高峰,也可在数分钟内陷入昏迷。病情中有下述不同表现。①头痛:常为首发症状,表现为突发剧烈疼痛,少量幕上脑出血和部分高龄患者仅有轻度头痛或不出现头痛。②头晕:可伴发于头痛,亦可为主要表现,多在后颅凹幕下出血时发生。③恶心呕吐:头痛剧烈时表现更明显,是早期症状之一。④意识障碍:轻者意识模糊、嗜睡,甚至出现昏迷、去大脑僵直、高热,极少量出血可无明显意识障碍。⑤血压增高:绝大多数的病例血压升高明显。⑥瞳孔改变:一般大脑半球出血量不大时,瞳孔大小及对光反射良好。如发生脑疝,则病侧瞳孔散大,对光反射迟钝或消失,如病情持续加重,对侧瞳孔也散大。如脑干桥脑出血或脑室出血进入蛛网膜下隙,瞳孔常呈针尖样缩小。⑦其他:眼底检查可见动脉硬化、视网膜出血及视神经盘水肿;出血进入蛛网膜下隙出现脑膜刺激征;血肿占位与破坏脑组织导致偏瘫、失语及眼位的改变等。

由于出血部位及范围不同可产生一些特殊定位性临床症状:

(1)壳核—内囊出血:临床最常见,约占脑出血的60%。主要是豆纹动脉尤其是其外侧支破裂引起。血肿常向内扩展波及内囊,壳核-内囊出血病灶对侧常出现偏瘫、偏身感觉障碍与偏盲的"三偏综合征",双眼向病灶侧凝视,呈"凝视病灶"优势半球病变可有失语。出血量大时患者可很快出现昏迷,病情在数小时内迅速恶化。

(2)丘脑出血(图8-1):占脑出血的20%～25%,多见于50岁以上,有高血压动脉硬化的病史。常为丘脑膝状体动脉或丘脑穿动脉破裂出血,前者常为丘脑外侧核出血,后者常为丘脑内侧核出血。丘脑出血几乎都有眼球运动障碍,如下视神经麻痹、瞳孔缩小等。临床表现有明显的意识障碍甚至昏迷,对侧肢体完全性偏瘫,脑膜刺激征等。丘脑内侧或下部出血,出现双眼内收下视鼻尖,上视障碍,是丘脑出血的典型体征。优势半球出血的患者,可出现失语,非优势半球受累,可有体象障碍及偏侧忽视等。丘脑出血可出现精神障碍,还可出现丘脑语言和丘脑痴呆。

(3)脑叶出血:又称皮质下白质出血,占脑出血的13%～18%,常见原因有CAA、脑动脉畸形、血液病、高血压等。血肿常局限于一个脑叶内,也可同时累积相邻的两个脑叶,一般以顶叶最见,其次为颞叶、枕叶及额叶。绝大多数呈急性起病,多先有头痛、呕吐或抽搐,甚至尿失禁等临床表现;意识障碍少而轻,偏瘫较基底节出血少见,而且较轻,有昏迷者多为大量出血压迫脑干所致。根据累及脑叶的不同,出现局灶性定位症状和体征。

(4)小脑出血:约占10%,好发于一侧小脑半球齿状核部位,多见于小脑上动脉的分支破裂出血,病变多累及小脑齿状核。临床上可分为小脑半球和蚓部出血。多表现为突然发作的枕部头痛、眩晕、呕吐、肢体或躯干共济失调及眼球震颤等,当血肿影响到脑干和脑脊液循环通路时,出现脑干受压和急性梗阻性脑积水。小而局限的出血,多无意识障碍,只有CT检查方可确诊;重者短时间内迅速昏迷,发生小脑扁桃体疝可致突然死亡。也有部分患者呈进行性加重,逐渐出现昏迷和脑干受压的体征,如不能得到及时正确的治疗,多在48h内死亡。

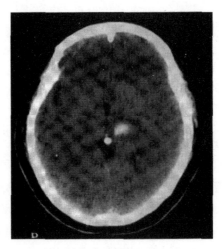

图 8-1 丘脑出血

(5)原发性脑干出血(图 8-2):90％以上的高血压所致的原发性脑干出血发生在脑桥,由基底动脉的脑桥支破裂导致,少数发生在中脑,延髓出血极为罕见。①中脑出血:轻症患者表现为突然出现复视、眼睑下垂、一侧或两侧瞳孔扩大、眼球不同轴、水平或垂直眼震、同侧肢体共济失调,侵犯一侧大脑脚则同侧动眼神经麻痹,伴对侧肢体瘫痪(韦伯综合征)或贝内迪克特综合征。严重者很快出现意识障碍、四肢瘫痪、去大脑强直,常迅速死亡。②脑桥出血:出血量少时,患者意识清楚,可表现为一些典型的综合征,如福维尔综合征、米亚尔—居布勒综合征、闭锁综合征等。大量出血(＞5mL)时,血肿波及脑桥双侧基底和被盖部,患者常迅速出现深度昏迷,瞳孔明显缩小呈针尖样,但对光反射存在;四肢瘫痪,呼吸障碍,去大脑强直、高热,呼吸不规则,血压不稳;部分患者并发消化道出血,病情进行性恶化,多在短时间内死亡。③延髓出血:临床表现突然猝倒、意识障碍、血压下降、呼吸节律不规则、心律失常等一经出现很快死亡。

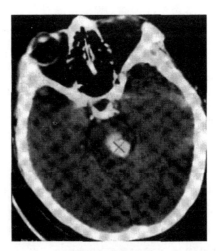

图 8-2 脑干出血

(6)脑室出血(图 8-3):占脑出血的 3％～5％,分为原发性和继发性两种。原发性脑室出血是指脉络丛血管出血或室管膜下 1.5cm 内出血破入脑室,表现为血液成分刺激引起的脑膜刺激征和脑脊液循环梗阻引起的颅内压增高症状;继发性是指脑实质出血破入脑室者,除了具有上述原发性脑室出血的临床症状外,还同时伴有原发性出血灶导致的神经功能障碍。原发性脑室出血量较少时,仅表现头痛、呕吐、脑膜刺激征阳性,无局限性神经系统体征。临床上易误诊为蛛网膜下隙出血,需通过头颅 CT 检查明确诊断。出血量大时,很快进入昏迷或昏迷逐渐加深,双侧瞳孔缩小呈针尖样,四肢肌张力增高,病理反射阳性,早期出现去大脑强直发作,脑膜刺激征阳性,预后差,多迅速死亡。

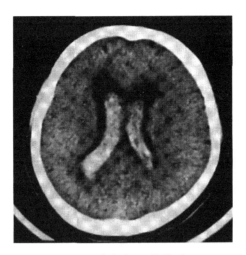

图 8-3　脑室出血(并铸型)

(四)辅助检查

1.头颅 CT

在高清晰度的 CT 图像上,脑出血的诊断几乎可达 100%。CT 检查既是有效的诊断方法,也是制订治疗方案、观察疗效、判断预后的重要依据,脑出血依据病期不同,CT 表现也不同。

2.头颅 MRI

尽管目前 CT 仍是急性颅内出血的首选检查方法,但·MRI 诊断亚急性与慢性血肿比 CT 敏感。MRI 的表现主要取决于血肿所含血红蛋白量的变化。此外,MRI 比 CT 更易发现脑血管畸形、肿瘤及血管瘤等病变。

3.脑血管造影

临床上怀疑动静脉畸形或脑动脉瘤破裂出血时,脑血管造影可明确病因,具有其他检查无法代替的价值。

4.脑脊液检查

对确诊脑出血有一定价值,但对颅内压很高的患者,腰穿检查有诱发脑疝的风险。脑出血时脑脊液压力常升高,呈均匀血性。CT 广泛应用后,已很少采用腰椎穿刺诊断脑出血。有脑疝形成或小脑出血时,禁忌腰椎穿刺检查。

5.完善其他各项检查

如血常规、肝功能、肾功能、电解质等。评估患者各脏器功能,进一步判断预后情况。

(五)诊断与鉴别诊断

1.诊断要点

根据病史资料和体格检查多可做出诊断:患者年龄多在 50 岁以上,既往有高血压动脉硬化史;多在情绪激动或体力劳动中发病;起病急骤,发病后出现头痛、恶心、呕吐,半数患者有意识障碍或出现抽搐、尿失禁;可有明显定位体征,如偏瘫、脑膜刺激征;发病后血压明显升高;CT 扫描及 MRI 可见出血灶,脑脊液可呈血性。

2.鉴别诊断(表 8-2)

(1)脑梗死:由于脑出血和脑梗死在治疗原则上截然不同,因此对两者的鉴别十分重要。应用 CT 检查可明确有无脑出血。

(2)蛛网膜下隙出血:起病急骤,伴或不伴头痛、呕吐。有明显的脑膜刺激征,很少出现局限性神经系统体征,脑脊液呈血性,一般鉴别不困难。脑血管造影可明确诊断。

(3)颅内肿瘤:出血病程较长,多在原有症状的基础上突然加重,也可为首发症状,增强的头颅 CT 和 MRI 对肿瘤出血具有诊断价值。

表 8-2　各种脑卒中的鉴别诊断

疾病表现	出血性脑血管病		缺血性脑血管病	
	脑出血	蛛网膜下隙出血	脑血栓形成	脑栓塞
常见病因	高血压病	动脉瘤或血管畸形	动脉粥样硬化	脑梗死
年龄	40～60 岁	中青年	65 岁以上	35～45 岁
起病	急	急	较慢	最急
诱因	情绪激动、用力时	情绪激动、用力时	休息、睡眠时	心律失常时
头痛	常见	剧烈	无	无
呕吐	多见	多见	无	可有
偏瘫	有	无	有	有
脑膜刺激征	有	明显	无	无
脑脊液压力	增高	增高	正常	可增高
血性脑脊液	有	有	无	无

(4)与外伤性颅内血肿,特别是硬膜下血肿鉴别:这类出血以颅内压增高的症状为主,但多有头部外伤史,头颅 CT 检查有助于确诊。

(5)其他原因引起的昏迷:由于脑出血多数伴有意识障碍,常需要与其他疾病所致昏迷相鉴别。如肝性脑病、糖尿病高渗性状态、尿毒症、各种中毒所致昏迷等,通过仔细询问病史,头颅 CT 等辅助检查可明确诊断。

(六)治疗

脑出血急性期的救治主要包括现场急救处理、内科及手术治疗。基本治疗原则包括:降低颅内压、减轻脑水肿、调整血压、防止再出血、减轻血肿造成的继发性损害,促进神经功能恢复,防治并发症。

1.急救处理

保持呼吸道通畅,对昏迷患者及时清理口腔分泌物、呕吐物防止误吸,对有呼吸衰竭、呼吸节律、频率改变的患者必要时行气管插管或气管切开等方法建立人工气道行机械通气。有脑疝表现或抽搐的患者予及时对症处理,尽量减少不必要的搬动,稳定基本生命体征。

2.内科治疗

急性期内科治疗原则是稳定生命体征,止血和防止再出血,减轻和控制脑水肿,预防和治疗各种并发症。主要目的是挽救患者生命,降低残废率,防止复发。

(1)一般处理。①绝对卧床休息,监测生命体征,如烦躁不安,可适当镇静、镇痛治疗减轻细胞氧耗。②保持呼吸道通畅,吸氧,必要时建立人工气道,对昏迷患者应留置尿管,加强翻身护理,预防压疮。③保持水、电解质平衡及营养支持治疗,急性期患者予暂禁食,同时适当静脉补液治疗。④保持功能体位,防止肢体畸形。

(2)特殊治疗。①急性期血压的处理。脑出血后一般血压升高,是在颅内压增高情况下,为了保证脑组织供血出现的脑血管自动调节反应,当颅内压下降时血压也随着下降,所以,治疗上应首先降低颅内压,暂不使用降压药。但血压过高时容易诱发再次出血,则应控制血压。脑出血患者的血压控制目标无固定统一标准,目标血压维持在160/100mmHg左右。血压降低幅度不宜过大,否则可能造成脑低灌注。②控制脑水肿、降低颅内压。颅内压升高的主要原因是早期血肿的占位效应及周围脑组织的水肿,一般出血后48~72h达高峰。颅内压升高是脑出血患者发病早期死亡的主要原因,因此应立即予高渗脱水药治疗,可选择甘露醇、高渗氯化钠等根据患者具体病情调整用量。③止血药物的应用。除有明显出血倾向和并发消化道出血的患者可适当使用止血药外,多数患者不必常规使用。④脑保护剂与亚低温治疗。常使用依达拉奉等清除氧自由基的药物,亚低温治疗可降低脑细胞代谢,减轻脑水肿,减少自由基生成,抑制脑单胺和兴奋性氨基酸递质的合成和释放,对脑组织有确切的保护作用。冬眠疗法联合冰毯治疗,初步的基础与临床研究认为亚低温治疗是一项有效的治疗措施,而且越早越好。

3.急诊手术

外科治疗主要目的是清除血肿,降低颅内压、挽救生命,其次是尽可能早期减少血肿对周围脑组织的损伤,降低致残率。同时针对脑出血的病因,如脑动脉畸形、脑动脉瘤等进行处理。目前急诊手术治疗的适应证及禁忌证尚无统一标准。患者全身状况允许的情况下,以出血量作为手术指征:①基底核区出血,中等量出血(壳核出血≥30mL、丘脑出血≥15mL);②小脑出血,极易形成脑疝,出血量≥10mL或直径≥3cm或合并脑积水,应考虑行手术治疗;③脑叶出血,高龄患者常为淀粉样血管出血,除血肿较大危及生命或由血管畸形引起需外科治疗外,宜内科保守治疗;④脑室出血,轻型的部分脑室出血可行内科保守治疗,重症全脑室出血(脑室铸型),需脑室穿刺引流加腰椎穿刺放液治疗。具体应根据出血量、部位、手术距离出血时间、患者年龄和脏器基本情况及手术者的经验来决定。常用清除血肿的方法有:神经内镜、微创置管引流术、开颅血肿清除术、立体定向抽吸术。

4.并发症

脑出血常见的并发症有消化道出血、肺部感染、泌尿道感染、压疮、肾功能损伤、下肢深静脉血栓形成、肺栓塞等。

消化道出血多发生在脑出血早期,特别是 4h 内多发,以呕血为主。基本治疗原则是给予止血药、胃黏膜保护剂及制酸剂治疗。对出血严重者,有条件的可行内镜下止血。肺部感染为脑出血并意识障碍患者常见的并发症,应积极加强气道管理措施,必要时行气管插管或气管切开建立人工气道行机械通气治疗。患者出现尿潴留,特别是发生无张力性膀胱时,常并发尿路感染,留置导尿管也使尿路感染的机会增加。按时翻身拍背,预防压疮。在无禁忌情况下可予双下肢物理治疗预防深静脉血栓形成。

5.康复治疗

早期将患肢摆放于功能位,如病情允许,早期行肢体功能、语言功能及心理的康复治疗。

二、急性脑梗死

(一)概述

脑梗死(CI)又称缺血性脑卒中(CIS),指因脑部血液循环障碍,缺血、缺氧所致的局限性脑组织的缺血性坏死或软化,出现相应的神经功能缺损症状和体征。血管壁病变、血液成分和血流动力学改变是引起脑梗死的主要原因,脑梗死大约占全部脑卒中 70% 且 25%~75% 的脑梗死患者在 2~5 年出现复发。有报道指出,脑梗死是目前严重危害人类健康的主要疾病之一,是致残的首位病因,死亡率仅低于心肌梗死和癌症,居第 3 位,其发病率存在一定的地区和性别差异。按发病机理及临床表现不同,通常将脑梗死分为脑血栓形成、脑栓塞和腔隙性脑梗死。脑血栓形成是脑梗死的最常见类型,占全部脑梗死的 60%~70%。

(二)病因与发病机制

1.常见病因

(1)动脉粥样硬化:是本病的基本病因。脑动脉粥样硬化的发生主要累及管径 $500\mu m$ 以上的动脉,在颈内动脉和椎—基底动脉系统的任何部位可见,其中主要以动脉分叉处多见,如颈总动脉与颈内外动脉分叉处、大脑前中动脉起始段、椎动脉在锁骨下动脉的起始部、椎动脉进入颅内段、基底动脉起始段及分叉部,在动脉粥样硬化的基础上导致血管管腔狭窄和血栓形成。高血压与动脉粥样硬化斑块的堵塞或与脑血管的缩小具有相关性,从而加快血栓的形成导致局部缺血,进而导致大脑小动脉的损害和影响脑组织血供,因此高血压与动脉粥样硬化互为因果关系。长期的高血糖易导致血管内皮功能障碍、内膜损伤,进而启动血管动脉粥样硬化进程;同时血糖的升高也对氧化应激、炎症反应、凝血酶原等有一定的影响;糖尿病患者常常合并胰岛素抵抗、脂质代谢紊乱等情况,均可加速动脉粥样硬化的进程。

(2)动脉炎:如各类细菌、病毒感染、虫媒感染以及结缔组织病等,都可导致动脉炎症,引起血管壁炎症和坏死改变,出现免疫炎性反应,从而使动脉硬化加速,进一步促使血液高凝、内皮功能受损,导致斑块失稳定,使管腔狭窄或闭塞。其具有以下共同的病理变化:内膜下炎性细胞的浸润,使内膜增厚,导致动脉中层及内弹力层水肿,动脉管腔的狭窄,血栓形成,导致动脉闭塞或远端血管栓塞。

(3)其他:如血液系统疾病、脑淀粉样血管病、Binswanger 病、夹层动脉瘤、药源性(如可卡因、安非他明)、烟雾病等。

2.发病机制

大约80%的脑梗死发生于颈内动脉系统,20%的脑梗死发生于椎—基底动脉系统。闭塞好发的血管依次为颈内动脉、大脑中动脉、大脑后动脉、大脑前动脉及椎—基底动脉。闭塞血管内可见血栓形成或栓子、动脉粥样硬化或血管炎等改变。脑缺血一般形成白色梗死,梗死区脑组织软化、坏死,伴脑水肿和毛细血管周围点状出血,大面积脑梗死后可发生出血性梗死。

病理分期:超早期(1～6h)脑组织变化不明显,仅有部分血管内皮细胞、神经细胞肿胀。急性期(6～24h)局部脑组织苍白、轻度肿胀,血管内皮细胞、神经细胞呈明显缺血改变。坏死期(24～48h)脑组织水肿明显,大量神经细胞消失、吞噬细胞浸润,高度水肿时可致中线移位,形成脑疝。软化期(3d至3周)中心区组织坏死、液化。恢复期(3～4周)液化、坏死的脑组织逐渐被吞噬细胞清除,毛细血管和胶质细胞增生,大病灶形成中风囊。

脑组织对缺血、缺氧损害非常敏感,阻断血流30s脑代谢即发生改变,1min后神经元功能活动停止,脑动脉闭塞导致脑缺血超过5min可发生脑梗死。缺血后神经元损伤具有选择性,轻度缺血时仅有某些神经元丧失,完全持久缺血时缺血区各种神经元、胶质细胞及内皮细胞均坏死。

急性脑梗死病灶由中心坏死区及周围的缺血半暗带组成。坏死区由于完全缺血导致细胞死亡,但缺血半暗带仍存在侧支循环,可获得部分血液供应,尚有大量存活的神经元,如果血流尽快恢复使脑代谢改善,损伤仍然可逆,神经细胞仍可存活并恢复功能。因此,保护这些可逆性神经元是急性脑梗死治疗的关键。

脑动脉闭塞血流再通后,氧与葡萄糖的供应恢复,脑组织缺血损伤理应得到恢复,但实际上并非如此,这是因为存在再灌注时间窗,研究结果证实,脑缺血早期治疗时间窗为6h内。如果脑血流再通超过此时间窗时限,脑损伤可继续加剧。

(三)临床表现

1.发病形式

有高血压、糖尿病或心脏病史者,常在安静或睡眠中起病。神经系统局灶性症状多在发病后数小时或1～2d达到高峰。除脑干梗死和大面积梗死外,大部分患者意识清楚或仅有轻度意识障碍。

2.全脑症状

多无头痛、呕吐、昏迷,起病即有昏迷的多为脑干梗死,大片半球梗死多在局部症状出现后意识障碍逐渐加深,直至昏迷。

3.临床类型

(1)临床分型方法较多,较常见的按发病形式和病程分为以下3型。

1)完全性梗死:指发病后神经功能缺失较重,常于6h内达高峰。

2)进展性梗死:指发病后神经功能缺失在48h内逐渐进展。

3)可逆性缺血性神经功能缺失:指发病后神经功能缺失较轻,持续24h以上,但可于3周内恢复。

(2)依临床表现及神经影像学检查分为以下4型。

1)大面积脑梗死:指颈内动脉、大脑中动脉等主干动脉梗死。

2)分水岭脑梗死(CWSI):指血管供血区之间边缘带的局部缺血。

3)出血性脑梗死:多发生于大面积脑梗死后。

4)多发性脑梗死:指两个以上不同的供血系统发生的梗死。

4.定位症状和体征

决定于脑血管闭塞的部位。

(1)颈内动脉系统:包括颈内动脉,大脑前、中动脉及其分支闭塞。可以出现:①构音障碍或失语,对侧中枢性面瘫,舌瘫;②双眼向对侧注视障碍,向病灶侧同向偏视,偏盲;③对侧中枢性偏瘫和偏身感觉障碍。

(2)椎—基底动脉系统:包括大脑后动脉和椎动脉血栓形成。表现为:眩晕、复视、呕吐、声嘶、吞咽困难、共济失调。体征有:①交叉性瘫,即同侧周围性颅神经瘫,对侧肢体中枢性瘫;②交叉性感觉障碍;③小脑性共济失调,眼震、平衡障碍、四肢肌张力下降。

(四)辅助检查

1.CT

是目前最方便、快捷、常用的影像学检查手段。主要的缺点是对于脑干、小脑部位的病灶以及较小梗死灶其分辨率差。大部分患者发病24h后CT逐渐显示低密度梗死灶,发病后2～15d显示均匀片状或楔形的明显低密度灶。在大面积脑梗死中显示有脑水肿和占位效应,出血性梗死时病灶呈混杂密度。梗死吸收期为发病后2～3周,病灶水肿消失,出现吞噬细胞浸润与周围正常脑组织等密度,在CT上难以分辨,称之为"模糊效应"。

2.MRI

早期缺血性梗死,脑干、小脑梗死以及静脉窦血栓形成等均可显示,梗死灶 T_1 呈低信号、T_2 呈高信号,出血性梗死时 T_1 相有高信号混杂。MRI弥散加权成像早期能够显示缺血病变(发病2h内),是早期治疗的重要信息来源。急性脑梗死MRI检查: T_1WI 低信号,T_2WI 高信号,FLAIR呈高信号,DWI信号很高(明亮),水肿明显、轻至中度占位效应。T_1WI 见图8-4;T_2WI 见图8-5;FLAIR见图8-6;DWI见图8-7。

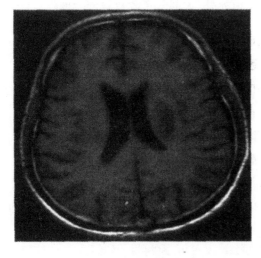

图 8-4　T_1WI

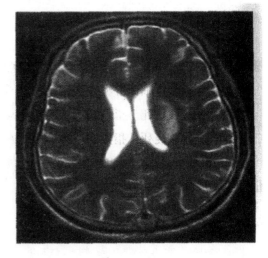

图 8-5　T_2WI

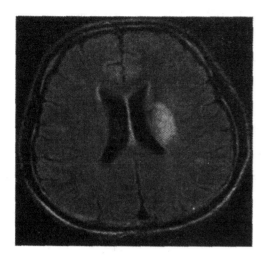

图 8-6 FLAIR

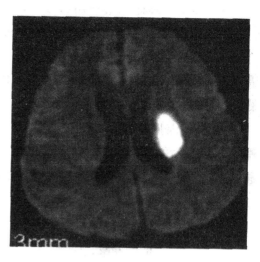

图 8-7 DWI

3.DSA、CTA 和 MRA

DSA、CTA 和 MRA 是发现血管狭窄、闭塞及其他血管病变的重要检查手段,如动脉炎、脑底异常血管网病、动脉瘤和动静脉畸形等,能够为脑梗死的血管内治疗提供依据。金标准是DSA。CTA 与 DSA 比较,在颈动脉狭窄病变中,前者具有良好的分辨能力;MRA 的基本方法多,包括时间飞越法(TOF)、相位对比法(PCA)、血管内注射对比剂的三维对比剂增强磁共振成像(3D-CE-MRA),后者能显示主动脉弓至颅内动脉整个血管数,能很好地了解颅内外动脉的病变情况以及侧支循环建立情况。在进行血管评估的时候,MRI 可以显示脑梗死病灶,对脑梗死的分型及临床上指导治疗有很大的帮助。

4.经颅多普勒

目前经颅多普勒能够用于评估颅内外血管狭窄、闭塞、痉挛或血管侧支循环建立情况,用于溶栓治疗监测。由于存在血管周围软组织或颅骨干扰以及操作人员技术水平影响的缺点,目前仍不能完全替代 DSA,多被用于高危患者筛查和定期血管病变监测。

5.超声心动图

用于发现心脏附壁血栓、心房黏液瘤和二尖瓣脱垂,利于脑梗死不同类型间鉴别诊断。

(五)诊断

1.发病特点

中老年人;有基础病变史;静态下发病,病后几小时或几天内症状达到高峰。

2.临床表现

取决于梗死灶的大小和部位,主要表现为局灶性神经功能缺损的症状和体征。

3.影像学检查

CT 显示低密度影,MRI 显示长 T_1 和 T_2 异常信号。

(六)治疗

1.一般治疗

(1)卧床休息,头部抬高 10°。

(2)保持呼吸道通畅,预防感染,合理使用抗生素。

(3)注意营养均衡,有意识障碍的应留置胃管,以肠内营养为主,注意维持水、电解质平衡,注意预防消化道出血,可适当选用 H_2 受体拮抗剂或质子泵抑制剂。如出现明显的呼吸困难、窒息应考虑进行气管插管和机械通气。

(4)脱水降颅压。根据病情选用以下药物。①甘露醇:最常用的脱水剂,短时间内可明显提高血浆晶体渗透压,达到渗透性利尿作用,用后 10min 开始利尿,2~3h 达到高峰,维持 4~6h。用法:125~250mL 快速静脉滴注,6~8h 一次,疗程5~7d。②人血清蛋白:可明显提高血浆胶体渗透压,达到渗透性利尿作用,但需与呋塞米联合应用方能取得较好的利尿效果。用法:先用清蛋白 10~12.5g 静脉滴注(每 8h 一次),接着用呋塞米 20~40mg 静脉注射。③呋塞米:可与甘露醇和(或)人血清蛋白交替使用,20~40mg,每 6~8h 一次。④甘油果糖:高渗性脱水剂,其渗透压相当于血浆的 7 倍,起效时间较慢,约30min,但持续时间长达6~12h。用法:250~500mL 静脉滴注,1~2 次/天。

在脱水药物的使用中,需注意:老年患者大量使用甘露醇时易出现心肾衰竭,须记录出入量,观察心律及心率变化;甘油果糖在滴注过快时可能导致溶血;呋塞米易出现水、电解质紊乱,特别是低血钾,临床应重视监测相应指标。

(5)维持血压在发病前之稍高水平,一般不使用降血压药物,以免减少脑血流灌注量,加重梗死。若发病后 24~48h 血压超过 220/120mmHg 或平均动脉压超过 130mmHg 时,可考虑加用降压药,首选 ACEI 类降压药;若舒张压超过 140mmHg,可用硝普钠 0.5~10μg/(kg·min),维持血压在 170~180/95~100mmHg 水平。

调控血压要注意:①控制过高血压的同时要防止血压下降过低、过快;②严密监测血压,尤其在降血压治疗过程中,要注意保护靶器官,特别是心、脑、肾;③降血压方案要个体化,要综合考虑患者的基础血压、对原有降血压药物敏感性以及是否合并其他疾病等;④调控血压要平稳,一般主张使用长效降血压药物。

2.抗凝治疗

目的在于防止血栓扩散和新血栓形成。急性期是否使用抗凝治疗,目前仍存在争议。常用低分子肝素:4 000~5 000IU,2 次/天,腹壁皮下注射,连用 7~10d。华法林:6~12mg/d,口服,3~5d 后改为 2~6mg/d 维持,逐步调整 INR,使之控制在 2.0~3.0。

3.抗血小板

多数无禁忌证,不进行溶栓治疗的患者在 48h 内应开始使用阿司匹林。发病后尽早口服阿司匹林 150~300mg/d,急性期后可改用 50~150mg/d 的预防剂量。对于不能耐受阿司匹林的患者,可选用氯吡格雷 75mg/d;也可考虑用小剂量阿司匹林 25mg 加双嘧达莫缓释剂的复合制剂(片剂或胶囊),2 次/天。

4.溶栓治疗

溶栓治疗前应常规做凝血功能检查。

(1)静脉溶栓:静脉溶栓应严格掌握适应证,提倡超早期溶栓,即发病 3~6h。部分因基底动脉血栓导致的死亡率非常高,而溶栓可能是唯一的抢救办法,因而溶栓治疗的时间窗和适应证可适当放宽。

静脉溶栓适应证：①年龄 18～75 岁；②发病后 6h 内；③脑功能损害的体征持续存在超过 1h 且比较严重（NIHSS 评分 7～22 分）；④CT 已排除颅内出血且无早期脑梗死低密度改变；⑤患者或家属签署知情同意书。

静脉溶栓禁忌证：①既往有颅内出血，包括可疑蛛网膜下隙出血，近 3 个月有头颅外伤史，近 3 周内有胃肠或泌尿系统出血，近两周内进行过大的外科手术，近 1 周内有不可压迫部位的动脉穿刺；②近 3 个月有脑梗死或心肌梗死史；③严重心、肝、肾功能不全或严重糖尿病患者；④体检发现有活动性出血或外伤（如骨折）证据者；⑤已口服抗凝药且 NR>1.5；48h 内接受过肝素治疗（APTT 超出正常范围）；⑥血小板计数<100×10⁹/L，血糖<2.7mmol/L；⑦血压：收缩压>180mmHg 或舒张压>100mmHg；⑧妊娠；⑨不合作。

常用的药物如下。①尿激酶（UK）：是一种非选择性的纤维蛋白溶解剂，将纤溶酶原直接激活并转化为纤溶酶，裂解血栓表面以及游离于血液中的纤维蛋白，在血栓内外发挥纤溶作用。安全、抗原性小，但其选择性较差，血液中的纤维蛋白原和血栓中的纤维蛋白可被同时溶解，容易引起出血，相比重组组织型纤溶酶原激活物（rt-PA），其价格相对便宜，临床上仍在使用。50 万～100 万 IU 加入 0.9％氯化钠注射液中，在 1h 内静脉滴注。②rt-PA：是我国目前广泛使用的主要溶栓药，是一种选择性的纤维蛋白溶解剂，作用原理同尿激酶，较少出现全身抗凝、纤溶状态。早期静脉溶栓再通率为 20％～60％。一次用量是 0.9mg/kg，用法：先静脉推注 10％的药物剂量，余液在 1h 内持续静脉滴注。

溶栓治疗时需注意：①将患者收到脑梗死单元进行全面监测；②神经功能评估需要定时进行，在静脉滴注溶栓药物的过程中每 15min 一次，随后 6h 内每 30min 一次，此后 60min 一次，直至 24h；③如患者突然出现严重的头痛、血压急剧增高，恶心或呕吐，应立即停用药物，紧急进行头颅 CT 检查；④定时血压监测；⑤溶栓治疗 24h 内不使用抗凝、抗血小板药物，24h 后无禁忌证的患者可用阿司匹林 300mg/d，共 10d，以后改为 75～100mg/d 的维持量；⑥静脉溶栓后，应综合患者病情选择个体化方案进行综合治疗。

（2）动脉溶栓：既往运用的血管内介入治疗的方法主要有动脉介入接触性溶栓术，近年也提出不少新方法，其中具有代表性的技术为机械取栓术 Penumbra、低频经颅多普勒（TCD）颅外超声辅助及 EKOS 血管内超声辅助的动脉介入溶栓术、介入溶栓或取栓辅助血管成形术等。

5.降纤治疗

通过降解血中纤维蛋白原、增强纤溶系统活性以抑制血栓形成，常用药物有巴曲酶、降纤酶、安克洛等。

6.血管扩张剂及脑活化剂

急性期不宜使用，因急性期脑缺血区血管呈麻痹及过度灌流状态，会导致脑内盗血而加重脑水肿，宜在脑梗死亚急性期（2～4 周）使用。另外，可以根据患者情况选用一些中药制剂，如川芎嗪、银杏制剂、疏血通等，但目前缺乏一些大规模、多中心、随机对照的临床试验的研究。

7.脑保护剂

丁苯酞软胶囊是目前唯一具有线粒体保护作用的脑微循环重构剂，因其独特的药理机制，在临床运用中发现对脑梗死有治疗和预防作用，同时对改善脑梗死后所致神经功能缺损、记忆障碍及血管性痴呆有一定的作用。

8.外科治疗

小脑幕上大面积脑梗死、有严重脑水肿、占位效应明显、尚未形成脑疝者,可施行开颅减压术;对于颈动脉狭窄性疾病,颈动脉内膜切除术(CEA)是一项重要的手段。颈动脉狭窄>70%,患者有与狭窄相关的神经症状;或颈动脉狭窄<70%,但有明显与狭窄相关的临床症状者,可考虑施行血管内介入治疗术,包括颅内外血管经皮腔内血管成形术及血管内支架置入等,其与溶栓治疗的结合已经越来越受到重视。此外,动脉血管成形术(PTA)也在临床上有一定的运用。

9.神经干细胞移植

神经干细胞(NSCs)是一种具有分裂潜能和自我更新能力的母细胞,可产生各种类型的神经细胞,在脑梗死后神经功能修复方面有着广阔的应用前景。

三、蛛网膜下隙出血

(一)概述

蛛网膜下隙出血(SAH)是脑底部或脑表面的血管破裂,血液直接或间接流入蛛网膜下隙的临床急症,又称原发性蛛网膜下隙出血。原发性蛛网膜下隙出血国内发病率为10/10万,仅次于脑血栓形成与脑出血,约占所有出血性脑血管疾病的10%,首次发病率与复发率均在25%左右。

(二)病因与发病机制

1.病因

蛛网膜下隙出血的病因有多种:①颅内动脉瘤,最常见,占50%~85%;②脑血管畸形,主要是动静脉畸形,青少年多见,占2%左右;③脑底异常血管网病(烟雾病),约占1%;④其他,有夹层动脉瘤、血液病、颅内肿瘤、凝血障碍性疾病等;⑤部分患者出血原因不明。

危险因素:颅内动脉瘤破裂出血的主要危险因素包括高血压、长期吸烟史、过量饮酒、既往有动脉瘤破裂史、动脉瘤体积较大、多发性动脉瘤等。

2.发病机制

动脉瘤可能由动脉壁先天性肌层缺陷或后天获得性内弹力层变性或两者的联合作用所致。动脉瘤的发生存在一定程度的遗传倾向和家族聚集性。蛛网膜下隙出血的病理改变,因出血的部位、出血量、出血速度、是否有脑内血肿、脑室出血和血管痉挛的程度、范围而异。动脉瘤破裂时血液可破入或渗入脑实质内,引起脑内血肿。病程中脑血管痉挛的发生率为30%左右,其发生时间可在出血数分钟、数小时后,也可发生于数日后。再出血的发生率约占11%,多见于首次出血后1个月内,一般仍在原出血处,往往预后凶险。蛛网膜下隙出血的主要死亡原因为出血量大,破入脑实质或脑室、脑血管痉挛或再出血、急慢性脑积水与严重脑血肿致继发性脑出血或脑疝。

(三)临床表现

主要表现为突发性剧烈头痛、呕吐、意识障碍、脑膜刺激征及血性脑脊液。各年龄段及两性均可发病,青壮年更常见,女性多于男性。突然起病,以数秒或数分钟速度发生的头痛是常见的起病方式,情绪激动、剧烈运动,用力咳嗽、排便、性生活等是常见的发病诱因。

1.出血前征象

约有 1/3 的患者在出血前出现先兆象或警告信号,以头痛为常见。部分患者诉眩晕、头昏,视物模糊,肢体无力,感觉异常;也有患者出现癫痫、眼睑下垂和一侧眼外肌麻痹及精神障碍方面的表现。

2.出血后症状

(1)头痛、呕吐:突发剧烈头痛是本病的首发重要症状。头痛先为局限性,可起始于额、颞、枕部,但很快蔓延为全头痛并可延及颈部、肩腰背部,头痛一般先为劈裂样,难以忍受后变为钝痛或搏动性,持续 1～2 周。

(2)意识及精神障碍:发病时立即出现,少数在起病数小时内发生。意识障碍多为一过性,昏迷时间持续数小时至数日不等。其程度和持续的时间与出血的急缓、出血量多少、出血部位及脑损害的程度有关。年龄越大者意识障碍越多见。有些患者清醒数日再度发生意识障碍,可能由于再出血或继发脑血管痉挛所致。部分患者发病后先出现意识障碍或在一过性意识障碍恢复后出现精神障碍症状。

(3)癫痫发作:可发生在出血时或出血后的时间段内,也可作为第一症状,表现为全身性或部分性癫痫发作。

其他症状:部分患者还可能伴有眩晕、尿潴留与尿失禁、大汗淋漓、视物模糊、两下肢酸痛、畏寒及一过性失语。

3.出血后神经体征

包括脑膜刺激征、颅神经障碍、偏瘫或偏身感觉障碍、眼底改变。临床出现多提示疾病的进展。

4.出血后并发症

一次出血经治疗后患者可完全恢复健康,部分患者出血后可发生再出血、继发脑血管痉挛、急性脑积水、正常颅内压脑积水等并发症。

(1)再出血:再出血的发病率约为 50%,24h 内再出血的风险最大,以后 4 周内再出血的风险均较高。

(2)脑血管痉挛:出血后脑血管痉挛激发脑出血,脑梗死是蛛网膜下隙出血后常见而且危险的并发症,其发生率为 30%～50%。

临床脑血管痉挛的判断主要根据:①出现暂时局限性定位体征;②进行性意识障碍;③脑膜刺激征加重;④腰穿新鲜出血征象;⑤脑血管造影显示脑血管痉挛变细。

(3)急性脑积水:其发病率约为 20%,指出血后数小时至 7d 以内的急性或亚急性脑室扩大所致的脑积水。多发生于出血后一周内,主要为蛛网膜下隙或脑室内的血凝块阻塞脑脊液循环通路所致。

(4)正常颅内压脑积水:发病率为 10%左右,多发生于病后的 4～6 周。临床表现为发病隐袭、痴呆、步态异常、尿失禁及脑室扩大,而脑压正常。

(5)其他:蛛网膜下隙出血后,5%～10%的患者出现癫痫发作,其中 2/3 发生于 1 个月内,其余发生于 1 年内。5%～30%的患者出现低钠血症,主要由抗利尿激素分泌改变引起。少数严重患者因丘脑下部损伤可出现神经源性心功能障碍和肺水肿,与儿茶酚胺水平波动和交感神经功能紊乱有关。

(四)诊断与鉴别诊断

1.诊断

对突然发作的剧烈头痛、意识障碍和脑膜刺激征及相应神经功能损害症状,应高度怀疑蛛网膜下隙出血。发病急骤,有剧烈头痛、频繁呕吐、意识障碍与脑膜刺激征。辅助检查如下。

(1)脑脊液检查:血性脑脊液是蛛网膜下隙出血的最重要诊断依据,也是本病的体征。约 75%的患者可有颅内压增高,一般为 200～300mmH$_2$O,颅内高压可持续 2～3 周。CT 检查已确诊者,腰椎穿刺不作为常规检查。

(2)脑血管造影:脑血管造影是蛛网膜下隙出血病因诊断最重要的检查手段,有助于发现颅内动脉瘤和发育异常的血管。造影时机一般在出血的 3d 内或 3～4 周后,以避开脑血管痉挛和再出血的高峰期。

(3)颅脑 CT:是诊断蛛网膜下隙出血的首选方法,在出血的前日,CT 扫描的阳性率可达 80%～100%。CT 还可以显示局部脑实质出血或硬膜下出血、脑室扩大、较大的动脉瘤和血管痉挛引起的脑梗死(图 8-8)。

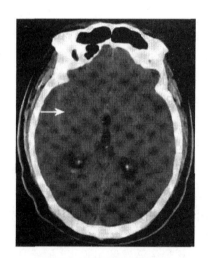

图 8-8　蛛网膜下隙出血

(4)MRI:发病后数日内 MRI 显像不如 CT 清晰,主要由于血液被脑脊液稀释和所含血红蛋白以氧合血红蛋白为主,质子密度增加程度小,造成肉眼分辨信号强度困难。病后 1～2 周,MRI 可作为诊断蛛网膜下隙出血和了解破裂动脉瘤部位的一种重要方法。

(5)经颅多普勒:可动态检测颅内主要动脉流速,发现脑血管痉挛倾向和痉挛程度。但因 10%的患者没有合适的骨窗且其准确性极大地依赖于操作者的水平,可靠性有限。

2.鉴别诊断

(1)脑出血:对疑有动脉瘤或脑动静脉畸形引起蛛网膜下隙出血的患者,脑血管造影可显示出病灶影像。

（2）高血压脑病：也表现为急性剧烈头痛、恶心、呕吐、黑蒙，甚至全身痉挛发作及意识障碍，但无脑膜刺激症状和体征，也无血性脑脊液。头颅 CT 扫描可进一步于早期明确诊断。

（3）脑膜炎：脑膜炎均可出现头痛、呕吐和脑膜刺激征。特别是细菌性脑膜炎，也有剧烈头痛、发热、恶心、呕吐、白细胞计数升高及脑膜刺激征等，但本病发作不如蛛网膜下隙出血发病急而突然，脑脊液呈炎性改变，而非血性。

（4）偏头痛：其临床表现也是突发剧烈头痛，伴恶心、呕吐，但无脑膜刺激症状和体征，也无发热，以往有过类似的病史，脑脊液正常。

（5）典型性头痛：多见于儿童，是间脑癫痫的一种，虽有发作性剧烈头痛，但约持续 20min 缓解，缓解后正常，无脑膜刺激症状与体征，脑脊液正常，脑电图可见癫痫波，抗癫痫治疗有效。

（6）继发脑内出血或脑血管痉挛引起的脑梗死：在蛛网膜下隙出血症状缓解之后，出现偏瘫、失语、偏身感觉障碍等局灶性定位体征基础上加重，头颅 CT 扫描及血管造影有助于诊断。

（五）治疗

确诊 SAH 之后，应尽早行脑血管造影或 CT 血管成像（CTA）检查，一旦证实为颅内动脉瘤破裂，尽快准备实施开颅夹闭手术或血管内介入栓塞治疗。SAH 治疗目的主要是防治再出血、血管痉挛及脑积水等并发症，降低死亡率和致残率。

1.动脉瘤性蛛网膜下隙出血的治疗

（1）一般治疗。

1）重症监护：对于动脉瘤性蛛网膜下隙出血，指南建议将患者安置在神经科重症监护病房，由专业医护人员进行监测和治疗。除对生命体征、意识、心电图、血氧饱和度常规监测外，还应当嘱咐患者卧床休息并使用止吐、通便、镇痛等药物以避免加重颅内压增高。

2）血糖：大约 30% 的患者并发高血糖症，高血糖症的出血常提示预后不良，指南建议血糖控制在 10mmol/L 以下，以预防不良并发症的发生。

3）体温：发热是不良预后的独立危险因素，即使应用解热镇痛药物，仍然有过半数的患者出现发热。目前还缺乏控制体温可以改善预后的证据，但严格应控制高热患者的体温，防止出现持续高热，影响疾病预后。

4）血压：高血压是否可以成为动脉瘤性蛛网膜下隙出血的独立危险因素尚存在争议。虽然高血压可能会导致动脉瘤破裂再出血，但过度控制血压却会增加脑梗死的风险。因此，血压的控制标准需要根据患者年龄、既往血压状态、心脏病史等综合考虑。指南建议，在手术夹闭或介入栓塞动脉瘤之前，可以使用镇痛药物和尼莫地平将收缩压控制在 180mmHg 以内，如果血压控制不理想，可加用其他降压药物。另外，血压也不能过低，平均动脉压应控制在 90mmHg。

（2）血栓预防：有研究表明，动脉瘤性蛛网膜下隙出血患者手术夹闭动脉瘤后皮下注射低分子肝素钙（依诺肝素，每日 1 次，每次 40mg）并不能降低脑梗死的发生率，却增加颅内出血的风险。如果并发下肢深静脉血栓形成，应在动脉瘤夹闭术后 12h 以上或介入栓塞后考虑使用低分子肝素钙治疗。由于充气加压装置与弹力袜对预防颅内血肿患者深静脉血栓形成所取得的积极效果，因此建议在夹闭或栓塞动脉瘤之前，给该类患者常规使用充气加压装置和（或）弹力袜来预防深静脉血栓形成。

（3）抗癫痫治疗：大约 7％ 的患者在发病时合并癫痫，另外还有 10％ 患者在数周内发生迟发性癫痫，但癫痫与患者的预后关系尚无定论，故不需要常规对患者行动态脑电图监测。是否需要常规进行抗癫痫治疗还必须权衡抗癫痫药物导致的不良反应。指南建议对伴有癫痫发作的动脉瘤性蛛网膜下隙出血患者，应当服用抗癫痫药物，而不必常规进行预防性使用抗癫痫药物。

（4）抗纤溶治疗：抗纤溶药物（如环甲环酸）可以降低该类蛛网膜下隙出血患者再出血发生率，但增加脑梗死的风险。目前尚无安全有效预防再出血的药物，因此此类药物临床应用还需要进一步评价。

（5）介入栓塞或手术夹闭破裂动脉瘤：动脉瘤性蛛网膜下隙出血治疗的主要目标是闭塞动脉瘤以防止动脉瘤复发和再出血，主要有介入栓塞和手术夹闭两种方法。动脉瘤治疗方式的选择常常是根据临床医师的个人倾向和医疗中心的技术优势。动脉瘤的治疗需要神经外科和神经介入科医师组成脑血管病治疗团队进行合作。如果条件允许，应当将病情及治疗方案与患者和（或）家属共同讨论后再做决定。对于介入栓塞及外科手术均合适的动脉瘤患者，应首先考虑介入栓塞。大于 70 岁的高龄患者，没有明显颅内血肿占位效应动脉瘤、大脑后循环动脉瘤、窄颈动脉瘤、单叶动脉瘤可首选介入栓塞。而年轻患者、伴有颅内血肿占位效应动脉瘤、大脑中动脉动脉瘤、胼周动脉瘤、宽颈动脉瘤、动脉瘤颈有血管分支的动脉瘤可首选手术夹闭。

（6）常见并发症的处理。

1）动脉瘤性蛛网膜下隙出血合并脑积水：大约 20％ 的患者并发急性脑积水，10％ 的患者并发慢性脑积水。脑室外引流术可以缓解高颅压并引流血性脑脊液，但是有导致再出血和感染的可能。另外，大约一半的急性脑积水患者的神经功能症状可自行缓解，故急性脑积水患者手术指征还存在争议。CT 证实脑积水并伴有第三、第四脑室血肿的患者，可行脑室外引流术（GCP）；持续腰大池外引流也是治疗急性脑积水行之有效的方法，对不伴有第三、第四脑室血肿，但有烦躁不安或意识障碍的脑积水动脉瘤性蛛网膜下隙出血患者，排除脑疝可能后，可行腰大池外引流术；对合并慢性症状性脑积水患者可以考虑行脑室腹腔或脑室心房分流术。

2）迟发性脑血管痉挛（DCI）的防治：DCI 的预防、检测和治疗在蛛网膜下隙出血并发症处理中尤为重要。基于现有证据，尼莫地平对正常血容量管理和维护是防止 DCI 的最可靠的方法。一项 Meta 分析表明口服尼莫地平（每 4h 1 次，每次 60mg）可以降低患者脑梗死发生率并改善神经功能，而静脉注射尼莫地平及其他类型钙离子拮抗剂均不能改善预后。故指南建议术后口服（或鼻饲）尼莫地平片（每 4h 1 次，每次 60mg）以防止迟发性脑血管痉挛的发生，不能口服或鼻饲的患者可考虑静脉使用尼莫地平。他汀类药物防治 DCI 效果还需要进一步研究。指南不建议使用硫酸镁来预防 DCI。早期诊断和早期治疗是治疗 DCI 的关键。诱发高血压和体积优化是一线治疗的基石。对于内科难治性血管痉挛的抢救治疗主要依靠血管内介入和循环优化。

3）"3H"疗法：术后使用"3H"疗法，即"高血压、高容量、高稀释度"，可以通过改善患者血流动力学来防治 DCI，但有导致脑水肿、梗死部位继发脑出血、脑白质病、心肌梗死和心功能不全的风险。至今缺乏临床对照研究来证实此疗法的效果。

2.非动脉瘤性SAH的治疗

大约15％的非外伤性SAH患者全脑血管造影不能发现任何病变,此类患者可分为中脑周围蛛网膜下隙出血(PMSAH)和非PMSAH。PMSAH出血仅限于中脑周围脑池和桥前池,出血点可能来源于幕下引流静脉。对于CTA不能明确诊断或怀疑PMSAH的患者,可行DSA检查以排除动脉瘤及其他血管异常。考虑到DSA属于有创检查,首次DSA检查结果阴性的SAH患者,不需要复查DSA。PMSAH再出血和DCI的发生率很低,临床症状较轻,不需要预防性使用尼莫地平和其他钙离子拮抗剂。非PMSAH出血不局限于中脑周围脑池和桥前池,DSA造影未发现责任血管。由于此类患者复查DSA后5％～35％可以发现责任血管,因此对于首次CTA或DSA阴性的非PMSAH患者,应在3周后复查CTA或DSA。

3.未破裂动脉瘤的治疗

未破裂颅内动脉瘤(UIA)可在偶然出现神经系统症状或伴有破裂动脉瘤时被发现。是否需要对UIA进行手术或介入干预必须考虑其自然病史。国际未破裂动脉瘤研究公布的结果表明,排除颈内动脉海绵窦段动脉瘤,直径为7～12mm、13～24mm和＞25mm动脉瘤,年破裂率分别为1.2％、3.1％和8.6％;直径＜7mm动脉瘤,既往有动脉瘤性蛛网膜下隙出血病史,年破裂率为0.4％,既往无动脉瘤性蛛网膜下隙出血病史,年破裂率为0.15％。介入栓塞对于UIA的长期疗效尚不肯定。另外,如果动脉瘤没有完全栓塞,则动脉瘤可以再通、生长和破裂,而手术夹闭此类动脉瘤风险很大,故介入栓塞适用于高龄、基底动脉尖动脉瘤、窄颈动脉瘤和先前伴有脑梗死的患者。指南建议UIA破裂出血的风险与动脉瘤的直径相关(直径越大,破裂风险越高),目前尚无特异性预测动脉瘤破裂风险的计算方法,很多因素会影响到动脉瘤破裂率,包括动脉瘤特点(如大小、位置)和患者自身因素(如年龄、吸烟史、既往动脉瘤性蛛网膜下隙出血史),故对UIA病例的自然史应进行个体化的评估。另外,分析干预措施的风险、获益时还需综合考虑患者的预期寿命及干预措施可能引起的并发症。

第三节　低血糖症

一、概述

低血糖症是指血中葡萄糖浓度明显降低,低于2.8mmol/L,中枢神经系统因葡萄糖缺乏而出现的临床综合征。低血糖早期首先出现自主神经兴奋的症状,如四肢发冷、面色苍白、出冷汗、头晕、心慌、恶心等;严重者还出现惊厥及昏迷,甚至危及生命,需要及早识别与处理。

二、病因与分类

(一)空腹低血糖

1.内分泌异常

胰岛细胞瘤、垂体前叶功能减退、原发性肾上腺功能减退症(艾迪生病)。

2.严重肝病

重症肝炎、肝硬化、肝癌晚期、心力衰竭时肝瘀血。

3.遗传代谢性酶缺陷

Ⅰ、Ⅲ、Ⅵ、Ⅸ型糖原累积症、果糖1,6-二磷酸酶缺乏症、丙酮酸羧化酶缺乏症。

4.营养物不足

婴儿酮症低血糖,严重营养不良;妊娠晚期和胰岛素自身免疫性抗体形成。

(二)药物性低血糖

胰岛素和口服降糖药物、苯丙胺、苯海拉明、酒精过量、水杨酸类、土霉素、磺胺类药物、奎宁、β受体阻滞剂、安定类药、单胺氧化酶抑制剂和具有降糖作用的中草药。

(三)餐后低血糖

早期糖尿病、特发性(功能性)低血糖、胃大部分切除、胃空肠吻合等。

(四)其他

Somogyi效应(低血糖后高血糖)、亮氨酸过敏、遗传性果糖不耐受症、半乳糖血症。

三、临床表现

因诱发因素及血糖下降速度和幅度不同、个体的耐受性不同而临床表现各异。低血糖发作严重且持久,可出现脑水肿、出血及不可逆性脑损害,低血糖症或低血糖昏迷的初期症状分为两类。

(一)自主神经反应症状

由于肾上腺素或去甲肾上腺素分泌过多而引起的低血糖症,以自主神经反应症状为主,如饥饿感、乏力、出汗、面色苍白、焦虑、颤抖、颜面以及手足皮肤感觉异常、皮肤湿冷、心动过速等。

(二)中枢神经症状

由于中枢神经功能障碍引起的症状,并随着低血糖时间延长和加重,表现为头痛、头晕、视物模糊、瞳孔散大、精细动作障碍、行为异常和嗜睡,严重者可出现癫痫发作、意识障碍,直至昏迷。逐渐发生的低血糖症自主神经反应症状多被拖延,以中枢神经症状为主要表现。

(三)不典型低血糖的表现

血糖的症状因人而异且每个人低血糖的表现也各异,有时很不典型,如言语过多、运动不协调、发呆、行为怪异,都可能系低血糖所致。

四、辅助检查

低血糖症的实验室检查除常规血糖测定外,其他检查应根据鉴别诊断的需要进行。常用的检查如下:

(一)血糖测定

轻度低血糖症血糖<2.8mmol/L,中度低血糖症血糖<2.2mmol/L,重度低血糖症血糖<1.11mmol/L。

（二）胰岛素与 C 肽测定

可鉴别低血糖的原因，如 C 肽超过正常，可认为是胰岛素分泌过多所致；如 C 肽低于正常，则为其他原因所致。检测 C 肽指标，对诊断胰岛素瘤很有临床价值。

五、诊断

低血糖昏迷者血糖常低于 2.2mmol/L。根据低血糖时典型自主神经和中枢神经症状、发作时血糖＜3.0mmol/L 和静脉补充葡萄糖后患者症状迅速好转（Whipple 三联征）即可诊断低血糖症。如怀疑有复发的餐后低血糖症发生，应特别注意胃部手术史、糖尿病史和胰岛 B 细胞瘤的存在。另外，对能诱发低血糖的药物也要有足够的重视。

六、鉴别诊断

（一）低血糖昏迷应注意与脑血管疾病相鉴别

对于昏迷原因不明确的患者，必须行血糖及头颅 CT 检查，临床明确诊断并不困难，关键在于提高鉴别诊断的意识。

（二）空腹高胰岛素血症性低血糖症的鉴别

当随着血糖下降，胰岛素与血糖比值（胰岛素释放指数，I：G）也降低。如 I：G＞0.3，应考虑为高胰岛素血症性低血糖症，同时测定胰岛素、胰岛素原和 C 肽有助于鉴别内源性和外源性高胰岛素血症的病因。

（三）非空腹高胰岛素血症性低血糖症的鉴别

非空腹高胰岛素血症性低血糖症主要见于糖异生障碍性疾病（如肝肾衰竭、营养不良症）、升血糖激素缺乏性疾病或非胰岛 B 细胞肿瘤等，一般根据病史、临床表现和必要的辅助检查可明确诊断。

七、治疗

（1）立即查血糖、胰岛素。

（2）补充葡萄糖：对于昏迷患者，首剂静脉注射 50％葡萄糖注射液 40～60mL，然后继续用 10％葡萄糖注射液静脉滴注，直至患者清醒，血糖水平恢复正常。中枢神经系统血糖恢复的时间滞后于其他组织，输注葡萄糖的时间应持续数小时，以免再次发生低血糖，轻型低血糖症患者给予含糖饮料、进食高碳水化合物即可纠正。果糖由于不能有效通过血脑屏障，因此不能用于纠正低血糖症。

（3）其他治疗：在静脉滴注葡萄糖的同时，如血糖不升，可给予地塞米松 10mg，皮下或肌内注射肾上腺素 0.25～0.5mg，胰高血糖素 0.5～1mg，胰高血糖素可使血糖升高，并维持 1～2h，因其升血糖作用依赖于肝糖原储存，故不宜用于肝源性低血糖症及酒精性低血糖症。

（4）定时检测血糖。

（5）低血糖后昏迷：血糖浓度恢复正常且维持 30min 以上神志仍未清醒者，称为低血糖后昏迷。这类患者可能因低血糖时间较长，出现脑水肿，故在维持血浆葡萄糖浓度正常的同时应进行脱水治疗。静脉滴注甘露醇 250mL,于 20min 内滴完,同时给予亚低温减轻脑代谢治疗。

(6)病因治疗:患者恢复后应尽快查明低血糖的病因和诱因,积极治疗原发病和消除诱因。

第四节　糖尿病急症

一、糖尿病酮症酸中毒

(一)概述

糖尿病(DM)是一组常见的以葡萄糖和脂肪代谢紊乱,血浆葡萄糖水平增高,糖尿、葡萄糖耐量降低及胰岛素释放试验异常为特征的代谢内分泌疾病。糖尿病的基本病理生理为:绝对或相对胰岛素分泌不足和胰高血糖素活性增高引起的代谢紊乱。临床上早期无症状,症状期典型者可出现多尿、多饮、多食和体重减轻,临床上常称"三多一少"症。久病者常伴发心、脑、肾、眼及神经病变,严重病例或应激时可发生糖尿病酮症酸中毒(DKA)、高渗性高血糖状态(HHS)和糖尿病乳酸性酸中毒(LA)而威胁生命。本病多见于中老年人,患病率随年龄而增长,至 60 岁达高峰。

DKA 是糖尿病最常见的急性并发症之一,也是内科的常见急症之一。DKA 是糖尿病患者在多种诱因作用下,胰岛素绝对或重度缺乏,升糖激素不适当增多,导致糖代谢紊乱、体内脂肪分解加速、酮体产生过多并在血中堆积、酸碱平衡失调,出现高血糖、酮症、代谢性酸中毒和脱水为主要表现的临床综合征。严重者可有多脏器病变,如脑水肿、肾功能不全、休克、昏迷。DKA 在 1 型和 2 型糖尿病患者中均可发生,每年有 3%～4% 的 1 型糖尿病患者发生 DKA,2 型糖尿病在急性感染等应激状态下也可发生。在 1921 年胰岛素临床应用前,DKA 是糖尿病主要死亡原因,死亡率高达 90%。其主要死因是休克、心律失常、脑水肿及严重感染等。随着抗生素的应用及补液纠正脱水,死亡率降至 20% 以下。近 20 多年,随着标准化 DKA 治疗方案的实施,死亡率逐渐下降,但在老年患者以及合并有危及生命的严重疾病者,死亡率仍较高,因此尽早诊断和治疗 DKA 在临床上有很重要的意义。

(二)病因与发病机制

1.常见病因

(1)糖尿病患者未得到及时诊断和治疗者:有些糖尿病以 DKA 为首发表现。

(2)糖尿病合并应激状态者:包括严重感染、急性心脑血管病、急性胃肠疾病、创伤、手术、妊娠、分娩等。

(3)药物因素。

1)降糖药物应用不规范。糖尿病患者突然中断胰岛素治疗或胰岛素剂量不足(胰岛素泵应用患者要注意胰岛素泵故障)。

2)某些影响糖代谢药物的应用,如糖皮质激素、噻嗪类利尿剂、多巴酚丁胺、第二代神经镇静剂等。

(4)饮食不当和心理障碍:是 1 型糖尿病患者 DKA 反复发作的重要因素。

2.发病机制

DKA 主要发病原因是血中胰岛素绝对或重度不足,同时多种反向调节激素过多(如胰高血糖素、儿茶酚胺、皮质激素、生长激素等)。由于这些激素水平的变化而致肝葡萄糖生成增加、外周组织对葡萄糖的利用降低,导致高血糖;脂肪组织分解为游离脂肪酸,释放入血液,并在肝脏氧化分解产生酮体,包括 β-羟丁酸、乙酰乙酸和丙酮,从而造成酮血症、酮尿及代谢性酸中毒;尿糖增高引发渗透性利尿,从而使机体脱水、失钠、失钾等。

(1)胰岛素缺乏伴高血糖:酮症酸中毒时,由于胰岛素缺乏,肝脏生成葡萄糖迅速增加(糖原分解和糖异生),并且周围组织对葡萄糖的利用减少(糖酵解、脂肪酸和糖原合成)是高血糖的主要原因。血浆葡萄糖浓度超过肾糖阈(10mmol/L),则尿中出现葡萄糖。尿中葡萄糖含量越多,尿量也越多,高渗性利尿使血容量减少,血糖浓度更显升高。

(2)高酮血症及代谢性酸中毒:正常情况下,脂肪酸在心肌和骨骼肌中可以彻底氧化,生成二氧化碳与水,并提供能量。正常血浆酮体浓度为 3~50mg/L,其中 30% 为乙酰乙酸,70% 为 β-羟丁酸,丙酮极少量。胰岛素重度缺乏时,脂肪分解加速,生成大量脂肪酸。脂肪酸涌进肝脏,但不能彻底氧化,而生成大量酮体,酮体在血循环中的浓度显著升高,超过肾小管的重吸收率,尿中就出现酮体,称为酮尿。血浆中乙酰乙酸和 β-羟丁酸大量增加,使血浆 pH 下降,二氧化碳结合力(CO_2CP)也明显降低,表现为代谢性酸中毒。

(3)脱水及电解质紊乱:高血糖及高酮血症引起高渗性利尿,尿量增加,水分丢失;严重时,脱水可达体重的 10%。酮体排出时是与钾、钠离子结合成盐类从尿中排出的,因此血浆中钾、钠离子减少。酮症酸中毒时,食欲减退、恶心、呕吐,使钾的丢失更为显著。脱水严重时,血液浓缩,血容量减少,尿量减少,血钾和血钠的测定值可能不低,但总体钾、钠仍然是低的。

(三)临床表现

DKA 起病急,根据酸中毒程度可分为轻度、中度及重度。轻度(糖尿病酮症)是指仅有酮症而无酸中毒;中度(糖尿病酮症酸中毒)是指酮症伴酸中毒;重度(糖尿病酮症酸中毒昏迷)是指糖尿病酮症酸中毒伴昏迷或虽无昏迷但是 CO_2CP 低于 10mmol/L 者。典型重症 DKA 表现如下。

1.症状

(1)"三多一少"症状加重或首次出现:多数患者起病时有多尿、多饮、多食和体重减轻,乏力等糖尿病症状加重或首次出现,如未及时诊治病情可恶化。

(2)胃肠道症状:厌食、恶心、呕吐,严重时可有胃肠道出血。少数患者可有急性腹痛,腹肌紧张并压痛,其原因可能由酮症本身或胃肠道原发病引起。当代谢紊乱纠正后 DKA 所致的腹痛即可缓解。

(3)意识障碍:轻者可有精神萎靡、头痛,重者出现烦躁或嗜睡,甚至昏迷。造成脑功能障碍的主要原因是严重脱水、血浆渗透压升高、酸中毒和脑组织缺氧。

(4)诱因表现:多种诱因可有相应临床表现,如急性心肌梗死,临床上需注意认真鉴别,以免与 DKA 相混淆或被掩盖而导致误诊误治。

(5)其他表现:酸中毒可导致心收缩力下降,诱发心力衰竭;肾衰时少尿或无尿;部分患者可有发热,病情严重者体温下降,甚至降到35℃以下,这可能与酸血症血管扩张和循环衰竭有关;尚有少数患者可因6-磷酸葡萄糖脱氢酶缺乏而产生溶血性贫血或黄疸。

2.体征

(1)皮肤黏膜:当脱水达体重的5%时,可出现脱水体征。表现为皮肤黏膜干燥,弹性降低,舌干而红,眼球及脸颊凹陷。

(2)心血管系统:脱水量超过15%时,可有循环衰竭。包括出现心率加快、脉搏细弱、心音减弱、体温下降等,甚至出现休克。

(3)呼吸系统:可呈深而快的Kussmaul呼吸,呼出气体呈酮味——烂苹果味。

(4)神经系统:可有中枢神经系统功能障碍:神志淡漠、恍惚,甚至昏迷,严重者可导致死亡;低血钾时可有腱反射消失,甚至有麻痹性肠梗阻的表现。

(四)辅助检查

1.尿常规

尿糖、尿酮定性多为强阳性,当肾糖阈升高时,尿糖、尿酮也可减少甚至阴性。因为机体缺氧,乙酰乙酸被还原为β-羟丁酸,尿酮也可呈阴性;缺氧解除,则β-羟丁酸转为乙酰,乙酸酮体反应又呈阳性。尿中也可出现蛋白、管型,如合并泌尿系统感染,也可见白细胞和红细胞。

2.血糖

DKA患者血糖一般在16.7～33.3mmol/L,若血糖超过33.3mmol/L,则多伴有高渗状态或肾功能受损。由于大量饮水和胰岛素的使用,部分患者血糖可不高。

3.血酮

血酮大于4.8mmol/L(50mg/dL)时,β-羟丁酸占60%～75%,其次为乙酰乙酸,丙酮少于10%。通常使用的酮体检测试剂——硝普盐主要检测乙酰乙酸,应用某些药物可致假阳性,如卡托普利、青霉胺。

4.电解质

血液浓缩,血钠、氯、钾可以正常或升高,但总量是减少的。胰岛素应用和酸中毒纠正以后,钾离子向细胞内转移,血钾开始降低,甚至出现低钾血症。

5.血尿素氮(BUN)、血肌酐(Scr)

DKA患者BUN、Scr轻、中度升高,是由于血容量下降、肾脏灌注不足、蛋白分解增加所致。BUN与Scr升高常常不成比例,经治疗后仍高者提示肾功能受损。

6.酸碱失衡

DKA常出现代谢性酸中毒,属于高阴离子间隙性酸中毒,患者血CO_2CP和pH下降,碱剩余减少,阴离子间隙增高$[AG=Na^+-(Cl^-+HCO_3^-)]$,有些患者由于严重呕吐、使用利尿剂、补碱过多,可合并存在碱血症。

7.其他检查

(1)血常规:白细胞总数、中性粒细胞可升高,可能由于感染、应激或血液浓缩所致。即使没有感染,患者也可以出现明显的白细胞总数和中性粒细胞数量增加,如白细胞总数大于25×10^9/L提示合并感染。

（2）血脂：部分患者可有血脂紊乱，血游离脂肪酸、甘油三酯、脂蛋白可升高。

（3）胰酶：16%～25%的患者合并淀粉酶和脂肪酶轻、中度增高，治疗 1 周后多恢复正常。假如显著升高或持续不降或同时伴有明显腹痛，提示可能合并胰腺炎，应注意鉴别。

（4）腹部影像学检查：可以发现胰腺的变化。有些患者可以显示出急性胰腺炎的典型表现，CT 检查更易发现。

（五）诊断

1.DKA 的诊断

（1）病史。有以下病因或诱因：①有或无糖尿病病史均可发生 DKA；②糖尿病患者突然中断胰岛素治疗或胰岛素剂量不足；③糖尿病合并应激状态，包括严重感染、急性心脑血管病、创伤、手术或严重感染、分娩等；④应用有关诱发 DKA 的药物。

（2）临床表现。酮症酸中毒的症状及体征。

（3）辅助检查。①血糖升高，血渗透压正常或略高。②尿酮阳性、血酮升高是 DKA 的确诊依据之一。③代谢性酸中毒。

2.DKA 分类

（1）轻度：指仅有糖尿病酮症而无酸中毒。

（2）中度：指糖尿病酮症伴酸中毒。

（3）重度：指糖尿病酮症酸中毒伴昏迷或虽无昏迷但有以下表现。①临床表现有重度脱水、Kussmaul 呼吸。②血 $pH<7.1$，$CO_2CP<10mmol/L$。③血糖$>33.3mmol/L$，伴有血浆渗透压升高。④出现血钾过高或低钾血症等电解质紊乱征象。⑤血尿素氮和肌酐持续升高。

3.鉴别诊断

（1）DKA 需与其他糖尿病急性代谢紊乱，如 HHS、LA 以及低血糖昏迷相鉴别。DKA 与其他糖尿病并发症鉴别见表 8-3。

表 8-3　DKA 与其他糖尿病并发症鉴别

项目	DKA	HHS	LA	低血糖
病史	糖尿病及感染、胰岛素中断或减量等诱因	有或无糖尿病病史，常有应激因素	肝肾功能不全、休克、有服双胍类药物史	有糖尿病病史。进餐少、活动过度或注射胰岛素后未进食
症状	数小时起病，有恶心、呕吐	起病慢，口渴明显，嗜睡，昏迷	起病较急，厌食、恶心、原发病症状	起病急，以小时计算，有交感神经兴奋表现
体征				
皮肤	失水，干燥	严重脱水	失水，潮红	潮湿、多汗、苍白
呼吸	深，快（Kussmaul）	快	深，快	苍白
脉搏	细速	细速	细速	正常
血压	下降或正常	下降	下降	速而饱满

续表

项目	DKA	HHS	LA	低血糖
尿糖	（＋＋＋＋）	（＋＋＋＋）	（－）	正常或稍高
尿酮	（＋）～（＋＋＋）	（－）或（＋）	（－）	（－）
检查				
血糖	升高,多为16.7～33.3mmol/L	显著升高,多>33.3mmol/L	正常或升高	显著降低,<2.5mmol/L
pH	降低	正常	降低	正常
阴离子间隙	升高	正常	升高	正常或轻度升高
血浆渗透压	升高	显著升高,>300mOsm/(kg·H_2O)	正常	正常
乳酸	升高	正常	显著升高	正常

（2）尿酮体阳性,需与饥饿性酮尿相鉴别,因较长时间饥饿使脂肪分解加速,也可形成酮症。妊娠呕吐、幽门梗阻所致的呕吐等亦可引起酮尿。

（3）酮症酸中毒严重者出现神志障碍,要与脑卒中等所致的昏迷鉴别。

DKA 也可合并急性脑血管病、感染性休克等其他疾病或因其他疾病诱发酮症酸中毒等,应注意鉴别。一般通过询问病史、体格检查、化验尿糖、尿酮、血糖、血酮及二氧化碳结合力、血气分析等,可明确诊断。

（六）治疗

1.酮症治疗

如果患者仅有酮症而无酸中毒的表现,提示疾病处于代偿期。此时,只需给予足量的胰岛素即可。一般采用小剂量速效或超短效胰岛素皮下注射,1～3U,每小时一次或者 4～6U,每两小时一次。应同时鼓励患者多饮水,并根据血糖、尿酮体等检查结果,适当调整岛素剂量。持续 2～3d,若酮体消失,则可接受糖尿病常规治疗。

2.DKA 的治疗

（1）一般治疗。①检测血糖、血酮、尿常规、血 pH 及 CO_2CP、BUN、Scr、电解质、血气分析或血浆渗透压。②记 24h 出入量,并可按需取尿,监测治疗中尿糖及尿酮的变化。③昏迷患者或有呕吐、腹胀、胃潴留、胃扩张者,应插入胃管。④按一级护理,密切观察 T、P、R、BP 四大生命指标的变化。保持呼吸道通畅,必要时吸氧。

（2）小剂量持续胰岛素治疗。①静脉或皮下给予胰岛素:先给予 0.1U/kg 的胰岛素静脉负荷量,随后成人 0.1U/(kg·h),成人通常用 5～7U/h,一般不超过 10U/h,儿童 0.25U/(kg·h)的速度持续静脉滴注,血糖下降以 4.2～5.6mmol/h 为佳。若最初 2h 内血糖下降<4.2mmol/L,在排除其他可能导致治疗无效的原因,包括酸中毒恶化和补液不足,提示有胰岛素抵抗,则胰岛素剂量加倍。或适量增加胰岛素剂量,通常每 1～2h 增加 lU 胰岛素。重度 DKA 或血糖过高>33.3mmol/L(600mg/dL)者,可予胰岛素(RI)20U 静脉注射。胰岛素泵连续皮下输入胰岛素治疗 DKA,血糖控制可更快、更平稳。②当血糖下降至 13.9mmol/L

(250mg/dL)时，改用 5％葡萄糖注射液或糖盐水以防低血糖，胰岛素(U)与葡萄糖(g)之比为1：2～1：4 给药，继续静脉滴注，使血糖维持在 11.1mmol/L 左右，酮体阴性。③尿酮阴性时，可过渡到平日治疗剂量，但在停止静脉滴注胰岛素前 1h，应该皮下注射 8U 左右短效胰岛素，以防血糖反跳。

(3)大量补液。有利于脱水的纠正、血糖的下降和酮体的消除。①补液量：补液量按体重(kg)的 10％估算，成人 DKA 一般失水 4～5L，严重脱水者可达 6～8L。②补液种类：开始以生理盐水为主，血糖下降至 13.9mmol/L(250mg/dL)后，应改用 5％葡萄糖注射液或糖盐水。如治疗前已休克，快速补液不能有效升高血压时，应输入胶体溶液，并采用其他抗休克措施。③补液速度：先快后慢，前 4h 输入总失水量的 1/3，以纠正脱水和高渗，并恢复正常的细胞代谢及功能。以后根据血压、心率、每小时尿量、末梢循环情况或根据患者心、肾功能而定。必要时检测中心静脉压，调节输液速度和量。

(4)纠正电解质紊乱。①补钾：DKA 时患者丢钾严重，胰岛素的使用和酸中毒纠正后血pH 升高，K⁺进入细胞内，血容量补充后尿排钾也增加。补钾量：不宜超过 1.5g/h[20mmol/(L·h)]；常用 10％氯化钾加入生理盐水静脉输入，不可直接静脉注射；也可用磷酸钾缓冲液和氯化钾各半，以防高氯性酸中毒；还可口服氯化钾或 10％枸橼酸钾。补钾指征及速度：低钾血症(＜3.3mmol/L)可危及生命，此时应立即补钾，当血钾升至≥3.3mmol/L 时，再开始胰岛素治疗，以免发生心律失常、心搏骤停和呼吸肌麻痹；如患者无尿或高血钾(＞6.0mmol/L)，暂缓补钾；如血钾正常或降低，尿量＞40mL/h 者，输液开始立即补钾；血钾＜3.5mmol/L 者补钾量应增至 40mmol/h(即3g 氯化钾)；监测血钾，复查血钾已正常并能口服者，给予口服钾盐(如氯化钾 3～6g/d)，常需持续 5～7d 以纠正钾代谢紊乱。治疗过程中监测血钾水平、尿量及心电图，并及时调整用量，防止高血钾。②补镁：经充分补钾后，低血钾难以纠正或血镁低于0.74mmol/L(1.8mg/dL)时，如肾功能正常，可考虑补镁。将硫酸镁稀释成 1％溶液静脉点滴，肾功能不良者应酌情减量，补镁过多或过快可出现呼吸抑制，血压下降、心脏停搏，治疗时应备以 10％葡萄糖酸钙，必要时静脉推注予以拮抗。

(5)适当补碱，纠正酸中毒。补充胰岛素和纠正脱水是治疗 DKA 的基本措施，胰岛素抑制酮体生成，促进酮体氧化，只有重度酸中毒患者需补碱。①补碱指征：血 pH≤7.0 者补碱。②补碱方法：5％碳酸氢钠50～100mL(1～2mL/kg)，将其稀释成 1.25％的等渗液静脉滴注。避免与胰岛素使用同一静脉通路，以防胰岛素效价下降。血 pH≥7.2 或 CO₂CP≥15mmol/L时应停止补碱。

(6)其他治疗。①抗感染：DKA 时体内粒细胞吞噬能力减低、抗体产生减少，机体抵抗力下降而易并发感染。应给予有效抗生素治疗，注意条件致病菌和二重感染。②抗休克：持续血压降低者，应仔细寻找病因，如是否有严重感染等。必要时输入血浆等胶体溶液扩充血容量以及其他抗休克措施。③防治脑水肿：当酸中毒纠正，患者反而出现神志不清，此时需警惕脑水肿可能。一经确诊需立即采取措施提高血浆胶体渗透压及脱水治疗。④防治低血糖等并发症：酸中毒纠正后，应调整好胰岛素用量，避免低血糖，并防止酮症酸中毒反复。糖尿病酮症酸中毒时，由于其严重的代谢紊乱、血容量减少、脱水、血液黏稠度增高以及开始治疗后的反应，可并发休克、血栓形成、感染以及脑水肿，预防和治疗这些并发症是降低酮症酸中毒病死率的重要环节，应予重视。⑤支持治疗、加强护理与监护：如吸氧、导尿、心电监护、防治压疮等。

二、高渗性高血糖状态

(一)概述

高渗性高血糖状态(HHS)是糖尿病急性失代偿的严重并发症,临床以严重高血糖、高血浆渗透压、严重脱水为特征,患者可有不同程度的意识障碍(<10%)。本病多发生于 50 岁以上的非胰岛素依赖型糖尿病患者,约半数以上患者发病前未能诊断糖尿病。

(二)病因

几乎所有 HHS 患者都有明显的发病诱因(表 8-4)。

表 8-4 HHS 的常见诱因

诱因	举例
外界因素	各种创伤、烧伤、血液透析、静脉高营养等
基础疾病加重	心肌梗死、肾脏疾病、脑血管疾病、各种感染、腹泻、呕吐
药物	依他尼酸、利尿剂、糖皮质激素、β 受体阻滞剂、抗精神病药物、免疫抑制剂、L-天冬酰胺酶、氯磺丙脲、西咪替丁

(三)临床表现

主要特点是严重脱水、血液高渗、血容量不足和神经系统异常。一般起病隐匿,在出现神经系统症状和进入昏迷前多有前驱症状,但此期持续时间比 DKA 要长,容易忽略。病情进一步发展出现严重脱水(失液量>6L),可有发热、感觉迟钝、少尿或无尿和体重减轻,大部分患者出现血压降低,少数患者呈休克状态。

神经系统表现根据失水程度不同,可有幻觉、偏盲、眼球震颤、吞咽困难、局限性肌阵挛及意识模糊、嗜睡、昏迷等。一过性偏瘫、脑卒中和癫痫样发作常见且可能作为首发症状易致误诊误治。部分晚期患者可出现横纹肌溶解而表现为肌痛、肌红蛋白尿及血肌酸激酶升高。

(四)辅助检查

(1)血糖检测>33.3mmol/L(一般为 33.3～66.8mmol/L)。

(2)尿酮体阴性或弱阳性,尿比重高。出现横纹肌溶解者尿呈酱油色,尿蛋白阳性。

(3)血浆渗透压>340mOsm/L(正常范围 280～300mOsm/L)。

(4)电解质紊乱较 DKA 严重,血钠升高>155mmol/L,血糖过高者,血钠反而可能降低,钾离子、镁离子和磷离子发病初期可有升高,但总量不足。

(5)血肌酐和尿素氮多有增高,平均为 393μmol/L 和 18mmol/L,pH 正常或轻度下降。

(6)血常规由于脱水血液浓缩,血红蛋白增高,白细胞计数多>10×10⁹/L。

(7)血气分析乳酸中毒所致的代谢性酸中毒表现。

(五)诊断

本症病情危重、并发症多,病死率高于 DKA,强调早期诊断及治疗。临床上凡遇原因不明的脱水、休克、意识障碍及昏迷,均应想到本病的可能性,尤其是血压低而尿量多者,不论有无糖尿病史,均应进行相关检查以肯定或排除本病。诊断依据病史及发病诱因、循环系统和神经系统的症状和体征以及实验室检查诊断并不困难。

（六）鉴别诊断

本病须与 DKA 相鉴别（表 8-5）。对于昏迷的老年人，脱水伴有尿糖或血糖增高，特别是糖尿病史并使用利尿药或糖皮质激素者，应高度怀疑患者有 HHS 昏迷的可能。另外，还需要与低血糖、低钠血症等导致的意识障碍和各种原因引起的昏迷相鉴别。

表 8-5　高渗性高血糖状态与糖尿病酮症酸中毒的鉴别

项目	DKA			HHS
	轻	中	重	
血糖/(mmol/L)	>13.9	>13.9	>13.9	>33.3
动脉血 pH	7.25～7.30	7.00～7.24	<7	>7.30
二氧化碳结合力/(mmol/L)	15～18	10～15	<10	>15
尿酮	+	+	+	+
血酮	+	+	+	+
血浆渗透压/(mOsm/L)	不定	不定	不定	>320
意识	有改变	有改变/昏睡	木僵/昏迷	

（七）治疗

本病死亡率高达 40%，明确诊断后应该立即开始治疗。治疗原则为补充血容量以纠正休克和高渗状态；小剂量胰岛素治疗纠正血糖及代谢紊乱；消除诱发因素，积极防治并发症。

1.一般措施

立即进入急诊危重监护病房，给予吸氧，同时建立静脉通道补液、常规生命体征监护和器官功能监护，并立即开展相关辅助检查。严密观察病情变化，记录治疗措施和患者反应。

2.液体复苏

在治疗开始时使用等渗氯化钠溶液，恢复血容量和血压；若血容量恢复，血压上升而渗透压（>350mOsm/L）和血钠（>155mmol/L）仍不下降时，可改用低渗（0.45%）氯化钠注射液。若患者出现休克或收缩压持续<80mmHg 者，在补充等渗液基础上应间断补充胶体溶液。高血糖伴有低血钠和（或）渗透压正常或降低时，表明体内水过多。严防发生水中毒、脑水肿、肺水肿、溶血等并发症，儿童发病率高于成人。

临床上精确估计患者失液量比较困难，补液量可按"正常体重/发病体重"估算，一般估计为患者体重的 10%～20%。补液遵循的原则是先快后慢。

3.短效胰岛素

应用小剂量胰岛素发生上述并发症的可能性小。用法、注意事项与 DKA 相似，经补液后血糖下降至 13.9mmol/L、血浆渗透压≤330mOsm/L 时，应停用胰岛素。

4.纠正电解质紊乱

低钠经补充氯化钠溶液即可纠正；钾的补充与 DKA 相同，如肾功能正常，在补液和胰岛素治疗 2h 后，血钾<4.0mmol/L 即应开始补钾，若有血浆钙、镁、磷降低时，可酌情给予补充。

5.其他治疗

积极寻找诱因并给予治疗。HHS 导致的癫痫禁用苯妥英钠，因其可能损害内源性胰岛素释放。应用低分子肝素减少血栓形成的风险及治疗并发症。

第五节　抽搐急症

一、概述

抽搐是指全身或局部骨骼肌群非自主的抽动或强烈收缩,常可引起关节的运动和强直。当肌群收缩表现为强直性和阵挛性时,称为惊厥。惊厥表现的抽搐一般为全身性、对称性,伴有或不伴有意识丧失。抽搐是不随意运动的表现,是神经-肌肉疾病的病理现象,发作时会使得受伤者感觉疼痛。

二、病因

抽搐与惊厥的病因分为特发性与症状性。特发性病因不明。症状性病因有以下5点。

(一)神经系统疾病

1.感染

脑炎、脑膜炎、脑脓肿、脑结核瘤、脑寄生虫疾病、脊髓灰质炎等。

2.外伤

如产伤、颅脑外伤,为癫痫常见病因。

3.肿瘤

原发性肿瘤、脑转移瘤,常见的脑部肿瘤有胶质细胞瘤、星形细胞瘤、脑膜瘤等。

4.血管疾病

脑出血、蛛网膜下隙出血、高血压脑病、脑栓塞、脑血栓形成、脑缺氧等。另外,脑部血管畸形即便不破裂也可能引起痫性发作。

5.其他

先天性脑发育障碍;原因未明的大脑变性,如结节性硬化、弥散性硬化等。

(二)全身性疾病

1.感染

如急性胃肠炎、中毒型菌痢、链球菌败血症、中耳炎、百日咳、狂犬病、破伤风等。小儿高热惊厥主要由急性感染所致。

2.中毒

①内源性:尿毒症、肝性脑病等。②外源性:如酒精、苯、铅、砷、汞、氯喹、阿托品、樟脑、白果、有机磷农药等中毒。

3.心血管疾病

高血压脑病、阿—斯综合征等。

4.代谢障碍

低血糖状态、低钙及低镁血症、高渗状态、尿毒症、肝性脑病、急性间歇性血卟啉病、子痫和维生素 B_6 缺乏等。其中低血钙可表现为典型的手足搐搦症。

5.风湿病

如系统性红斑狼疮和脑血管炎。

6.其他

如突然停用抗癫痫药、热射病、溺水、窒息和触电等。

（三）神经症如癔症性抽搐和惊厥

此外,尚有一重要类型,即小儿惊厥(部分特发性,部分由于脑损害引起),高热惊厥多见于小儿。

三、临床表现

由于病因不同,抽搐与惊厥的表现形式也不一样,通常可分为全身性和局限性两种。

（一）全身性抽搐

以全身性骨骼肌痉挛为主要表现,多伴有意识丧失。

1.癫痫全面发作

是最为人熟知的抽搐惊厥发作,也称大发作。典型症状包括一开始的强直期和随后出现的阵挛期。发作时,患者因突然完全丧失意识及全身肌张力增高而跌倒,继之出现两眼上翻、牙关紧闭、全身僵硬、停止呼吸、发绀,然后出现间断性抽动即进入阵挛期,此时开始深呼吸,随着呼吸动作,有泡沫状唾液,此过程持续 1～2min 后患者全身松弛无力、昏睡。经几分钟或更长时间的睡眠后才逐渐恢复意识,醒后有头痛、全身乏力、酸痛等症状。

2.癔症性发作

癔症性发作(歇斯底里发作)有时也易误诊为癫痫,和癫痫的区别在于可能有一定的诱因,如生气、激动或各种不良的刺激。发作形式不固定,时间比较长,癔症性发作的患者还有多种多样的神经精神方面的其他表现。

3.热性惊厥

一般是高热引起的惊厥,一般发病年龄在 6 个月～6 岁,6 个月以下小儿很少出现热性惊厥。发作时的体温多在 39.0℃ 以上,也有时因抽搐发作到医院就诊后才发现高热。单纯性高热惊厥不需要长期服用抗癫痫药物,及时降温可以预防惊厥的发生。

4.低钙抽搐

低血钙也可以发生抽搐和惊厥,但发作的表现经常比较特殊,手足呈鸡爪状,重时可表现为癫痫大发作。患者经常伴有缺钙的其他症状,如甲状旁腺功能低下。

（二）局限性抽搐

以身体某一局部连续性收缩为主要表现,大多见于口角、眼睑、手足等。

（三）伴随症状

1.伴发热

多见于小儿急性感染,也可见于胃肠功能紊乱、长牙、重度失水等。

2.伴血压增高

可见于高血压病、肾炎、子痫、铅中毒等。

3.伴脑膜刺激征

可见于脑膜炎、脑膜脑炎、蛛网膜下隙出血等。

4.伴瞳孔扩大与舌咬伤

可见于癫痫大发作。

5.惊厥发作前有剧烈头痛

可见于蛛网膜下隙出血、颅脑外伤、颅内占位性病变等。

6.伴意识丧失

见于癫痫大发作、重度颅脑疾病等。

四、治疗

抽搐患者起病往往较急，由亲属及目击者送入急诊室就诊，病因不明确，发作时情况描述不清，给急诊处理带来困难。部分抽搐患者病情凶险，若不能及时救治，可贻误病情甚至发生死亡。抽搐患者一旦抵达急诊室，按如下流程进行处理：

(一)快速评估

立即对患者生命体征进行评估，包括脉搏、呼吸等基础生命体征及瞳孔、神志的检查。若患者呼吸、心跳停止，需马上进行心肺复苏；若神志处于深度昏迷或生命体征极不稳定者，应立即准备相关抢救措施或进入相关抢救流程。

(二)初步对症处理

评估的同时，应对患者进行相应的快速对症处理，以防止疾病进一步恶化。

1.保持呼吸道通畅

松解衣领，清除口腔及气道分泌物，防止误吸，可放置口咽通气道。必要时气管插管。

2.吸氧

抽搐患者容易发生缺氧，缺氧易导致大脑损伤加重，有必要对抽搐患者进行氧疗。

3.建立静脉通路

建立静脉通路便于使用抢救及治疗药物，通常选择上肢。对于循环不稳定，需大量输液、监测中心静脉压力及使用血管活性药物的患者，可考虑留置中心静脉导管。

4.控制抽搐

一般首选地西泮 10mg 静脉推注，观察患者抽搐控制情况，必要时可重复使用。使用过程中需观察患者呼吸、心跳等生命体征情况，警惕呼吸抑制及心搏骤停发生。

(三)病史采集与快速体格检查

1.病史采集

年龄不同，疾病谱不同，青壮年以外伤、原发性癫痫、急性感染为主，中老年人常为颅脑肿瘤、脑血管意外等为主，男性抽搐发病率高于女性。此外，家族史、既往史和服药中毒史在疾病诊断中也十分重要。

2.发病时情况

患者发病前，有何诱因，发作时间、程度、症状，是全身性还是局部发作，是否存在发作间隙,有何伴随症状,如发绀、高热、流涎、二便失禁、意识障碍、舌咬伤、肌痛等。

3.快速体格检查

对患者一般情况进行检查,如意识判断、有无外伤、皮肤黏膜及其气味等,有助于对患者病情做出初步判断,及对患者急诊处理提供依据。除一般检查外,还应重点做神经系统检查。若出现神经系统阳性体征,应考虑神经系统疾病,如脑血管意外、脑膜炎、颅脑损伤导致的抽搐等。

(四)针对性辅助检查

(1)有神经系统阳性体征者,需行头颅 CT 或 MRI 检查,必要时进行脑脊液检查。

(2)考虑代谢内分泌疾病引起的抽搐,则予以血糖、电解质检查。

(3)考虑感染的患者,予以血常规、炎症指标等检查,可有针对性地行影像学检查,辅助诊断感染部位,留取标本行病原学检查。

(4)考虑心源性抽搐,需行心电图检查。

(5)考虑中毒者,需留取分泌物行毒物检测。

(五)初步诊断及对因治疗

1.初步诊断

根据以上询问、检查收集到的信息,综合分析,可进行如下的考虑。

(1)脑源性(感染、脑外伤、脑血管疾病):常伴意识障碍、神经系统体征,结合脑脊液及头颅 CT 检查。

(2)心源性(先天性心脏病、冠状动脉粥样硬化性心脏病、颈动脉窦过敏等):有心脏病史、心律失常、心脏听诊异常,结合心电图、超声检查。

(3)中毒性(药物或食物中毒):服药史、气味、意识障碍,结合毒物检查。

(4)代谢、内分泌性(低钙、镁、钠、血糖):结合血糖、电解质检查。

(5)破伤风:结合外伤史,角弓反张、牙关紧闭、苦笑面容等典型临床表现。

(6)药物戒断反应:长期服药突然停止。

(7)发热惊厥:小儿多见。

2.病因治疗

针对不同病因,给予及时恰当的处理。

3.并发症的防治

长时间抽搐易引起缺氧及脑水肿,故应予以吸氧,必要时行高压氧舱治疗,脑水肿者可予以甘露醇脱水降低颅内压等。

五、常见抽搐急症

(一)癫痫持续状态

癫痫持续状态指每次惊厥发作时间持续 5min 以上或两次以上发作,发作间期意识未能完全恢复。惊厥性癫痫持续状态在所有癫痫持续状态发作类型中最急、最重,表现为持续的肢体强直、阵挛或强直、阵挛,并伴有意识障碍,包括意识模糊、嗜睡、昏睡、昏迷。对此类患者,治疗越早,脑损伤越小,预后越好。治疗首先是终止癫痫持续状态,正确合理用药,及时调整剂量,疗程要长,停药过程要慢。癫痫发作终止标准为临床发作终止,脑电图痫性放电消失,患者意识恢复。癫痫持续状态终止后,即刻予以同种或同类肌内注射或口服药物过渡治疗,注意口服药物的替换需达到稳态血药浓度(5~7个半衰期),在此期间,静脉药物至少持续24h,并根据替换药物的血药浓度监测结果逐渐减量。

(二)小儿高热惊厥

小儿高热惊厥是小儿时期易诱发抽搐的最常见原因,小儿易发高热惊厥的机制可能为以下几点。

(1)大脑皮质功能发育尚不完全,皮质抑制功能弱,兴奋容易扩散。

(2)小儿血脑屏障功能差,各种毒素容易透入脑组织。

(3)患有易引起抽搐的疾病,如产伤、脑发育畸形或有遗传家族史等。急诊处理原则:迅速控制抽搐,降低体温,防止抽搐性脑损伤,减少后遗症。

具体处置措施包括保持呼吸道通畅,清除口咽部分泌物,防舌咬伤,加强生命体征监护,使用抗抽搐药物,尽早给予吸氧,改善组织缺氧,降温及降低颅内压,控制感染,治疗原发病,纠正水、电解质与酸碱平衡紊乱。

(三)破伤风

破伤风是破伤风梭菌经由皮肤或黏膜伤口侵入人体,在缺氧环境下生长繁殖,产生毒素而引起肌痉挛的一种特异性感染。以牙关紧闭、阵发性痉挛、强直性痉挛为临床特征,主要波及的肌群包括咬肌、背棘肌、腹肌、四肢肌等。破伤风潜伏期通常为7~8d,可短至24h或长达数月、数年。治疗措施包括清除毒素来源,中和游离毒素,控制和解除痉挛,保持呼吸道通畅和防治并发症等。

(四)低钙性抽搐

低钙性抽搐是各种原因引起的血钙降低导致的神经肌肉兴奋性增高,双侧肢体强直性痉挛。发病原因:钙吸收障碍、甲状旁腺功能低下、维生素D缺乏、肾性疾病、恶性肿瘤、药物中毒等。临床特点:口周麻木感、指尖麻木针刺感、肌肉痉挛、喉喘鸣、手足搐搦、精神行为异常,典型表现为腱反射功能亢进。血清总钙<2.2mmol/L,血清磷<1.29mmol/L,碱性磷酸酶升高。急诊处理:10%葡萄糖酸钙或5%氯化钙静脉注射,时间在10min以上,必要时8~10h可重复使用。需补钙者可用乳酸钙、枸橼酸钙、碳酸钙口服,并加用维生素D,促进钙离子在肠道的吸收。反复抽搐者可吸氧,应用地西泮等控制抽搐药物。积极明确原发病,在控制原发病的基础上治疗。

(李国华)

第九章 心悸与心律失常

第一节 心悸

心悸是一种自觉心脏搏动的不适或心慌感。当心脏收缩过强、心动过速、心动过缓或其他心律失常时,患者均可感觉心悸。除上述因素外,该症状还与精神因素和患者注意力有关。心律失常是指心脏冲动的频率、节律、起源部位、传导速度或激动顺序的电生理异常,临床主要表现为心悸,可由各种病因所致。

一、心悸的常见病因

一般认为心脏活动过度是心悸发生的基础,常与心率及心排血量改变有关,心悸可以是生理性或是病理性的,也可以由功能性疾病引起。心律失常是引起心悸的常见原因,心悸症状常与心律失常发生及持续时间有关,如阵发性心动过速的症状往往比较明显,突发突止;而慢性心律失常(如房颤等)可因逐渐适应而无明显症状。心悸的常见原因见表9-1。

表9-1 心悸的常见病因

病因	举例
生理性心脏搏动增强	运动,焦虑,酒精、浓茶、咖啡,拟交感活性药物
病理性心脏搏动增强	器质性心脏病:高血压心脏病、瓣膜病、动脉导管未闭
	全身性疾病:甲亢、贫血、感染、发热、低血糖
心律失常	快速性心律失常:窦性心动过速、房性心动过速、阵发性室上性心动过速、室性心动过速
	缓慢性心律失常:窦性心动过缓、病态窦房结综合征、高度房室传导阻滞
	其他心律失常:窦性心律不齐、各类期前收缩
功能性疾病	心脏神经官能症、更年期综合征、β肾上腺素受体反应亢进综合征

二、临床表现

心悸患者常用"心乱""心脏停搏感""心慌"等语言来形容。心悸可因病因不同,而临床表现不同。

(一)心律失常

1.期前收缩

期前收缩曾称早搏,包括房性、交界性、室性的期前收缩。患者常可感受到"停顿感",其症状可因个人状况、期前收缩多少以及是否伴有基础心脏病而不同。心脏听诊可闻及心音提前，第一心音增强，期前收缩后出现有一长间歇。可见于正常人，以青年人多见，多与紧张、疲劳等因素有关；也可见于各类器质性心脏病（如冠心病、瓣膜病、心肌炎、心肌病等）、电解质紊乱、洋地黄中毒、心脏机械刺激等。对室性期前收缩患者要注意有无以下问题：①有黑矇及晕厥病史；②期前收缩是多源、成对、连续≥3个或有 R-on-T 现象；③洋地黄中毒；④低钾血症；⑤QT间期延长。

房性期前收缩、室性期前收缩见图 9-1、图 9-2。

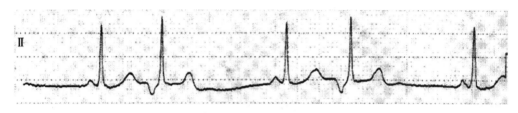

图 9-1　房性期前收缩（二联律）

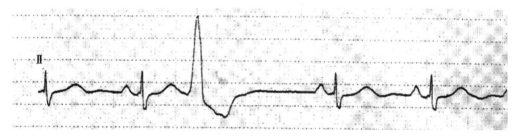

图 9-2　室性期前收缩

2.心动过速

心动过速时患者常有心悸、心前区不适、不安、恐惧等症状。阵发性心动过速常表现为突发突止，患者可清楚地描述发作时间、诱发方式、发作频率。发作时间可短至数秒，也可长达数天，心率在 100～220 次/分。心动过速发作时间较长，可因心排血量降低导致血压下降、头晕、胸闷、乏力，严重时可发生晕厥或诱发心绞痛。

(1)窦性心动过速：心悸发作常逐渐开始和终止，节律规整，频率在 100～180 次/分。正常人多在体力活动、情绪激动或吸烟、饮酒后出现；贫血、甲亢、发热、缺氧、心力衰竭、休克时也可发生。

(2)房性心动过速：发作呈短暂、间歇或持续性。心房率多在 150～200 次/分，P 波形态与窦性不同，P 波之间等电线存在（心房扑动时等电线消失）。常见于心肌梗死、瓣膜病、先天性心脏病等；多源性房性心动过速多见于肺心病，也可见于洋地黄中毒和低钾血症。房性心动过速见图 9-3。

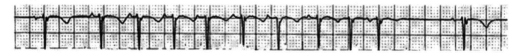

图 9-3　房性心动过速

（3）心房扑动（简称"房扑"）：多呈阵发性，房率在 250～350 次/分，常以固定房室比例（2∶1或 4∶1）下传，所以心室节律规整（图 9-4），也可不规则传导（图 9-5）。可发生于无器质性心脏病者，而持续房扑常见于冠心病、高血压心脏病、心脏瓣膜病及心肌病等。

（4）房颤：是临床常见的心律失常，心电图 f 波频率 350～600 次/分，心室律绝对不规则，QRS 波不增宽（图 9-6）。多见于风湿性心脏病、冠心病、高血压心脏病、甲亢性心脏病、缩窄性心包炎等；也可见于无器质性心脏病。

（5）非阵发性交界性心动过速：逐起逐止，常呈短阵性，可自行终止。频率在 70～130 次/分，心电图可见逆行 P 波，房室分离，心室率快于房率的特点。常见于病毒性心肌炎、急性心肌梗死及洋地黄中毒等。

（6）阵发性交界性心动过速：突然起止，可持续数秒、数小时或数日不等。心电图频率在 160～250 次/分，偶见逆行 P 波，QRS 波为室上性（图 9-7）。多见于无器质性心脏病的青年人，可因饮酒、浓茶、情绪激动、体力活动而诱发，少数由器质性心脏病引起。

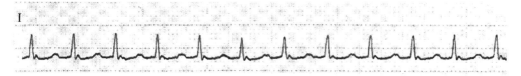

图 9-4　房扑

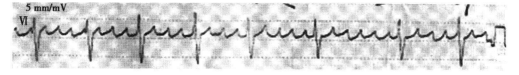

图 9-5　房扑伴不等比传导

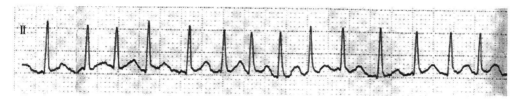

图 9-6　快速型房颤

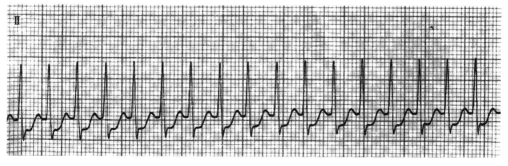

图 9-7　阵发性交界性心动过速

（7）室性心动过速（简称"室速"）：是临床上较为凶险的心律失常，常导致严重的血流动力学障碍，常见于冠心病、扩张型心肌病、肥厚型心肌病等。根据心室率不同，患者临床表现差异较大，轻者仅有心悸，重者进行性血压下降、休克、急性心力衰竭、缺血性胸痛、晕厥、意识障碍，甚至心搏骤停。心室率在 140～200 次/分，QRS 波宽大畸形，时限通常＞0.12s，节律规整（图 9-8）。表现为宽 QRS 波心动过速以室速最为常见，也可见于快速室上性心律失常伴有束支或室内传导阻滞、房室旁路前传相鉴别。

（8）室颤：同于心搏骤停，患者突发意识丧失、抽搐，无呼吸、心跳，发生猝死（图 9-9）。

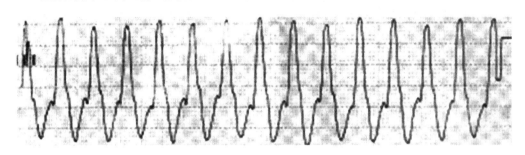

图 9-8　室速

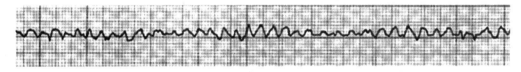

图 9-9　室颤

3.心动过缓

心动过缓时也会出现心悸，其临床症状与心率缓慢程度及伴有血流动力学障碍相关，严重时可出现黑矇、晕厥，甚至阿—斯综合征或猝死。心脏听诊特点为心率明显减慢。心电图见于窦性心动过缓、窦性停搏、病态窦房结综合征、高度房室传导阻滞。

（1）窦性心动过缓：窦性频率＜60 次/分，常无临床症状。心率＜40 次/分，可引起心绞痛、心功能不全或中枢神经系统供血障碍等；也可见于急性心肌梗死（尤其是下壁心肌梗死）、心肌炎等及颅内高压、高钾血症等。

（2）窦性（静止）停搏：心电图显示 PP 间期显著延长，多＞2s 且与正常 PP 间期之间无倍数关系（图 9-10）。可见于洋地黄、奎尼丁毒性作用及病窦综合征。

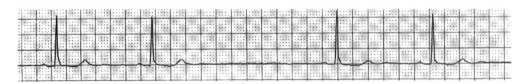

图 9-10　窦性停搏

（3）病态窦房结综合征（SSS）：心电图检查可见各种心律失常，包括窦性心动过缓、窦房传导阻滞、窦性停搏、心动过缓、心动过速综合征等。常见于冠心病、心肌炎、心肌病、手术损伤等。

（4）窦房（传导）阻滞：心电图表现为 PP 间期明显延长，呈 PP 间期的倍数，不同于窦性停搏。病因包括心肌梗死、心肌炎、高钾血症、洋地黄或奎尼丁类药物作用以及迷走神经张力过高等。

（5）房室传导阻滞：可分为一、二、三度传导阻滞。一度表现为 PR 间期＞0.12s；二度为 PR 间期正常或延长伴部分 QRS 波脱漏，又分Ⅰ型（图 9-11）和Ⅱ型。三度为 P 波与 QRS 波毫无关系（PR 间期不固定），心房率大于心室率（图 9-12）。常见于各种心肌炎（风湿性心肌炎最常见）、冠心病、先天性心脏病、洋地黄、奎尼丁等药物影响及电解质紊乱等。

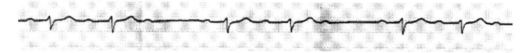

图 9-11　二度Ⅰ型房室传导阻滞

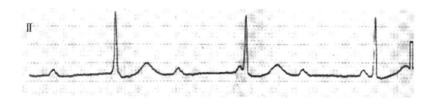

图 9-12　三度房室传导阻滞

（二）非心律失常

1.高动力循环状态

在某些生理（如体力活动、情绪激动、妊娠等）或病理（如严重贫血、甲状腺功能亢进、感染发热、动静脉瘘、低血糖症、嗜铬细胞瘤等）状态下，心率增快，心排出血量较正常增加，称之为高动力循环状态。多见于青年或中年男性，可出现心悸、胸痛、劳累后气促等，体格检查血压增高，脉压变大，心尖部搏动增强，心前区偶尔可闻及杂音。部分患者心电图示高电压，X 线检查心脏多正常。

2.药物影响

常见药物有拟交感活性药物、神经阻滞剂、洋地黄、硝酸盐类、氨茶碱、阿托品、甲状腺片等，可使心跳加快、心搏增强，产生心悸感。此类患者一般有用药病史，停药后可好转。

3.心脏神经官能症

心脏神经官能症由自主神经功能紊乱导致，多见于青年女性。患者主诉较多，除心悸、胸闷、胸痛等症状外，常伴随失眠、头晕、头痛、耳鸣、记忆力减退等神经衰弱表现。心电图可表现为窦性心动过速，ST 段下移及 T 波低平或倒置，需与缺血性心脏病鉴别。

三、诊断

对心悸患者须详细询问病史、体格检查及必要的辅助检查以明确病因诊断。

（一）病史询问及体格检查

详细询问患者心悸的发作时间,频繁程度,起止方式,有无情绪激动、吸烟、饮酒等诱因以及既往病史、服药史等。针对性进行体格检查,重点检查有无器质性心脏病的体征,并注意检查全身情况,如焦虑、体温、贫血、突眼、甲状腺肿大等。

（二）辅助检查

1.心电图

对心悸患者应常规进行心电图检查,明确有无心律失常;对平静心电图检查结果正常者,必要时可做运动负荷试验;采用食管心房调搏可诱发或终止某些心律失常,如室上性心动过速,并了解其发生机制;动态心电图检查可连续监测 24h 心电活动,适用于间歇发作的心律失常,可明确心悸、晕厥发生是否与心律失常有关,了解心律失常或心肌缺血与日常生活的关系。

2.超声心动图

可直观检测心脏及主动脉结构、瓣膜活动,心脏收缩、舒张功能以及血流变化,可明确器质性心脏病诊断。

3.X 线检查

可检测心影大小、心胸比例,两肺瘀血、炎性病变,胸腔积液等。

4.实验室检查

血常规、尿常规、大便常规、血生化等检查可对多种引起心悸的疾病做出初步诊断,如贫血、低血糖等;三碘甲状腺原氨酸(T_3)、甲状腺素(T_4)、促甲状腺素(TSH)等可评估甲状腺功能;尿儿茶酚胺产物浓度可作为嗜铬细胞瘤诊断的线索。

四、急诊治疗原则

心悸如不是心律失常所致一般无须特殊治疗,对血流动力学相对稳定的心律失常患者,根据临床症状,选用适当药物治疗,以安全为主,作必要的临床观察。对心律失常伴有严重血流动力学障碍的患者,终止心律失常是急诊处理的首要原则。对快速心律失常应采用电复律,有效安全。电复律不能纠正或纠正后再复发者,需合用抗心律失常药物。心动过缓者需使用提高心室率的药物或置入临时起搏器治疗。

对有器质性心脏病(包括急性冠脉综合征)的室性期前收缩,如无诱发严重心律失常的表现,在治疗基础疾病和祛除诱因的前提下,可考虑口服 β 受体阻滞剂、血管紧张素转换酶抑制剂(ACEI),不建议常规应用抗心律失常药物。对无器质性心脏病的室性期前收缩,不建议常规抗心律失常药物治疗,更不应静脉应用抗心律失常药。

五、急诊处理流程

心悸患者急诊处理流程见图 9-13。

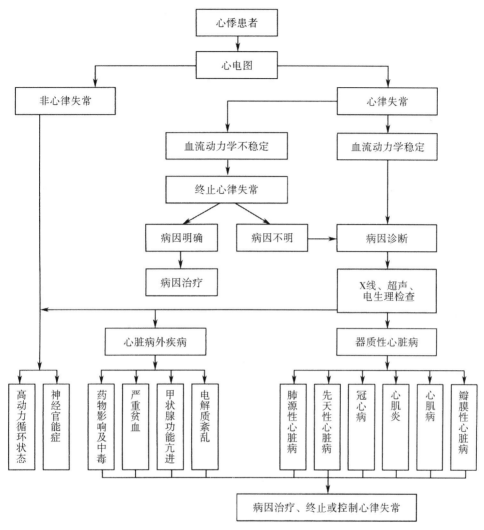

图 9-13　心悸患者急诊处理流程

第二节　严重心律失常

心律失常是指心脏电活动的频率、节律、起源部位、传导速度或激动顺序的电生理异常。临床主要表现为心悸,可由各种病因引起。心悸患者在临床上常用"心慌""心脏停跳""心乱""胸闷"等语言来形容。缓慢型心律失常患者可无明显症状。如果心律失常时间长、变化快可引起心排血量急剧下降或者循环中断。临床表现为心绞痛、心源性休克、晕厥、阿—斯综合征,直至心搏骤停,称为严重心律失常或恶性心律失常。严重的心律失常 85%～90% 见于器质性心脏病,10%～15% 见于原发性心电异常如长 Q-T 间期综合征、Brugada 综合征等。对这类心律失常就需要紧急判断处理,甚至进行心肺脑复苏。

一、快速型心律失常

(一)室性心动过速

室性心动过速(VT),简称室速,常发生于器质性心脏病患者。最常见是冠心病、心肌病、心瓣膜病、心力衰竭等;其次是其他全身性疾病包括药物中毒、电解质紊乱、代谢障碍等;少数发生在无器质性心脏病者。室性心动过速起源于希氏束分叉以下(束支、浦肯野纤维、心室肌细胞),表现为连续3个或3个以上宽大畸形的QRS波组成的快速型心律失常。

1.临床表现

轻者为心悸、心前区不适、恐惧,重者常表现为血流动力学障碍及心肌缺血,如导致晕厥、血压下降、休克、急性心力衰竭、心绞痛,甚至发展成心室颤动。

2.心电图特点及诊断

(1)3个或3个以上室性期前收缩连续出现。心室率在140～200次/分。

(2)QRS波群宽大畸形,时限超过0.12s;ST-T波与QRS波主波方向相反。

(3)P波与QRS波互不相关,房室分离。

(4)心室夺获(P波之后提前出现一次正常的QRS波群)与室性融合波(QRS波形态介于窦性与室性之间):心室夺获与室性融合波是确诊室性心动过速的重要依据。

VT诊断可按单aVR导联四步法进行,见图9-14。

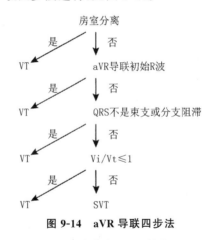

图9-14 aVR导联四步法

注 Vi是同一QRS波起始40ms电压;Vt为终末40ms的电压。

3.治疗

(1)血流动力学不稳定:若宽QRS波心动过速伴有严重的血流动力学障碍,要进行抗休克及必要的病因治疗。同时,应立即进行同步直流电复律。能量选择100～200J。首次能量不超过200J,必要时可重复。血流动力学稳定但持续时间超过24h以及药物治疗无效的室性心动过速也可电复律。复律前可适当静脉推注小剂量镇静剂如地西泮,减轻患者的痛苦。

(2)血流动力学稳定:以药物治疗为主,不能鉴别的宽QRS波心动过速者,都可先按室性心动过速处理。在药物治疗的时候要做好同步直流电复律的准备。①首选胺碘酮,先用150mg胺碘酮加入5%葡萄糖注射液稀释后缓慢静脉注射(10min),如没有转复,10min后追加胺碘酮 150mg,转复后继续静脉滴注胺碘酮维持,以预防复发,第一个 6h 以 1mg/min 速度静脉滴注,随后减为 0.5mg/min 静脉滴注维持 24h,中途有反复可追加 150mg 静脉注射,24h用药不超过 2.0g。②如是尖端扭转型室性心动过速,选用硫酸镁,1~2g 硫酸镁稀释到 50mL,缓慢静脉注射,再以 8mg/min 静脉滴注维持。③采取射频消融术及埋藏式心脏复律除颤起搏器:患者情况允许时进行这方面的治疗,疗效优于药物治疗。

(二)心室扑动/心室颤动

心室扑动/心室颤动为致命性心律失常,发作时心室肌快而无效收缩或不规则颤动,等于心室停搏。常见于缺血性心脏病。引起 Q-T 间期延长的药物,严重的缺血、缺氧、极快的心室率、预激伴心房颤动、尖端扭转型室性心动过速等也可引起。

1.临床表现

意识丧失、尖叫、抽搐,呼吸停止。听诊心音消失,大动脉搏动消失,瞳孔散大,血压测不出,发生猝死。

2.心电图特点

心室扑动呈正弦波。表现为 P 波消失,连续宽大畸形的 QRS 波,波幅大而规则,频率150~300 次/分。心室颤动则表现为 P 波、ORS 波、T 波均消失,代之大小各异,频率、振幅均不规则的波群,频率 250~300 次/分。

3.治疗

电除颤,心肺脑复苏。

(三)心房颤动

心房颤动在临床工作中很常见,可见于正常人和各种心肺疾病患者、甲亢、心肌炎、心包炎等。其中,以风湿性心脏病二尖瓣病变、冠心病、肺心病、高血压性心脏病最多见。发生在无心脏病变的中青年,称孤立性心房颤动。

1.临床表现

症状轻重与心室率快慢有关。轻者仅有心悸、胸闷、气促等,重者可有休克、晕厥。心房颤动有发生体循环栓塞的高风险。听诊心律绝对不齐、心音强弱不等、脉搏短绌。

2.心电图特点

P 波消失,代之以小而不规则的形态、振幅、间距不定的 f 波,频率在 350~600 次/分;RR间期不等,心室率在 120~180 次/分;QRS 波群呈室上性,当有室内差异性传导时,QRS 波增宽变形。

3.治疗

心房颤动的急诊处理主要是控制心室率和预防血栓事件。

(1)吸氧、心电监护、建立静脉通道。

(2)控制心室率:静脉注射β受体阻滞剂(艾司洛尔)、钙离子拮抗剂(维拉帕米)、洋地黄制剂(毛花苷C),控制心室率在 60~80 次/分。但严重的心力衰竭及血流动力学不稳定者忌用β受体阻滞剂及维拉帕米。预激伴心房颤动禁用洋地黄制剂。

(3)药物及电复律:有严重的血流动力学紊乱(急性心力衰竭、血压下降、休克等)应紧急进行电复律,镇静状态下给予同步直流电复律:能量 100~200J。血流动力学稳定、有转复指征常用胺碘酮 150mg 稀释后静脉注射 10min，继之以 50mg/h 维持。也可择期电复律。预激伴心房颤动首选电复律，也可用胺碘酮、索他洛尔治疗。

（4）预防栓塞并发症：血流动力学不稳定给予静脉肝素抗凝，血流动力学稳定者，有栓塞史、高血压病史、糖尿病史、近期心力衰竭史、高龄患者应口服抗凝药，如华法林、达比加群酯等，维持国际标准化值（INR）在 2.0～3.0，可安全有效预防栓塞。

（四）室上性心动过速

室上性心动过速简称室上速，包括房性心动过速、交界区心动过速、有旁道的折返性心动过速。患者多数没有器质性心脏病，不同年龄均可发生，因心率过快，无法区分 P 波，统称为室上性心动过速。

1.临床特点

突发突止，持续数秒到数日不等。发作时症状与心动过速所致血流动力学障碍程度相关，亦与原发病的严重程度相关。轻者表现为心悸、胸闷、头晕、焦虑、烦躁不安，重者出现黑矇、晕厥、心力衰竭等。听诊第一心音强度相同，心律绝对规则。

2.心电图及诊断

GRS 波群形态正常，频率达 160～250 次/分，如有差异性传导或束支阻滞，QRS 波形态异常。P 波形态异常，大多与 T 波融合，无法辨认，ST 段压低、T 波倒置常见。

3.治疗

吸氧，心电监测。血流动力学稳定者，完善检查，纠正重要诱发因素如低钾、感染、缺氧等。采用简单的刺激迷走神经方法，无效者采用药物或电复律。

（1）刺激迷走神经。按摩一侧颈动脉窦、刺激咽部诱发恶心感、压迫眼球、冷水浸浴面部、做 Valsalva 动作（深吸气后屏气再用力呼气）。

（2）药物治疗。①首选腺苷，6～12mg 直接快速静脉注射，没有腺苷可选用肌苷代替。年龄大于 60 岁、有支气管哮喘、心绞痛、病态窦房结综合征（SSS）等慎用或禁用。②维拉帕米 5mg 稀释后静脉注射 5min，发作中止即停止注射，15min 后可重复。禁用或慎用于心力衰竭、低血压、病态窦房结综合征。③普罗帕酮 75mg 稀释后静脉注射 5min，10～20min 后可重复。慎用或禁用于心力衰竭、低血压、器质性心脏病患者。④毛花苷 C 起效慢，室上速伴有心力衰竭时选用，0.2mg 稀释后缓慢静脉注射。禁用于预激。⑤胺碘酮 150mg 稀释后静脉注射 10min，以 1mg/min 维持 6h 后，减为 0.5mg/h 维持。

（3）直流电复律。血流动力学不稳定，出现严重的心力衰竭、低血压等，立即进行直流电复律。其他急性发作药物治疗效果差也可选用。但用过洋地黄者不能使用电复律。

（4）食管心房调搏术和导管射频消融术。心内科现在也广泛用于治疗室上速，有效率达到 90%～95%。

二、缓慢性心律失常

（一）窦性停搏及病态窦房结综合征（SSS）

严重窦性停搏及 SSS 是心源性晕厥的常见原因，当属致命性心律失常。

1.临床表现

临床症状取决于停搏或缓慢心搏造成的血流动力学障碍的程度。如出现 2s 以上窦性停搏或窦性心律突然减慢小于 40 次/分,患者可出现黑矇;停搏持续 5s 以上则可发生晕厥,如持续 10s 以上则会出现阿—斯综合征。

2.心电图特点

窦性停搏心电图显示规则的 PP 间期突然显著延长,多大于 2s 且与正常 PP 间期之间无倍数关系。SSS 心电图可表现为多种形式:窦性心动过缓最常见,也可表现为频发的窦房传导阻滞,PP 长间歇是窦性周期的倍数;窦性停搏可以是 SSS 的一种表现形式;此外还包括房颤、房扑,心动过速。心动过缓综合征等。

3.治疗

窦性停搏及 SSS 的治疗主要通过药物或起搏器治疗,以维持正常心率,改善血流动力学,并兼顾病因治疗。

(1)药物治疗。

1)阿托品:为抗胆碱药,能消除迷走神经对窦房结的抑制,使心率增快,对窦房结本身无作用,因此该药物作用有限,长时间应用不良反应大。

2)异丙肾上腺素:为非选择性 β 肾上腺能受体激动剂,主要作用于心肌 β_1 受体,使心率增加,对窦房结本身也无作用。作用有限,不宜长时间应用。

3)沙丁胺醇(舒喘灵):为 β_2 受体激动剂,能加快心率,缩短 RR 间期,改善头晕、黑矇的症状,临床观察表明沙丁胺醇对 SSS 患者电生理参数改变优于阿托品,作用时间长,无类似阿托品不良反应。

4)氨茶碱:为腺苷受体拮抗剂,能增快心率,改善症状。

(2)起搏治疗:对于有临床症状(如黑矇、晕厥、呼吸困难等)及无症状,但心率极慢、药物应用受限的 SSS 患者应给予安装起搏器,该方法是治疗 SSS 唯一长期有效的方法。

(二)高度房室传导阻滞

1.临床表现

高度房室传导阻滞是指房室传导比例超过 2∶1。高度及以上传导阻滞患者在休息时可无症状或有心悸感。在体力活动时可有心悸、头晕、乏力、胸闷、气短,严重时可发生晕厥、阿—斯综合征等。

2.心电图表现

心电图可见散在发生的连续 2 个或数个 P 波因阻滞未下传心室,大于 2∶1 的房室阻滞。

3.治疗

高度房室传导阻滞处理同三度房室传导阻滞。对于从未发生阿—斯综合征者,可选用药物,促进传导。

(1)药物治疗。

1)阿托品:0.3~0.6mg 口服,也可皮下或肌内注射。对于 QRS 波宽大畸形者慎用。

2)麻黄碱:对 α、β 受体均有作用,能加快心率。适用于二度或三度症状较轻的患者。可用麻黄碱片 25mg 每 6~8h 口服 1 次。

3)异丙肾上腺素:可用 10mg 舌下含服,每 4～6h 1 次。必要时可用 0.5～1mg 稀释至 5% 葡萄糖注射液 500mL 持续滴注,维护心室率在 60～70 次/分。过量可明显增快心房率而加重房室传导阻滞,而且能导致严重室性异位心率。

(2)起搏器治疗:对高度及以上房室传导阻滞有晕厥及阿—斯综合征发作者应植入起搏器。若估计为暂时性严重房室传导阻滞应置入临时起搏器,积极治疗去除原发病因。

(三)严重缓慢性心律失常急诊处理流程(图 9-15)

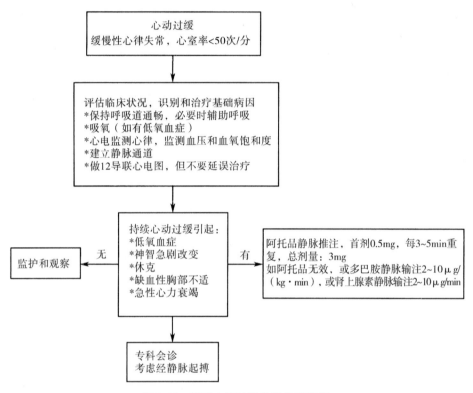

图 9-15 严重心动过缓急诊处理流程

(裴 鹭)

第十章　出血

第一节　咯血

一、概述

咯血指喉及喉以下呼吸道任何部位(包括气管、支气管、肺部任何部位)的出血,并经口腔排出。临床上常根据患者咯血量的多少将其分为少量咯血、中量咯血和大量咯血。通常认为,24h内咯血量少于100mL者为少量咯血;100～500mL者为中量咯血;大于500mL或每次咯血量大于100mL者为大量咯血。部分患者出血后将血吞咽入胃部或无力咯出,而积存于气道,故咯血量不足以反映实际的病情,如患者出现面色苍白、出冷汗、血压下降等危重症状仍视为大咯血。咯血不仅是呼吸系统疾病的常见症状,也可由循环系统疾病或全身性疾病引起。大咯血病情凶险,常常危及患者生命。因此,需要对此类患者迅速做出判断,给予恰当的处理。

二、病因和发病机制

咯血一般见于气管和支气管疾病、肺部疾病及某些全身性疾病。气管和支气管疾病咯血者,全身症状一般不严重,胸部X线检查基本正常或仅有肺纹理增粗。肺脏病变所致咯血者,常有明显全身症状,X线检查肺部有病变阴影。引起咯血的疾病种类虽多,但最常见的疾病是肺结核、支气管扩张(以下简称支扩)、肺脓肿、支气管癌,其次是肺寄生虫病、支气管结石、心血管疾病(特别是二尖瓣狭窄)、结缔组织疾病、钩端螺旋体病等。除咯血外无其他临床表现、无异常胸部X线征的咯血病例约占10％以上,诊断比较困难,其主要原因可能为:①气管或支气管的非特异性溃疡或非特异性炎症,多为小量咯血,有时咯血量较多,支气管镜检查有助诊断;②气管或支气管静脉曲张,多见于右上叶支气管开口处或隆突部位,常引起大咯血,无痰,可经支气管镜检查发现;③肺血管的小动脉瘤、支气管小动脉粥样硬化破裂、肺动静脉瘘破裂;④小块肺栓塞,常不易被发现,一般有心脏病、静脉血栓形成、外伤史或为长期卧床的慢性病患者;⑤早期支气管癌、肺结核、轻度支气管扩张者。纤维支气管镜检查、胸部计算机X线断层摄影(CT)已广泛应用于临床,结合患者临床表现进行综合分析,可明显提高咯血病因的确诊率。

(一)支气管疾病

1.支气管扩张

支气管扩张是引起咯血的常见病因。约90％支气管扩张患者在病程中有不同程度的咯血,因感染致支气管内肉芽组织充血及损伤小血管而致咯血或因扩张的支气管内形成假血管瘤破裂引起大咯血,后者出血量大,每次达 300~500mL 或以上,血色鲜红,因动脉血管弹性好,收缩力强,常能骤然止血。

结核性支气管扩张主要表现为咯血,咳嗽、咳痰不多,故又称为"干性支气管扩张"。结核性支气管扩张咯血可少量或大咯血,多见于纤维增殖性肺结核患者,由于纤维瘢痕牵扯而引起支气管扩张。病灶大多位于两肺上叶,尤以右上叶后支、左上叶尖后支多见。此类患者由于病灶在上叶,支气管引流相对较好,所以平时较少咳嗽及咳痰,可与非结核性支气管扩张鉴别,CT 检查或支气管造影可确诊。

除结核性支气管扩张主要表现为咯血外,支气管扩张患者的主要症状是咳嗽、咳痰且多为脓性痰,每天可多达数百毫升,痰液静置后可分为 3 层:上层为泡沫状黏液,中层为较清的浆液,下层为脓液及细胞碎屑。咳嗽、咳痰常与体位变动有关,晨起或卧床后咳嗽、咳痰增多,合并感染时症状加重,咯血也常见。

支气管扩张患者病程长,往往从儿童时期开始,有麻疹、百日咳、流行性感冒等继发支气管肺炎史,以后持续或间断咳嗽、咳痰至现在,病史虽长,但患者全身状况良好。以往确诊有赖支气管造影检查,造影前需行痰结核杆菌检查,以排除结核性支气管扩张,一般应在咯血停止后2 周进行该检查。目前胸部高分辨率 CT 检查已代替支气管造影。

2.支气管癌

常见于中年以上男性,癌组织血管丰富且易坏死,一半以上患者有咯血,多为少量咯血,特别是间歇性血丝痰,少数因肿瘤侵蚀大血管引起致死性大咯血,肺癌患者常有刺激性咳嗽及胸痛,胸部 X 线检查、CT 检查及纤维支气管镜检查有助确诊。

3.良性支气管肿瘤

不多见,包括支气管腺瘤、平滑肌瘤、乳头状瘤、错构瘤、纤维瘤,软骨瘤、脂肪瘤更罕见。良性肿瘤一般引起少量咯血或血痰,偶有大咯血者,患者一般情况良好,肿瘤生长缓慢,胸部 X 线检查及 CT 扫描可助诊断。

4.支气管内异物

可引起支气管黏膜炎症,形成肉芽,血管增生,引起出血。一般出血量不大,常为血丝痰或小量出血。胸部 X 线、CT 检查,尤其是支气管镜有助于确诊。

5.支气管结石

本病不多见,常有反复咯血,若支气管内结石引起支气管壁较大的血管损害,可发生大咯血,患者有曾咳出结石史是重要诊断线索。X 线检查发现支气管结石阴影,以右中叶根部多见,结石远端有阻塞性肺不张或肺部感染,支气管造影见支气管阻塞近端有钙化影存在可助诊断。CT 检查和支气管镜检查可确诊。

(二)肺脏疾病

1.肺结核

是我国的常见病、多发病,多见于青壮年,咯血是肺结核病的常见症状,有时是首发症状。咯血量可多可少,多者一次可达 500mL 以上,多见于浸润型肺结核、慢性纤维空洞型肺结核及干酪性肺炎。大咯血多为肺动脉分支破损所致,特别是空洞内形成的小动脉瘤破裂更常见。

此类咯血来势凶险,由于洞壁纤维化,血管不易收缩止血或血块虽填塞空洞压迫血管暂时止血,但血块溶解后可再次咯血。

肺结核患者常有低热,特别是有午后潮热、疲乏、食欲缺乏、体重减轻、盗汗、心悸等全身中毒症状。结合痰结核杆菌检查及胸部 X 线检查或胸部 CT 扫描结果,诊断并不困难。

2.肺脓肿

约 50%急性肺脓肿患者有咯血,常伴有大量脓痰或脓血样痰,有寒战、发热、血白细胞增多等感染中毒症状;慢性肺脓肿由于脓肿壁小动脉被侵蚀破坏或残留于空洞内的血管破裂,均可招致危及生命的大咯血。慢性肺脓肿者脓血痰或脓痰较多,有时每天可达 300~500mL,有臭味,患者多有杵状指,有时与空洞型肺结核、肺癌易混淆,需注意鉴别。

此外,肺和支气管疾病如慢性支气管炎、支气管内膜结核、细菌性肺炎、肺真菌病、肺寄生虫病、恶性肿瘤肺转移、肺囊肿、尘肺病等偶可引起大咯血。

(三)心血管系统疾病

1.风湿性心脏病

二尖瓣狭窄由于肺瘀血而常出现少量咯血。如支气管黏膜下层静脉曲张破裂,则可发生大咯血。此因肺静脉与支气管静脉间侧支循环存在,肺静脉压力升高使支气管黏膜下层的小静脉压力升高,导致静脉曲张与破裂出血。

2.肺血栓栓塞症

由于肺动脉栓塞引起出血,患者除咯血外,可有低热、晕厥、呼吸困难、胸痛、烦躁不安、惊恐甚至濒死感。常有下肢或盆腔血栓性静脉炎、骨折、手术后、脑卒中、心房颤动等病史。胸部 X 线、CT 检查和肺动脉造影可鉴别。

此外,肺动脉高压症、肺动静脉瘘等疾病也可引起大咯血。

(四)全身性疾病及其他

1.肺出血型钩端螺旋体病

无黄疸型钩端螺旋体病因肺部毛细血管扩张、充血,管壁肿胀、疏松或坏死,可引起致命性大咯血。患者尚可出现肌炎,特别是腓肠肌疼痛、结膜炎、淋巴结肿大及肝、肾功能损害等。咯血量与感染轻重有关。

2.流行性出血热

偶可引起大咯血。因全身小动脉和毛细血管损害,除咯血外,还有发热,皮肤黏膜广泛出血、鼻出血、呕血、便血及血尿、血压下降,肝、肾功能损害等。

3.血液病

某些血液病如血小板减少性紫癜、白血病等可引起咯血,偶有大咯血,患者尚有血液学异常及呼吸道以外的出血情况。

4.贝赫切特病(白塞病)

又称眼—口—生殖器综合征,以男性居多,病程呈周期性加剧和缓解,全身大小血管均可受累,肺部血管炎可致反复咯血,也可因多发性肺梗死而引起咯血。

5.结缔组织疾病

系统性红斑狼疮(SLE)可引起咯血,多为少量咯血;结节性多动脉炎偶可发生大咯血,因肺部血管炎、管壁坏死损害所致。韦格纳肉芽肿病(肉芽肿性多血管炎)主要病变为鼻、鼻窦、鼻咽部或气管、支气管、肺坏死性肉芽肿,病灶常有明显坏死性血管炎改变,并有空洞形成,空洞内的血管破裂或弥散性肺泡出血可引起咯血,甚至大咯血。结缔组织疾病患者常有多系统、多器官损害。血液免疫学检查如风湿病指标和血管炎指标有助于诊断。

6.特发性肺含铁血黄素沉着症

是一种原因不明的少见慢性疾病,患者有反复咯血及肺内出血,常因大咯血而窒息死亡。胸部 X 线检查可见两肺弥散性小斑点状阴影,以肺门及中下肺野居多,血象呈缺铁性贫血,痰及胃液中找到含铁血黄素的巨噬细胞可助诊断。

7.肺出血—肾炎综合征

病因未明,患者血中抗肾小球基底膜抗体作用于肺泡毛细血管基底膜和肾小球毛细血管基底膜而引起肺和肾的出血性疾病,咯血常为首发症状且反复出现,严重者可有大咯血。辅助检查有肾功能异常和抗肾小球基底膜抗体阳性。

三、临床表现

(1)长期慢性咳嗽、大量脓痰,与体位变化有关,反复咯血,肺部持续存在局限性湿啰音者,应考虑支气管扩张或肺脓肿。

(2)患者有午后潮热、消瘦、乏力、盗汗等中毒症状,在锁骨上下、肩胛间区闻及湿啰音者,应想到肺结核咯血的可能。

(3)既往曾咳出结石史,最近突发大量咯血,需注意支气管结石所致的咯血。

(4)大咯血患者伴有心功能不全表现,应考虑心瓣膜病或先天性心脏病导致肺动脉高压引起咯血,心脏听诊在二尖瓣区闻及舒张期雷鸣样杂音,则可诊断二尖瓣狭窄引起咯血。

(5)咯血患者突然躁动、神情紧张、胸闷气急、发绀,应注意血块阻塞引起窒息;患者面色苍白、出冷汗、四肢厥冷、脉细速,应考虑出血性休克。

四、辅助检查

(一)胸部 X 线检查
正、侧位胸片可发现肺部病灶;胸部 CT 扫描更可帮助发现肺部隐蔽区的细小病灶,并可帮助确定病灶性质(实性、囊性、炎性、血管性等)。

(二)痰液检查
痰细菌学检查有助炎症、结核的诊断,怀疑肿瘤者应行痰脱落细胞检查。

(三)纤维支气管镜检查
可确定出血部位,窥见气管及四级以内支气管情况,如发现病变,可在病变部位取活检或行细胞刷检查,行细菌学和细胞学检查,有助咯血的病因诊断。

(四)支气管造影及选择性支气管造影检查
一般需在咯血停止 2 周后进行,并需排除支气管内膜结核才可考虑。可了解支气管有无扩张、狭窄、阻塞以及病变范围。

(五)选择性支气管动脉造影

不但可用于检查和诊断,通过造影可发现出血部位;也可通过支气管动脉选择性填塞,能有效地治疗顽固性咯血。

五、治疗

(一)一般治疗

1.卧床休息

大咯血患者原则上应就地抢救,避免不必要的搬动或因转院途中颠簸而加重咯血引起窒息。患者应绝对卧床休息,取患侧卧位。

2.镇静

咯血患者大多精神紧张、恐惧,医务人员应关心患者,消除其紧张情绪,必要时可给予镇静剂,如地西泮(安定)2.5mg,每天3次或5~10mg,肌内注射。

3.镇咳

一般不用镇咳剂,但如咯血伴有频繁剧烈咳嗽,可给予可待因0.03g,每天2~3次或给予含可待因制剂,如联邦止咳露10mL,每天3次,但禁用吗啡,以免抑制咳嗽反射和呼吸中枢,致使血块不能咳出而窒息。

4.输血

持续大咯血致循环血容量不足,收缩压降至90mmHg以下者,需考虑输血,既可补充循环血容量,又可增加凝血因子,有助止血。

5.加强护理和观察

要密切监测患者的血压、脉搏、呼吸和体温。要做好抢救窒息的器械准备工作。

(二)止血药物的应用

止血药品种繁多,可根据患者具体情况选用,以帮助止血。

1.垂体后叶素

该药疗效迅速而显著,有收缩肺细小动脉和毛细血管作用,减少肺血流量,从而减少咯血,是治疗大咯血的首选止血药。一般以垂体后叶素5~10U,加入10%或25%葡萄糖注射液40mL中缓慢静脉推注;再以10~20U,加入5%葡萄糖注射液500mL中缓慢静脉滴注维持,至咯血停止后2~3d止。用药过程中若出现头痛、心悸、恶心、出汗、面色苍白及排便感时,应减慢注射速度。冠心病、高血压、心力衰竭及妊娠妇女应慎用。

2.普鲁卡因

用于对垂体后叶素有禁忌者,它具有扩张血管、降低肺循环压力及中枢安定作用。一般给予50mg,加入25%葡萄糖注射液20~40mL中静脉推注;再以150~300mg,加入5%葡萄糖注射液500mL中静脉滴注维持,使用前应做皮试。

3.纠正凝血障碍药物

这类药物种类很多,主要通过抑制蛋白溶酶原的激活因子,使纤维蛋白溶酶原不能激活为纤维蛋白溶酶,从而抑制纤维蛋白溶解,达到止血作用。一般用于持续咯血患者,但其止血效果不如前述药物明显,因多数咯血患者并无凝血障碍。

(1)氨基己酸(EACA):EACA 6g,加入 5%葡萄糖注射液 250mL 中静脉滴注,每天 2 次。

(2)对羧基苄胺(PAMBA):PAMBA 100~200mg,加入 25%葡萄糖注射液 40mL 中静脉推注,每天 1~2 次;或 PAMBA 200mg,加入 5%葡萄糖注射液 500mL 中静脉滴注。

(3)氨甲环酸(AMCA):AMCA 250mg,加入 25%葡萄糖注射液 40mL 中静脉推注,每天 1~2 次;或 AMCA 750mg,加入 5%葡萄糖注射液 500mL 中静脉滴注。

(4)巴特罗酶(立止血):该药对纤维蛋白原的降解有选择性作用,它只能将纤维蛋白原水解释出纤维蛋白肽 A 而生成可溶性纤维蛋白 I 单体;在出血部位生理性凝血过程形成的凝血酶作用下,纤维蛋白 I 单体迅速继续降解出纤维蛋白肽 B 而生成纤维蛋白 II 单体,进而聚合成纤维蛋白 II 多聚体;在出血部位生理性凝血过程形成凝血因子的作用下,纤维蛋白 II 多聚体迅速形成稳定的纤维蛋白,在出血部位发挥凝血作用。每次 1 000U,肌内注射、静脉推注或喷洒于出血病灶局部。

(5)鱼精蛋白:本药为肝素拮抗剂,使肝素迅速失效,加速凝血过程;也用于有凝血功能障碍和肝功能不全的咯血患者。常用剂量为鱼精蛋白 50~100mg,加入 25%葡萄糖注射液 40mL 中缓慢静脉推注,每天 1~2 次。部分患者可出现过敏反应,宜注意。

4.其他药物

(1)卡巴克洛(安络血):对毛细血管通透性有强大抑制作用,并可增加毛细血管抵抗力和加速管壁回缩作用。每次 10mg,每天 1~2 次,肌内注射;或 10mg,每天 3 次,口服。

(2)阿托品:能扩张周围血管,减少肺脏血量,达到控制咯血目的。有报道治疗 34 例(肺结核 19 例、支气管扩张 10 例、支气管炎 5 例),给予阿托品 0.5mg,每 8h 1 次,肌内注射,结果显效 19 例、有效 13 例、无效 2 例,总有效率 94.1%,除口干外无其他不良反应。

(3)芦丁 C 片:加强血管壁紧张度,减少渗出,每次 2 片,每天 3 次,口服,对咯血治疗有辅助作用。

(三)经支气管镜止血

对持续咯血、出血部位不明确者,可考虑在咯血暂时缓解的间歇期行硬质气管镜或纤维支气管镜检查,既可明确出血部位,也可通过支气管镜进行止血治疗。

(1)通过硬质气管镜放入填塞气囊止血和防止血液扩散至健侧肺。

(2)经纤维支气管镜将聚乙烯导管经活检孔插入至出血部位支气管,注入 4℃生理盐水,留置 1~2min 后吸出,连续数次,最后注入凝血酶溶液 5mL(10 万 U/L)或肾上腺素(1:2 000)1~2mL,有助止血。

(四)支气管动脉造影和栓塞治疗

适用于其他方法都未能止血的反复咯血患者。经股动脉插管,将导管插入,先做支气管动脉造影,可见病变部位支气管动脉分支增生、扩张、变形,并与肺动脉分支交通,并有出血征象。将导管插入至该段血管腔内,注入吸入性明胶海绵或联四氟乙烯栓子(直径 0.5~2.0μm)10 多个,形成栓塞,以控制支气管动脉出血,能较快达到止血目的。部分病例以后因新生血管可再度出血。栓塞治疗的主要并发症为脊髓炎(由填塞剂误入脊椎血管引起)。

（五）人工气腹

大咯血患者经以上治疗未能止血且病灶在两肺中下叶者可考虑采用人工气腹治疗,首次注气量 1 000～1 500mL,必要时隔 1～2d 重复注气 1 次。肺组织纤维硬变者效果差。目前人工气腹已较少在临床用。

（六）手术治疗

反复大咯血、出血部位明确且无手术禁忌者,应考虑急诊手术止血。手术指征:①24h 咯血量超过 600mL;②一次咯血量达 200mL,24h 内仍反复咯血;③曾有咯血窒息史者。手术禁忌证:①两肺弥漫病变或咯血部位不明确者;②全身情况及肺功能差不能耐受手术者;③凝血功能障碍者。必须注意术前应行支气管镜检查,明确出血部位。

（七）咯血窒息的抢救

大咯血患者出现以下情况应警惕窒息出现:①咯血突然减少或停止;②胸闷、烦躁、恐惧或神情呆滞、喉头作响、大汗淋漓、全身发绀等;③一侧或双侧肺呼吸音消失。

窒息一旦出现,应立即组织抢救,争分夺秒,清除呼吸道内凝血块,恢复呼吸道通畅和正常呼吸。抢救措施包括:

(1)体位引流:倒置患者,使躯干与床面成 45°～90°,迅速清除口、咽部血块,拍击胸背部,使堵塞的血块咯出。

(2)用导管经鼻腔插至咽喉部,借助吸引器吸出血液(块),并刺激咽喉部,使患者用力咯出堵塞于气管内的血液(块)。如有必要,可在直接喉镜下用硬质气管镜直接插管,通过吸引和冲洗,以便迅速恢复呼吸道通畅;如估计需较长时间做局部治疗者,应行气管切开。

(3)高浓度吸氧[吸入氧浓度(FiO_2)40%～60%]或高频喷射通气给氧;应用呼吸中枢兴奋剂。

(4)窒息解除后的相应治疗,包括纠正代谢性酸中毒、控制休克、补充循环血容量、治疗肺不张及呼吸道感染等。

第二节　消化道出血

一、急性上消化道出血

（一）概述

上消化道出血是指屈氏韧带以上的消化道包括食管、胃、十二指肠、胆管及胰管的出血,胃空肠吻合术后的空肠上段出血也包括在内。大量出血是指短时间内出血量超过 1 000mL 或达血容量 20% 的出血。上消化道出血为临床常见急症,以呕血、黑便为主要症状,常伴有血容量不足的临床表现。

1.病因

(1)上消化道疾病和全身性疾病:均可引起上消化道出血,临床上较常见的病因是消化性溃疡、食管胃底静脉曲张破裂、急性胃黏膜损害及胃癌。糜烂性食管炎、食管贲门黏膜撕裂综合征引起的出血也不少见。

(2)不明原因消化道出血(OGIB):指常规消化内镜检查(包括检查食管至十二指肠降段的上消化道内镜与肛门直肠至回盲瓣的结肠镜)和 X 线小肠钡剂检查(口服钡剂或钡剂灌肠造影)或小肠 CT 不能明确病因的持续或反复发作的出血。可分为不明原因的隐性出血和显性出血,前者表现为反复发作的缺铁性贫血和大便隐血试验阳性,后者表现为黑便、血便或呕血等肉眼可见的出血。OGIB 占消化道出血的 3%~5%。上消化道疾病导致不明原因消化道出血的可能病因包括:Cameron 糜烂、血管扩张性病变、静脉曲张、Dieulafoy 病变、胃窦血管扩张症、门静脉高压性胃病等。

2.诊断

(1)临床表现特点。

1)呕血与黑便:是上消化道出血的直接证据。幽门以上出血且出血量大者常表现为呕血。呕出鲜红色血液或血块者表明出血量大、速度快,血液在胃内停留时间短。若出血速度较慢,血液在胃内经胃酸作用后变性,则呕吐物可呈咖啡样。幽门以下出血表现为黑便,但如出血量大而迅速,幽门以下出血也可以反流到胃腔而引起恶心、呕吐,表现为呕血。黑便的颜色取决于出血的速度与肠道蠕动的快慢。粪便在肠道内停留的时间短,可排出黯红色的粪便。反之,空肠、回肠,甚至右半结肠出血,如在肠道中停留时间长,也可表现为黑便。

2)失血性周围循环衰竭:急性周围循环衰竭是急性失血的后果,其程度的轻重与出血量及速度有关。少量出血可因机体的代偿机制而不出现临床症状。中等量以上出血常表现为头晕、心悸、口渴、冷汗、烦躁及昏厥。体检可发现面色苍白、皮肤湿冷、心率加快、血压下降。大量出血者可在黑便排出前出现晕厥与休克,应与其他原因引起的休克鉴别。老年人大量出血可引起心、脑方面的并发症,应引起重视。

3)氮质血症:上消化道出血后常出现血中尿素氮浓度升高,24~28h 达高峰,一般不超过14.3mmol/L(40mg/dL),3~4d 降至正常。若出血前肾功能正常,出血后尿素氮浓度持续升高或下降后又再升高,应警惕继续出血或止血后再出血的可能。

4)发热:上消化道出血后,多数患者在 24h 内出现低热,但一般不超过 38℃,持续 3~5d 降至正常。引起发热的原因尚不清楚,可能与出血后循环血容量减少,周围循环障碍,导致体温调节中枢的功能紊乱,再加以贫血的影响等因素有关。

(2)实验室检查及其他辅助检查特点。

1)血常规:红细胞及血红蛋白在急性出血后 3~4h 开始下降,血细胞比容也下降。白细胞稍有反应性升高。

2)隐血试验:呕吐物或大便隐血反应呈强阳性。

3)血尿素氮:出血后数小时内开始升高,24~28h 达高峰,3~4d 降至正常。

(3)诊断和鉴别诊断:根据呕血、黑便和血容量不足的临床表现以及呕吐物、大便隐血反应呈强阳性,红细胞计数和血红蛋白浓度下降的实验室证据,可做出消化道出血的诊断。下面几点在临床工作中值得注意。

1)上消化道出血的早期识别:呕血及黑便是上消化道出血的特征性表现,但应注意部分患者在呕血及黑便前即出现急性周围循环衰竭的征象,应与其他原因引起的休克或内出血鉴别。及时进行直肠指检可较早发现尚未排出体外的血液,有助于早期诊断。

呕血和黑便应和鼻出血、拔牙或扁桃体切除术后吞下血液鉴别,通过询问发病过程与手术史不难加以排除。进食动物血液、口服铁剂、铋剂及某些中药,也可引起黑色粪便,但均无血容量不足的表现与红细胞、血红蛋白降低的证据,可以借此加以区别。呕血有时尚需与咯血鉴别,支持咯血的要点是:①患者有肺结核、支气管扩张、肺癌、二尖瓣狭窄等病史;②出血方式为咯出,咯出物呈鲜红色,有气泡与痰液,呈碱性;③咯血前有咳嗽、喉痒、胸闷、气促等呼吸道症状;④咯血后通常不伴黑便,但仍有血丝痰;⑤胸部 X 线片通常可发现肺部病灶。

2)出血严重程度的估计:由于出血大部分积存于胃肠道,单凭呕出或排出量估计实际出血量是不准确的。根据临床实践经验,下列指标有助于估计出血量。出血量每天超过 5mL 时,大便隐血试验则可呈阳性;当出血量超过 60mL,可表现为黑便;呕血则表示出血量较大或出血速度快。若出血量在 500mL 以内,由于周围血管及内脏血管的代偿性收缩,可使重要器官获得足够的血液供应,因而症状轻微或者不引起症状。若出血量超过 500mL,可出现全身症状,如头晕、心悸、乏力、出冷汗等。若短时间内出血量>1 000mL 或达全身血容量的 20% 时,可出现循环衰竭表现,如四肢厥冷、少尿、晕厥等,此时收缩压可<90mmHg 或较基础血压下降 25%,心率>120 次/分,血红蛋白<70g/L。事实上,当患者体位改变时出现血压下降及心率加快,说明患者血容量明显不足、出血量较大。因此,仔细测量患者卧位与直立位的血压与心率,对估计出血量很有帮助。另外,应注意不同年龄与体质的患者对出血后血容量不足的代偿功能相差很大,因而相同出血量在不同患者引起的症状也有很大差别。

3)出血是否停止的判断:上消化道出血经过恰当的治疗,可于短时间内停止出血。但由于肠道内积血需经数天(约 3d)才能排尽,因此不能以黑便作为判断继续出血的指征。临床上出现以下情况应考虑继续出血的可能:①反复呕血或黑便次数增多,粪质转为稀烂,色黯红;②周围循环衰竭经积极补液输血后未见明显改善;③红细胞计数、血红蛋白测定与血细胞比容继续下降,网织红细胞持续增高;④在补液与尿量足够的情况下,血尿素氮持续或再次增高。

一般来讲,一次出血后48h 以上未再出血,再出血的可能性较小。而过去有多次出血史,本次出血量大或伴呕血,24h 内反复大出血,出血原因为食管胃底静脉曲张破裂、有高血压病史或有明显动脉硬化者,再出血的可能性较大。

4)出血的病因诊断:过去病史、症状与体征可为出血的病因诊断提供重要线索,但确诊出血原因与部位需靠器械检查。①胃镜检查:是诊断上消化道出血最常用与准确的方法。出血后 24~48h 内的紧急胃镜检查价值更大,可发现十二指肠降部以上的出血灶,尤其对急性胃黏膜损害的诊断更具意义,因为该类损害可在几天内愈合而不留下痕迹。有报道,紧急内镜检查可发现约 90% 的出血原因。在紧急内镜检查前需先补充血容量,纠正休克。一般认为患者收缩压>90mmHg、心率<110 次/分、血红蛋白浓度≥70g/L 时,进行内镜检查较为安全。若有活动性出血,内镜检查前应先插鼻胃管,抽吸胃内积血,并用生理盐水灌洗至抽吸物清亮,然后拔管行胃镜检查,以免积血影响观察。②X 线钡餐检查:早期活动性出血期间胃内积血或血块影响观察且患者处于危急状态,需要进行输血、补液等抢救措施而难以配合检查。早期行 X 线钡餐检查还有引起再出血之虞。鉴于上述原因,X 线钡餐检查对上消化道出血的诊断价值

有限,只用于不能耐受胃镜检查的患者,最好在出血停止和病情稳定数天后再进行。③选择性腹腔动脉造影:若上述检查未能发现出血部位与原因,可行选择性肠系膜上动脉造影。若有活动性出血且出血速度>0.5mL/min时,可发现出血病灶。可同时行栓塞治疗而达到止血的目的。④胶囊内镜:用于常规胃、肠镜检查无法找到出血灶的原因未明消化道出血患者,是近年来主要用于小肠疾病检查的新技术。国内外已有较多胶囊内镜用于不明原因消化道出血检查的报道,病灶检出率在50%~75%,显性出血者病变检出率高于隐性出血者。胶囊内镜检查的优点是无创、患者容易接受,可提示活动性出血的部位。缺点是胶囊内镜不能操控,对病灶的暴露有时不理想,易遗漏病变,肠道狭窄时有发生嵌顿的风险,也不能取病理活检等。⑤小肠镜:小肠镜可检查全小肠,大大提高了不明原因消化道出血的病因诊断率,当胶囊内镜发现可疑病灶或者不宜行胶囊内镜检查时可行小肠镜检查,其优势在于能够对可疑病灶进行仔细观察、取活检且可进行内镜下止血治疗,如氩离子凝固术、注射止血术或息肉切除术等。不足之处在于该技术属于侵入性检查,操作技术要求高,有一定的并发症发生率,如急性胰腺炎、肠穿孔等。双气囊小肠镜,据国内外报道双气囊全小肠镜对不明原因消化道出血的病因诊断率在43%~75%,对显性出血的不明原因消化道出血诊断阳性率高于隐性出血。单气囊小肠镜,没有内镜前端的气囊,可单人操作,可较为安全地完成小肠检查,对出血的诊断率与双气囊小肠镜相似。螺旋式小肠镜,是新近研发的技术,小肠镜由螺旋式的外套管和内镜组成,也可配合普通小肠镜内镜使用。推进式小肠镜,只能检查部分上段空肠且插入时间长、患者不适感强,现已很少使用。对原因未明的消化道出血患者有条件的医院应尽早行全小肠镜检查。⑥放射性核素^{99m}Tc标记红细胞扫描:注射^{99m}Tc标记红细胞后,连续扫描10~60min,如发现腹腔内异常放射性浓聚区则视为阳性。可依据放射性浓聚区所在部位及其在胃肠道的移动来判断消化道出血的可能部位,适用于怀疑小肠出血的患者,也可作为选择性腹腔动脉造影的初筛方法,为选择性动脉造影提供依据。⑦CT/MRI影像学检查:包括CT/MRI消化道成像技术,为非侵入性检查,易为医师与患者接受。可完成全消化道及腹部实质脏器、肠腔内外情况的评价。对占位性病变、肠道狭窄或扩张、瘘管形成等有较高的诊断价值,并能显示病变与周围血管、淋巴结之间的关系,但对黏膜的表浅病变,如小溃疡或血管发育不良等病变,则价值有限。本检查适合于不能耐受内镜检查、内镜不能通过的患者检查,也能单独作为评价消化道病变的检查。

3.治疗

上消化道出血病情急,变化快,严重时可危及患者生命,应采取积极措施进行抢救。

(1)上消化道出血的初步诊断一经确立,则抗休克、迅速补充血容量应放在一切医疗措施的首位,不应忙于进行各种检查。可选用生理盐水、林格液、右旋糖酐或其他血浆代用品。对高龄、伴心肺肾疾病患者,应防止输液量过多,以免引起急性肺水肿。对于急性大量出血者,应尽可能施行中心静脉压监测以指导液体的输入量。出血量较大者,特别是出现循环衰竭者,应尽快输入足量同型浓缩红细胞或全血。出现下列情况时有紧急输血指征:①患者改变体位时出现晕厥,心率增快(>120次/分);②收缩压<90mmHg或较基础收缩压降低幅度>30mmHg;③血红蛋白浓度<70g/L,血细胞比容<25%。对于肝硬化食管胃底静脉曲张破裂出血者应尽量输入新鲜血且输血量适中,以免门静脉压力增高导致再出血。下述征象提示血

容量补充充分:意识恢复;四肢末端由湿冷、青紫转为温暖、红润,肛温与皮温差减小(1℃);脉搏由快、弱转为正常有力,收缩压接近正常,脉压大于 30mmHg;尿量多于 0.5mL/(kg·h);中心静脉压改善。在积极补液的前提下,可以适当地选用血管活性药物(如多巴胺)以改善重要脏器的血液灌注。

(2)迅速提高胃内酸碱度(pH)。当胃内 pH 提高至 5 时,胃内胃蛋白酶原的激活明显减少,活性降低。而 pH 升高至 7 时,则胃内的消化酶活性基本消失,对出血部位凝血块的消化作用消失,起到协助止血的作用。自身消化作用的减弱或消失,对溃疡或破损部位的修复也起促进作用,有利于出血病灶的愈合。

(3)根据不同的病因与具体情况,因地制宜选用最有效的止血措施。

(4)严密监测病情变化。患者应卧床休息,保持安静,保持呼吸道通畅,避免呕血时血阻塞呼吸道而引起窒息。严密监测患者的生命体征,如血压、脉搏、呼吸、尿量及神志变化。观察呕血及黑便情况,定期复查红细胞数、血红蛋白浓度、血细胞比容。必要时行中心静脉压测定。对老年患者根据具体情况进行心电监护。留置鼻胃管可根据抽吸物颜色监测胃内出血情况。

(二)消化性溃疡出血

胃及十二指肠溃疡出血占全部上消化道出血病因的 50% 左右。

1.诊断

(1)根据本病的慢性过程、周期性发作及节律性上腹痛,一般可做出初步诊断。出血前上腹部疼痛常加重,出血后可减轻或缓解。应注意约 15% 患者可无上腹痛病史,而以上消化道出血为首发症状。也有部分患者虽有上腹部疼痛症状,但规律性并不明显。应注意不少老年人消化性溃疡症状不典型或无症状,特别注意询问患者有无服用阿司匹林或非甾体消炎药史,因为此类药物可以引起消化道黏膜损伤且多数患者没有症状。

(2)胃镜检查常可发现溃疡灶。对无明显病史、诊断疑难或有助于治疗时,应争取行紧急胃镜检查。若有胃镜检查禁忌证或无条件行胃镜检查,可于出血停止后数天行 X 线钡餐检查。

2.治疗

治疗原则与上述相同。一般少量出血经适当内科治疗后可于短期内止血,大量出血则应引起高度重视,宜采取综合治疗措施。

(1)饮食:目前不主张过分严格的禁食。若患者无呕血或明显活动性出血的征象,可予流质饮食,并逐渐过渡到半流质饮食。但若患者有频繁呕血或解稀烂黑便,甚至黯红色血便,则主张暂时禁食,直至活动性出血停止才予进食。

(2)提高胃内 pH 的措施:主要措施是静脉内使用抑制胃酸分泌的药物。临床常用的抑酸剂包括质子泵抑制剂(PPI)和 H_2 受体拮抗剂(H_2RA)。常用的 PPI 针剂有:埃索美拉唑、奥美拉唑、泮托拉唑、兰索拉唑、雷贝拉唑等;常用的 H_2RA 针剂包括雷尼替丁、法莫替丁等。临床研究资料表明:①PPI 的止血效果显著优于 H_2RA,起效快并可显著降低再出血的发生率。②尽可能早期应用 PPI,内镜检查前应用 PPI 可以减少内镜下止血的需要。③内镜止血治疗后,应用大剂量 PPI 可以降低患者再出血的发生率,降低外科手术率。④静脉注射 PPI 剂量的选择:推荐大剂量 PPI 治疗,如奥美拉唑或埃索美拉唑 80mg 静脉推注后,以 8mg/h 速度持续输注72h,适用于大量出血患者;常规剂量PPI治疗,如埃索美拉唑40mg静脉输注,每12h 1次。当活动性出血停止后,可改口服治疗。

(3)内镜下止血:是溃疡出血止血的首选方法,疗效肯定,推荐对Forrest分级Ⅰa～Ⅱb的出血病变行内镜下止血治疗。常用方法包括药物局部注射、热凝止血和机械止血3种。药物注射可选用在出血部位附近注射1∶10 000肾上腺素盐水、高渗钠—肾上腺素溶液(HSE)等,其优点为方法简便易行。热凝止血包括高频电凝、氩离子凝固术(APC)、热探头、微波等方法,止血效果可靠,但需要一定的设备与技术经验。机械止血主要采用各种止血夹,尤其适用于活动性出血,但对某些部位的病灶难以操作。目前主张首选热凝固疗法或联合治疗,即注射疗法加热凝固方法或止血夹加注射疗法。可根据条件及医师经验选用。但不主张单纯地局部注射治疗,因为注射治疗后再出血的机会明显高于热凝固治疗或止血夹治疗。

(三)食管胃底静脉曲张破裂出血

食管胃底静脉曲张破裂出血为上消化道出血常见病因,出血量往往较大,病情凶险,病死率较高。

1.诊断

(1)起病急,出血量往往较大,常有呕血。

(2)有慢性肝病史。若发现黄疸、蜘蛛痣、肝掌、腹壁静脉曲张、脾肿大、腹水等有助于诊断。

(3)实验室检查可发现肝功能异常,特别是白/球蛋白比例倒置、凝血酶原时间延长、血清胆红素增高。血常规检查有红细胞、白细胞及血小板减少等脾功能亢进表现。

(4)胃镜检查发现食管静脉曲张。

值得注意的是,有不少的肝硬化消化道出血原因不是食管胃底静脉曲张破裂出血所致,而是急性胃黏膜糜烂或消化性溃疡。急诊胃镜检查对出血原因部位的诊断具有重要意义。

2.治疗

除按前述紧急治疗、输液及输血抗休克、使用抑制胃酸分泌药物外,下列方法可根据具体情况选用。

(1)药物治疗:是各种止血治疗措施的基础,在建立静脉通路后即可使用,为后续的各种治疗措施创造条件。

1)生长抑素及其类似品:可降低门静脉压力。国内外临床试验表明,该类药物对控制食管胃底曲张静脉出血有效,止血有效率在70%～90%。目前供应临床使用的有14肽生长抑素、8肽生长抑素类似物、伐普肽等。14肽生长抑素,能显著改善提高止血率,不良反应发生率低。用法是首剂250μg静脉推注,继而3mg加入5%葡萄糖注射液500mL中,250μg/h连续静脉滴注,连用3～5d。因该药半衰期短,若输液中断超过3分,需追加250μg静脉推注,以维持有效的血药浓度。奥曲肽是一种合成的8肽生长抑素类似物,具有与14肽相似的生物学活性,半衰期较长。其用法是奥曲肽首剂100μg静脉推注,继而600μg,加入5%葡萄糖注射液500mL中,以25～50μg/h速度静脉滴注,连用3～5d。伐普肽是新近人工合成的生长抑素类似物,用法为起始剂量50μg,之后50μg/h静脉滴注。在硬化治疗前使用有利于减少活动性出血,使视野清晰,便于治疗。硬化治疗后再静脉滴注一段时间可减少再出血的机会。

2)血管加压素及其类似物:包括垂体后叶素、特利加压素、血管加压素等。静脉使用血管加压素类药物作用机制是通过对内脏血管的收缩作用,减少门静脉血流量,降低门静脉及其侧支的压力,从而控制食管、胃底静脉曲张破裂出血,可明显控制静脉曲张出血,但未能降低死亡率。垂体后叶素用法为 $0.2\sim0.4U/min$ 持续静脉泵入,视治疗反应调整剂量,最高可加至 $0.8U/min$;由于具有收缩全身血管的作用,其不良反应包括血压升高、心动过缓、心律失常、心绞痛、心肌梗死、缺血性腹痛等;为减少垂体后叶素引起的不良反应,到达有效剂量时必须联合静脉滴注硝酸甘油,$40\sim400\mu g/min$ 静脉滴注,并保证收缩压 $>90mmHg$。特利加压素是合成的血管加压素类似物,可有效减少门静脉血流,起始剂量为每 4h 2mg,出血停止后再改为每天 2 次,每次 1mg,一般维持 5d。

(2)内镜治疗:内镜治疗包括内镜下曲张静脉套扎术、硬化剂或组织黏合剂注射治疗,目的是控制急性食管静脉曲张出血,并尽可能使静脉曲张消失或减轻以防止其再出血。药物联合内镜治疗是目前治疗急性静脉曲张出血的主要方法之一,可提高止血成功率。

1)食管静脉曲张套扎术(EVL):食管静脉曲张套扎术止血率可达 90% 左右,不引起注射部位出血和系统并发症,值得进一步推广。①适应证:急性食管静脉曲张出血;外科手术后食管静脉曲张再发;中重度食管静脉曲张虽无出血史但存在出血危险倾向(一级预防);既往有食管静脉曲张出血史(二级预防)。②禁忌证:有上消化道内镜检查禁忌证;出血性休克未纠正;肝性脑病≥Ⅱ期;过于粗大或细小的静脉曲张。③术后处理:术后一般禁食 24h,观察有无并发症,如术中出血(曲张静脉套勒割裂出血)、皮圈脱落(早期再发出血)、发热及局部哽噎感等。首次套扎间隔 10~14d 可行第二次套扎,直至静脉曲张消失或基本消失。建议疗程结束后 1 个月复查胃镜,然后每隔 3 个月复查第二、第三次胃镜;以后每 6~12 个月进行胃镜检查,如有复发则在必要时行追加治疗。

2)硬化注射治疗(EIS):在有条件的医疗单位,硬化注射治疗为当今控制食管静脉曲张破裂出血的首选疗法。多数报道硬化注射治疗紧急止血成功率超过 90%,硬化注射治疗治疗组出血致死率较其他疗法明显降低。①适应证:一般来说,不论什么原因引起的食管静脉曲张破裂出血,均可考虑行硬化注射治疗;对于不适合套扎治疗的食管静脉曲张者,也可考虑应用硬化注射治疗。下列情况下更是硬化注射治疗的指征:重度肝功能不全、储备功能低下如 Child C 级、低血浆蛋白质、血清胆红素升高的病例。合并有心、肺、脑、肾等重要器官疾病而不宜手术者。合并有预后不良或无法切除之恶性肿瘤者,尤以肝癌为常见。已行手术治疗而再度出血,不可再次手术治疗,而常规治疗无效者。经保守治疗(包括三腔二囊管压迫)无效者。由于胃曲张静脉直径较大,出血速度较快,硬化剂不能很好地闭塞血管,因此胃静脉曲张较少应用硬化注射治疗。但在下列情况下可以胃静脉曲张硬化注射治疗作为临时止血措施:急诊上消化道出血行胃镜检查见胃静脉喷射状出血;胃曲张静脉有血囊、纤维素样渗出或其附近有糜烂或溃疡。②禁忌证:有上消化道内镜检查禁忌证;出血性休克未纠正;肝性脑病≥Ⅱ期;伴有严重肝肾功能障碍、大量腹水或出血抢救时根据医师经验及医院情况而定。③硬化剂的选择:常用的硬化剂有下列几种。乙氧硬化醇(AS):主要成分为表面麻醉剂 polidocanol 与乙醇。乙氧硬化醇的特点是对组织损伤作用小,有较强的致组织纤维作用,黏度低,可用较细的注射针注入,是一种比较安全的硬化剂;乙氧硬化醇可用于血管旁与血管内注射,血管旁每点 2~

3mL,每条静脉内 4～5mL,每次总量不超过 30mL。乙醇胺油酸酯(EO):以血管内注射为主,因可引起较明显的组织损害,每条静脉内不超过 5mL,血管旁每点不超过 3mL,每次总量不超过 20mL。十四羟基硫酸钠(TSS):据报道硬化作用较强,止血效果好,用于血管内注射。纯乙醇:以血管内注射为主,每条静脉不超过 1mL,血管外每点不超过 0.6mL。鱼肝油酸钠:以血管内注射为主,每条静脉 2～5mL,总量不超过 20mL。④术后治疗:术后应继续卧床休息,密切注意出血情况,监测血压等生命指征,严密观察出血、穿孔、发热、败血症及异位栓塞等并发症征象;禁食 6～8h 后可进流质饮食;补液,酌情使用抗生素,根据病情继续使用降低门静脉压力的药物。首次治疗止血成功后,应每隔 1～2 周后进行重复治疗,直至曲张静脉完全消失或只留白色硬索状血管,多数病例施行 3～5 次治疗后可达到此目的。如发现静脉再生,必要时行追加治疗。⑤并发症:较常见的并发症有出血,在穿刺部位出现渗血或喷血,可在出血处再补注 1～2 针,可达到止血作用;胸痛、胸腔积液和发热,可能与硬化剂引起曲张静脉周围炎症、食管溃疡、纵隔炎、胸膜炎的发生有关;食管溃疡和狭窄;胃溃疡及出血性胃炎:可能与 EIS 后胃血流淤滞加重、应激、从穿刺点溢出的硬化剂对胃黏膜的直接损害有关。

3)组织黏合剂治疗:对于合并有胃静脉曲张出血,组织黏合剂疗法有效而经济,但组织黏合剂治疗后可发生排胶出血、败血症和异位栓塞等并发症且有一定的操作难度及风险。①适应证:急性胃静脉曲张出血;对于胃静脉曲张有红色征或表面糜烂且有出血史者可行二级预防治疗。②术后处理:同硬化注射治疗。给予抗生素治疗 5～7d,注意酌情应用抑酸药。术后 1周、1 个月、3 个月及 6 个月时复查胃镜。可重复治疗直至胃静脉闭塞。选用何种内镜治疗方法应结合医院具体条件、医师经验和患者病情综合考虑。硬化注射治疗和食管静脉曲张套扎术以其安全有效、并发症少成为食管静脉曲张的一线疗法,联用食管静脉曲张套扎术和硬化注射治疗并发症较少、根除率较高、再出血率较低。对于胃底静脉曲张出血患者,有条件时建议使用组织黏合剂进行内镜下闭塞治疗,在某些情况下也可使用内镜下套扎治疗。

(3)三腔双囊管压迫:是传统的有效止血方法,其止血成功率在 44%～90%,由于存在一定的并发症,目前大医院已较少使用。主要用于药物效果不佳,暂时无法进行内镜治疗者,也适用于基层单位不具备内镜治疗的技术或条件者。

1)插管前准备:①向患者说明插管的必要性与重要性,取得其合作;②仔细检查三腔管各通道是否通畅,气囊充气后做水下检查有无漏气,同时测量气囊充气量,一般胃囊注气 200～300mL(用血压计测定内压,以 40～50mmHg 为宜),食管囊注气 150～200mL(压力以 30～40mmHg 为宜),同时要求注气后气囊膨胀均匀,大小、张力适中,并做好各管刻度标记;③插管时若患者能忍受,最好不用咽部麻醉剂,以保存喉头反射,防止吸入性肺炎。

2)正确的气囊压迫:插管前先测知胃囊上端至管前端的距离,然后将气囊完全抽空,气囊与导管均外涂液状石蜡,通过鼻孔或口腔缓缓插入。当至 50～60cm 刻度时,套上 50mL 注射器从胃管做回抽。如抽出血性液体,表示已到达胃腔,并有活动性出血。先将胃内积血抽空,用生理盐水冲洗。然后用注射器注气,将胃气囊充气 200～300mL,再将管轻轻提拉,直到感到管子有弹性阻力时,表示胃气囊已压于胃底贲门部,此时可用宽胶布将管子固定于上唇一侧,并用滑车加重量 500g(如 500mL 生理盐水瓶加水 250mL)牵引止血。定时抽吸胃管,若不再抽出血性液体,说明压迫有效,此时可继续观察,不用再向食管囊注气。否则应向食管囊充气 150～200mL,使压力维持在 30～40mmHg,压迫出血的食管曲张静脉。

3)气囊压迫时间:第一个 24h 可持续压迫,定时监测气囊压力,及时补充气体。每 1～2h 从胃管抽吸胃内容物,观察出血情况,并可同时监测胃内 pH。压迫 24h 后每间隔 6h 放气 1 次,放气前宜让患者吞入液状石蜡 15mL,润滑食管黏膜,以防止囊壁与黏膜黏附。先解除牵拉的重力,抽出食管囊气体,再放胃囊气体,也有学者主张可不放胃囊气体,只需把三腔管向胃腔内推入少许则可解除胃底黏膜压迫。每次放气观察 15～30min 后再注气压迫。间歇放气的目的在于改善局部血循环,避免发生黏膜坏死糜烂。出血停止 24h 后可完全放气,但仍将三腔管保留于胃内,再观察 24h,如仍无再出血方可拔出。一般三腔双囊管放置时间以不超过 72h 为宜,也有报告长达 7d 而未见黏膜糜烂者。

4)拔管前后注意事项:拔管前先给患者服用液状石蜡 15～30mL,然后抽空 2 个气囊中的气体,慢慢拔出三腔双囊管。拔管后仍需禁食 1d,然后给予温流质饮食,视具体情况再逐渐过渡到半流质和软食。

三腔双囊管如使用不当,可出现以下并发症:①曲张静脉糜烂破裂;②气囊脱出阻塞呼吸道引起窒息;③胃气囊进入食管导致食管破裂;④食管和(或)胃底黏膜因受压发生糜烂;⑤呕吐反流引起吸入性肺炎;⑥气囊漏气使止血失败,若不注意观察可继续出血引起休克。

(4)介入治疗。

1)经皮经颈静脉肝穿刺肝内门体分流术(TIPS):TIPS 是影像学 X 线监视下的介入治疗技术。通过颈静脉插管到达肝静脉,用特制穿刺针穿过肝实质,进入门静脉。放置导线后反复扩张,最后在这个人工隧道内置入 1 个可扩张的金属支架,建立人工瘘管,实施门体分流,降低门静脉压力,达到治疗食管胃底曲张静脉破裂出血的目的。与外科门体分流术相比,TIPS 具有创伤小、成功率高、降低门静脉压力效果确切、可控制分流道直径、能同时行断流术(栓塞静脉曲张)、并发症少等优点。TIPS 要求有相当的设备与技术,费用昂贵,推广普及尚有困难。对于食管、胃底静脉曲张破裂大出血经保守治疗(药物、内镜下治疗等)效果不佳,外科手术后再发静脉曲张破裂出血以及终末期肝病等待肝移植术期间静脉曲张破裂出血等患者可考虑 TIPS 治疗。TIPS 对急诊静脉曲张破裂出血的即刻止血成功率可达 90%～99%,但其中远期(≥1 年)疗效尚不十分满意。

2)其他介入疗法:包括经球囊导管阻塞下逆行闭塞静脉曲张术(BORTO)、脾动脉栓塞术、经皮经肝曲张静脉栓塞术(PTVE)等。

(5)手术治疗:大出血时有效循环血量骤降,肝供血量减少,可导致肝功能进一步的恶化,患者对手术的耐受性低,急症分流术死亡率达 15%～30%,断流术死亡率达 7.7%～43.3%。因此,在大出血期间应尽量采用各种非手术治疗,若不能止血才考虑行外科手术治疗。急症手术原则上采取并发症少、止血效果确切及简易的方法,如食管胃底曲张静脉缝扎术、门奇静脉断流术等。待出血控制后再行择期手术,如远端脾肾静脉分流术等,以解决门静脉高压问题,预防再出血。尽管有以上多种手术治疗措施,仍有约 20% 的患者出血不能控制或出血控制后 24h 内再次复发出血。肝静脉压力梯度(HVPG)>20mmHg(出血 24h 内测量)但 Child-Pugh A 级者应行急诊分流手术;Child-Pugh B 级者可实施急诊断流手术;Child-Pugh C 级者行急诊手术死亡率≥50%,决定手术应极为慎重。外科分流手术能有效降低再出血率,与内镜及药物治疗相比并未改善生存率,但同时增加了肝性脑病风险。肝移植是除分流手术治疗外的理想选择。

(四)其他原因引起的上消化道出血

1.急性胃黏膜损害

本病是以一组胃黏膜糜烂或急性溃疡为特征的急性胃黏膜表浅性损害,常引起急性出血。主要包括急性出血性糜烂性胃炎和应激性溃疡,是上消化道出血的常见病因。

(1)病因。

1)服用非甾体抗炎药(阿司匹林、吲哚美辛等)。

2)大量饮用烈性酒。

3)应激状态(大面积烧伤、严重创伤、脑血管意外、休克、败血症、心肺功能不全等)。

(2)诊断。

1)具备上述病因之一者。

2)出血后24～48h急诊胃镜检查发现胃黏膜(以胃体为主)多发性糜烂或急性浅表小溃疡;有时可见活动性出血。

(3)治疗:本病以内科治疗为主。一般急救措施及补充血容量、抗休克与前述相同。本病的治疗要点是:

1)迅速提高胃内 pH:以减少 H^+ 反弥散,降低胃蛋白酶活力,防止胃黏膜自身消化,帮助凝血。可选用质子泵抑制剂如奥美拉唑或泮托拉唑。

2)内镜下直视止血:包括出血部位的注射疗法、电凝止血或局部喷洒止血药(凝血酶或去甲肾上腺素溶液等)。

3)手术治疗:应慎重考虑,因本病病变范围广泛,加上手术本身也是一种应激。对经内科积极治疗无效、出血量大者可考虑手术治疗。

2.胃癌出血

胃癌一般为持续小量出血,急性大量出血者占 20%～25%,对中年以上男性患者,近期内出现上腹部疼痛或原有疼痛规律消失,食欲下降,消瘦,贫血程度与出血量不符者,应警惕胃癌出血的可能。内镜检查加黏膜活检可明确诊断。出血的治疗原则与方法与消化性溃疡相似,对可以外科手术的患者应及早行外科手术治疗。

3.食管贲门黏膜撕裂综合征

由于剧烈干呕、呕吐或可致腹腔内压力骤增的其他原因,造成食管贲门部黏膜及黏膜下层撕裂并出血。为上消化道出血的常见病因之一,约占上消化道出血病因的 10%,部分患者可致严重出血。急诊内镜检查是确诊的最重要方法,镜下可见纵行撕裂,长 3～20mm,宽 2～3mm,大多为单个裂伤,以右侧壁最多,左侧壁次之,可见到病灶渗血或有血痂附着。治疗上除按一般上消化道出血原则治疗外,可在内镜下使用钛夹、电凝、注射疗法等。使用抑制胃酸分泌药物可减少胃酸反流,促进止血与损伤组织的修复。

4.胆道出血

本病是指胆管或流入胆管的出血,可分为肝内型和肝外型出血。肝内型出血多为肝外伤、肝脏活检、经皮肝穿刺(PTC)、感染和中毒后肝坏死、血管瘤、恶性肿瘤、肝动脉栓塞等病因所致。肝外型出血多为胆结石、胆道蛔虫、胆道感染、胆管肿瘤、经内镜胆管逆行造影下十二指肠乳头括约肌切开术后、T 管引流等引起。

（1）诊断。

1）有上述致病因素存在，临床上出现三大症状：消化道出血、胆绞痛及黄疸。

2）经内镜检查未发现食管和胃内的出血病变，而十二指肠乳头部有血液或血块排出，即可确认胆管出血。必要时可行 ERCP、PTC、选择性动脉造影、腹部探查中的胆管造影、术中胆管镜直视检查等，均有助于确诊。

（2）治疗。首先要查明原发疾病，只有原发病查明后才能制定正确的治疗方案。轻度的胆道出血，一般可用保守疗法止血，急性胆道大出血则应及时手术治疗。除按上述一般紧急治疗、输液及输血、止血药物使用外，以下措施应着重进行。

1）病因治疗。①控制感染：由于肝内或胆管内化脓性感染所引起的出血，控制感染至关重要，可选用肝胆管系统内浓度较高的抗生素，如头孢菌素类、喹诺酮类等抗生素静脉滴注，可联合两种以上抗生素。②驱蛔治疗：由胆道蛔虫引起者，主要措施是驱蛔、防治感染、解痉镇痛。在内镜直视下钳取嵌顿在壶腹内的蛔虫是一种有效措施。

2）手术治疗。有下列情况可考虑手术治疗：①持续胆道大出血，经各种治疗仍血压不稳，休克未能有效控制者；②反复的胆道出血，经内科积极治疗无效者；③肝内或肝外有需要外科手术治疗的病变存在者。

二、急性下消化道出血

急性下消化道出血是指屈氏韧带以下的空肠、回肠、结肠部位（临床上通常把屈氏韧带以下的空肠、回肠、结肠称为下消化道）出血。临床上主要表现为血便和大便带血。根据出血量可分为急性大出血、显性出血和隐性出血。一般所说的急性下消化道出血多指下消化道大量出血，一次出血量超过 450mL 者，常可导致急性贫血，血压下降，甚至出现休克等。

（一）病因

急性下消化道出血可由肠道炎症、肿瘤、息肉及肠道血管畸形等因素引起。

1.溃疡和炎症

溃疡和炎症是下消化道出血的主要原因。肠道炎症性病变可分为特异性炎症和非特异性炎症。

（1）特异性炎症：包括结核、梅毒、伤寒及肠道寄生虫感染等。小肠和结肠非常适合细菌及寄生虫发育、定居和繁殖，从而造成肠黏膜充血、水肿、糜烂和溃疡，导致出血的发生。急性出血坏死性小肠炎是一类与 C 型产气荚膜芽孢杆菌感染有关的急性肠炎，主要表现为便血、腹痛、呕吐和腹胀等，严重者可出现休克、肠麻痹，甚至穿孔等并发症，病情危重，预后不良。

（2）非特异性炎症：是指病因还不清楚的一些疾病，如溃疡性结肠炎、克罗恩病、嗜酸性胃肠炎等。

（3）放射性肠炎：由于放射损伤或治疗后引起的肠黏膜损害，出现肠道充血、水肿、糜烂和溃疡，从而出现下消化道出血。

2.恶性肿瘤

以结肠癌为多见,多见于中老年人群。小肠恶性肿瘤则相对少见,主要有淋巴瘤、间质肉瘤等。肿瘤活动性出血主要发生于肿瘤的中央坏死部位以及黏膜溃疡部位,侵及血管者则出血量更大。

3.息肉

无论是单发还是多发息肉均可以出现下消化道出血,以家族性腺瘤样息肉病更为明显。

4.良性肿瘤

以小肠间质瘤为多见,其他有脂肪瘤、腺瘤、血管瘤、神经纤维瘤和淋巴管瘤等。

5.憩室

憩室可发生在肠道的任何部位,以十二指肠降部最为常见。由于憩室颈部狭小,容易造成食物及粪便潴留,从而引起憩室部位炎症、溃疡,甚至出血。

6.肠道血管性病变

肠道血管性病变引起的下消化道出血往往反复发作,出血量多少不一,诊断比较困难。

(1)肠道血管发育不良:发病原因不明,男女发病率相当,年龄一般小于 60 岁。早期病理变化为黏膜下静脉血管扩张呈簇状,后期形成动静脉瘘。伴出血者为 50%~80%。

(2)肠道血管畸形:多见于老年人,随着年龄的增加有升高的趋势,也是引起下消化道出血的常见原因之一。随着检查技术的发展和普及,肠道血管畸形的检出率有明显增加。

(3)奥斯勒—韦伯—朗迪病:即遗传性毛细血管扩张症,好发于胃及近端小肠,消化道出血可能是唯一的临床表现。

7.胆管胰腺疾病

胆管出血在临床上并不多见,常有典型的三联征,发热、黄疸和腹痛,多有外伤及胆管手术史。

8.全身疾病

引起出凝血机制障碍的疾病都可能导致下消化道出血,如血液系统疾病、尿毒症、肝硬化、结缔组织病等。

(二)临床表现

对便血患者应详细了解病史,了解粪便的颜色、血与粪便是否相混、便血量及次数等对估计出血部位、病因有较大的价值。体检时要注意有无贫血、休克等情况,有无腹块及压痛等。对出血量较大或黑便的患者,应插入胃管持续引流胃液,以鉴别是否为上消化道出血,必要时行胃镜检查。对不能排除的全身性疾病所致的出血应行相应的检查,如血小板、凝血因子、肾功能和肝功能等。

1.血便和大便带血

下消化道出血一般很少由胃部呕出,绝大多数都通过肠道排出而呈血便或者血液与粪便混合排出。根据出血的速度、量,特别是在肠道停留的时间长短,血液的颜色从黑色到果酱色、红色不等。出血的位置越高,在肠道停留的时间越长,颜色就越深;位置越接近肛门,出血后排出越快,颜色就越红。

2.循环衰竭的表现

根据出血的速度和量的多少,表现有不同的全身症状。若出血速度慢,量又少,一般无明显全身症状,仅在出血时间多后显示有贫血。若出血量多又快,则可出现心慌、冷汗、苍白,甚至血压下降等急性失血表现。

3.原发疾病的症状

引起下消化道出血的原因甚多,不同的病因会出现不同的症状。如间质肉瘤引发的出血,常伴腹痛、腹块;克罗恩病和溃疡性结肠炎引起的出血一般都伴有腹泻、腹痛、发热;肠癌引起的出血则可能有肠梗阻和腹块。

(三)辅助检查

对于不能排除上消化道出血(UGIB)的患者,应通过胃镜或鼻胃管胃冲洗加以鉴别。同时,还可通过鼻胃管给予清肠剂(口服困难者),以完成肠镜检查前的肠道准备。近年来,内镜和影像技术的迅速发展使得结肠镜和CT血管成像在诊治下消化道出血中愈发重要。

(1)结肠镜检查:90%以上的LGIB患者可经急诊结肠镜检查而确诊。因结肠镜还可通过内镜下喷洒药物、黏膜下注射、套扎以及金属夹夹闭等技术实现内镜下止血。基于诊治一体化的优势,目前结肠镜检查已成为急性LGIB的首选诊疗手段。

存在血流动力学不稳的便血患者,应立即行胃镜检查以排除上消化道出血可能。血流动力学稳定的患者须在出血后24h内进行结肠镜检查,但出血急性期也存在病情不稳定、肠道准备困难等不利因素,应结合病情实施个体化方案。结肠镜检查前的肠道准备对于保证内镜下清晰的视野以及后续的诊治至关重要。故只要病情允许,在结肠镜检查前应尽量完成肠道准备。聚乙二醇因其安全性较好,是目前常用的清肠剂。推荐剂量3～6L,须在3～4h口服完毕。而对于有持续性出血且不能耐受口服清肠剂的患者,在排除存在误吸高风险的基础上,可短期内置入鼻胃管以协助肠道准备。当然,不是所有LGIB患者结肠镜检查前都需要肠道准备。以下情况,如出血较快且血压不稳、可预判出血部位(息肉切除后出血)、直肠或左半结肠出血可能性高,可不做肠道准备直接行结肠镜检查。

(2)CT血管成像:多层螺旋CT血管成像(MDCTA)较常规CT可获得高分辨率的薄层轴位图像,可检出0.3mL/min的急性LGIB。MDCTA对活动性消化道出血总体敏感性为85.2%,特异性为92.1%,具有简单、快速、无创等优势,基本可取代传统血管造影的诊断作用。同时,MDCTA一旦明确出血部位,可立即通过超选择栓塞"罪犯血管"止血,在憩室引起的急性LGIB止血成功率达85%。该项技术主要不足是造影剂肾毒性、射线暴露等。

(3)核素显像:利用^{99m}锝(^{99m}TC)标记红细胞行放射性核素扫描消化道活动性出血,具有较高的敏感性,可检出0.1～0.5mL/min的出血。核素显像对急性LGIB的诊断阳性率为45%～90%,但只能靠腹部投影大致判断出血部位,定位的精准度有限。因此,核素显像需要与其他检查手段联合诊断LGIB。

(四)治疗

1.一般治疗

(1)监测生命体征,注意病情变化。出血量大的时候应住院治疗或卧床休息,严密监测血压、脉搏、心率、呼吸等变化。

(2)根据病情禁食或无渣饮食或静脉营养,有活动性出血的时候一般需要禁食,待病情稳定后进清淡饮食,软食、流食或半流食,注意保持正常的饮食习惯。

(3)补充有效血容量,积极抗休克治疗。迅速建立通畅的静脉通路,充分补充血容量,出血量较大者,则需输血,尽快尽早地使循环保持稳定。无血的情况下可先输注平衡盐液和糖盐水或其他血浆代用品。

(4)针对原发病的治疗,如怀疑有感染者,应选用足量有效的抗生素。特异及非特异性炎症采用相应的治疗。

2.药物止血治疗

(1)肠道局部用药:可用冰盐水口服或胃管内注入,即 100mL 生理盐水中加入 8mg 去甲肾上腺素,每 2~4h 一次。凝血酶 400~2 000U 溶于适量的生理盐水中,口服或胃管内注入,每 4~8h 一次。出血量不大时也可口服云南白药。

(2)全身给药:静脉使用酚磺乙胺、氨甲苯酸、维生素 K、凝血酶原复合物等,对于有血管性出血也可使用生长抑素及其类似物。

3.内镜治疗

病变位于内镜所及的局限性病变如息肉、血管畸形等,可通过内镜下行电凝、热探头、激光、微波等治疗。也可在局部注射高渗盐水、肾上腺素和硬化剂等止血治疗。

4.动脉栓塞治疗

通过选择性动脉插管找到出血部位后,采用吸收性明胶海绵、聚乙烯醇颗粒、微弹簧圈及液体栓塞剂等对病变供血血管进行栓塞。对于肿瘤及动静脉瘘者,一般选用弹簧圈等永久性栓塞物质,在急性止血的同时,也是对原发病的治疗。而对于溃疡、糜烂、憩室及渗出性出血,可选用吸收性明胶海绵等临时性栓塞物质。一般要求尽量减少栓塞范围,达到止血目的,获得最佳效果。

5.手术治疗

手术治疗既是病因治疗,也是止血的最有效手段。对出血部位、病因明确,适宜手术的患者均应手术。

(1)急诊手术:经保守治疗无法止血,24h 内输血量超过 1 500mL,血压仍不稳定者应急诊手术;对查明病因和出血部位,仍继续出血或大出血合并有肠梗阻、肠穿孔、腹膜炎的患者应考虑急诊手术。急诊手术时因患者全身情况较差,肠道未清洁,行肠切除后是否行一期肠吻合应慎重选择。

(2)择期手术:对下消化道出血的患者,只要条件允许,应尽可能争取择期手术。术前充分的全身及肠道准备对手术的安全性及减少术后并发症非常重要。

第三节　血尿

一、概述

血尿是指尿中红细胞异常增多。显微镜下红细胞数超过了标准值为"镜下血尿"。尿液呈血样或淡红色(洗肉水样),甚至有凝血块,则称为"肉眼血尿"。血尿的诊断标准有:①新鲜晨尿离心沉渣涂片镜检,每高倍镜视野红细胞>3 个;②非离心尿液直接涂片镜检,每 2~3 个高倍视野中红细胞>1 个;③尿红细胞排泄率>10 万/h 或 Addis 计数尿红细胞>50 万/12h。每升尿液中含有 1mL 血液时,即可呈现肉眼血尿。常见的病因见表 10-1。

表 10-1 血尿的病因分类

病变系统	病变分类	常见病因或诱因
泌尿系统疾病	炎症、感染性	膀胱尿道炎、肾盂肾炎、肾及膀胱结核、前列腺炎
	免疫性	肾小球炎、间质性肾炎、IgA 肾病、肾移植排斥
	结石	肾、输尿管、膀胱、尿道、前列腺结石
	肿瘤	肾、输尿管、膀胱、尿道、前列腺肿瘤
	损伤	创伤、手术、器械检查、导尿、膀胱或尿道内异物
	其他	肾囊肿或多囊肾、肾血管疾病、薄基底膜病、肾下垂、游走肾、出血性膀胱炎、膀胱或尿道息肉、膀胱憩室、尿道肉阜、前列腺肥大、运动性血尿、原因不明的"特发性"血尿
全身系统性疾病	血液病	血小板减少、再生障碍性贫血、白血病、镰状细胞病、弥散性血管内凝血、血友病
	感染	败血症、急性上呼吸道感染、腮腺炎、感染性心内膜炎、乙型肝炎、流行性出血热、猩红热、风疹、钩端螺旋体病、丝虫病
	风湿免疫性疾病	系统性红斑狼疮、血管炎、变态反应
心血管疾病	高血压、动脉硬化症、充血性心力衰竭	
代谢与内分泌疾病	痛风、糖尿病、甲状旁腺功能亢进症、特发性高钙尿症	
药物、中毒	抗生素、非甾体抗炎药、环磷酰胺(出血性膀胱炎)、抗凝剂、蛇毒、蝎毒、毒草	
尿路邻近器官疾病		急性阑尾炎、盆腔炎或脓肿、输卵管及附件炎或脓肿、结肠、膀胱内子宫内膜异位症、子宫或阴道炎症、直肠、子宫或卵巢等部位的肿瘤

二、临床表现

(一)病史

(1)发病情况:血尿可表现为一过性、间歇性或持续性,可以是初发或复发。

(2)原发病、慢性病及治疗史。

(3)创伤、烧伤或与泌尿系损伤相关的其他损伤。

(4)前驱感染病史：上呼吸道感染或腹泻后数小时或 1～3d 出现血尿，常为急性肾炎综合征，以 IgA 肾病多见；皮肤或上呼吸道感染后 1～3 周发生血尿可能是急性肾小球肾炎；部分新月体肾炎患者常于起病前 1 个月左右有上呼吸道感染史。

(5)运动、体位诱因：肉眼血尿前有剧烈运动，可能为运动性血尿；瘦长体型的青少年直立体位、活动后出现血尿常为胡桃夹现象(左肾静脉压迫综合征)。

(二)年龄和性别

1.儿童和青少年

镜下血尿常为急性肾炎、尿路畸形伴梗阻、急性上呼吸道感染、损伤、小儿特发性高钙尿症。

2.青壮年

男性常为尿路结石、炎症、损伤、膀胱肿瘤；女性常为炎症、盆腔炎、尿路结石，月经期发生者可为子宫内膜异位症。

3.中年男性

常为尿路结石、膀胱肿瘤、炎症、损伤、上尿路肿瘤，女性常为炎症、结石、膀胱肿瘤、腹主动脉瘤或主动脉夹层。

4.老年男性

常为前列腺肥大或前列腺癌、膀胱肿瘤、尿路感染、上尿路肿瘤和结石，女性常为膀胱或尿道肿瘤、尿路感染，老年无痛性肉眼血尿常为肿瘤。

(三)伴随症状及体征

1.疼痛

(1)肾区疼痛：①肾区绞痛伴放射痛是肾、输尿管结石的特征；②伴有高血压，可能为肾动脉栓塞；③伴有休克，可能为肾动脉瘤破裂、肾破裂等；④腰部酸痛且伴有乏力多为肾小球肾炎；⑤持续钝痛或胀痛常为多囊肾或直径较大的单发肾囊肿；⑥钝痛或牵扯痛且平卧后缓解，可见于肾下垂、游走肾等。

(2)输尿管部位疼痛或绞痛，表现为腹部阵发性绞痛并向会阴部放射，常为输尿管结石、血块或异物阻塞的特征。

(3)外伤后出现血尿伴绞痛，为泌尿系统损伤。

2.膀胱刺激症状

3.发热

有寒战、腰痛常为急性肾盂肾炎、肾脓肿、肾周脓肿或全身感染性疾病；持续低热可能为泌尿系统结核或肿瘤。

4.水肿、高血压、少尿

常为肾小球肾炎、高血压肾损害；伴咯血、贫血、短期内肾功能进行性减退，可能为肺出血肾炎综合征。

5.其他部位出血

常为血液病、全身感染性疾病。

6.腹部触诊发现

（1）触及双侧巨大肾脏常为多囊肾；单侧肾脏肿块,常为肾肿瘤、肾积水。

（2）触及肾脏且位置较低、活动度较大常为游离肾,多数发生于右侧肾。

（3）输尿管压痛点压痛、膀胱区压痛常为尿路感染、结石。

（4）肋脊角压痛、肾区叩痛常为急性肾盂肾炎。

7.肛门指诊发现

前列腺大常为前列腺肥大或前列腺癌。

（四）血尿特点

1.血尿持续时间

（1）肾小球肾炎：肉眼血尿间断出现,镜下血尿多持续存在。

（2）尿路感染或结石：感染控制或结石排出后血尿消失。

（3）泌尿系统肿瘤：常先表现为镜下血尿,后出现持续肉眼血尿。

（4）肾穿刺活检术或肾挫伤：可为持续肉眼血尿或镜下血尿和肉眼血尿交替出现。

2.病变部位

（1）肾性血尿：血尿呈黯红色及云雾状,尿中可见三角形或锥形（肾盏铸型）或蠕虫状血块（输尿管铸型）。

（2）膀胱性血尿：血尿颜色较鲜红,常有不规则血块,常伴有膀胱刺激症状（尿频、尿急、尿痛）。

（3）尿道性血尿：血尿颜色鲜红,前尿道出血为初始血尿或滴沥状出血,后尿道及前列腺出血多为终末血尿,常伴有膀胱刺激症状或排尿困难症状。

三、辅助检查

（一）尿液

（1）尿液常规。

（2）尿红细胞计数和形态。

（3）尿三杯试验。

（4）尿液细菌学检查。

（5）尿蛋白检测。

（6）尿钙测定：如24h尿钙排泄量超过0.025mmol/kg（4mg/kg）,血钙在正常范围,血尿病因与特发性高钙尿症有关。

（7）尿液脱落细胞检查,40岁以上的血尿患者应常规进行此检查,反复多次留尿检查可提高阳性检出率。

尿三杯试验：①初段血尿,来自尿道括约肌以下的前尿道；②第二杯血尿或第二杯出血明显加重,来自后尿道或膀胱出口处；③终末血尿,常为膀胱颈部、后尿道、前列腺和精囊出血；④全程血尿,来自肾脏、输尿管、膀胱。间歇性无痛性肉眼全程血尿,常为肾或膀胱肿瘤。

导尿管冲洗:①把膀胱内的血尿冲洗干净后,再注入生理盐水随即抽出,若回流液澄清,但停留片刻后回流液体呈现血色,提示血尿来自肾脏;②对膀胱作连续冲洗,如仍见血性回流液体,提示出血来自膀胱。

尿液红细胞形态与血尿来源:根据尿液中红细胞形态检查可将血尿分为均一性红细胞血尿(非肾小球性血尿)、非均一性红细胞血尿(肾小球性血尿)和混合性血尿。肾小球性血尿指血尿来源于原发性或继发性肾小球肾炎,非肾小球性血尿来源于泌尿系结石、肿瘤、感染、血管畸形等多种疾病。

(二)血液

(1)血常规。

(2)血生化:尿素氮、肌酐、尿酸、血糖、电解质、肝功能、血脂等。

(3)内生肌酐清除率。

(4)血液细菌学检查:阳性见于全身感染性疾病。

(5)免疫学检查:各类自身抗体、免疫球蛋白、补体等。

(6)红细胞沉降率。

(7)出凝血时间、PT、凝血因子含量等。

(三)X 线检查

(1)腹部平片:可显示肾的大小、位置或轴向的改变,尿路结石绝大多数含钙盐,平片可发现阳性致密阴影。

(2)排泄性尿路造影(也称静脉尿路造影)。

(3)逆行性尿路造影。

(四)腹部超声

对肾脏结石(不论 X 线阳性还是阴性结石)、肾盂积水、肾周围脓肿或血肿有诊断价值。

(五)CT 扫描

常用于发现和证实泌尿系实质和囊性占位、损伤、结石、肾盂积水和输尿管梗阻、肾及周围脓肿、慢性肾盂肾炎(萎缩瘢痕肾)、前列腺病变、肾先天性异常及肾血管性疾病等。

(六)MRI

对肾和膀胱肿瘤、肾损伤、肾盂积水、肾脓肿等 MRI 均有较好的显示。对前列腺肥大比CT 更具诊断价值;对结石或钙化,MRI 价值较低。

(七)内镜检查

可了解病变部位与病变性质,并可兼作逆行上尿路造影检查。但膀胱镜、尿道镜、输尿管镜检查都是有创检查,应掌握适应证。

(八)核素肾图

是诊断尿路梗阻的可靠、简便的方法之一。

(九)数字减影血管造影(DSA)

有助于发现肾血管异常、鉴别肾脏的囊性或实质占位、良性或恶性肿瘤。

(十)肾穿刺活检

对肾小球性血尿可用粗针肾穿刺活检进行组织学病理诊断,应严格掌握适应证。

四、诊断与鉴别诊断

（一）假性血尿、红色尿、假性血红蛋白尿

1.假性血尿

月经、痔出血或其他因素污染尿液所致的血尿。

2.红色尿

（1）血红蛋白尿（血管内溶血所致）或肌红蛋白尿（肌肉组织损伤疾病所致）：尿色黯红或酱油样，镜检无尿红细胞增多，尿液隐血试验均为阳性，血管内溶血时血浆游离血红蛋白含量增高。

（2）卟啉尿：尿经放置或被日晒后变红棕色或葡萄酒色，镜检无尿红细胞增多，尿卟胆原试验、尿卟啉或粪卟啉试验阳性。

（3）药物及其代谢产物、食品染料的颜色导致红色尿，如氨基比林、山道年、酚酞、利福平、刚果红等。

3.假性血红蛋白尿

在低渗尿（比重低于1.006）、碱性尿液或尿标本放置过久的情况下，真性血尿中的红细胞可被溶解破坏，形成血红蛋白尿，而尿沉渣中可能检不出红细胞。假性血红蛋白尿时血浆游离血红蛋白、结合珠蛋白含量为正常，此可与血管内溶血（血浆游离血红蛋白增加、结合珠蛋白减少）相区别。

（二）肾小球性血尿与非肾小球性血尿

（1）如在尿沉渣中发现管型，特别是红细胞管型、含有免疫球蛋白的颗粒管型，多为肾小球性血尿。

（2）血尿伴有较大量蛋白尿（≥1g/24h）的多为肾小球性血尿。

（3）从尿红细胞形态特点区分肾小球性血尿与非肾小球性血尿。

（三）血尿的病因诊断

1.肾小球性血尿

需要结合临床表现进一步做相关系统的检查：①肾功能检查；②鉴别肾炎综合征或肾病综合征；③鉴别原发性或继发性肾小球疾病；④如为原发性肾小球疾病，应确定临床分型，必要时做肾穿刺活检。

2.非肾小球性血尿

通过尿三杯试验，并结合临床特点选择尿液、影像学、膀胱镜等检查，基本上可查明血尿的部位及病因。

五、治疗

（一）处理原则

（1）出血部位和病因。

（2）对症处理。

（3）积极针对原发疾病进行治疗。

（二）治疗要点

1.肾小球性血尿

（1）针对血尿一般无须特殊处理。

（2）原发病的治疗。

2.非肾小球性血尿

（1）尿路感染血尿：抗感染治疗，尿路结核给予抗结核治疗。

（2）尿路结石血尿：服用排石冲剂、碎石疗法或手术取石。多饮水有利于排石。

（3）泌尿道肿瘤血尿：针对肿瘤的专科手术治疗、抗癌药物治疗。

（4）膀胱息肉和憩室、尿道肉阜等血尿：专科治疗。

（5）损伤性血尿：处理创伤。

（6）对症治疗。

1）止血：可选用垂体后叶素静脉滴注止血。上尿路出血时，不宜应用大剂量促凝或抗纤溶药，以防止促进血凝块形成而阻塞尿路。

选择性肾动脉造影如能证实动静脉瘘形成或其他血管损伤出血，对大量肉眼血尿可考虑进行超选择性肾动脉分支介入栓塞止血。

2）镇痛：对结石伴绞痛，可酌情选用镇痛剂、解痉药（山莨菪碱）、黄体酮（月经期不使用）、维生素 K_3 等。

3）出血量较多时应及时予以补充血容量、输血纠正贫血。

4）药物引起的血尿，应立即停用相关的药物。

血尿急诊处理的流程见图 10-1。

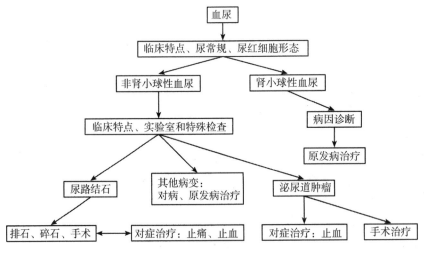

图 10-1 血尿急诊处理的流程

（赵　挺）

第十一章 呕吐与腹泻

第一节 恶心与呕吐

一、概述

恶心、呕吐是临床上最常见的症状之一。恶心是一种特殊的主观感觉,表现为咽喉与上腹部的不适和紧迫欲吐感,多伴有流涎与反复的吞咽动作。严重者可伴头痛、头晕、出汗、面色苍白、心率增快等自主神经功能紊乱的表现。恶心常是呕吐的前驱症状。呕吐则是通过胃、食管、口腔、膈肌和腹肌等部位的协同作用,使胃内容物由胃、食管经口腔排出体外,是一种复杂的病理生理反射过程。恶心同时伴有呕吐,但未将胃内容物排出称为干呕。干呕常是呕吐之前呼吸肌的节律性动作。

恶心和呕吐病因众多、症状缓急程度不一。急性剧烈的恶心、呕吐可能导致患者脱水、电解质紊乱、营养不良,严重者可能因消化道黏膜损伤而并发上消化道出血。医师应及早甄别导致恶心和呕吐的危重疾病,根据病史、体征尽早识别病因,同时给予合理检查和对症治疗。

二、病因

引起恶心和呕吐的病因相当繁多,分类复杂,涉及许多系统。凡是能导致胃肠道、腹腔、中枢神经系统及代谢系统发生病理生理改变的疾病均可引起恶心和呕吐。在临床上,按发病机制可分为反射性呕吐、中枢性呕吐、前庭障碍性呕吐和神经官能症性呕吐。

(一)按发病机制分类

1.反射性呕吐

(1)咽部刺激:如吸烟、剧咳、鼻咽部炎症等。

(2)胃、十二指肠疾病:如急性或慢性胃肠炎、消化性溃疡、急性胃扩张、幽门梗阻、功能性消化不良等。

(3)肠道疾病:急性阑尾炎、各型肠梗阻、急性出血坏死性肠炎、腹型过敏性紫癜等。

(4)肝胆胰疾病:急性肝炎、肝硬化、肝瘀血、急慢性胆囊炎或胰腺炎等。

(5)腹膜及肠系膜疾病:如急性腹膜炎。

(6)心血管疾病:如急性心肌梗死、心力衰竭、高血压等。

(7)泌尿系统疾病:如肾输尿管结石、急性肾盂肾炎等。

(8)妇科疾病:如急性盆腔炎、异位妊娠破裂等。

(9)眼科及耳鼻喉科疾病:如青光眼、屈光不正、内耳迷路病变等。

2.中枢性呕吐

(1)神经系统疾病:如颅内感染、脑血管病、颅脑损伤、癫痫等。

(2)系统性疾病:如肝性脑病、尿毒症、DKA、肾上腺皮质功能不全、甲亢危象、低血糖、低钠血症等。

(3)药物:如抗癌药、某些抗生素、洋地黄、吗啡等兴奋呕吐中枢。

(4)中毒:如酒精、重金属、一氧化碳、有机磷农药、鼠药等。

(5)神经官能性呕吐:如胃神经症、癔症、神经性厌食等。

3.前庭障碍性呕吐

常见于迷路炎、梅尼埃病和晕动病等。

(二)前庭障碍性呕吐

1.迷路炎

是化脓性中耳炎常见的并发症。

2.梅尼埃病

为突发性的旋转性眩晕伴恶心、呕吐。

3.晕动病

一般在航空、乘船、乘车时发生。

(三)神经官能症性呕吐

(1)胃肠神经症。

(2)癔症。

三、发病机制

呕吐是一个复杂的协调反射动作。呕吐过程可分为恶心、干呕与呕吐3个阶段。恶心是人体一种精神活动,许多因素刺激可引起恶心,如迷路刺激、内脏器官疼痛、某些精神因素等。恶心发生时,胃张力和蠕动减弱或消失,排空延缓,而十二指肠和近端空肠紧张性增加,并出现逆蠕动,导致十二指肠内容物反流到胃内。干呕是恶心的进一步加重,干呕发生时,常出现声门关闭、呼吸运动消失或呼吸肌痉挛、腹式呼吸代替胸式呼吸、胃底和贲门部放松而胃窦部短暂收缩、口腔关闭。

呕吐开始时,幽门口关闭,胃内容物不能排到十二指肠;同时,贲门口松弛,贲门部上升,接着腹肌、膈肌和肋间肌收缩,胃内压及腹腔内压骤升,导致胃内容物急速从口喷出。与此同时,出现声门关闭,呼吸停止,软腭、舌骨、喉头抬起,关闭鼻腔及会厌通道,防止胃内容物进入鼻腔及呼吸道。

恶心、呕吐的发生机制仍未完全清楚,目前认为中枢神经系统的两个区域与呕吐反射密切相关。一个是延髓呕吐中枢,另一个是化学感受器触发区(CTZ)。通常把内脏神经末梢传来的冲动,刺激呕吐中枢引起的呕吐称为反射性呕吐,而把CTZ受刺激后,引起呕吐中枢兴奋而发生的呕吐称为中枢性呕吐。

延髓呕吐中枢位于延髓外侧网状结构背外侧缘,迷走神经核附近,是呕吐共同通路的起点,由它传出的冲动导致呕吐。最初认为呕吐中枢位于与呕吐发生相协调的结构附近。以后发现它们不仅解剖上相关,而且在孤束核中联结成神经网络。呕吐中枢接收来自胃肠道和其他躯体部分、迷走神经传入支和交感神经的内脏神经的冲动或间接由化学感受器触发区传来的刺激,引起呕吐协调运动。呕吐中枢的旁侧有干呕中枢,内侧有吸气中枢,邻近尚有流涎与血管运动中枢,因此恶心与呕吐常伴有这些中枢相关的临床表现。

CTZ 位于第四脑室底部的后极区,为双侧性区域,有密集的多巴胺能受体。应用该受体激动药如阿扑吗啡、左旋多巴、溴隐亭等药物均能引起呕吐,而其拮抗药如甲氧氯普胺、多潘立酮等药物则有明显的止呕作用。故认为,多巴胺受体在 CTZ 对呕吐介导过程中起重要作用。除此之外,CTZ 还含有 5-羟色胺、去甲肾上腺素、神经肽物质和 γ-氨基丁酸等神经递质,这些递质也可能参与呕吐反射过程。CTZ 主要接收来自血液循环的化学、药物等方面的呕吐刺激信号,并发出引起呕吐反应的神经冲动。但 CTZ 本身不能直接引起呕吐,必须通过延髓呕吐中枢的介导才能最终引起呕吐。由于 CTZ 位于血脑屏障之外,因此,易于接收体液包括血液和脑脊液的化学刺激,对电刺激不敏感。许多药物或代谢紊乱均可作用于 CTZ。现在已发现,不少药物如麻醉药、化疗药物、麦角衍生物类药物及吐根素等,主要作用于 CTZ,最后引起呕吐。某些疾病如尿毒症、低氧血症、酮症酸中毒、放射病、晕动症等,引起的恶心、呕吐也与CTZ 有关。另外,体内某些多肽物质如甲状腺激素释放激素、P 物质、血管紧张素、胃泌素、加压素、血管肠肽等均可作用于 CTZ,引起恶心、呕吐,但生长抑素和胆囊收缩素等却无此作用。

呕吐的传入神经冲动系来自 3 个方面。①末梢神经刺激:由咽、胃肠道、肝、胰腺、胆道、腹膜、肠系膜血管、冠状动脉、心脏、泌尿生殖系统等脏器,通过迷走神经系统与交感神经系统的内脏传入神经,直接兴奋呕吐中枢。②中枢神经刺激:由视、嗅、味觉等神经反射,精神因素的影响或脑部炎症、肿瘤、血管性病变,通过大脑皮质、延脑的神经冲动,直接兴奋呕吐中枢。③CTZ刺激:由药物或代谢产物影响化学感受器触发区,触发神经冲动,传至呕吐中枢而使其兴奋。呕吐中枢对传入冲动的感受阈因人而异。因此,有人受轻微刺激因子的影响,即可激发呕吐;另一些人则可耐受较强的刺激因子而不引起呕吐。一般认为,在功能性呕吐的患者,其呕吐中枢的感受阈较低。

呕吐的传出神经包括膈神经(支配膈肌)、脊髓神经(支配肋间肌与腹肌)、迷走神经传出纤维(支配咽喉肌)及迷走神经与交感神经内脏支传出纤维(支配胃肠平滑肌),通过协调运动,完成呕吐动作。

四、临床表现

(一)呕吐的临床特点

1.直接刺激呕吐中枢或 VTZ 所致的呕吐

常发生在空腹或清晨时,呕吐物为胃液或黏液样物质。药物、毒物(如乙醇滥用)、妊娠或糖尿病、尿毒症等代谢性疾病通常引起这一类型的呕吐。

2.前庭或小脑疾病以及晕动症相关的恶心、呕吐的临床特点

多发生于青壮年,可伴有眩晕、耳鸣、耳聋、耳发胀、眼球震颤等症状。椎—基底动脉供血不足患者可伴有眩晕、头痛、视物障碍、共济失调、意识障碍,多发生于老年。

3.颅内病变或颅内压升高所致的呕吐的临床特点

多无恶心、干呕等前驱症状,突然发作,呈喷射性。患者同时伴有剧烈头痛,可出现意识障碍。

4.急腹症伴随恶心、呕吐的临床特点

各种急腹症在引起相应部位急性疼痛的同时,可以伴随恶心、呕吐。有时呕吐十分剧烈,甚至可能是唯一症状。肠系膜上动脉(SMA)综合征通常存在腹壁肌肉张力消失、脊柱前凸增加、体重迅速下降及腹部手术后长期卧床等诱发因素。呕吐物含有胆汁,伴餐后上腹胀满,脐区疼痛,部分患者采用膝胸位或俯卧位后症状可缓解。

5.妊娠呕吐的临床特点

早期妊娠呕吐通常发生于清晨进食以前,一般于妊娠第9周左右达到高峰,一般不会持续超过第22周。妊娠剧吐是指一种异常严重的恶心、呕吐,可引起脱水、营养不良、电解质紊乱等并发症。通常于妊娠早期出现,可持续超过妊娠的前3个月。

6.妊娠急性脂肪肝呕吐的临床特点

发生在妊娠的最后3个月,呕吐严重,常伴有头痛、全身不适和先兆子痫表现(高血压、水肿、蛋白尿),可以很快进展至肝衰竭和弥散性血管内凝血。肝活检可以发现典型的小泡性脂肪变性。

(二)恶心与呕吐的伴随症状

1.伴有腹痛

伴有腹痛者多见于急腹症有关疾病,诊断一般无困难。呕吐后腹痛暂时获得缓解,多提示消化性溃疡、急性胃炎、幽门梗阻或高位肠梗阻,十二指肠壅积症或输出袢综合征等;呕吐后腹痛得不到暂时缓解者,常见于急性胆囊炎、胆石症、泌尿系统结石、胆道蛔虫症、急性胰腺炎、急性腹膜炎等。

2.伴有头痛与眩晕

恶心、呕吐伴有头痛者,除须考虑引起颅内压增高的疾病外,也应想到偏头痛、鼻窦炎、青光眼、屈光不正,对伴有眩晕者应想到迷路病变,包括梅尼埃病、迷路炎等。还应考虑是否为椎—基底动脉供血不足、小脑后下动脉供血不足或某些药物如链霉素、卡那霉素、新霉素、庆大霉素等不良反应所致的颅神经病变。

3.其他伴随症状

伴高度发热者,需注意急性感染和细菌性食物中毒等;伴胸痛者,见于急性心肌梗死和急性肺梗死等;伴皮肤苍白、出冷汗、血压下降等自主神经失调症状者,常见于晕动病、休克与脑缺血发作;伴黄疸者,可见于急性黄疸型肝炎、急性胆道感染、胆石症、胆道蛔虫、急性胰腺炎等。伴有贫血、水肿、食欲缺乏及尿的异常改变者,要考虑尿毒症;伴有月经异常或停经者,可见于早孕或宫外孕破裂;伴有焦虑、抑郁者,多见于癔症、神经官能症等。呕吐频繁而持续时间较久者,常有脱水、消瘦、营养不良,但精神性呕吐的全身情况可基本稳定。对原因不明的恶心

与呕吐,应该警惕是否为急性病毒性肝炎的黄疸前期;也应了解患者有无服药史,不少药物如抗生素与抗癌药物等可以引起恶心与呕吐,需在停药后观察该症状是否得到缓解,再次服该药后又出现相同症状来加以鉴别。

(三)恶心、呕吐的并发症

1.食管和胃损伤

(1)急性呕吐后患者常有胃灼热或胸骨后疼痛等食管炎症状;慢性迁延性呕吐所致的食管炎多累及食管较长节段。

(2)突然发生的干呕或呕吐可造成胃食管连接部位黏膜损伤,引起急性上消化道出血,导致呕血,即 Mallory-Weiss 综合征。由于剧烈呕吐可导致食管壁破裂并穿孔和继发性纵隔炎,称为自发性食管破裂综合征,其死亡率较高。

(3)长时间呕吐后,面部和颈部可以出现多发的皮下出血。慢性呕吐可以造成龋齿。

2.声门痉挛和吸入性肺炎

酸性物质和胆汁对咽部具有刺激性,可引起一过性声门痉挛和窒息。意识障碍、咳嗽反射减弱或年老者,易出现胃内容物误吸入气管,引起急性窒息和吸入性肺炎。

3.水、电解质代谢失衡和营养不良

水、电解质代谢失衡和营养不良是恶心、呕吐的并发症之一,临床表现为脱水、少尿、血液浓缩、低血压、心律失常、肌无力、低钠血症、低钾血症、低氯性碱中毒。

五、辅助检查

(一)实验室检查

1.基本检查

血、尿、便常规,大便隐血及细菌培养,肝、肾功能,电解质,血糖,血、尿淀粉酶等。

2.根据所怀疑的病因,有针对性地选择一些检查

(1)呕吐物检查:包括每次及 1d 的呕吐量,有无隔餐或隔日食物残渣、胆汁或血液,有无发酵气味;在感染性食物中毒,应取呕吐物做细菌培养。

(2)疑有化学或药物中毒者,应将呕吐物进行毒物分析。

(3)怀疑妊娠呕吐应做妊娠试验。

(4)疑诊甲状腺功能亢进症或 Addison 病的患者需检测甲状腺素和促甲状腺素(TSH)。

3.中枢神经系统检查

疑为中枢性呕吐患者应做眼底检查,头颅 X 线片、CT、MRI 以及脑电图和脑血管造影等检查。

4.前庭功能测定

疑为耳源性呕吐应做内耳功能检查及前庭功能测定。

(二)影像学检查

反射性呕吐多由消化系统疾病引起,酌情进行 X 线检查、B 超、内镜等检查以确定病因。对于急性呕吐的患者,如伴有急性腹痛或疑有机械性梗阻,应拍立位和卧位 X 线腹部片,以发

现腹腔内是否有游离气体或是否有扩张的肠袢。腹部 CT 可发现胰腺炎、阑尾炎、胆囊疾病、消化道穿孔、肠梗阻等病变。颅脑 CT、脑血管造影、磁共振检查可显示中枢神经系统病变。对怀疑有幽门梗阻或机械性肠梗阻的患者,可放置胃管行胃肠减压以缓解症状。如在禁食的患者胃管中抽出 200mL 以上的残留物,则提示有梗阻或胃轻瘫。上消化道内镜是诊断幽门梗阻最好的检查方法。

(三)特殊检查

1.胃排空试验

对于发现胃轻瘫相对准确、简便和无创性,包括放射性闪烁扫描显像法、胃超声评价液体食物的排空以及 13C 辛酸呼气试验。

2.胃电描记图(EGG)

可能发现空腹或餐后出现胃电节律紊乱。

3.胃十二指肠球部测压

可用于了解胃、十二指肠在消化间期和消化期的运动有无异常,但由于此项检查需在放射透视下放置导管且检查费时,故不作为常规检查项目。

六、诊断

(1)慢性特发性恶心的诊断必须符合以下所有条件:①每周至少发生数次恶心;②不经常伴有呕吐;③上消化道内镜检查无异常或没有可以解释恶心的代谢性疾病。诊断前症状出现至少 6 个月,近 3 个月症状符合以上标准。

(2)功能性呕吐必须符合以下所有条件:①呕吐平均每周发生 1 次或 1 次以上;②无进食障碍、反刍或依据 DSM-Ⅳ 未发现主要精神疾病;③无自行诱导的呕吐和长期应用大麻史,没有可以解释反复呕吐的代谢性疾病或中枢神经系统疾病。诊断前症状出现至少 6 个月,近 3 个月症状符合以上标准。

(3)周期性呕吐综合征必须符合以下所有条件:①同样的呕吐症状反复急性发作,每次发作持续不超过 1 周;②前一年间断发作 3 次或 3 次以上;③发作间期无恶心和呕吐。诊断前症状出现至少 6 个月,近 3 个月症状符合以上标准。支持诊断标准为有偏头痛病史或家族史。

(4)可以根据呕吐伴随的症状对呕吐进行诊断,如观察有无发热、头痛、眩晕、意识障碍;有无腹痛、腹泻、腹胀、便秘等症状;近期有无吃不洁食物或服用某些刺激胃黏膜的药物。

(5)可以根据既往史对呕吐进行诊断。如观察患者有无胃病史、有无原发性高血压、有无慢性肝肾疾病、糖尿病等病史,注意是否妊娠可能、有无精神因素等。

(6)诊断线索:①是否具有胸痛/腹痛症状;②是否服用药物及接触毒物或相应有毒环境史;③是否具有与妊娠相关的症状或病史;④是否具有中枢神经系统症状表现;⑤是否能用感染解释恶心呕吐;⑥恶心、呕吐是否是全身性症状的一部分;⑦患者是否使用免疫抑制药;⑧是否全麻苏醒期患者;⑨是否有恶心、呕吐不常见的病因。

七、鉴别诊断

(一)恶心、呕吐与其他相关症状的鉴别

呕吐是一种躯体与内脏的协调运动,包括胃蠕动的抑制、小肠逆蠕动、幽门收缩、食管下端括约肌松弛、胸部吸气、腹内压剧增等,最后胃内容物经食管排出体外。反流则是发生于进食后一段时间,无恶心先兆,缺乏上述协调动作,食物毫不费力地经食管进入口腔,多与食管下端括约肌功能异常、胃内容物潴留有关。反刍是对反流食物的反嚼和反咽,经常在餐后多次出现,与呕吐的差异在于反刍现象能随意控制;厌食是与恶心有关的对食物缺乏进食欲望的表现;早饱是一种在进食之前上腹胀满的感觉,恶心是消化不良症状的部分表现,其中消化不良症状包括上腹不适、胃灼热感、食欲缺乏、嗳气和胃胀等。

(二)中枢性呕吐与反射性呕吐的鉴别

见表 11-1。

表 11-1 中枢性呕吐与反射性呕吐的鉴别

鉴别要点	反射性呕吐	中枢性呕吐
常见病因	消化系统、呼吸系统及心血管系统疾病等	中枢神经系统疾病等
诱发因素	炎症刺激或病变加重	颅内高压
恶心	常见	少见
呕吐特点	非喷射性	喷射性
伴随症状	腹痛、腹胀	头痛、眩晕
常见体征	腹部压痛等	神经系统病理征

(三)器质性呕吐与功能性呕吐的鉴别

见表 11-2。

表 11-2 器质性呕吐与功能性呕吐的鉴别

鉴别要点	器质性呕吐	功能性呕吐
性别差异	无	多见于女性
明确病因	常存在	缺乏
精神诱因	无关	常有忧郁、焦虑等
与进食的关系	不定	餐后即吐
有无恶心	有	无
呕吐特点	较剧烈、明显	较轻
食欲情况	减退	正常或减退
全身状况	多较差	多良好

八、治疗

恶心、呕吐的治疗原则是积极寻找病因,给予针对性的治疗,纠正水、电解质代谢紊乱,并

治疗其他并发症。

(一)病因治疗

如果恶心、呕吐的病因明确,治疗原发病即可得到控制。炎症引起的恶心、呕吐者,应积极抗感染治疗;胃肠道梗阻者,应进行药物或手术治疗,解除梗阻;各种原因引起的颅内高压者,应予以手术治疗或根据病情采取相应措施;对于精神性呕吐,应避免接触可能诱发症状的刺激,争取患者家庭和朋友的精神支持;并进行心理方面治疗,使患者树立战胜疾病的信心。必要时可给予氯丙嗪、地西泮、B族维生素等药物,予以镇静及调节自主神经功能失调等治疗。

(二)对症治疗及纠正水、电解质紊乱治疗

1.饮食调整

剧烈呕吐、有外科手术指征的患者暂时禁食和禁水;如无上述情况则可少量多次地进食和饮水。同时应避免进食辛辣、油腻、过冷和难于消化的食物;避免饮用含二氧化碳的饮料。

2.妊娠期恶心、呕吐的孕妇

应建议孕妇增加休息,避免因疲乏加重恶心、呕吐症状;指压按摩或针灸可能对妊娠呕吐有效。鼓励妊娠妇女补充维生素,尤其是叶酸;进食富含蛋白质的食物可以减轻恶心、呕吐;也可让孕妇在起床前20min进食无盐或姜味饼干。姜汤或姜粉,也能有效治疗妊娠期恶心、呕吐;虽然目前仍缺乏有关采用姜治疗的安全性数据,但是很多地区习惯在饮食中用姜作为调味品,剂量与常规处方剂量相当。

3.纠正水、电解质紊乱

患者可因经口摄入液体、营养及电解质不足而出现脱水和电解质紊乱,呕吐可引起液体、电解质(尤其是钾离子)的丢失,加重脱水和电解质紊乱。因此应及时评估患者脱水情况,进行血生化检查,以了解电解质失衡情况,保证充分的替代治疗;精确记录开始治疗后的出入量,观察患者的病情变化和治疗反应;有胃扩张的患者需留置鼻胃管并记录引流量,以便给予适当的补充。通常补充生理盐水,同时按需补钾以及给予碳酸氢钠纠正酸中毒,也可考虑维生素 B_1 和多种维生素静脉注射;对于脱水严重或有持续性体重减轻的患者,可考虑给予胃肠外营养。

(三)药物治疗

对于难以查明原因的患者,治疗应侧重于采用药物减轻和消除患者的恶心、呕吐症状。在应用药物治疗时,应注意以下原则:口服和静脉使用镇吐药的疗效相当;应使用能获得最大疗效的最小剂量;选择药物应考虑到药物的毒性,尤其是对妊娠呕吐的孕妇,在选用药物时应考虑症状的严重程度和患者要求治疗的意愿;对于化疗相关的恶心、呕吐,应根据患者的恶心、呕吐风险分级及其他特征应用相应的镇吐药,因为在化疗后至少4d内患者均可能出现恶心、呕吐。

1.抗组胺类药物

常用 H_1 受体阻滞药,包括异丙嗪、美克洛嗪、苯海拉明、茶苯海明、赛克力嗪等药物(表11-3)。其止吐作用机制主要是与组胺竞争效应细胞上的组胺 H_1 受体,使组胺不能与受体结合,故可对抗组胺收缩胃肠平滑肌的作用。这类药物的中枢抑制作用可能与阻断呕吐中枢 H_1 受体及作用于前庭核和网状结构的胆碱能神经元,从而抑制呕吐反射,可抗头晕、镇吐,并可导致镇静与嗜睡,其作用强度因个体敏感性和药物品种而异。该类药物适用于与迷路相

关的恶心、呕吐,如晕动病、偏头痛、眩晕及术后恶心、呕吐。某些药物也可治疗妊娠呕吐,可安全用于孕妇的抗组胺药有异丙嗪、多西拉敏、苯海拉明、茶苯海明、赛克力嗪等。

表 11-3 治疗恶心、呕吐的常用抗组胺类药物

常用药物	用法	注意事项
苯海拉明	用于晕动病治疗时,常用剂量为 25～50mg,在搭乘交通工具前半小时服用,以后根据需要每次 25～50mg,每日 3～4 次 用于其他恶心、呕吐治疗剂量为根据,需要每次 25～50mg,每日 3～4 次	1.用药后可能出现中枢神经系统反应,如疲倦无力、头晕头痛、共济失调、反应兴奋 2.出现抗毒蕈碱样反应,如口干、尿潴留、视物模糊 3.胃肠道反应,如腹泻、腹痛、食欲异常等 4.有些药物可能引起心血管反应及皮肤反应,如心悸、心律失常和皮疹等。慎用于癫痫、肝肾疾病、尿潴留、前列腺增生和老年患者。该类药物有致畸胎作用,孕妇应慎用
茶苯海明	预防晕动病时,每次 20～40mg,在搭乘交通工具前 30～60min 服用,最多每日 3 次 治疗晕动病,每次 20～40mg,每日 3 次,最大剂量为每日 240mg 妊娠呕吐,每次 20～40mg,每日 4～6 次或 50mg 静脉注射,每 4～6h 1 次 预防和治疗术后呕吐,每次 50mg,肌内或静脉注射,每日 4 次	
美克洛嗪	晕动病每次 25～50mg,在搭乘交通工具前 1h 服用,以后根据需要每 24h 用药 1 次 妊娠呕吐,10～50mg,睡前服用 1 次预防 术后及其他呕吐,每日 25～100mg,分次服用	
赛克力嗪	晕动病,50mg,每日 3 次	
异丙嗪	晕动病,12.5～50mg,乘交通工具前 0.5～1h 服用,以后根据需要每 6～8h 重复 妊娠呕吐,每次 12.5mg,每日 3 次,口服或直肠给药,如有必要可于睡前给 25mg 治疗术后呕吐,按需服用每次 10～25mg,每 4～6h 1 次或 12.5～25mg,肌内或静脉注射,每 4h 1 次	

2.抗胆碱类药物

常用药物有阿托品、山莨菪碱(654-2)和东莨菪碱等。阿托品和山莨菪碱可降低迷走神经的兴奋性,增加贲门括约肌的张力,解除胃肠痉挛,预防呕吐和反流,常作为手术前预防呕吐用药。山莨菪碱用法为 5～10mg 口服或肌内注射,必要时可以重复给予。东莨菪碱为节后抗胆碱药物,可抑制中枢神经系统,产生镇静、催眠及止呕作用,对晕动症所致恶心、呕吐有良好疗效,该药用法为每次 20mg,肌内/静脉注射,如需要可重复给药;或每次 10～20mg,每日 3～5 次,最大剂量为每日 100mg。

抗胆碱类药物不良反应较大,主要表现为口干、面色潮红、心动过速、视物模糊等,偶见谵妄、抽搐等意识障碍及排尿困难、便秘和皮疹。慎用于 60 岁以上和合并使用多种药物的患者;慎用于老年人、心力衰竭、甲状腺功能亢进症、高血压、腹泻、麻痹性肠梗阻、前列腺肥大以及闭角型青光眼患者;禁用于慢性肝病或有其既往史、麻醉后或运动后出现低体温、肌病及肾功能不全的患者。

3.促进胃肠动力药物

目前常用药物有甲氧氯普胺、多潘立酮、莫沙必利、氯波必利、伊托必利和红霉素等。

(1)甲氧氯普胺:是普鲁卡因胺的衍生物,能阻滞多巴胺受体。大剂量还可以抑制 5-羟色胺 3(5－HT_3)受体。甲氧氯普胺能抑制 CTZ 的多巴胺受体和 5-羟色胺受体,减少来自胃肠道和 CTZ 进入呕吐中枢的冲动。同时,甲氧氯普胺能促进幽门蠕动,扩张幽门管,缩短胃排空时间,还能使胃平滑肌对乙酰胆碱的敏感性增强,从而改善胃运动功能。甲氧氯普胺对麻醉或化疗诱发的恶心、呕吐效果较好,但需要较大的剂量才能取得良好的镇吐效果,一般需应用甲氧氯普胺 1～2mg/kg,于化疗前静脉注射 30min,也可按需每 2～4h 重复用药;或化疗前开始,每次 20～40mg。由于甲氧氯普胺为低治疗指数镇吐药,对接受高致吐风险药物化疗的患者,这类镇吐药仅用于无法耐受 5－HT_3 受体拮抗药、NK_1 受体拮抗药和地塞米松的患者或上述药物疗效不佳者。餐前服用 10～20mg 甲氧氯普胺,对糖尿病或迷走神经切除术后引起的胃轻瘫亦有一定效果。目前认为甲氧氯普胺可安全用于妊娠期,因此可作为妊娠呕吐的二线用药,用法为每次 5～10mg,肌内注射,每日 3 次或每次 5～10mg,口服,每日 3 次。

由于甲氧氯普胺能通过血脑屏障,对中枢多巴胺受体起作用,从而产生锥体外系反应等中枢神经系统的不良反应,如可能出现嗜睡、倦怠、烦躁不安。少见乳房肿痛或溢乳、便秘或腹泻、皮疹、睡眠障碍、眩晕、严重口渴及头痛等。甲氧氯普胺对于肝肾功能不全或衰竭的患者慎用,对于有癫痫、胃肠道出血、机械性肠梗阻或肠穿孔、嗜铬细胞瘤患者禁用。

(2)多潘立酮:多潘立酮是一种新型的多巴胺受体阻滞药,其结构与吩噻嗪类相似,并与甲氧氯普胺一样具有镇吐作用。但多潘立酮促胃肠动力作用比甲氧氯普胺强至少 17 倍,而且多潘立酮主要作用于外周多巴胺受体阻滞药,中枢神经系统的不良反应比甲氧氯普胺明显减少。其作用机制是促进上胃肠道的蠕动和张力恢复正常,增强胃窦和十二指肠运动,增强胃窦—幽门十二指肠的协调运动,促进胃排空,减少反流。常用剂量为 10～20mg,每日 3 次。对应用常规剂量不能控制的恶心、呕吐,可加量至少 30mg,每日 3 次。对呕吐频繁的患者,可使用多潘立酮栓剂 60～90mg,肛塞,每日 3 次,绝大多数患者的症状能有效得到控制。其不良反应是可能出现腹泻或便秘、腹痛,偶见口渴、胸痛、腹胀及溢乳;同时该药忌用于因刺激胃肠道可能产生危险的患者,如胃肠道出血、机械性肠梗阻或肠穿孔;催乳素分泌性垂体瘤或催乳素腺瘤患者。

(3)莫沙必利:是一种选择性 5-羟色胺 4(5－HT_4)受体激动药,可通过兴奋胃肠道胆碱能中间神经元及肌间神经丛的 5－HT_4 受体,促进乙酰胆碱的释放,从而增强上消化道(胃和小肠)运动。由于其不会引起 QT 间期延长,而出现致死性心律失常;莫沙必利与大脑突触膜上的多巴胺 D_2、5－HT_1、5－HT_2 受体无亲和力,因而没有这些受体阻滞所引起的锥体外系的不良反应等,故逐渐替代了西沙必利的临床应用。主要用于功能性消化不良患者;也可用于胃食管反流性疾病、糖尿病性胃轻瘫及部分胃切除患者的胃功能障碍者。用法为 5mg,口服,每日3次,必要时可加倍使用。主要不良反应表现为腹泻、腹痛、口干、皮疹及倦怠、头晕等。偶见嗜酸性粒细胞增多、三酰甘油升高及肝功能异常。

(4)氯波必利:为第三代全胃肠促动力药,是一种高选择性苯甲酰胺类多巴胺受体拮抗药。可增强食管蠕动波幅和食管下端括约肌压力,防止胃内容物反流入食管,改善食管清除率;增强胃和十二指肠收缩性,促进排空,防止食物滞留;增强胃窦—十二指肠协调性,减少十二指肠—胃反流;促进小肠到结肠的转运功能;显著促进胆囊排空。因此具有抑制恶心和镇吐作用,广泛用于化疗、放疗、手术后及感染相关的恶心、呕吐,用法为 0.5mg,口服,每日3次。但可能出现倦怠、头晕及乳房胀痛等不良反应;忌用于促进平滑肌收缩可加重胃肠道疾病的情况,如消化道出血、肠梗阻或穿孔以及抗精神病药物引起迟发性运动障碍的患者。

(5)伊托必利:具有多巴胺 D_2 受体阻滞和乙酰胆碱酯酶抑制的双重作用,通过刺激内源性乙酰胆碱释放并抑制其水解而增强并协调胃、十二指肠收缩力,加速胃排空,并有抑制呕吐的作用。适用各种动力障碍引起的恶心、呕吐,用法为 50mg,口服,每日3次,饭前 15~30min 服用。

主要不良反应:①过敏症状,如皮疹、发热、瘙痒感等;②消化系统表现,如腹泻、腹痛、便秘、唾液增加等;③精神神经系统表现,如头痛、刺痛、睡眠障碍、眩晕等;④血液系统表现,如白细胞减少;⑤偶尔会出现肝、肾功能异常;⑥其他表现,如胸背部疼痛、疲劳、手指发麻、手抖等。确认出现异常时应停止给药。

(6)红霉素:其机制是通过胃肠道平滑肌膜上的胃动素受体而发挥作用。这种作用与其抗菌部分无关,而与剂量有关,剂量越大,胃肠排空越强。该药目前主要用于经甲氧氯普胺、多潘立酮和西沙必利等药物治疗无效或产生耐药性的糖尿病性胃轻瘫患者。其近期疗效良好,但长期疗效尚未定论。该药长期应用可引起肠道菌群失调,继发真菌感染、肝功能损害等不良反应。因此,红霉素作为促动力药使用时,主要是用甲氧氯普胺、多潘立酮、西沙必利或莫沙必利治疗无效或不能耐受时才用。

4.5-羟色胺拮抗药

常用药物为昂丹司琼、格雷司琼、雷莫司琼、帕洛诺司琼及托烷司琼等(表 11-4)。其作用机制为 5-HT₃ 受体拮抗药能高度特异性地结合 5-HT₃ 受体,通过其活性成分与 5-HT 竞争 5-HT₃ 受体,选择性地阻断中枢神经系统(孤束核、CTZ)、迷走神经传入纤维和胃肠道的 5-HT₃ 受体,进而抑制呕吐反射。该类药物为高治疗指数镇吐药,首先用于防治化疗相关性呕吐;预防化疗相关的急性恶心、呕吐时,其疗效相同;同时对放疗和手术后所致的呕吐也有效。帕洛诺司琼还可有效预防迟发性化疗相关的呕吐。

对其他止呕药物治疗无效者,应用 5-HT₃ 拮抗药治疗,也达到满意的效果。但此类药物在妊娠期的安全性尚未证实,仅限于其他可安全用于妊娠期的药物治疗无效的难治性恶心、呕吐的患者。

表 11-4　治疗恶心、呕吐常用 5-羟色胺拮抗药

常用药物	用法	不良反应
昂丹司琼	预防术后呕吐,4mg,麻醉诱导时静脉给药;或 8mg 麻醉诱导前 1h 口服,然后每次 8mg,间隔 8h 口服 1 次,共 2 次;或 16mg,麻醉诱导前 1h 口服 治疗术后呕吐,4mg 缓慢静脉注射或肌内注射 用于化疗和放疗引起的呕吐,每次 8～32mg,一般为化疗前静脉或肌内注射 8mg,如剂量超过 8mg,只能静脉注射。如 8mg,化疗和放疗静脉给药,然后 8mg,口服,每日 2 次,连续口服,最多 5d	通常有轻到中度的头痛、轻度疲劳、便秘、腹泻、短暂性肝转氨酶增高等。罕见有锥体外系反应、惊厥、胸痛、心律失常和低血压;静脉给药速度过快可能出现视物模糊和头晕。同时在肠梗阻患者中慎用
格雷司琼	预防术后呕吐,1mg,麻醉诱导前静脉给药,最大剂量为每日 2mg 预防化疗相关性呕吐,化疗前 1h 口服 2mg 或化疗前 1h 口服 1mg,12h 后再服 1mg;或化疗前 3mg 稀释后缓慢静脉注射或静脉滴注,最大剂量为每日 9mg 预防放疗相关性呕吐,每日 3mg,治疗前静脉给药;或每日 2mg,口服,疗程可持续至放疗后 1 周	
雷莫司琼	化疗相关性呕吐,每日 0.3mg,治疗前静脉给药;最大剂量每日 0.6mg。或 0.1mg,在给化疗药物 1h 前口服,疗程不超过 5d	
帕洛诺司琼	预防术后呕吐,每次 0.75mg,静脉给药,麻醉诱导前 1 次给药 预防化疗引起的恶心、呕吐,0.25mg,化疗前 30min 1 次给药,在 7d 内不要重复给药	
托烷司琼	术后恶心、呕吐,每次 2mg,静脉给药,麻醉诱导前给药具有预防作用 预防化疗引起的恶心、呕吐,每日 5mg,治疗的 1～6d 静脉给药。也可作为口服液,于早餐前至少 1h 服用	

5.吩噻嗪类药物

吩噻嗪类常用的药物有氯丙嗪、奋乃静、三氟拉嗪和普鲁氯哌嗪等。该类药物主要通过选择性地抑制 CTZ 和(或)直接降低延髓呕吐中枢的兴奋性,从而发挥止呕作用。该类药物适用于各种呕吐(晕动病除外),通常用来治疗严重恶心、呕吐,包括与眩晕、偏头痛相关的恶心、呕吐。该药有多种剂型,对不能耐受口服的患者也能进行有效治疗;为低治疗指数化疗镇吐药,对接受高致吐风险药物化疗的患者,这类镇吐药仅用于无法耐受 5-HT$_3$ 受体拮抗药、NK$_1$ 受体拮抗药和地塞米松的患者或上述药物疗效不佳者;可作为妊娠呕吐的二线用药,通常用于严重病例。目前认为氯丙嗪、奋乃静、三氟拉嗪和普鲁氯哌嗪均可安全用于妊娠期。

(1)氯丙嗪:临床上最为常用,其止呕作用机制主要是抑制 CTZ,也能对抗阿扑吗啡的催吐作用。术前应用氯丙嗪可减少术后恶心、呕吐发生率;若术后治疗性应用该药,一部分患者的恶心、呕吐症状也能得以控制,其用量为 25～50mg,麻醉诱导前 2～3h 服用或肌内注射;对于其他呕吐者每次可用 12.5～25mg。

(2)普鲁氯哌嗪:主要用于预防和治疗术后及其他呕吐,预防术后呕吐,其用法为 5～15mg,麻醉诱导前 1h 服用;或麻醉诱导前 1～2h 肌内注射 5～10mg,如病情需要 30min 后可重复给药 1 次。或麻醉诱导前 15～30min 静脉给予 5～15mg,病情需要可重复给药 1 次。治疗术后呕吐,5～15mg,术后口服;或 5～10mg,术后静脉注射或肌内注射,如病情需要可重复给药 1 次。预防其他呕吐,5～15mg,口服,每日 2～3 次。治疗其他呕吐,每次12.5mg,肌内注射,病情需要,6h 后口服 5～10mg。

(3)吩噻嗪类药物使用注意事项:①吩噻嗪类药物不良反应较大,主要有口干、上腹不适、厌食、乏力及嗜睡;直立性低血压、心悸或心电图改变;锥体外系反应;少见中毒性肝损害、骨髓抑制;偶可引起癫痫等;②禁用于基底神经节病变、帕金森病、帕金森综合征、骨髓抑制、青光眼、昏迷及对吩噻嗪类药物过敏者;③对于心血管疾病、癫痫患者慎用;出现迟发性运动障碍、过敏性皮疹及恶性综合征应立即停药并进行相应的处理;对肝、肾功能不全者应减量;④该类药物对晕动病引起的呕吐效果差;⑤用药期间不宜驾驶机动车辆、机械操作或高空作业。

6.丁酰苯类药物

该类常用药物有氟哌啶醇、氟哌利多等,可能产生中枢性抗多巴胺能效应,而具有强烈的镇吐作用。对预防和治疗术后恶心、呕吐有良好的疗效。对预期性和化疗相关性恶心、呕吐也有效。这类镇吐药仅用于无法耐受 5-HT$_3$ 受体拮抗药、NK$_1$ 受体拮抗药和地塞米松的患者或上述药物疗效不佳者。

(1)氟哌啶醇:预防术后呕吐,2.5～5mg,手术结束时静脉注射或肌内注射,绝大部分的术后恶心、呕吐得以控制。化疗相关的呕吐,每次 1～2mg,口服或每次 1～2mg,静脉给药。其他恶心、呕吐,每次 0.5～5mg,肌内注射或静脉注射或每次 0.5～5mg,每日 2 次。

(2)氟哌利多:术后恶心、呕吐,成人最大初始剂量为 2.5mg,肌内注射或静脉注射,需要时可重复给予 1.25mg;老年人减少剂量;2～12 岁的儿童,最大初始剂量为 100μg/kg,静脉注射或肌内注射。

(3)丁酰苯类药物使用注意事项:①该类药物可能出现以下不良反应,如嗜睡、焦虑不安、延迟性锥体外系反应、术后苏醒延迟、呼吸抑制及低血压等;②伴有锥体和锥体外系症状的神经障碍患者禁用;③有甲状腺功能亢进症、严重心血管病、有惊厥时且使用抗惊厥药或脑电图异常、存在已知变态反应或对多种药物有过敏史者慎用;④服药期间不宜驾驶机动车辆、操作机械及高空作业;⑤儿童、孕妇慎用,哺乳妇女用药期间请勿哺乳。

7.苯二氮䓬类药物

其镇吐作用可能与此类药物可缓解患者的焦虑、恐惧情绪,抑制前庭神经核活动有关。该类常用的药物包括阿普唑仑和劳拉西泮,作为辅助用药,与其他镇吐药物联用治疗化疗相关性恶心、呕吐。其中以劳拉西泮最为常用,在预防化疗相关性呕吐和突破性呕吐时,每次 0.5～2mg,静脉注射、口服或舌下含服。对于化疗相关的预期性恶心、呕吐,每次 0.5～2mg,化疗前一天晚上和当天早晨口服。对老年患者宜减少剂量。该类药物亦有不良反应,主要可能出现中枢神经系统反应,如警觉性下降、嗜睡、肌肉无力、共济失调和反常兴奋等;同时还可能出现药物依赖和戒断症状,尤其见于有药物依赖史者,因此对于此类患者宜慎用。

8.糖皮质激素

为高治疗指数镇吐药,是最常用的镇吐药之一。其抗吐的作用机制可能是通过外周和中枢两种途径抑制 $5-HT_3$ 受体的产生和释放;也可能是改变了血脑屏障对血清蛋白的通透性,降低了血液中的 $5-HT_3$ 作用于 CTZ 的浓度,从而抑制了恶心、呕吐。地塞米松可通过抑制前列腺素(高效能催吐物质)的合成,起到抗吐作用;另一机制可能是地塞米松促进内啡肽的释放,使得患者情绪乐观、感受舒适和增进食欲等。糖皮质激素主要用于防治化疗相关的恶心、呕吐及术后呕吐,推荐每天单次给药,单剂应用适合于接受低致吐风险药物化疗者。与 $5-HT_3$ 拮抗药和阿瑞吡坦三药联用对接受高、中致吐风险化疗者具有独特疗效。在等效剂量时,糖皮质激素具有相同的疗效和安全性,可以相互替代。甲泼尼松龙可作为治疗孕期恶心、呕吐的备用药物,用于因体重减轻需要肠内或肠外营养的患者,但应注意,因其可能有导致胎儿口腔裂畸形的危险,在妊娠头 3 个月内应避免使用。

(1)地塞米松:预防术后呕吐,4~8mg,麻醉诱导前静脉给药。预防化疗相关性呕吐和突破性呕吐,12mg,化疗前口服或静脉给药,然后在接下来的 2~4d,每次 8mg,口服或静脉给药,每日 2 次或化疗前静脉给予 20mg。预防高致吐风险放疗引起的呕吐,2mg,每日 3 次,从每次放疗前一天开始用药。

(2)甲泼尼龙:预防化疗相关性呕吐,250mg,分别与化疗前 1h、化疗后 1h 或出院时静脉给药 1 次。

(3)糖皮质激素应用的不良反应:长期使用可能出现下列不良反应,如肾上腺皮质功能不全、骨质疏松、肌肉萎缩、无力或疼痛、易感染、创伤愈合不良、电解质紊乱、体重增加、诱发糖尿病、皮纹、白内障、青光眼和胃肠道刺激症状等,故仅供短期使用。

9.神经激肽-1 受体(NK_1)拮抗药

速激肽家族有 3 个成员:P 物质、神经激肽 A 和神经激肽 B。它们广泛分布于哺乳动物中枢和周围神经,起神经递质和神经调节剂作用。速激肽受体有 3 种即 NK_1 受体、 NK_2 受体、 NK_3 受体。 NK_1 受体是速激肽 P 物质的结合位点,位于脑干呕吐中枢和胃肠道。P 物质和 P 物质免疫反应样物质存在于嗜铬细胞、迷走神经、孤束核、极后区等化疗呕吐产生的关键部位,P 物质能诱发呕吐。而特异性阻断极后区及孤束核内的 NK_1 受体的药物能预防所有试验性致吐刺激物(包括顺铂)导致的呕吐。

阿瑞吡坦为高治疗指数镇吐药,与其他镇吐药合用治疗急性和迟发性化疗相关的恶心、呕吐,可作为其他镇吐药物的辅助治疗。含有阿瑞吡坦的镇吐方案在预防高、中致吐风险药物导致的急性和迟发性呕吐时疗效更佳,而且不加重不良反应。当联用糖皮质激素和阿瑞吡坦时,糖皮质激素的剂量应减少,除非是接受含糖皮质激素的化疗方案。

阿瑞吡坦在防治化疗相关性呕吐中的用法为 125mg,在化疗的第 1d 给予化疗药物前 1h 口服,然后在化疗的第 2d 和第 3d 早晨每日服用 80mg,同时需合用糖皮质激素和 $5-HT_3$ 受体阻滞药。用药时需注意,本药可能出现疲劳、呃逆、便秘、肝转氨酶升高,少见头晕、耳鸣、消化不良、腹痛及厌食等。可能与 CYP3A4 代谢的药物、华法林发生相互作用,减低口服避孕药的效果;此外,有严重肝功能不全者宜慎用。

10.维生素 B₆

又称吡哆醇,它是各种转氨酶的辅酶,有改善氨基酸代谢,促进谷氨酸脱羧,增进抑制性神经递质 γ-氨基丁酸(其作用是抑制突触传导)的特点,可作用于呕吐中枢,从而起到清除或减轻胃肠反应的作用。另外,维生素 B₆ 能促进氨基酸吸收、蛋白质合成、脂肪代谢,并防止乙酰胆碱的释放,抑制胃肠蠕动,解除内脏平滑肌的痉挛,从而缓解其引起的胃肠道反应。因此可单独或与其他镇吐药联用,治疗因妊娠、化疗及放疗等引起的呕吐,用法为 50～100mg,肌内或静脉注射,每日 1 次。维生素 B₆ 在肾功能正常时几乎不产生毒性,乳母摄入正常需要量对婴儿无不良影响,罕见有过敏反应。但孕妇接受大量维生素 B₆,可致新生儿维生素 B₆ 依赖综合征;维生素 B₆ 影响左旋多巴治疗帕金森病的疗效,但对卡比多巴的疗效无影响;服药时尿胆原试验呈假阳性。如果每日应用 2～6g,持续几个月,可引起严重神经感觉异常、进行性步态不稳至足麻木、手不灵活,停药后可缓解,但仍软弱无力。

第二节　急性腹泻

一、概述

正常人一般每日排便一次,排便量 150～200g,少数人每日排便 2～3 次或每 2～3d 1 次,粪便成形。腹泻是一种常见症状,是指排便次数和粪便性状发生变化,排便次数明显高于平日习惯的频率,每日大于 3 次或排便量大于 200g,其中液体成分大于 80%,粪质稀薄,含有黏液、脓血、脱落的黏膜或未消化的食物。腹泻常伴有排便急迫感和腹部不适。急性腹泻是指起病急骤,病程一般不超过 3 周的腹泻。慢性腹泻指病程至少在 4 周,常超过 6～8 周或间歇期在 2～4 周的复发性腹泻。

二、病因与发病机制

(一)病因

1.肠道疾病

常见于由细菌、病毒、真菌、寄生虫等感染引起的肠炎或急性出血性坏死性肠炎。此外,克罗恩病或溃疡性结肠炎急性发作、急性缺血性肠病、肠道肿瘤等。

2.食物及化学中毒

毒蕈、河豚、鱼胆、酒精、砷、磷、铅、汞等。

3.药物

如泻剂、拟胆碱能药、高渗性药、肿瘤化疗药等。因抗生素使用而发生的抗生素相关性肠炎。

4.全身性感染

如伤寒或副伤寒、钩端螺旋体病、脓毒症等。

5.内分泌疾病

如甲亢、甲亢危象、糖尿病、肾上腺皮质功能减退等。

6.肠变态反应性疾病

如鱼、虾、蟹、乳制品引起的变态反应性肠炎、过敏性紫癜等。

(二)发病机制

腹泻的发病机制相当复杂,按病理生理可分为 5 大类,某些腹泻可能几种机制同时存在,只是以其中之一的机制为主而已。

1.分泌性腹泻

各种刺激因子刺激肠道黏膜分泌的液体超过其吸收能力所致。刺激肠道黏膜分泌的因子如下。

(1)细菌的肠毒素:如霍乱弧菌、大肠埃希菌、沙门菌等毒素。

(2)神经体液因子:如血管活性肠肽、血清素等。

(3)炎性介质:如白介素、肿瘤坏死因子、白三烯、血小板活化因子等。

(4)去污剂:如胆盐和长链脂肪酸。

(5)通便药物:如酚酞、蓖麻油、番泻叶等。

2.渗透性腹泻

由于食入大量不吸收的溶质,使肠腔内渗透压增高,大量液体被动进入肠腔而引起的腹泻。如经口服用镁盐、乳果糖、甘露醇等高渗性药物引起的腹泻。体内乳糖酶缺乏,摄入牛奶或乳制品后发生水泻、腹胀痛和排气增多等症状,亦称为乳糖不耐受症。

3.动力性腹泻

肠蠕动亢进致肠内食糜停留时间缩短,未被充分吸收所致的腹泻,肠动力过缓时因结肠型的细菌在小肠定植和过度生长,影响脂肪、胆盐、糖的吸收所致的腹泻,见于肠炎、甲状腺功能亢进、糖尿病、肠易激综合征等。

4.吸收不良性腹泻

由肠黏膜的吸收面积减少、吸收障碍等所致,见于小肠大部分切除、吸收不良综合征、小儿乳糜泻等。

5.渗出性腹泻

又称炎症性腹泻,肠黏膜的炎症部位渗出蛋白、黏液或脓血等引起。

三、临床表现

(一)侵袭性腹泻

侵袭性细菌性肠炎,如细菌性痢疾,致病菌黏附并侵入肠黏膜和黏膜下层,引起明显的炎症。不同的病原菌侵犯肠的部位不同,有的侵犯小肠为主,有的侵犯结肠为主,有的引起小肠和结肠炎症。此类肠炎的基本临床表现:全身毒血症明显,有高热,重症患者可发生感染性休克;呈黏液脓血便,便量少;便次多;腹痛明显,呈阵发性绞痛;若病变侵及下部结肠特别是直肠,可出现里急后重;乙状结肠镜检查,可见弥散性炎症及溃疡。若仅侵袭小肠或上部结肠,则大便含水量较多,不伴里急后重。大便镜检有多数白细胞,尤其是下部结肠炎时更为明显。

(二)非侵袭性腹泻

非侵袭性腹泻包括分泌性腹泻(或称肠毒素性腹泻)和渗透性腹泻。由于病原体为非侵袭性,多无组织学变化,其感染主要在小肠,故其临床特征是全身中毒症状不明显,无发热或明显腹痛,腹泻为水样便、量多、不伴有里急后重,易导致失水与酸中毒,大便内无炎性细胞,病程一般较短。

(三)感染性腹泻的发病机制和主要临床症状

见表 11-5。

表 11-5　感染性腹泻的发病机制和主要临床表现

病原体	部位	发病机制	临床症状
霍乱弧菌	小肠	黏附并产肠毒素	霍乱样腹泻
大肠埃希菌	小肠	黏附并产肠毒素	霍乱样腹泻
产气荚膜杆菌	小肠	黏附并产肠毒素	霍乱样腹泻
亲水气单胞菌	小肠	黏附并产肠毒素	霍乱样腹泻
痢疾亲水气单胞菌志贺菌	小肠	产细胞毒—肠毒素	霍乱样腹泻,也可有脓血便
Ⅰ型志贺菌	大多在结肠	侵入并引起黏膜炎症及破坏	发热、腹泻、大便带血和黏液
EIEC	结肠	侵入并引起黏膜炎症及破坏	发热、腹泻、大便带血和黏液
耶尔森菌	小肠和大肠	侵入并引起黏膜炎症及破坏	发热、腹泻、大便带血和黏液
弯曲菌	大部在小肠	侵入并引起黏膜炎症及破坏	发热、腹泻、大便带血和黏液
病毒	小肠	损坏绒毛,有时为侵袭和细胞毒性	发热、腹泻、大便少带血
沙门菌	小肠和大肠	穿透黏膜并侵入全身	多为黏液稀便,偶有大肠炎
EAEC	小肠和大肠	不损伤黏膜,不产肠毒素,仅有黏附作用	大量水泻、无血液或黏液

四、辅助检查

(一)大便常规检查

评估急性腹泻的初始实验室检查。应尽量采集新鲜标本做显微镜检查,以确定是否存在红、白细胞或阿米巴原虫及寄生虫卵等病理成分。疑有血吸虫病者应做大便孵化检查。粪白细胞增多提示炎性腹泻,需要考虑进行大便培养;如果便白细胞阴性,则不需要大便培养。非感染性肠道疾病,如缺血性或辐射引起的肠炎、憩室炎等,也可以出现便白细胞增多。含有血和黏液的大便及大便隐血试验阳性时,也是肠道炎症或病变的重要征象,需要进行大便微生物检查。

(二)大便细菌培养

对确定病原体有重要意义。应在急性期,并尽可能在用药之前采集标本。于自然排便后,挑取有脓血或黏液部位的大便 2～3g,液状大便则取絮状物,盛于无菌的容器内或置于保存液或增菌液中送检。一般要求在 2h 内送检,至少应在 8～12h 送检。

(三)肠镜检查

在粪培养不能鉴定像虫卵和寄生虫这种病原微生物的情况下,可考虑乙状结肠镜和切片获得病原性证据。另外,在有脓血便而粪培养阴性时,实施结肠镜检查也有助于鉴别炎症性肠病。

(四)血液检查

包括血红蛋白、白细胞及其分类(嗜酸性粒细胞),血浆蛋白,电解质,血浆叶酸和维生素 B_{12} 浓度,肝、肾功能及血气分析等。可了解有无贫血、白细胞增多、糖尿病、尿毒症等,并可了解水、电解质和酸碱平衡情况。

(五)X 线检查

包括腹部 X 线片、钡剂、钡灌肠,有助于观察胃肠道黏膜的形态、胃肠道肿瘤、胃肠动力等,小肠造影对小肠病变的诊断很有帮助,目前仍是小肠疾病诊断的一种重要手段。钡剂、钡灌肠可与内镜检查相补充。怀疑胰腺疾病引起的腹泻时,胰腺 CT 对诊断有帮助。怀疑缺血性肠病时可行选择性血管造影。

(六)腹部超声检查

超声检查对肝、胆、胰、肾及腹腔疾病诊断有帮助,有利于腹泻的鉴别诊断,一定程度上还可了解胃肠道情况。

(七)逆行胰胆管造影(ERCP)或磁共振胰胆管成像(MRCP)

有助于胆、胰疾病引起的腹泻的诊断。

(八)小肠吸收功能测定

包括粪脂测定和糖类吸收试验。

1.大便脂测定

大便脂测定的检测方法如下。①苏丹Ⅲ染色:粪涂片用苏丹Ⅲ染色,在显微镜下观察红色脂肪滴,是最简单的定性检查方法。②脂肪平衡试验:受试者每日饮食中摄入含 80～100g 脂肪的饮食 5d,用卡红作指示剂,收集 3d 大便测定大便脂肪含量。脂肪平衡试验被认为是脂肪吸收试验的"金标准"。

2.糖类吸收试验

腹泻患者糖类吸收试验如下。①右旋木糖吸收试验:试验结果阳性,反映空肠疾病或小肠细菌过度生长引起的吸收不良。②H2 呼气试验:该方法最常用来检测乳糖吸收不良,也可用于少见的蔗糖吸收不良或葡萄糖和半乳糖转运缺陷。③蛋白质吸收试验:临床上很少用此方法来诊断吸收不良。④维生素 B_{12} 吸收试验。⑤胆盐吸收试验:使用此方法可以了解有无回肠病变所致的胆盐吸收障碍。

(九)血浆胃肠多肽和介质测定

该测定对分泌性腹泻有重要的诊断价值,如血管活性肠肽(VIP 瘤)、胃泌素(胃泌素瘤)、降钙素(甲状腺髓样瘤)、5-羟色胺(类痈)、甲状腺素(甲状腺功能亢进)等。

五、诊断

可根据腹泻的特点对其进行诊断,即密切注意腹泻的起病与病程,持续性或间断性腹泻,排便次数与性状、诱因或原因等。

与慢性腹泻不同,急性腹泻具有起病急、病程短而腹泻次数频繁的特点。可伴有恶心、呕吐、腹部绞痛以及有临床意义的全身症状或营养不良等症状。在接诊急性腹泻患者时,可按以下程序进行病情评估和病因诊断(图11-1)。

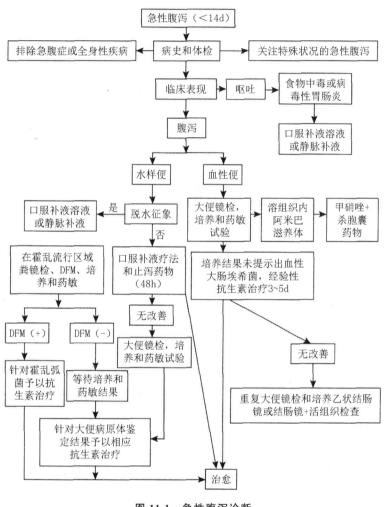

图 11-1 急性腹泻诊断

六、鉴别诊断

(一)功能性腹泻和器质性腹泻的鉴别诊断

年轻患者(<40岁),一般状况良好,病史长(>1年),症状为间歇性,无体重下降,排便次数增加而总量增加不明显,大便可带黏液而无脓血,多于早晨或餐后排便而无半夜或清早为便意扰醒者,可考虑多为功能性,如粪常规检查阴性,可做出初步临床诊断,必要时进行结肠镜检查则诊断基本确立。

对于体重下降、半夜或清早为便意扰醒、腹部压痛明显或有包块、大便带血或大便隐血试验阳性者,提示器质性腹泻,应进行彻底检查查明病因。

（二）小肠性腹泻和大肠性腹泻的鉴别诊断

见表 11-6。

表 11-6   小肠性腹泻和大肠性腹泻的鉴别诊断

鉴别要点	小肠性腹泻	大肠性腹泻
大便	量多,烂或稀薄,可含脂肪,黏液少,臭	量少,肉眼可见脓血,有黏液
排便次数	每日 3～10 次	次数可以更多
体重减轻	常见	少见
腹痛	脐周	下腹部或左下腹
里急后重	无	可有

七、治疗

（一）评估成人水样便腹泻的脱水程度,确定补液方案

所有的急性腹泻患者都会因液体和电解质的损失而有不同程度的脱水,但是轻度脱水难以定量评估,成人的脱水代偿机制和耐受性也明显强于儿童。因此,以中、重度脱水（表 11-7）作为有临床意义的成人脱水征象,需要积极补液治疗。对于突发水样便腹泻伴轻度脱水的患者,也需要早期口服补液溶液,防止体液缺失。

表 11-7   急性腹泻患者脱水严重程度的临床评估

评估要点	轻度	中度	重度
一般情况	清醒、活动自如	嗜睡、乏力、可活动	昏睡、无力、不能坐立
日常活动能力	正常	不能工作	卧床或住院
口渴	无	增加	明显
脉搏	正常	每分钟>90 次	每分钟>90 次
血压	正常	正常或收缩压下降 10～20mmHg	收缩压下降>20mmHg
直立性低血压	无	有或无	有
干燥舌	无	轻微	严重
皮肤弹性	好	尚可	差
眼球凹陷	无	轻微	凹陷

（二）判断血性便腹泻的可能病因,酌情抗微生物治疗

（1）出血性腹泻一般仅伴有轻度脱水,可用口服补液疗法纠正,一般不需要静脉补液治疗。在大多数血性便腹泻患者中,使用抗生素可以缩短病程和病原菌携带阶段。

（2）在临床实际工作中,经认真的粪便检查而排除阿米巴结肠炎和肠出血性大肠埃希菌或产志贺毒素大肠杆菌（STEC）后,就可以开始经验性抗生素治疗,不需要等待粪培养结果。氟喹诺酮类药物是首选抗生素之一。在成人患病者,诺氟沙星每日 800mg,环丙沙星每日 1 000mg 或左氧氟沙星每日 500mg,连续应用 3～5d。对于老年患者或有易于发生败血症的状况,首选氧氟沙星或环丙沙星。

（3）在排除出血性大肠埃希菌情况下，予以经验性抗菌药物治疗3～5d后，仍有血性便腹泻，病情没有改善，则需要重复大便镜检和培养，并考虑结肠镜＋活组织检查。根据大便检查和培养结果及抗生素敏感性，选择针对相应肠道致病菌有效的抗生素。

（4）抗生素相关性腹泻患者，应立即停止有关抗生素，选用针对梭状芽孢杆菌抗生素及抗休克治疗。甲硝唑口服，250～500mg，每天3次，连用7～14d；中、重度患者可用万古霉素，每天125～500mg，连用7～14d。

（三）对症药物治疗

尽管急性腹泻应该针对病因治疗，但在临床实践中大多数病因难以很快明确，需要应用止泻药物等对症治疗，以期减少排便量和次数，缩短病程，使患者尽快恢复正常生活与工作。止吐药在急性腹泻治疗中通常是不必要的，主要考虑以下对症治疗药物。

1.减少肠蠕动的止泻药

包括洛哌丁胺、地芬诺酯、可待因、阿片酊和其他阿片类药物。这类药物的药理作用主要是减弱肠道蠕动，使肠内容物通过延迟，利于肠内水分的吸收，故而具有减少排便频率和数量的临床效应，有助于缓解轻度至中度分泌性腹泻症状。其中，洛哌丁胺不具有成瘾性，是最常推荐用于无并发症成人腹泻的对症治疗药物。如洛哌丁胺与抗生素联合治疗旅行腹泻，可以缩短腹泻的时间高达1d。由于这类止泻药物使肠内容物通过延迟，可使侵袭性病原体在肠腔内停留时间延长，增强其对肠黏膜组织的侵袭性，可出现细菌性痢疾发热期延长，难辨梭状芽孢杆菌感染、重症溃疡性结肠炎患者可出现中毒性巨结肠，产毒性志贺大肠埃希菌感染儿童出现溶血性尿毒症综合征，因而应避免用于伴有高热的血性便腹泻、免疫缺陷宿主及伴有腹泻的败血症倾向状况。

2.抗胆碱能药物

包括阿托品、山莨菪碱、东莨菪碱和盐酸双环胺。抗胆碱能药物不能减少排便量和次数，但对于解除腹部绞痛有一定疗效。大剂量抗胆碱能药物有口干、心悸、尿潴留、视物模糊、肠梗阻和青光眼恶化等不良反应。重症溃疡性结肠炎患者由于可诱发中毒性巨结肠，应禁用或慎用该类药物。

3.吸附剂

包括药用炭、碱式碳酸铋、蒙脱石、无水铝硅酸盐、铝氢氧化物和鞣酸。其中，以蒙脱石、无水铝硅酸盐和碱式碳酸铋吸附能力更强。在理论上，这些吸附剂可以吸附肠毒素，并阻止毒素黏附于肠黏膜。所以，吸附剂早期使用，才有可能达到疗效。吸附剂仅可以使腹泻次数减少，但不能减少体液丢失，不能改善脱水情况，对伴有发热的血性便腹泻作用较差。

4.益生菌

抗生素相关性腹泻（AAD）主要是由于肠道菌群紊乱所致，因此可采用益生菌制剂来恢复肠道正常菌群，通过改进肠道屏障功能和免疫刺激作用来健全保护机制，通过合适的、恰当的免疫反应（免疫调节和免疫耐受）来维护宿主健康，临床应用收到良好效果。常用益生菌包括双歧杆菌、乳杆菌、嗜热链球菌、酵母菌等的制剂，此外合生元和益生元也有相同或类似作用。

5.抗分泌药物

包括铋盐制剂、5-HT$_3$受体拮抗药、消旋卡多曲和奥曲肽。其中铋盐制剂止泻疗效与洛哌丁胺相当,但有大便发黑、舌苔发黑、耳鸣及便秘的不良反应。5-HT$_3$受体拮抗药可以抑制神经元刺激外分泌作用(可以抑制恶心、呕吐、腹痛及腹胀)和减少蠕动及分泌反射,减少大便量和改善粪便性状。消旋卡多曲是一种脑啡肽酶抑制药(非阿片制剂),可以防止内源性阿片肽降解,因此减少水和电解质向肠腔过度分泌。奥曲肽是一种长效的合成生长抑素类似物,具有较强抗分泌作用。但奥曲肽价格昂贵,只能皮下注射给药,一般仅用于长期腹泻的难治性病例。

6.中草药

中药制剂,如香连丸等,可用于轻型无脱水的病例,不推荐用于严重腹泻患者。

(四)常用止泻药的作用机制及剂量

见表11-8。

表 11-8　常用止泻药作用机制及剂量

主要作用机制	药物	剂量
收敛、吸附、保护黏膜	双八面体蒙脱石	3g,每日 3 次
	碱式碳酸铋	0.2～0.9g,每日 3 次
	氧氯化铝凝胶	10～20mL,每日 2～3 次
	药用炭	1.5～4g,每日 2～3 次
收敛、吸附、保护黏膜,减少肠蠕动	鞣酸蛋白	1～2g,每日 3 次
	复方樟脑酊	2～5mL,每日 3 次
	地芬诺酯	2～5mg,每日 3 次
	洛哌丁胺	4mg,每日 3 次
抑制肠道过度分泌	消旋卡多曲	100mg,每日 3 次

(五)饮食调养

急性腹泻期间要注意饮食调整和早期进食,并非单纯的禁食。一般认为,禁食>4h 是不恰当的,口服补液(ORT)或静脉补液开始后 4h 内应恢复进食。饮食以清淡、易消化、少油腻为基本原则。提倡少吃多餐(每日六餐),摄入热量和微量元素丰富的食物(谷类、肉类、水果和蔬菜),尽可能增加热量摄入。避免摄入高渗性的罐装果汁、乳制品、含咖啡因的饮料和酒精等。

第三节　急性胃肠炎

一、概述

急性胃(肠)炎是由多种病因引起的急性胃(肠)黏膜炎症。临床上常急性发病,有明显上腹部症状及腹泻、发热。多数发病原因明确,去除病因后,可望在短期内恢复。

二、病因和发病机制

（一）化学性
包括非甾体抗炎药、乙醇、肾上腺皮质激素、抗生素、抗肿瘤药、铁剂、氯化钾、洋地黄、强酸、强碱、砷、磷等。

（二）食物因素
进食不洁食物、过多生冷、粗糙或刺激性食物（如辛辣食物）。

（三）急性病毒、细菌感染及其毒素
常见致病菌为大肠埃希菌、沙门菌、嗜盐菌、金黄色葡萄球菌，肠道病毒如轮状病毒、柯萨奇病毒等。

（四）应激性
见于精神应激，严重创伤、烧伤，外科手术，脑血管意外和心、肝、肾、呼吸功能衰竭以及休克，脓毒血症等各种严重疾病引起的应激状态。

三、诊 断

（1）起病常急骤，常有上腹不适或疼痛、恶心、呕吐、食欲缺乏，重者可有呕血、脱水、酸中毒，甚至休克。小部分患者可无症状，可由内镜检查发现。药物和应激引起者，可以黑便或呕血为首发症状。细菌、病毒或毒素污染食物引起的常伴有肠炎，表现为排烂便或水样便，可伴有发热。体检一般腹壁柔软，仅有上腹及脐周轻度压痛，无肌卫，肠鸣音常亢进。

（2）感染因素引起者血白细胞常升高，大便常规可有红、白细胞，大便培养一般阴性。内镜检查可见胃黏膜充血水肿，有片状渗出物和黏液覆盖，黏膜可有点、片状出血。也可见到多发性糜烂及浅溃疡。吞服腐蚀剂者禁忌做内镜检查，食物、药物及其他因素引起者而无出血表现者常不需行内镜检查。

四、治 疗

（一）一般治疗
卧床休息，去除病因，视病情可给予禁食、补液、解痉、止吐治疗，腹痛用山莨菪碱或定痉灵肌内注射；呕吐者肌内注射甲氧氯普胺；脱水者纠正失水及酸碱、电解质紊乱，口服补液盐或糖盐水，以后可逐渐进食清淡流质或半流质饮食。

（二）止泻治疗
可予双八面体蒙脱石1~2包，每天3次；碱式碳酸铋（次碳酸铋）0.9g，每天3~4次；洛哌丁胺（易蒙停）4mg，每天3~4次，每天最大量不超过16mg，地芬诺酯（苯乙哌啶），每次2.5~5mg，每天3次。后两者严重感染性腹泻禁用。还可用益生菌制剂口服，如双歧杆菌嗜酸乳杆菌肠球菌三联活菌（培菲康、金双歧）、双歧杆菌（丽珠肠乐）、枯草杆菌肠球菌二联活菌（美常安）等调节肠道菌群。对顽固性腹泻，可考虑静脉滴注生长抑素，如注射用生长抑素（思他宁）6mg或奥曲肽0.6mg维持24h静脉滴注。

（三）抗菌药物治疗

对伴有发热,血白细胞升高,大便镜检有多量白细胞,疑有细菌感染者,可酌情使用抗菌药物。一般可选用喹诺酮类、氨基糖苷类。

（四）出血预防或治疗

对严重创伤、烧伤、脑血管意外、大手术和多脏器衰竭等重危患者,宜预防性给予胃黏膜保护剂和抗酸剂,如硫糖铝混悬液、氢氧化铝凝胶等以及抑酸剂,如质子泵制剂或 H_2 受体阻滞剂口服。对不能口服者可行抑酸剂静脉注射或静脉滴注治疗。对已有出血者,视病情给予冰盐水洗胃、口服凝血酶或 8% 去甲肾上腺素冰盐水溶液、云南白药,静脉滴注生长抑素,甚至采用内镜下止血,如止血夹、高频电凝止血,也可用 1:10 000 肾上腺素盐水或硬化剂乙氧硬化醇注射。应严密监测生命体征,积极补充血容量,必要时输血,纠正休克。

（五）吞服强酸、强碱等腐蚀剂者

禁食禁水,严禁洗胃及使用催吐,尽早饮用蛋清、牛乳或植物油。积极防治感染、休克、食管或胃穿孔,急性期后,可酌情行食管扩张术。

第四节　急性出血坏死性肠炎

一、概述

急性出血坏死性肠炎(AHNE),又称坏死性肠炎,是以小肠的广泛出血、坏死为特征的肠道急性蜂窝织炎,病变主要累及空肠和回肠,偶尔也可侵犯十二指肠和结肠,甚至累及全消化道。临床上以腹痛、腹泻、便血、腹胀、呕吐和发热为主要表现,严重者可有休克、肠麻痹等中毒症状和肠穿孔等并发症,是一种危及生命的暴发性疾病。本病的发病与产生 β 毒素的 Welchii 杆菌(C 型产气荚膜杆菌)感染有关。任何年龄均可发病,但以学龄前儿童和青少年多见,男性多于女性,农村多于城市。四季均可发病,但高发于夏秋季节。

二、病因与发病机制

近年来认为本病的发病与产生 β 毒素的 Welchii 杆菌(C 型产气荚膜杆菌)感染有关。β 毒素属于蛋白质外毒素,它能干扰肠黏膜表面绒毛的正常功能,从而影响肠道的清洗作用,致使病原体黏附于肠黏膜而致病;β 毒素可致肠道组织坏死,产生坏疽性肠炎。营养不良和饮食不当是本病的诱因。正常情况下胰蛋白酶有破坏 β 毒素的作用;在蛋白酶活性缺乏或降低的情况下,如长期低蛋白膳食(使消化酶合成减少),当进食受 C 型产气荚膜杆菌污染或变质的食物时,不能分解破坏 β 毒素而致病;或进食大量的甘薯、大豆等含有耐热性胰蛋白酶抑制因子的食物(使胰蛋白酶的活性和浓度降低),可使寄生肠内的 Welchii 杆菌滋生并产生大量 β毒素而致病。饮食习惯突然改变,从多吃蔬菜转变为多吃肉食,使肠内生态学环境发生改变,有利于 Welchii 杆菌的繁殖而致病。变态反应也参与本病的发病。易感因素包括肠道感染、肠道缺血、肠屏障功能受损、ARDS、先天性心脏病合并心力衰竭、脓毒症、休克等。由于肠壁对细菌及细菌内、外毒素或病毒等过于敏感,引发肠出血、坏死、白细胞浸润、小血管纤维素样变性及坏死。本病病变以空肠和回肠最为多见且严重,有时可累及结肠、十二指肠及胃。病变常呈节段性分布,严重者融合成片。始于黏膜下层的病变,向黏膜层发展,黏膜肿胀增厚、粗糙,呈鲜红色或暗褐色,上有片状坏死和散在溃疡,黏膜下层水肿,此时患者以腹泻为主;黏膜广泛坏死脱落则大量便血;病变向浆肌层发展为主时,出现肠蠕动障碍,临床上可表现为肠梗阻;大片肠壁浆肌层或全层坏死时,肠内细菌与毒素外渗,肠壁也可穿孔,产生严重的腹膜炎和脓毒症休克。

三、临床表现

(一)腹痛

既是首发症状又是主要症状。病初常表现为逐渐加剧的脐周或左中上腹阵发性绞痛,其后逐渐转为全腹或右下腹持续性痛并有阵发性加剧。一般在1～3d后加重,重者可产生腹膜刺激症状。常伴有恶心呕吐,呕吐常为黄水,严重者呈咖啡样或血水样。腹痛在便血控制后3～5d仍可每天发作数次,可为最后消失的症状。

(二)腹泻与便血

腹痛发生后即可有腹泻,每日数次至十数次不等。大便初为糊状而带粪质,其后渐为黄水样,继之即呈血水状或呈赤豆汤和果酱样,甚至可呈鲜血状或黯红色血块,粪质少而具难闻的腥臭味。无里急后重。出血量多少不定,轻者可仅大便隐血阳性无便血;严重者一天出血量可达数百毫升。腹泻和便血时间短者仅1～2d,长者可达一月余且可呈间歇发作或反复多次发作。严重病例后期因中毒症状严重,发生麻痹性肠梗阻时便次减少,甚至停止,但肛门指检多能发现血便为本病的特征之一。

(三)全身中毒症状

起病后不久即出现发热,一般在38～39℃,少数可达40℃以上,持续4～7d后渐退,偶有长达2～3周者。中毒症状严重者可出现抽搐、昏迷,也可出现四肢厥冷、皮肤黯紫花纹、血压下降、脓毒症休克。腹泻、便血严重时,可出现贫血、脱水和酸中毒。

(四)腹部体征

胃肠道症状虽重,但腹部体征却相对较少。腹部饱满,有时可见肠型。触诊腹软或有轻度压痛,但也可有明显压痛、腹肌紧张和反跳痛,提示急性腹膜炎。移动性浊音可阳性,也可抽出血性腹水。肠鸣音早期亢进,有肠梗阻时可闻及气过水声或金属音。腹膜炎明显时,肠鸣音减弱或消失。

四、辅助检查

(一)血常规

白细胞增多,一般为$(12～20)×10^9$/L,以中性粒细胞增多为主。嗜酸性粒细胞及血小板常减少。

（二）大便检查

大便呈血性或隐血试验强阳性,镜检可见大量红细胞、白细胞及脱落的上皮细胞。大便培养部分病例可有 Welchii 杆菌、大肠埃希菌等生长。

（三）尿常规

可有蛋白尿、红细胞、白细胞及管型。

（四）X 线检查

腹部透视或平片可见中腹或上腹部肠管充气、扩张,黏膜皱襞模糊、粗糙,肠壁水肿增厚,肠间隙增宽。立位片中有大小不等的液平面。肠穿孔者可有气腹。在急性期不宜做胃肠钡餐或钡灌肠检查,以免发生肠穿孔。

（五）结肠镜检查

结肠镜检查可见全结肠腔内有大量新鲜血液,但未见出血病灶,并可见回盲瓣口有血液涌出。

五、诊断和鉴别诊断

本病的诊断主要依据临床表现:有不洁饮食、暴饮暴食史,突然腹痛、腹泻、便血和呕吐,伴有中度发热或突然腹痛后出现休克症状或出现麻痹性肠梗阻,应考虑本病的可能,特别是呈腥臭味的洗肉水样便而无明显里急后重者。由于本病的病情变化迅速且复杂,临床分型也较多,故需与之鉴别的疾病也较多。主要有:

（一）中毒性菌痢

起病更急,开始即出现高热、惊厥、神志模糊、面色苍白,重者血压下降、休克,数小时后出现脓血便。急性出血性坏死性肠炎常以腹痛、腹泻为主,1～3d 出现红豆汤样或果酱样血便,少量黏液,无里急后重。病程、粪便性质和病原学检查可资鉴别。

（二）绞窄性肠梗阻

腹痛、呕吐、便血、休克等症状与急性出血性坏死性肠炎相似。但绞窄性肠梗阻腹痛突出而剧烈,腹胀、呕吐更重,无排便排气,血便出现晚且量少。急性出血性坏死性肠炎早期出现肠梗阻是由于病变侵及肠壁浆肌层,引起节段性运动功能障碍,多为不全性肠梗阻;后期发生的肠梗阻则由于肠管的僵硬、狭窄、粘连、坏死等原因引起,多为完全性梗阻,而且此前常先有腹泻、便血。

（三）急性克罗恩病

与本病鉴别较困难,但急性克罗恩病多转为慢性,经常复发,而急性出血性坏死性肠炎却极少复发。

（四）腹型过敏性紫癜

以腹痛、便血起病,与本病相似,但无腹泻和发热,中毒症状不重,待皮肤出现紫癜后诊断更明确。

此外,本病尚应与急性阑尾炎、肠套叠、阿米巴痢疾、细菌性食物中毒等鉴别。在临床急诊工作中,造成本病误诊的原因主要有二:一是对本病的临床特点认识不够,未能掌握其规律及其与各种疾病鉴别的要点;二是由于有时症状不典型,尤其有时相当一部分患者无腹泻或血便,对这类病例往往通过肛门指诊才获得确诊。

六、治疗

本病治疗以非手术疗法为主,加强全身支持疗法,纠正水、电解质失衡,解除中毒症状,积极防治中毒性休克和其他并发症。必要时才予以手术治疗。

(一)非手术疗法

1.休息和禁食

患者在发热、腹痛、腹胀、呕吐及便血期间应卧床休息与禁食,腹胀者应早做胃肠减压。禁食是一项重要治疗措施,轻者7~8d,重者14~21d,疑诊时即应禁食,确诊后更应禁食。待腹胀消失和腹痛减轻,腹部体征基本消失,无便血或大便隐血转阴,临床一般情况明显好转,方可给予易消化、无刺激性流质饮食,逐渐过渡到半流质、软食乃至正常饮食。过早恢复正常饮食可使症状再发,过晚恢复正常饮食又可影响营养状态,延迟康复。

2.支持疗法

在禁食期间应予静脉输入高营养液,如10%~25%葡萄糖注射液、复方氨基酸液、水解蛋白以及维生素B、维生素C及钙剂。儿童补液量每日80~100mL/kg,成人每日2 000~3 000mL。贫血或便血严重者输鲜血、血浆或代血浆。治疗期间少量多次输血,对改善全身症状、缩短病程十分有利。本病因呕吐、腹泻和禁食,常有低血钾和酸中毒,若每日尿量不少于1 000mL而又有低血钾者,每日补充氯化钾量不少于3~5g;少数严重低钾(血清钾<2.0mmol/L)患者,每日补氯化钾可达8~12g。有酸中毒时,可给适量5%碳酸氢钠液。对重症患者及严重贫血、营养不良者,可施以全胃肠外营养(TPN)。

3.防治中毒性休克

迅速补充有效循环血容量是治疗休克的关键。除补充晶体溶液外,应适当输血浆、新鲜全血或人体人血清蛋白等胶体液。酌情应用血管活性药物以保持正常的血压,如多巴胺、间羟胺、山莨菪碱(654-2)等。

4.肾上腺皮质激素的应用

皮质激素可减轻中毒症状,抑制变态反应,改善和提高机体应激能力,但有加重出血和促发肠穿孔的危险。在高热、中毒休克时可以使用,原则是短期、大量、静脉给药。儿童每日用氢化可的松4~8mg/kg或地塞米松1~2.5mg;成人每日用氢化可的松200~300mg或地塞米松5~20mg。一般用3~5d即停药。

5.应用抗生素

由于本病与细菌感染有关,选用适当的抗生素控制肠道内细菌感染,有利于减轻肠道损害。常用的抗生素有氨苄西林、第三代头孢菌素和喹诺酮类药物等,抗厌氧菌感染宜用甲硝唑或替硝唑。一般选两种联合应用。给药途径以静脉滴入为宜,疗程至少1周。

6.抗毒血清

采用Welchii杆菌抗毒血清42 000~85 000U静脉滴注,有较好疗效,但临床上未广泛使用。

7.其他药物治疗

(1)微生态制剂调节肠道菌群,可选用双歧杆菌活菌(丽珠肠乐)1亿活菌口服。

(2)吸附肠道内毒素可用液体石蜡油 20mL/d 或蒙脱石散(思密达,6～9g/d)口服或胃管内注入。

(3)补充胰蛋白酶可水解 β 毒素,减少其吸收,并可清除肠道坏死组织。常用胰蛋白酶 0.6～0.9g 口服,每日 3 次,对重症者可肌内注射 1 000～2 000U,每日 1～2 次。

(4)驱虫治疗:疑为或诊断为肠蛔虫感染者在出血停止、全身情况改善后应施以驱虫治疗,可用左旋咪唑 150mg 口服,每日 2 次,连用 2d。

8.对症处理

高热时物理降温或加用解热药;吸氧;腹痛较剧者可用阿托品、罗痛定(颅通定)肌内注射,必要时用哌替啶 50～100mg 肌内注射。严重腹胀和频繁呕吐者,应行胃肠减压。

(二)手术疗法

临床上遇到下列情况应考虑手术治疗:①诊断不明,不能排除其他急需手术治疗的急腹症者;②有明显腹膜炎表现,疑有肠坏死、肠穿孔者;③腹腔诊断性穿刺证明有脓性或血性液体者;④腹胀严重,胃肠减压无效,有肠穿孔危险者;⑤肠出血严重,经反复输血及其他保守疗法无效而有休克趋势者。手术方法:①肠管尚无坏死或穿孔者,可予普鲁卡因肠系膜封闭,以改善病变肠段的血循环;②病变严重而局限者可行肠段切除并吻合;③肠坏死或肠穿孔者,可行肠段切除、穿孔修补及腹腔引流术。

(赵　挺)

第十二章　尿液改变

第一节　少尿与无尿

一、概念

健康成人昼夜(24h)尿量为 1 000~2 000mL 且日尿量多于夜尿量。如 24h 内尿量少于 400mL 或每小时尿量少于 17mL,称为少尿。如 24h 内尿量少于 100mL 或 12h 内完全无尿者称为无尿。随着患者少尿或无尿时间的持续延长,体内将出现血清肌酐、血尿素氮含量升高、水电解质紊乱及代谢性酸中毒等表现,称之为急性肾功能衰竭或肾功能不全。

二、病因

尿量的多少取决于肾小球滤过率、肾小管重吸收量及两者的比率。正常情况下,成人原尿量约为 180L,有 99% 在流经肾小管时被重吸收,原尿量和重吸收量之间,维持着一定的比例,称为球—管平衡。影响肾小球滤过率的因素有:肾脏血液或血浆灌流量、动脉血压和肾内小动脉的紧张度、肾小球滤过膜的质和量、血浆胶体渗透压、肾小球囊内压力,当这些因素处于常态时,肾小球的滤过率保持相对的稳定状态,若发生变化,就会影响肾小球滤过率而导致少尿。少尿无尿的病因有很多,主要分为以下 3 类。

(一)肾前性

各种病因引起肾灌注压下降,肾内血管强烈收缩或两者同时存在,导致肾小球滤过率下降出现的少尿或无尿,称为肾前性少尿或无尿。

1.有效血容量减少

多种原因使有效血容量减少,肾脏血液灌流量不足,导致肾小球滤过率下降。重症低蛋白血症时,有效血循环量不足以及继发性醛固酮和抗利尿激素分泌增多,使肾小管重吸收水分增多,导致少尿和无尿。

2.严重心血管、肝脏疾病

严重的心脏疾病合并有心功能不全时,可因心力衰竭、体循环瘀血导致少尿。严重肝病,尤其是伴有门脉高压时,可因低蛋白血症、腹水或肝肾综合征导致尿量减少。

3.周围血管扩张

革兰阴性菌败血症及使用抗高血压药物引起周围血管扩张,动脉血压下降,引起少尿。

4.肾血管阻力增加

外科手术、麻醉、服用前列腺素合成抑制剂如阿司匹林、吲哚美辛等引起肾血管阻力增加，尤其是肾小球入球小动脉收缩，导致肾小球血液灌注量减少，导致少尿。

（二）肾性

由原发性或继发性肾内血管、肾小球、间质及肾小管引起的少尿或无尿称为肾性少尿或无尿。

1.肾血管病变

结节性多动脉炎、变应性肉芽肿等累及肾内中小动脉或肾小球，引起血管壁水肿，细胞浸润，纤维蛋白样坏死，随后发生纤维化，使血管腔狭窄或闭塞，导致肾小球血流量减少，肾小球滤过率下降。肾血管狭窄、肾动脉血栓形成致肾缺血而出现少尿。

2.急性肾小球肾炎

原发性肾小球肾炎、急进性肾炎等所致的继发性肾小球肾炎均可引起少尿。

3.急性肾小管坏死

缺血和中毒可致肾皮质外层严重缺血，肾入球小动脉痉挛，肾小球毛细血管内皮肿胀，肾间质水肿，肾小球囊内压升高，导致肾小球滤过率极度下降。肾小管上皮细胞坏死阻塞管腔，使原尿不能外流，两者共同作用，出现少尿。

4.急性肾小管—间质炎症

感染或药物可引起小管—间质炎症，主要有青霉素、头孢菌素、别嘌呤醇、苯妥英钠等药物。发病机制是这些疾病导致肾间质水肿、出血、炎性渗出等使肾小球囊内压升高，滤过率减少，同时肾小管上皮细胞坏死，管腔阻塞等妨碍原尿外流，导致少尿或无尿。

（三）肾后性

因排尿器官梗阻引起的少尿或无尿称为肾后性少尿或无尿。

1.输尿管梗阻

血凝块、结石、腹膜后纤维化、逆行肾盂造影后水肿均可导致少尿。

2.膀胱颈梗阻

前列腺肥大、前列腺和膀胱癌，自主神经病或者使用神经节阻滞剂等。

3.尿道梗阻

尿道狭窄、结石、肿瘤、血凝块导致尿道梗阻。任何原因引起的梗阻，时间长会导致肾实质缺血、退变、坏死，肾小球滤过完全停止，即使后续解除梗阻，肾功能也不能完全恢复。

三、临床表现

当临床上患者出现少尿与无尿时，要了解出现少尿开始的时间，精确计算24h尿量，有无引起少尿的病因或诱因，是否存在泌尿系统疾病或者是全身疾病在泌尿系统的表现，少尿伴随哪些症状，大致通过详细询问病史和进行全面的体格检查，必要的化验和特殊检查后基本可以明确少尿或无尿的原因了。少尿与无尿除原发病表现外，大多数患者有乏力、食欲缺乏、倦怠、水肿后出现少尿与无尿，针对不同的原发病会伴随以下表现。

(一)消化系统表现

伴有恶心、呕吐、厌食、呃逆、腹泻等,结合肾功能指标往往提示肾功能已损害。肠道是多脏器功能衰竭的始发器官,近年来由于腹泻而导致低血容量和感染性休克,致急性肾前性肾衰竭的案例时有发生,要早期进行识别和干预。

(二)呼吸系统表现

主要表现为呼吸困难,甚至发生库斯莫尔呼吸。血气分析可以协助判断患者的缺氧程度和评估病情的危重程度。

(三)循环系统表现

心前区疼痛伴心包摩擦音,到出现呼吸困难、颈静脉怒张、脉压变小、心动过速,要考虑急性心包炎致心脏压塞。心脏扩大、气促伴咳粉红色泡沫痰、有夜间阵发性呼吸困难、双下肢水肿、各种心律失常,考虑有心力衰竭导致少尿。伴有血压升高、头晕、头痛,要排除高血压脑病。

(四)血液系统表现

急性肾衰竭患者并不表现明显的贫血。

(五)神经系统表现

可以表现不同程度的意识障碍,如烦躁不安、嗜睡、昏迷、抽搐等。

(六)皮肤表现

皮肤是否有脱水、干燥、脱屑、无光泽、有色素沉着或者面色萎黄、水肿、瘀斑,肾衰竭患者会出现顽固性皮肤瘙痒。

(七)内分泌功能障碍

可有继发性甲状旁腺功能亢进,性功能常有障碍,表现为小儿性成熟延迟,成人性欲缺乏和阳痿,女性患者雌激素水平降低,性欲较差,晚期可出现闭经、不孕,即使怀孕,胎儿多发育不良,流产率高。

四、辅助检查

(一)血常规及其他血液检查

有贫血提示有慢性肾脏病、失血性贫血或溶血的诊断。白细胞增多,有助于感染性疾病的诊断。可有电解质紊乱,糖耐量常有减退,甘油三酯水平升高,低密度脂蛋白增高。

(二)尿液检查

对少尿的病因诊断有帮助,肾前性少尿或无尿时尿比重增高,急性肾小管坏死尿比重一般低于1.014,蛋白尿及有形成分增多,提示少尿可能与肾脏疾病有关,尿沉渣可见粗大颗粒管型、红、白细胞、尿蛋白定性阳性等。

(三)肾功能检查

无论是肾前性、肾性还是肾后性,血尿素氮(BUN)和肌酐(Scr)都会升高,但血尿素氮/肌酐的值对某些肾衰有鉴别意义。正常情况下,血尿素氮/肌酐为(10~15):1,肾前性少尿时,血尿素氮/肌酐可上升至20:1,肾性少尿则按正常比例升高。在挤压伤和横纹肌溶解引起的肾小管坏死性少尿,血尿素氮/肌酐<10:1。

（四）影像学检查

有目的地选择尿路X线、超声、CT及膀胱镜检查,有助于明确病因诊断,腹部平片主要观察肾脏大小和肾脏、输尿管、膀胱有无阳性结石。肾脏超声检查可以观察肾脏及膀胱的体积,肾盂肾盏系统是否有梗阻扩张。静脉尿路造影可显示肾脏解剖,有无尿路梗阻。逆行肾盂造影在超声波检查阴性,但是高度怀疑尿路梗阻时,可以明确诊断,放置输尿管导管,引流尿液缓解梗阻。在超声、静脉尿路造影或CT定位下,用穿刺针经皮刺入扩张肾盂,注射造影剂和引流尿液,达到解除梗阻,控制由于尿路梗阻所致的继发性感染。肾血管造影对肾静脉血栓形成、急性排斥反应、急性肾小管坏死、移植后肾动脉狭窄、血管外部压迫均能明确诊断。

（五）血流动力学监测

对于有低蛋白血症和水肿少尿的患者,有效循环血容量是否足够难于判断,给临床治疗带来困难,可以通过测定中心静脉压和肺动脉楔压指导补液量,鉴别是肾前性或者急性肾小管坏死。

（六）肾活组织检查

排除肾前性和肾后性少尿,拟诊肾性少尿但不能明确病因时,均有肾活检指征。

五、诊断

少尿或无尿的诊断主要依据详细询问患者病史、体格检查、必要的实验室和辅助检查、有创的诊断操作如肾穿刺活检等可以明确诊断,可以遵循以下诊断思维。

（一）确定是否少尿或无尿

通过准确计算24h尿量,即可明确诊断。

（二）确定属于哪一类少尿或无尿

1.肾前性少尿或无尿

各种原因引起肾灌注不足所致,如低血容量性休克、感染性休克、肝肾功能不全。以尿钠降低,尿比重常大于1.020,尿渗透浓度升高,中心静脉压降低。

2.肾性少尿或无尿

由各种肾实质性疾病所致,包括肾小球性、肾小管性、肾间质性及肾血管性疾病,尿液检查会出现蛋白尿、管型尿,肾功能检查血尿素氮、肌酐升高。

3.肾后性少尿或无尿

主要由于尿路梗阻所致,包括结石、坏死组织阻塞输尿管、肿瘤压迫、输尿管手术后瘢痕挛缩等引起尿路机械性梗阻,梗阻上段出现扩张,可以通过超声、CT、静脉肾盂造影等明确梗阻部位和梗阻程度。肾盂积水为上尿路梗阻,膀胱积尿者为下尿路梗阻。

（三）确定少尿或无尿的诱因

各种原因引起的少尿或无尿一般都有诱因,肾前性和肾后性少尿的诱因较容易寻找,肾性少尿的诱因比较隐匿和复杂,常见的诱因有感染、创伤、利尿或降压药物使用不当、输液过多导致心力衰竭等,如果尽早去除诱因,少尿可望恢复,如果延误治疗,会出现永久性肾损害。

六、治疗

(一)需要急诊紧急处置的情况

如果是高钾血症,需要短时间内尽快把血钾降低到正常范围,可以给予10％葡萄糖酸钙10～20mL静脉注射,5％碳酸氢钠125mL或250mL静脉滴注,葡萄糖加胰岛素静脉滴注,若血压稳定予以呋塞米40mg静脉推注,必要时行紧急血液透析治疗。若是急性心力衰竭,应想办法减轻患者的前负荷或后负荷,利尿或者选用血管扩张药物,静脉使用硝酸酯类药物,选用强心药物如毛花苷C 0.2mg或0.4mg,稀释后静脉推注,观察疗效。如果出现了危及生命的心搏呼吸骤停,则立即进行胸外按压和人工呼吸。

(二)对因治疗

尽快完成少尿或无尿的病因诊断,针对病因的治疗是最有效的治疗。

1.肾前性疾病

针对病因予以治疗,对于低血容量性休克,予以补充有效的循环血容量,严重的失血性休克,可予以快速寻找出血部位,予以止血外,必要时输红细胞,快速补充丢失的血细胞,感染性休克的患者早期留取微生物检测标本后,早期予以经验性广谱抗生素治疗。

2.肾实质性疾病

根据原发病予以不同的处理,在血容量补足的情况下可适当予以利尿,若持续无尿,可予以血液透析治疗。

3.肾后性疾病

在明确引起尿路梗阻的原因后,请专科医师在膀胱镜下放置引流管解除梗阻,无指征做膀胱镜操作者,在超声或者CT引导下予以经皮穿刺引流,病情紧急,有手术指征者可以手术解除梗阻。同时予以抗感染治疗,待引起梗阻的原因去除则拔除引流管。

(三)对症治疗

在进行上述处理的同时,可予以对症治疗。

第二节 急性肾衰竭

一、概述

急性肾衰竭(ARF)是指由各种原因引起的肾功能损害,在短时间(几小时至几天)内出现血中氮质代谢产物积聚,水、电解质和酸碱平衡失调及全身并发症,是一种严重的临床综合征。肾功能受损的突出临床表现是尿量明显减少。正常成年人尿量每日为1 000～2 000mL,若少于400mL/d称为少尿,少于100mL/d称为无尿。急性肾衰竭尿量通常在400mL/d以下。如果肾浓缩功能受损,则每天的尿量可以在正常范围,甚至是多于正常(称为多尿型或非少尿型肾衰竭)。在所有的急性肾衰竭患者中,没有尿的排出(无尿)是很少见的。

二、病因

(一)肾前性

由于出血、脱水、休克等病因引起血容量不足;心脏疾病、肺动脉高压、肺栓塞等所致心排血量降低;全身性疾病,如肝肾综合征、严重脓毒症、变态反应和药物等引起有效血容量减少以及肾血管病变,这些均可导致肾血流的低灌注状态,使肾小球滤过率不能维持正常而引起少尿。初时,肾实质并无损害,属功能性改变;若不及时处理,可使肾血流量进行性减少,发展成为急性肾小管坏死,出现急性肾衰竭。

(二)肾后性

由于尿路梗阻所致,包括双侧肾、输尿管或孤立肾、输尿管周围病变以及盆腔肿瘤压迫输尿管引起梗阻以上部位的积水。膀胱内结石、肿瘤以及前列腺增生、前列腺肿瘤和尿道狭窄等引起双侧上尿路积水,使肾功能急剧地下降。如能及时解除梗阻,肾功能可以很快恢复,但梗阻时间过长,亦会使肾实质受损害,导致急性肾衰竭。

(三)肾性

主要是由肾缺血和肾毒素所造成的肾实质性病变,约 75% 发生急性肾小管坏死。以肾前性和肾后性的病因所致者,早期阶段仅仅是肾功能障碍而无严重的肾实质性损害,只有原发病因未及时纠正而继续进展,才会造成急性肾衰竭。

三、发病机制

(一)肾血流动力学改变

在肾缺血、肾毒素等因素作用下,通过一些血管活性物质,主要是内皮素、一氧化氮、花生四烯酸代谢产物、前列腺素和血管紧张素等,使肾血液灌注下降及肾内血管收缩,肾内血液发生重新分布,髓质缺血,特别是外层髓质,呈低灌注状态,肾小球滤过率(GFR)下降。GFR 在不同平均动脉压下能自行调整,当平均动脉压下降至 8kPa(60mmHg),则 GFR 下降 1/2。肾灌注压力降低仅是 ARF 的起始因素。另外,氧自由基引起肾血流动力学的改变,与其种类、合成量及作用的血管部位有关。

(二)肾小管功能障碍

指各种因素所导致的肾小管上皮细胞损伤及其功能障碍。肾持续缺血或肾毒素引起肾小管上皮细胞损伤的机制有:①细胞能量代谢障碍及其所致的细胞内钙离子浓度明显增加,激活了钙依赖性酶如一氧化氮合成酶、钙依赖性细胞溶解蛋白酶、磷酸解脂酶 A(PLA)等,导致肾小管低氧性损伤;②肾内炎性介质如细胞因子、黏附因子、化学趋化因子等的合成和释放所引起的肾组织内的炎症反应;③具有细胞直接损害作用的氧自由基的产生等。此外,肾小管上皮在损伤后可诱发肾实质细胞的凋亡,引起其自然死亡。在这些综合因素的作用下,最终引起肾小管上皮细胞变性、坏死和脱落,发生肾小管堵塞和滤液返漏,成为 ARF 持续存在的主要因素。

脱落的黏膜、细胞碎片、Tamm-Horsfall 蛋白均可在缺血后引起肾小管堵塞。严重挤压伤或溶血后产生的血红蛋白、肌红蛋白也可导致肾小管堵塞。堵塞部位近端肾小管腔内压随之上升,继而肾小囊内压升高。肾小球滤过压接近或等于零时,肾小球即停止滤过。肾小管上皮细胞损伤后坏死、脱落,肾小管壁出现缺损区,小管管腔与肾间质直接相通,致使原尿液反流扩散至肾间质,引起肾间质水肿,压迫肾单位,加重肾缺血,使肾小球滤过率更低。

(三)肾缺血—再灌注损伤

肾缺血、缺氧导致细胞产生一系列代谢改变,最初为与缺血程度相关的细胞内 ATP 减少;若缺血时间延长,ATP 迅速降解为 ADP 和 AMP。AMP 可进一步分解成核苷(腺苷和肌苷)等,弥散到细胞外,导致 ATP 合成原料的不足。若缺血时间更长,可造成线粒体功能不可逆的丧失,导致 ATP 的再生受损。细胞内 ATP 减少使各种依赖于 ATP 能量的离子转运发生障碍,细胞损害的酶被激活及细胞骨架蛋白破坏。这些因素导致细胞水肿、细胞内钙离子浓度升高、细胞内酸中毒及细胞损害,最终引起细胞功能障碍和死亡。

(四)非少尿型急性肾衰竭

非少尿型急性肾衰竭的发病机制目前仍不很清楚,有认为可能代表了肾小管损伤的一种较轻类型。由于肾小管上皮细胞变性坏死、肾小管堵塞等仅发生于部分的肾小管,而有些肾单位血流灌注量并不减少,血管并无明显收缩和血管阻力不高,此时就会出现非少尿型急性肾衰竭。

四、临床表现

急性肾损害的病因不同、所处的分期不同,则临床表现差异很大,只有到病程后期由于各种原因导致肾脏的有效灌注压下降,肾小球滤过率明显降低时,出现常见症状包括乏力、恶心、呕吐、食欲减退、瘙痒、尿量减少或尿色加深,容量过多导致急性左心衰竭时,可以出现胸闷、心悸、气急,夜间不能平卧。体格检查可见四肢水肿、颈静脉怒张、肺部可闻及湿啰音、呼吸困难等。

急性肾小管坏死是肾性急性肾损伤最常见的类型,临床病程分为 3 期:起始期、维持期和恢复期。

(一)起始期

此期患者的肾脏已经遭受感染、缺血、药物等因素的损害,但尚未发生明显的肾实质的损伤,如果此期采取积极措施,治疗原发病,如补充有效的血容量、止血、抗感染、解除梗阻等病因,肾脏功能往往可以恢复,但是如果病因持续存在,随着肾小管上皮发生明显损伤,肾脏的有效灌注压降低,肾小球滤过率逐渐下降,从而进入维持期。

(二)维持期

该期一般持续 7~14d 或者短至数天,长至 4~6 周,由于肾小球滤过率处于持续的低水平,患者出现一系列尿毒症症状,部分患者出现少尿(<400mL/d)和无尿(<100mL/d)。此期会出现由于尿毒症毒素潴留和水、电解质酸碱平衡紊乱所致的全身各系统的症状,包括呼吸系统的感染、急性肺水肿、临床表现为发热、咳嗽、咳粉红色泡沫痰、呼吸困难、低氧血症。感染是急性肾损伤常见而严重的并发症。

急性肾衰竭期会出现一系列的代谢紊乱,表现为蛋白质、碳水化合物、脂质的高分解、高代谢,水和电解质酸碱平衡紊乱所致的水潴留、高钾血症、高磷血症、低钠血症、低钙血症、代谢性酸中毒、激素的代谢紊乱等。

1.蛋白质代谢的变化

急性肾衰竭时,由于胰岛素抵抗,蛋白质的分解代谢显著增强,而骨骼肌中的蛋白质合成受到了明显的抑制。体内蛋白质降解与氨基酸分解代谢所产生的氨,经由鸟氨酸循环合成尿素,再经肾脏排出,由于急性肾衰竭时体内尿素合成速率提高,尿素清除率降低,导致尿素氮升高,综合表现为蛋白质的分解代谢和显著的负氮平衡。

2.糖类(碳水化合物)代谢的变化

急性肾衰竭时,由于蛋白质分解产生的氨基酸是糖异生的重要来源,胰高血糖素和糖皮质激素等升糖激素的升高,葡萄糖耐量降低和胰岛素抵抗,上述因素导致血糖升高,经血液透析后,急性肾衰竭并发的糖耐量降低及对胰岛素的敏感性即可得到改善和提高。

3.脂质代谢的变化

急性肾衰竭时,血浆中脂蛋白、甘油三酯和富含甘油三酯的颗粒增加,总胆固醇,尤其是高密度脂蛋白胆固醇水平下降。

4.水和电解质代谢紊乱

(1)水潴留与水中毒:急性肾衰竭时,当肾脏不能有效地将体内过多的水排泄到体外时,就会导致机体内水平衡失调,出现水潴留甚至水中毒。

(2)高钾血症:肾小球滤过率的降低导致钾离子潴留,代谢性酸中毒时,大量钾离子由细胞内转移到细胞外液,导致高钾血症,当血清钾离子浓度高于 5.6mmol/L 时,称为高钾血症。高钾血症可引起意识障碍、心动过缓、神经肌肉功能障碍、室颤或心搏骤停。

(3)低钠血症:急性肾衰竭的少尿期,由于水的排泄障碍,因水潴留而导致稀释性低钠血症。内生水和输注低渗液过多均加重低钠血症。

(4)低钙血症:急性肾衰竭时由于 1,25-二羟维生素 D_3 的合成受损,使肠道中钙的吸收及骨骼的钙动员抑制,潴留的磷与钙离子结合使血浆离子钙浓度下降,多方面的因素导致了低钙血症,血清钙低于 2.15mmol/L,称为低钙血症。

(5)高磷血症:肾脏是唯一将磷排出体外的器官,高磷血症时急性肾衰竭的一个标志。成人血磷浓度高于 1.5mmol/L,儿童的血磷浓度高于 2mmol/L,称为高磷血症。

(6)代谢性酸中毒:急性肾衰竭时由于肾脏排泄酸性代谢产物功能障碍,引起酸性代谢产物在体内的蓄积,脓毒血症、休克等造成的组织低灌注可加重酸中毒,酸中毒可造成体循环阻力下降,心肌和周围血管对儿茶酚胺的反应性降低。

(7)代谢激素的改变:主要是糖耐量降低,胰岛素抵抗,高胰高血糖素血症和低钙血症引起的甲状旁腺激素和降钙素水平升高。

(三)恢复期

患者的肾小球滤过率逐渐升高,并恢复接近正常范围,患者的精神和食欲明显好转,但由于大量的消耗,患者仍然消瘦、虚弱、营养不良,少尿型患者开始出现尿量增多,继而出现多尿,尿量增加超过 400～500mL/d,提示多尿期的开始,日尿量增加至 2 000mL 则表明已进入多尿期,尿量超过 3 000mL/d 为多尿。患者的机体抵抗力差,易发生感染,要注意对重要脏器功能的评估。肾小管上皮细胞的功能的恢复相对肾小球滤过率要延迟,需经数月后才能恢复,部分患者遗留有不同程度的肾脏结构和功能的永久性损伤。

五、诊断与鉴别诊断

(一)诊断

对急性肾损伤的诊断,要通过详细询问患者的病史,寻找病因,进行全面的体格检查、实验室检查、影像学辅助检查,必要时行肾穿刺活检而确诊。

1.病史及病因

根据病史获得原发疾病的演变过程的信息和临床表现,判断急性肾衰竭是属于肾前性、肾性或肾后性肾衰竭。

2.体格检查

观察意识状态,测量血压、心率等生命体征,进行全面体格检查,观察有无球结膜水肿、贫血、颜面部水肿、脱水、颈静脉怒张、心脏有无扩大、有无心脏杂音、肺部是否有啰音、腹部肝脾有无肿大、移动性浊音是否阳性、四肢是否有水肿等,结合病史和体格检查,初步判断患者急性肾衰竭的原因,并确定进一步做哪些实验室和辅助检查来明确诊断。

3.实验室检查

(1)血细胞分析、血生化及血气分析:血细胞分析可以明确是否有贫血,感染,血小板是否正常。血清肌酐和尿素氮逐渐升高提示急性肾损伤,电解质检测可以得知是否有高钾血症、低钙血症、高磷血症,是否有代谢性酸中毒,严重程度如何。

(2)尿液检查:主要检查尿量、尿沉渣、尿电解质、尿渗透压。少尿型急性肾衰竭患者每日尿量<400mL,尿沉渣检查可见蛋白尿、红白细胞及各种管型,尿肌酐多在 1g/d 以下,尿素氮多在 10g/d 以下,肾前性急性肾损伤时尿钠显著降低,约为 5mmol/d,而少尿型急性肾小管坏死时约在 25mmol/d。少尿患者尿比重<1.015 多数为急性肾小管坏死,而>1.025 多数为肾前性肾损伤。尿渗透浓度比尿比重更能正确反映肾浓缩功能,尿渗透压与血渗透压比值<1∶1,表明肾浓缩功能低下,尿渗透浓度>500mmol/L 或<350mmol/L 可作为肾前性肾损伤与急性肾小管坏死的鉴别指标。

(3)急性肾损伤的早期诊断指标:在临床上采用 24h 内生肌酐清除率(Ccr),但其敏感性差,但内生肌酐清除率降低至正常 80% 以下时,血尿素氮和肌酐仍在正常范围。半胱氨酸蛋白酶抑制剂 C 在体内产生速率稳定,影响因素极少,是反映早期肾小球滤过功能受损的一个更理想、更可靠的指标。中性粒细胞明胶酶相关脂质运载蛋白(NGAL)是一种调控肾小管上皮细胞凋亡的蛋白分子,对于缺血/再灌注、药物毒性、心脏手术后、造影剂引起的肾损伤时,其在肾组织中的表达上调且变化敏感和特异,是早期诊断肾小管损害的指标。

4.影像学检查

尿路的超声检查有助于尿路梗阻的诊断和鉴别急慢性肾衰竭,如果高度怀疑梗阻引起急性肾衰竭,必要时行静脉肾盂造影,但是该项检查可能加重肾损害,需要做充分的告知和检查前的准备工作,降低造影剂对肾脏的损害。对肾血管病变,则首选超声检查,不能达到目的,予以 CTA、MRA、放射性核素检查,必要时行肾血管造影。

5.肾活检

对于排除肾前性和肾后性肾衰竭的患者,需要明确急性肾衰竭的确切原因,有相应指征后进行肾穿刺活检,需要查患者的凝血功能,并与家属充分沟通肾穿刺的必要性和风险。

急性透析质量倡议组织(ADQI)于 2002 年针对急性肾衰竭的早期防治提出了急性肾损伤的概念,并同时提出了急性肾损伤的分层诊断标准——RIFLE 标准(表 12-1)。

表 12-1　急性肾损伤的 RIFLE 分级标准

分级	肾小球滤过率或肌酐	尿量
风险	肾小球滤过率下降>25%或肌酐增加 1.5 倍	<0.5mL/(kg·h),持续 6h
损伤	肾小球滤过率下降>50%或肌酐增加 2 倍	<0.5mL/(kg·h),持续 12h
衰竭	肾小球滤过率下降>75%或肌酐增加 3 倍或肌酐升高>44.2μmol/L 或肌酐0.2μmol/L	<0.5mL/(kg·h),持续 24h 或无尿 12h
丢失	持续肾功能完全丢失>4 周	
终末期肾病	持续肾功能完全丢失>3 个月	

(二)鉴别诊断

急性肾衰竭的鉴别诊断主要是病因的鉴别,对于指导治疗有着至关重要的意义,主要鉴别是肾前性、肾性还是肾后性原因导致的急性肾衰竭。

1.肾前性急性肾衰竭

主要是与血容量不足和心脏泵功能明显降低导致的肾脏灌注不足有关,肾小球滤过率降低,引起少尿、血肌酐、尿素氮增加。常见的有急性胃肠炎、严重外伤、大手术、大量出血、感染性休克、重症急性胰腺炎等导致血容量相对或绝对不足。急性心肌梗死、心力衰竭、严重心律失常、肺栓塞引起心排血量下降导致肾脏有效灌注不足,肾动、静脉的阻塞直接导致肾血流量下降。上述是引起肾前性急性肾衰竭的常见原因。

2.肾实质性急性肾衰竭

各种致病因素直接损害肾实质而出现急性肾衰竭,常见原因有急性链球菌感染后引起的急性肾炎、狼疮性肾炎、过敏性肾炎等肾小球疾患。因为血管内溶血、药物导致的急性肾小管坏死。由于药物过敏或急性肾盂肾炎伴肾小管及间质炎症的肾间质病变。自身免疫性疾病累及肾血管病变,糖尿病或尿路梗阻伴有感染时可发生双侧肾乳头坏死,导致急性肾衰竭。

3.肾后性急性肾衰竭

各种原因引起的急性尿路梗阻可导致肾后性急性肾衰竭,包括尿道狭窄、前列腺肥大导致尿道阻塞或者输尿管结石、血块、结晶、腹膜后纤维化等引起的输尿管阻塞,由于神经病变或神经节阻滞剂导致神经源性膀胱等均可出现急性肾衰竭,其中以尿路结石最多见,如果早期能解除梗阻,则急性肾衰竭是可以逆转,可以完全恢复正常的,如果长期的梗阻得不到缓解,也可以导致永久性肾功能不全。

六、治疗

急性肾衰竭的处理原则是积极处理原发病,祛除病因,控制感染,改善全身血流动力学,停止使用导致肾损害的药物,增加肾小球滤过率和尿排出量,维持体液和电解质酸碱平衡,处理其他并发症。

(一)正确评估患者的危险因素和血容量

针对患者的年龄、是否有糖尿病、心力衰竭、感染、潜在的肾功能不全等危险因素,通过详细询问病史、全面的体格检查和必要的实验室和辅助检查进行评估,同时准确评估患者的有效血容量是否充足,在选择诊断或治疗方案时,尽量避免使用肾毒性药物,这是避免急性肾损伤的有效措施。

(二)积极处理原发病,去除病因,早期干预,避免肾功能进一步恶化

对于大出血、低血容量性休克导致的急性肾衰竭,设法寻找出血部位并予以止血,早期的扩容,补充有效的循环血容量。感染与创伤所致的急性肾衰竭则要处理创伤病灶、采用有效的抗菌药物的同时予以补充有效的血容量。肾后性梗阻所致的急性肾衰竭则需要快速明确梗阻原因和梗阻部位后,予以超声或 CT 引导下的梗阻部位以上的穿刺引流或者膀胱镜下祛除梗阻的结石,对于由此引发的感染或心律失常,只有在梗阻解除后再快速处理并发症,才能获得良好的疗效,逆转急性肾功能不全。

(三)维持体液酸碱平衡,纠正电解质紊乱

在急性肾衰竭的少尿期,直接威胁生命的是代谢紊乱、容量过负荷和氮质血症导致的内源性中毒。

1.保持体液平衡

急性肾衰竭少尿期患者排水障碍,全身水肿,但是有效的循环血容量却不足,在补充血容量的同时,必然会面临补充血容量会增加患者的容量过负荷,增加肺水肿和加重水肿。每日入液量要坚持"量出为入,宁少勿多"的原则,在血流动力学尚稳定时,容量过负荷所导致的高血压、肺水肿和心力衰竭,可以通过早期使用利尿剂或者透析方法予以改善。每日输液量为前一日的尿量加上显性失水量约 400mL。在肾衰竭的多尿期,尿量明显增多后,要特别注意水和电解质的监测,尿量过多可适当补充葡萄糖、林格液,用量为尿量的 $1/3 \sim 1/2$。

2.维持电解质平衡

血钾低于 6mmol/L 时严格限制含钾高的食物和药物,如血钾≥6mmol/L 时必须立即处理,措施包括禁用库存血,口服钠型离子交换树脂 $15 \sim 30g$,$25\% \sim 50\%$ 的葡萄糖注射液加胰岛素(4g∶1IU)静脉滴注,10% 葡萄糖酸钙 $10 \sim 20mL$ 稀释后缓慢静脉注射,5% 碳酸氢钠100mL 静脉滴注,及早进行血液透析治疗。多尿期则注意钾的丢失,防止低钾血症。

血钠的监测为补液量提供依据,少尿期的低钠血症多由血液稀释所致,提示体液过多,应该限制进水量即可纠正,无须补钠。只有当血钠低于 120mmol/L 或同时伴有高血钾及代谢性酸中毒时才考虑补钠。明显的水过多,药物治疗无效,则立即行肾脏替代治疗。血钠急骤增

高表明机体处于缺水状态,不必过分限制低张液体的摄入。

无症状的低血钙可经食物补充钙剂,必要时予以 10％葡萄糖酸钙 10～20mL 稀释后缓慢静脉注射。对于高磷血症者禁食高磷食物。可以运用钙离子对抗高血镁。

3.纠正代谢性酸中毒

轻度的酸中毒无须治疗,当 HCO_3^- <10mmol/L 或血 pH<7.15 时可考虑给予碳酸氢钠。

4.急性肾衰竭的血液透析治疗的指征

无尿 2d 或少尿 3d;每日体重增加 2.0kg 以上;皮肤水肿、肺水肿、胸腔积液;恶心、呕吐;出血倾向或出现神经、精神症状。或实验室检查达到以下指标:血清肌酐>707μmol/L;血清尿素氮>28.56mmol/L;血清钾>6.0mmol/L;血清 HCO_3^- <15mmol/L;血清尿素氮每日上升>10.71mmol/L或血清钾每日上升>1.0mmol/L。在考虑血液透析的同时需要掌握相对禁忌证:如休克、低血压;心功能不全或严重心律失常不能耐受体外循环;严重出血倾向;恶性肿瘤晚期;脑血管意外;未控制的严重糖尿病或精神失常不能配合治疗者。

(四)药物治疗

1.利尿剂

由于急性肾衰竭的患者常发生体内容量过多,袢利尿剂,特别是呋塞米是目前临床上最常用的利尿剂之一,在血容量充足、血压稳定的情况下,从小剂量开始用,避免大剂量所致的耐药和耳毒性。

2.血管活性药物

小剂量多巴胺 2～5μg/(kg·min)曾在临床上被广泛用于急性肾衰竭的防治,然而大量的研究证实,小剂量多巴胺会使急性肾衰竭的患者肾脏灌注恶化,不能减少透析和死亡率,对肾脏无保护作用,临床上不应常规使用。中大剂量多巴胺也常作为心源性休克和感染性休克的一线用药之一,可明显升高心排血量、平均动脉压、尿量和内生肌酐清除率。

多巴酚丁胺对 β 受体有较强的选择性,有正性肌力作用,能通过增加休克患者的心排血量而改善器官组织的灌注,能改善肾脏灌注,增加内生肌酐清除率。

去甲肾上腺素有着很强的 α 肾上腺能兴奋作用,是一种非常有效的血管收缩药物,用于严重的感染性休克治疗中,去甲肾上腺素通过提高肾脏灌注压力和使肾血管的阻力降低,从而增加肾血流量。精氨酸加压素治疗感染性休克及对肾脏的保护作用并不比儿茶酚胺类血管加压药更有优势。

血管紧张素转换酶抑制剂(ACEI)或血管紧张素受体拮抗剂(ARB):虽然 ACEI 可引起正常血压下的肾损伤,但是大量的研究证实,ACEI 和 ARB 可通过降低蛋白尿和延缓肾病进展起到保护肾脏的作用,两药联合治疗能更好地保护肾脏。

预防性使用心房利钠肽可以减少肾脏的替代,但对死亡率无明显影响。N-乙酰半胱氨酸对造影剂所致的急性肾损伤有较好的防治作用,但是对大手术后所致的急性肾损伤并无防治作用。

第三节　急性尿潴留

一、概述

急性尿潴留是指患者突然发生的短时间内膀胱充盈,膀胱迅速膨胀而成为无张力性膀胱,下腹胀满并膨隆,尿液急迫而不能自行排出。急性尿潴留是临床工作中经常遇到的问题,情况紧急且原因很多,必须正确诊断和及时处理。

二、病因

急性尿潴留是泌尿外科的常见急症,情况紧急且原因很多,必须正确诊断和及时处理(表 12-2)。

表 12-2　急性尿潴留的病因

类别	位置	病因
机械性梗阻	膀胱或尿道外的梗阻	包括前列腺增生、前列腺肿瘤、骨盆骨折压迫尿道、盆腔内的巨大肿瘤或脓肿、妊娠子宫后倾嵌顿于骨盆等
	膀胱颈或尿道的梗阻	尿道结石、尿道异物、后尿道瓣膜病、膀胱颈挛缩、先天性、炎症性或损伤性尿道狭窄,膀胱颈或尿道原发性肿瘤或因被宫颈癌、阴道癌浸润时也可能引起尿潴留
动力性梗阻	手术后尿潴留	盆底组织经广泛分离的宫颈癌根治术或会阴部手术等
	产后尿潴留	多见于第二产程延长的产妇,系因胎先露对膀胱颈长时的压迫,引起组织水肿和神经功能障碍所致
	药物作用	抗胆碱药过量(如溴丙胺太林等)、脊髓麻醉(腰麻)等
	神经系统疾病	中枢神经或周围神经的损伤、炎症、肿瘤等及昏迷患者等
	精神因素	如癔症、对疼痛敏感、有旁人在场或不习惯卧床排尿等

三、临床表现

急性尿潴留的临床表现有下腹部或盆部可扪及肿块,前列腺增生患者尿潴留表现为进行性排尿困难,症状逐渐加重,出现尿频、尿急和夜尿增多,排尿不尽,最终出现尿潴留。由于患者排尿困难、膀胱内有残余尿存留,故膀胱区有胀满感,当残余尿较多,膀胱内压力较高时,可因咳嗽、弯腰等使腹内压增高,出现压力性尿失禁。尿道狭窄主要表现也为排尿困难,尿道结石患者表现为排尿时剧痛、血尿、尿闭等,球部尿道以下的结石体检可以触及。尿道狭窄或前列腺增生常合并膀胱结石,加重尿痛,并可出现排尿中断现象,因前列腺增生中叶突入膀胱腔,有时可出现急性血尿。

四、辅助检查

(一)直肠指检

了解前列腺、直肠及盆腔的情况,同时应检查肛门括约肌及会阴部感觉。

(二)B 超检查

可见膀胱充盈,内呈无回声暗区表现。

(三)神经系统检查

疑有神经性尿潴留者,应进行神经系统检查。

(四)其他检查

肾功能检查,测量尿素氮、肌酐、血电解质,并进行尿常规、尿培养及药敏试验。

五、诊断及鉴别诊断

对急性尿潴留进行诊断时,应确定原发病变,明确诱因。仔细询问病史,了解有无原发病史及外伤史,有无应用某些特殊药物等,女性患者应注意妊娠与分娩史。急性尿潴留时,下腹部胀痛、尿意紧迫,但排不出尿液,患者采用各种体位企图排出尿液,但均无法排出,故患者辗转呻吟,时起时卧,异常痛苦。下腹部耻骨上区隆起,可扪及胀满的膀胱,即叩诊呈浊音,压之有胀痛感。若膀胱偏移可能伴有膀胱憩室。检查有无尿道外口狭窄、包茎及皮疹,尿道有无狭窄、结石、异物和肿瘤。

六、治疗

急性尿潴留的治疗原则是解除病因,恢复排尿。病因一旦明确,应立即对症治疗(表 12-3)。

表 12-3　急性尿潴留的病因治疗

类别	治疗
病因明确且有条件及时解除梗阻	应立即解除病因,恢复排尿。如包皮口或尿道口狭窄,可局部切开恢复排尿;尿道结石患者,可立即手术取出结石。因药物或低血钾引起的尿潴留,可在停药或补钾后恢复正常排尿
腰麻和肛管直肠术后的尿潴留	尽量采用针灸治疗。常选用的穴位有中极、曲骨、阴陵泉、三阴交等。也可穴位注射新斯的明 0.25mg
脊髓损伤引起的急性尿潴留	争取在膀胱尚未十分胀满时掌压排尿。以手掌置膀胱上方持续向下、向后压迫,不宜用力过猛,以免造成膀胱破裂。掌压可使膀胱里尿液被动排出,可避免导尿或留置导尿管引起感染

如病因无法明确,梗阻无法立即解除,应先引流膀胱尿液,解除患者病痛。然后通过进一步的检查,明确病因,对症治疗。

(一)导尿术

导尿术是解除尿潴留最简便最常用的方法。任何情况下,膀胱高度膨胀时应立即导尿,以免膀胱极度膨胀后成为无张力膀胱。同时,导尿亦可作为诊断措施,对不能插入导尿管者,可考虑施行耻骨上膀胱穿刺或耻骨上膀胱造口术。

一般先用硅胶气囊导尿管留置导尿,导尿时一定要将尿管和尿道外口充分润滑,尽可能用合适的尿管,必要时可用质地较硬的吸痰管和胃管。如果导尿一时不能成功,可用带导丝的尿管或金属探子轻柔试插导尿。应用探子不宜选择过细的,从大到小选择,以能插入膀胱为宜,禁止强行导尿。导尿管开放后应注意尿液导出速度,避免过快放出大量尿液,同时注意观察患者生命体征,防止休克的发生。如患者尿潴留短时间内不能解除,留置导尿管,1周左右拔除。

(二)穿刺造口术

多数患者因前列腺增生、导尿失败,而进行此种治疗。确定膀胱充盈时,在耻骨联合上1～2横指处施行穿刺,穿刺时进针一定要垂直,若部位偏低,则穿刺时有可能损伤前列腺而致出血,膀胱穿刺后,应防止穿刺处膀胱及腹壁出血。穿刺造口后插入气囊导尿管,注水后,向腹壁适度力量牵拉;另由腹壁处导尿管纱布打结后,并向腹壁方向推压固定导尿管,膀胱穿刺处以气囊压迫止血,腹壁穿刺处以纱布压迫止血,从而起到止血作用。术后24h去除纱布,防止出现腹壁穿刺后缺血坏死。

(三)耻骨上注射器抽尿

导尿管置入困难又不具备膀胱穿刺造口条件时,应用此法,可暂时缓解患者痛苦。

(李国华)

第十三章 急性发热

一、概述

发热是指各种原因引起的体温超过正常范围。临床上腋下温度＞37℃、口腔温度＞37.2℃或肛温＞37.7℃即为发热,若昼夜体温波动在1℃以上,也称为发热。

二、病因与发病机制

(一)病因
发热的病因一般概括为两大类:感染性发热和非感染性发热。

1.感染性发热

感染性发热是发热的最常见原因。多为细菌和病毒,其他病原体如支原体、衣原体、立克次体、螺旋体、真菌、原虫与蠕虫等也可引起发热。临床上以细菌感染最常见。多见于各种急、慢性全身感染或局灶性感染,急、慢性传染病。

2.非感染性发热

非感染性发热包括超敏反应、结缔组织疾病、内分泌代谢疾病、体温调节中枢功能异常、恶性肿瘤、无菌组织损伤或坏死、产热—散热平衡失调等。常见类型如下。

(1)超敏反应性疾病:输血或输液反应、药物热、血清病等。

(2)结缔组织疾病:风湿热、儿童类风湿关节炎、系统性红斑狼疮等。

(3)内分泌疾病:如甲状腺功能亢进或甲状腺危象等。

(4)体温调节中枢功能异常:如中暑、脑出血、重度脑外伤等。

(5)恶性肿瘤:如急性白血病、恶性淋巴瘤、恶性组织细胞病、骨肉瘤等。

(6)无菌组织损伤或坏死:如组织损伤或坏死,分解的组织蛋白及组织坏死物质被吸收所致无菌性炎症。例如:①物理、化学因素所致损伤,如大面积烧伤或烫伤、严重创伤或挤压伤、大手术的组织损伤以及各种内出血;②细胞破坏或组织坏死,如急性溶血、急性心肌梗死或急性肺梗死等。

(7)产热与散热平衡失调:如癫痫持续状态、甲状腺功能亢进或甲状腺危象、肾上腺皮质功能亢进症等;鱼鳞病、广泛性皮炎、先天性外胚叶发育不全、重度脱水、大失血、慢性心功能不全等导致散热减少,引起发热。

(二)发病机制

1.感染性发热

主要是致热原的作用。一般可将致热原分为外源性致热原和内源性致热原。外源性致热原多为各种病原微生物或寄生虫,如细菌、病毒、真菌、疟原虫等及其毒素或代谢产物以及抗原-抗体复合物等。外源性致热原通过刺激和诱导机体粒细胞、单核巨噬细胞系统产生和释放内源性致热原如白细胞介素(IL-1、IL-2)、肿瘤坏死因子(TNF)和干扰素等。内源性致热原可通过血脑屏障,作用于下丘脑的体温调节中枢,导致体温调定点上移而引起发热。

2.非感染性发热

主要是体温调节中枢功能失调。如急性脑血管疾病、中暑、重度脑损伤等可直接或间接作用于下丘脑体温调节中枢,引起体温调节功能受损导致发热,称为中枢性发热。

三、临床表现

急性发热的临床特点与病因相关,表现为体温升高和原发疾病的症状和体征。首诊的医师必须全面了解患者的病史,掌握患者发热的诱因、流行病学、热度、热型、体温变化的规律及伴随的症状,才能为明确诊断提供临床依据。

(一)热度与热程
衡量发热的程度一般用热度将体温分为4级。

1.低热

37.3~38℃。

2.中热

38.1~39℃。

3.高热

39.1~41℃。

4.超高热

41℃以上。

热度的高低与患者的原发疾病、年龄、体质和个体的体温反应有关,需要结合其他临床信息予以鉴别。

热程是指发热病程持续的时间。急性发热的病程在2周以内,短程发热以感染多见,如病毒性感染的自然病程通常不超过3周,其次为细菌感染、输血输液反应、过敏性发热等。持续4周以上的发热称为长程发热,包括严重局灶感染如肾盂肾炎、胆囊胆管炎、支气管扩张等所致的高热,也可以先有急性细菌性或病毒性感染伴高热,经治疗感染控制,高热消退,但出现持久的长程低热,此为感染后低热。有些患者每年夏季出现低热,天气转凉后体温正常,此为功能性低热。对于虽经辅助检查尚不能明确病因的发热,不能满足于对症处理,需要门诊随访,以免耽误诊治。

(二)热型
发热性疾病中有一部分具有特殊的热型。

1.稽留热

体温持续39~40℃,达数日或数周,常24h内体温波动在1℃以内。可见于大叶性肺炎及某些传染病如伤寒、副伤寒等急性传染病的高峰期。

2.弛张热

体温持续升高,24h内波动在2℃以上。可见于脓毒血症、感染性心内膜炎、局灶性化脓性感染及恶性组织细胞病等。

3.波状热

体温在数日内逐渐上升至高峰,然后逐渐下降至常温或低热状态,不久又再发,呈波浪式起伏。常见于恶性淋巴瘤、周期热等。

4.间歇热

体温突然上升至39℃以上,常伴有寒战,数小时后又下降至正常,伴大汗淋漓,高热期与无热期各持续数日,周期性交替,多见于疟疾、局灶化脓性感染。

5.不规则热

发热持续时间不定,变化无规律。常见于渗出性胸膜炎、亚急性细菌性心内膜炎、流感、支气管肺炎、风湿热等。

由于在发热早期即使用抗生素、退热药或者糖皮质激素等,使上述典型的热型不常见。

(三)体温升降方式

急性发热的临床过程会经历体温上升期、高热期和体温下降期,体温上升期分为骤升型和缓升型。骤升型是体温在数小时内达39～40℃,可伴有寒战,常见于疟疾、急性肾盂肾炎、细菌性肺炎、脓毒血症、输液反应等。缓升型则体温逐步上升,在数日内达高峰,多无寒战,常见于结核、伤寒、布氏杆菌感染。在高热期体温上升到高峰后保持一定的时间,持续时间因病因不同而有差异。当病因去除或致热原的作用逐渐减弱或消失时,患者的体温逐渐下降至正常,表现为出汗多、皮肤潮湿。体温下降期也分为骤降型和渐降型,骤降型体温在数小时内降至正常,甚至体温略低于正常,常伴有散热增加、大汗淋漓,多见于体温骤升型疾病。渐降型体温在数日内逐渐降至正常,见于伤寒缓解期、风湿热等。

(四)发热的伴随症状

发热前伴有畏寒、寒战者,多见于脓毒血症、大叶性肺炎、急性胆囊炎、急性肾盂肾炎、流行性脑脊髓膜炎、疟疾、药物热、急性溶血及输液反应等,传染病过程中每次寒战是病原体入侵血流的信号;发热伴头痛、全身肌肉酸痛、合并脏器功能损害的明显中毒表现,见于严重感染,尤其是脓毒血症;发热伴进行性消瘦、食欲缺乏见于消耗性疾病,如重症结核、恶性肿瘤等。若长期发热而一般情况尚好,见于早期淋巴瘤、功能性低热、感染后低热状态等。

四、诊断

发热是临床症状之一,发热的诊断主要是明确病因。大部分发热通过详细询问病史、体格检查和必要的实验室和辅助检查就可以明确诊断,但是有极少部分发热,即使通过上述步骤仍然无法明确病因,则需要在对症处理的同时观察病情变化,如果危及生命时,要果断地采取诊断性治疗。

获取从起病开始的详细病史、全面的体格检查、必要的实验室辅助检查,是诊断疾病的常规思维,但是在发热诊断中,上述步骤有其特殊性,现分别介绍如下。

（一）病史

询问发热的病程、热型、起病的缓急，有无诱因，伴随的症状；是否去过疫区，有无传染病接触史，有无动物或昆虫叮咬史，有无可疑毒物或食物摄入史；发病时的一般情况，如精神状态、食欲、体重改变、睡眠、意识状态的变化等，详细的诊治经过，对既往治疗疗效的评估等。

（二）体格检查

1.全身情况

有助于判断患者的危重程度和可能的诊断，遇急性发热患者，首先应该观察患者的意识、精神、面容、全身营养等一般情况，获取血压、脉搏、呼吸、瞳孔等生命体征。若患者急性发热伴有心动过速、呼吸急促、血压降低、烦躁或精神萎靡、面色苍白要警惕感染性休克，需要紧急抢救。通常体温每升高 1℃，心率相应增加 12～15 次/分，呼吸频率可增加 2～4 次/分，若心率和呼吸的增加幅度超出上述范围，要考虑是否有循环系统和呼吸系统疾病，如甲状腺功能亢进、心力衰竭、呼吸系统感染或代谢性酸中毒等。老年人的重症感染体征一般不典型，但是往往表现有不同程度的意识障碍，临床上需要仔细体格检查和做相应的辅助检查明确诊断。发热伴恶病质提示重症结核、恶性肿瘤。发热长达 2 周的患者，也可以表现明显的消耗，体重进行性下降，需要鉴别病因。一般急性感染多呈急性热面容，斑疹伤寒、流行性出血热患者多呈醉酒样面容。

2.皮肤及黏膜检查

某些疾病在皮肤黏膜上有特征性的皮疹、淤点、淤斑、黄染、疱疹、结节等表现，如猩红热表现丘疹和斑丘疹、杨梅舌、口唇周围明显苍白；出血性皮疹或出血提示重症感染、流行性脑脊髓膜炎、感染性心内膜炎、流行性出血热、登革热、急性白血病、急性再生障碍性贫血或恶性组织细胞病等；面部蝶形红斑、指端和甲周红斑提示系统性红斑狼疮；环形红斑提示风湿热；腹部、大腿根部皮肤显示花斑状结合脏器的低灌注，提示感染性休克；大片淤斑提示弥散性血管内凝血（DIC）；发热伴皮肤巩膜黄染提示肝胆系统感染、钩端螺旋体病、急性溶血或中毒性肝损害；口角疱疹常见于大叶性肺炎、疟疾和流行性脑脊髓膜炎；皮肤有疖肿或者软组织有化脓性病灶，往往提示为发热的原因。某些皮疹出现的时间与发热之间的关系也有助于诊断，如发热 1d 后出皮疹，皮疹顶端有水疱，多见于水痘；发热 4d 左右出疹，多见于麻疹，发热 5d 至 1 周出疹，多见于斑疹伤寒和伤寒。

3.淋巴结检查

注意颈部、腋窝、腹股沟浅表淋巴结有无肿大。局部淋巴结肿大伴疼痛、质软，要注意相应引流区有无炎症。颌下淋巴结肿痛常提示口腔齿龈脓肿及齿槽瘘、咽部扁桃体化脓等，下肢感染常有同侧腹股沟淋巴结肿大。局部淋巴结肿大、质硬、无压痛，要考虑是否为肿瘤转移或淋巴瘤，颈部肿大无痛淋巴结要排除甲状腺癌、鼻咽癌、胃癌、肺癌等转移。

4.头颈部检查

查看是否有头颈部特定部位的感染灶，是否有腮腺炎导致的腮腺肿大，是否有亚急性甲状腺炎导致的甲状腺弥散性肿大。查颈项是否有强直，结合是否有发热、头痛、恶心、呕吐，排除脑膜炎或脑膜脑炎。

5.胸部检查

重点是肺部和心脏的检查,如果一侧肺部局限性叩诊浊音,语颤增强,听诊有湿啰音,提示为大叶性肺炎;一侧肺下部叩诊浊音,呼吸音和语颤减低,提示胸腔积液,大量胸腔积液时患侧胸部饱满,气管移向健侧,可由结核性胸膜炎、肺癌或者其他感染因素导致的单侧胸腔积液;桶状胸、肋间隙增宽、两肺可闻及干湿啰音,拟诊慢性支气管炎急性加重期;如果患者有肺部湿啰音,呼吸音低,伴有呼吸急促、明显低氧血症,注意鉴别是否为重症肺炎合并急性呼吸衰竭,属于危重病。发热伴心脏杂音,尤其是原有的器质性心脏病者心脏杂音发生明显改变时应考虑感染性心内膜炎;发热伴心包摩擦音或有心包积液体征者,提示心包炎可能,低热首先考虑结核性或风湿性心包炎,高热伴寒战考虑化脓性心包炎;心脏扩大、发热伴新出现的收缩期杂音提示为风湿热,出现乐性杂音提示瓣膜穿孔或腱索断裂。

6.腹部检查

主要考虑腹腔和盆腔脏器的感染,重点检查腹部是否有膨隆,有无肠型蠕动波,腹壁是否紧张,有无腹部压痛、反跳痛,有无肿块,肝脾是否肿大,肝区、脾区、肾区是否有叩击痛,移动性浊音是否阳性,肠鸣音减弱、消失还是亢进。发热伴皮肤巩膜黄染,右上腹痛,胆囊点有压痛、墨菲征阳性提示急性胆囊炎、胆石症;发热伴寒战、肝区叩痛,提示要考虑肝脓肿,尤其是合并有糖尿病者更易发病;发热伴中上腹胀痛和局部压痛,腹部膨隆,胁腹部皮肤见灰紫色斑(格雷·特纳征)或脐周皮肤青紫斑(卡伦征),诊断重症急性胰腺炎;发热伴转移性右下腹痛,右侧麦氏点有压痛、反跳痛,拟诊急性阑尾炎;肝肿大、质硬、表面有结节或巨块,提示肝癌发热;右下腹或全腹疼痛伴明显压痛,在右下腹或脐周可扪及腹块,腹壁或会阴部有瘘管并有粪便与气体排出,全身营养状况差,要排除克罗恩病;发热伴腰酸、季肋点压痛、肾区叩痛,提示急性肾盂肾炎、肾周围炎或肾周围脓肿;发热伴肝脾、淋巴结肿大应考虑血液病、急性和慢性传染病、风湿病;周期性规律发热伴寒战、脾大、贫血,需查外周血找疟原虫,以排除疟疾;有下腹疼痛的女性,要排除盆腔和生殖系统的感染和肿瘤。

7.四肢与神经系统检查

主要检查四肢软组织感染和关节是否有肿痛。发热、畏寒、头痛伴全身不适,单侧下肢皮肤局部发红、灼热、疼痛、稍微隆起,境界较清楚,病变范围扩展较快,有的可起水疱,同侧腹股沟淋巴结肿大,结合足部皮肤有足癣,可以确诊为丹毒,这也是老年人比较常见的四肢感染之一。有糖尿病的老年患者,精神萎靡伴意识模糊,发热,会阴部、四肢疏松结缔组织皮肤局部有破损,表皮发红、肿、疼痛,质地稍变硬,尤其是长期卧床、肢体下压部位容易发生,要考虑急性蜂窝织炎。发热伴四肢对称性出血性皮疹、关节痛,血尿,腹痛等症状,提示过敏性紫癜。患者在没有外伤的情况下出现长骨或脊柱的触痛应考虑骨髓炎及肿瘤的可能。发热伴关节肿痛应考虑风湿病、系统性红斑狼疮和局部的关节感染。发热伴肌肉疼痛、皮肤损害应考虑皮肌炎可能。药物肌内注射处发生肌肉疼痛,要考虑肌内注射引起的无菌性脓肿,必要时做诊断性穿刺明确。发热在用药1周左右出现,感染控制后,体温正常后再次发热,伴皮疹、瘙痒、关节肌肉酸痛,外周血嗜酸性粒细胞增高,要考虑药物过敏所致的发热。发热伴不同程度意识障碍、头痛、恶心、呕吐,伴有颈项强直,要考虑急性脑膜炎或脑膜脑炎。如果发热伴谵妄、颜面部潮红,有可疑毒物摄入史,要考虑中毒所致发热,可以检测毒物或者诊断性治疗。患者昏迷伴偏瘫,后出现发热伴呕吐,要考虑中枢性发热或者昏迷后继发的肺部感染所致,可做相应的检查确诊。

(三)实验室和辅助检查

实验室和辅助检查可以弥补病史和体格检查的不足,必须要做的项目包括血、尿、便常规和放射学检查,选择做的检查包括血培养、骨髓培养、骨髓穿刺涂片检查、免疫学检查等。

1.必须要做的检查

(1)血常规:主要是白细胞分类计数。白细胞总数及中性粒细胞占比增多,最常见原因为细菌性感染,尤其是化脓性细菌感染,如金黄色葡萄球菌、溶血性链球菌、肺炎球菌和脑膜炎双球菌。

白细胞总数减少见于病毒感染、某些革兰阴性杆菌感染、疟原虫感染、立克次体感染,也可以见于严重感染而机体反应差的患者,如感染性休克、老年人的重症肺炎等。

白细胞分类中的嗜酸性粒细胞增多见于变态反应性疾病、寄生虫病和各种嗜酸细胞增多症;嗜酸性粒细胞减少见于伤寒、副伤寒和应激状态。淋巴细胞增多见于病毒感染(传染性单核细胞增多症、流行性腮腺炎、风疹等)和血液病(如淋巴细胞性白血病),有异常淋巴细胞出现见于传染性单核细胞增多症。单核细胞增多见于活动性结核病、传染性单核细胞增多症、单核细胞性白血病。分类中有不成熟细胞出现,见于急性白血病、骨髓增生异常综合征;有异常组织细胞出现见于恶性组织细胞病,若全血细胞减少伴发热,见于急性白血病、急性再生障碍性贫血、骨髓增生异常综合征、严重的脓毒血症、自身免疫性疾病活动期等。

(2)尿液检查:检查尿中白细胞、红细胞、管型,若尿液离心后每高倍视野超过 5 个白细胞,提示泌尿道有化脓性感染;若离心后每高倍视野超过 2 个红细胞(镜下血尿)或有蛋白尿、多量管型存在,表明肾脏有实质性损害,常见于流行性出血热、系统性红斑狼疮。

(3)便常规:主要用于诊断和排除急性肠道感染性疾病和痢疾等肠道传染性疾病。大便中若有红、白细胞,结合腹痛、腹泻症状,可以诊断急性肠炎;若有大量脓细胞及红细胞,并有巨噬细胞,结合发热、腹痛、腹泻、里急后重、排脓血便等,可以诊断急性细菌性痢疾。若大便中找到寄生虫或吞噬红细胞的阿米巴滋养体,则可以诊断相应的寄生虫感染或阿米巴病。

(4)放射学检查:包括胸部 X 线摄片、胸部或腹部、盆腔 CT 扫描或者 MRI 检查,可以明确有无病变。

2.应选择做的检查

(1)怀疑细菌、真菌、结核菌感染性疾病,在使用抗生素前进行病原微生物培养和药物敏感试验,标本包括血、骨髓、痰、清洁中段尿、便、胸腹水、脑脊液、脓肿引流液等,涂片可以快速获得感染的粗略的病原微生物依据,有助于早期使用有针对性的抗生素。

(2)怀疑感染性疾病,除了检测血常规外,还可以检测其他炎症指标,包括降钙素原、红细胞沉降率、C 反应蛋白、超敏 C 反应蛋白、白介素(IL)-6、IL-8 等,上述指标的临床意义需要结合其他检查综合评价。

怀疑病毒或不典型病原体感染,可以选择检测血清抗体,如巨细胞病毒、EB 病毒、单纯疱疹病毒、支原体、衣原体、流感病毒、腺病毒、各种肝炎病毒、人类免疫缺陷病毒(HIV)、梅毒等抗体的检测,以协助判断既往是否感染还是目前处于急性感染期。

怀疑血液病如急性白血病、急性再生障碍性贫血、恶性组织细胞病、骨髓增生异常综合征等需要做骨髓穿刺细胞学检查、染色体检查和骨髓活检。

怀疑恶性淋巴瘤、恶性组织细胞病、恶性肿瘤，应该做肿大浅表淋巴结、肿块的穿刺活检，必要时加做免疫组化检查。怀疑结缔组织病，应做免疫学检查，包括免疫球蛋白、抗核抗体（ANA）、可提取性核抗原（ENA）、类风湿因子（RF）、抗双链 DNA（dsDNA）抗体、抗平滑肌抗体（ASMA）、总补体（CH_{50}）、补体 C_3、抗中性粒细胞胞质抗体（ANCA）、血找狼疮细胞、皮肤狼疮带试验。

怀疑颅内感染者宜做腰椎穿刺，测定颅内压和留取脑脊液进行常规、生化检测、细菌、真菌、结核分枝杆菌涂片和培养；怀疑感染性心内膜炎应选择做超声心动图检查明确心脏瓣膜是否有赘生物；肺部感染留取痰液困难者可以进行支气管镜下肺泡灌洗，获取深部痰液做微生物培养；怀疑结核病应做结核菌素纯蛋白衍生物（PPD）试验、痰结核菌培养、结核感染 T 细胞检测（T-SPOT-TB）。怀疑内分泌疾病可查甲状腺功能、甲状腺超声；怀疑癌性发热可查肿瘤标记物如甲胎蛋白（AFP）、癌胚抗原（CEA）、前列腺特异性抗原（PSA）、糖类抗原 19-9（CA19-9）、糖类抗原 125（CA125）等。

五、鉴别诊断

（一）确定是否为感染性发热

急性发热的鉴别诊断就是病因诊断的过程，诊断发热的思维程序第一步是判断是否为急性感染性发热？急性感染性疾病具有以下特点：突然起病，发热伴有或不伴寒战，有头痛、关节痛、肌痛等全身毒血症状；有咽痛、咳嗽、咳痰、流涕等呼吸道症状；有恶心、呕吐、腹胀、腹痛、腹泻等胃肠道表现；有尿频、尿急、尿痛、腰背部酸痛等泌尿系统表现；有头痛、恶心、呕吐和颈项强直等脑膜刺激症状；有皮疹、皮肤瘀点、瘀斑、淋巴结或脾肿大；血常规白细胞计数超过 $12\times10^9/L$ 或低于 $5\times10^9/L$。感染性发热占 $50\%\sim60\%$，其中又以细菌感染最多见，白细胞总数伴中性粒细胞升高，核左移，成熟中性粒细胞内见中毒颗粒，中性粒细胞碱性磷酸酶活性、积分值升高提示为细菌感染。但结核、伤寒、副伤寒、病毒感染、疟疾等白细胞总数并不增多，需要结合临床症状、体征、热型和病程、实验室或辅助检查来加以鉴别。

（二）分析病原体、感染的部位

以下为常见的引起发热的细菌、真菌、病毒、立克次体、支原体、螺旋体、寄生虫感染性疾病。

1.细菌感染

（1）局灶性细菌感染：常见的急性上呼吸道感染、急性胃肠炎、胆囊炎、急性化脓性胆管炎、急性阑尾炎、盆腔炎、丹毒、细菌性肝脓肿等，局灶性的感染除了有相应部位的特征性表现外，均会有急性高热、血常规中白细胞总数和中性粒细胞升高。

（2）脓毒症：由病原菌及其毒素侵入血流所引起的临床综合征，表现为高热、寒战、意识改变，早期烦躁不安，到昏迷，气促，严重者可累及多脏器功能衰竭等，反复多次血培养可有阳性发现，有助于明确诊断。

（3）细菌性肺炎：社区获得性肺炎以肺炎球菌占主导地位，医院内获得性肺炎则以革兰阴性杆菌为主，临床特点为急性高热伴寒战、气促、胸痛、咳嗽、咳痰，不同的细菌感染痰液颜色有所不同，胸部 X 线、胸部 CT、痰培养可明确诊断。

（4）结核病：由结核分枝杆菌引起，急性起病的有急性粟粒性肺结核、浸润型肺结核及结核性脑膜炎。表现为急性高热伴咳嗽、咳痰、胸痛、腹痛、恶心、呕吐、头痛等，白细胞总数正常或轻度升高，可以通过痰找结核分枝杆菌、结核菌素试验、脑脊液涂片或结核菌培养、T-SPOT-TB、X 线胸片或胸部 CT 确诊。

（5）急性细菌性痢疾：是由痢疾杆菌引起的急性传染病，主要特点为高热伴腹痛、腹泻、里急后重、排脓血便等，大便检查可见大量脓细胞和红细胞，并有巨噬细胞，可做大便涂片和大便培养。

（6）感染性心内膜炎：是指因细菌、真菌或其他病原微生物直接感染而产生心脏瓣膜或心室壁内膜炎症，表现为发热、贫血、心脏杂音、睑结膜及皮肤淤斑，指端、足趾、大小鱼际肌有压痛的奥斯勒结节、脾大、血培养阳性，可通过血常规、心电图、超声心电图查心脏瓣膜赘生物而确诊。

（7）伤寒和副伤寒：是由伤寒杆菌及沙门菌 A、B、C 组引起的急性消化道传染病，以夏秋季高发，表现为发热、腹泻、肝脾大、皮肤有玫瑰疹、相对缓脉，周围血象白细胞总数低下，嗜酸性粒细胞消失，肥达试验阳性，血、尿、粪、骨髓或玫瑰疹刮取物中分离到致病菌即可确诊。

（8）流行性脑脊髓膜炎：由脑膜炎双球菌引起的化脓性脑膜炎，主要特点为发热、头痛、呕吐、皮肤淤点、颈项强直、不同程度的意识障碍。腰椎穿刺提示颅内压升高，脑脊液呈化脓性改变，脑脊液细菌涂片和培养、抗原检测、血细菌培养可协助诊断。

2.侵袭性真菌感染

在一些疾病的治疗过程中，由于广谱抗生素、糖皮质激素或者免疫抑制药物的使用或者无免疫抑制基础疾病的重症患者，由于疾病本身或治疗因素导致免疫功能紊乱，使得侵袭性真菌感染成为重症患者发病率不断增加，诊断困难、病死率高，致反复发热的原因。主要的致病菌有念珠菌、曲霉菌、隐球菌、双相真菌、接合菌、卡氏肺孢子菌等，主要的临床表现如下。①无免疫功能抑制的患者，经抗生素治疗 72～96h 仍有发热等感染征象，存在老年（年龄＞65 岁）、有营养不良、肝硬化、糖尿病、慢性阻塞性肺部疾病等慢性病，存在念珠菌定植或者有侵入性操作、长时间用 3 种或 3 种以上广谱抗生素的高危因素之一；或者存在免疫功能抑制的患者，接受器官移植的患者有真菌定植的高危因素。②主要特征：相应感染部位的特殊影像学改变证据，如侵袭性肺曲霉感染的影像学特征，包括早期胸膜下密度增高的结节实变影、光晕征、新月形空气征、实变区域内出现空腔等典型影像学特征，不同的真菌类型有不同的特征。③次要特征：可怀疑感染部位的相应症状、体征至少 1 项，支持感染的实验室证据（常规或生化检查）3 项中的 2 项，包括呼吸系统、腹腔、泌尿系统、中枢神经系统、血源性真菌感染。④选取新鲜、合格标本，采用传统的真菌涂片、培养技术及新近的基于非培养的诊断技术进行真菌感染的检测，包括血液、胸腹水、尿、气道分泌物、经胸腹盆腔引流管和腹膜透析管留取的引流液、脑脊液等做真菌涂片发现菌丝/孢子或真菌培养阳性，血液、胸腹水等无菌体液隐球菌抗原阳性，血液标本半乳甘露聚糖抗原或 β-1,3-D 葡聚糖（G 试验）检测连续 2 次阳性。

3.病毒感染

(1)流行性感冒:由流感病毒甲、乙、丙三型通过飞沫传播引起的流行性疾病,表现为急性起病,高热伴乏力、全身肌肉酸痛、咽痛、鼻塞、流涕、咳嗽、咳痰,病程一般不超过3周,有自限性,可通过血清学和病毒分离等明确诊断。也有重症流感发病后数天内出现呼吸困难,两肺弥散性渗出、低氧血症,虽经早期积极抗病毒对症支持治疗,仍然无法阻止病程进展,需要呼吸机辅助通气挽救生命。

(2)病毒性肝炎:由多种肝炎病毒引起,传染性强,表现为发热、乏力、呕吐、肝肿大、肝功能异常、黄疸,行肝炎病毒的抗原抗体检查可予以确诊。

(3)流行性出血热:由流行性出血热病毒引起,急性起病,表现为发热、头痛、眼眶痛、醉酒貌和球结膜水肿、充血、出血,有低血压、肾脏损害,查流行性出血热的特异性抗体阳性可以确诊。

(4)流行性乙型脑炎:由流行性乙型脑炎病毒感染引起,经蚊传播,好发于夏秋季,表现为高热、意识障碍、惊厥、强直性痉挛和脑膜刺激征,脑脊液检查及血清补体结合试验有助诊断。

(5)麻疹:由麻疹病毒引起,表现为发热、咽痛、咳嗽、咳痰,发热的第四天出现全身散在红色斑丘疹,颊黏膜上有麻疹黏膜斑为其特征。

(6)传染性单核细胞增多症:一般认为由EB病毒感染所致的一种急性单核—巨噬细胞系统增生性疾病,特点为不规则发热、咽痛、淋巴结肿大、脾肿大,外周血单核细胞显著增多,并出现异常淋巴细胞,嗜异性凝集试验阳性,血清中可测得抗EB病毒的抗体。

(7)艾滋病:由HIV引起的,通过血源污染、性交接触和母婴垂直3个途径传播,以严重免疫缺陷为其临床特征的慢性致死性传染病。临床表现为发热、头痛肌痛、皮疹、颈部淋巴结肿大和肝脾大等,以全身衰竭和免疫功能低下为特点,以一系列机会感染首发而就诊,如卡式肺孢子虫肺炎、血流感染或中枢神经系统感染等急诊,查血清HIV抗体阳性,需要行确诊试验。

4.立克次体感染

(1)流行性斑疹伤寒:是普氏立克次体通过体虱传播的急性传染病,表现为持续高热、头痛、瘀点样皮疹或斑丘疹和中枢神经系统症状。

(2)恙虫病:好发于夏秋季节,是恙虫病立克次体感染经皮肤进入人体,以高热、毒血症、皮疹、焦痂或淋巴结肿大等为特点,血外斐反应阳性有助于诊断。

5.支原体感染

肺炎支原体肺炎好发于夏季,发热持续1～2周,以阵发性干咳为主,咳少量痰,胸片符合间质性肺炎,血清学冷凝集反应阳性可助诊断。

6.螺旋体感染

由各种不同型别的致病性钩端螺旋体引起的钩端螺旋体病,多见于青壮年农民,有疫水接触史,表现为高热、全身肌肉酸痛、结膜充血、腓肠肌压痛、浅表淋巴结肿大,严重者出现中枢神经系统、肺、肝、肾损害。病原体分离、钩端螺旋体DNA探针技术可以早期诊断。

7.寄生虫感染

(1)阿米巴感染:是由溶组织阿米巴原虫引起的周身性感染,主要累及肠道,称为阿米巴肠病,以近端结肠和盲肠为主要病变,轻症仅表现轻度腹痛或腹泻,重症可急性发病、高热、腹痛、腹泻、脓血样便、里急后重,大便检查可见大量红细胞和脓细胞,大便中检出吞噬红细胞的阿米巴滋养体有确诊意义。

(2)疟疾:是由疟原虫感染所致的传染性疾病,雌蚊为传染媒介,人被蚊叮咬或输入有疟原虫的血液是主要传染径路。秋季好发,表现为发冷、高热、大汗、贫血、脾大,隔日或隔 2d 发病,发作过程中反复血片找疟原虫可以确诊,血涂片阴性者,反复检查骨髓涂片查找疟原虫阳性率高。间接荧光抗体、间接红细胞凝集及酶联免疫吸附测定等均有助于诊断。

(3)血吸虫病:是由血吸虫感染引起的寄生虫病,成虫寄生于门脉系统,排卵造成肠道、周身脏器肉芽肿样病变,临床表现为夏秋季高发,有大面积疫水接触史,发热、皮肤荨麻疹、全身淋巴结肿大、腹痛腹泻、肝脾大、血嗜酸性粒细胞增高,结合临床、血清学免疫学检查,病原学检查等有助于诊断。

(三)分析是否为非感染性疾病引起的发热

分析是否为结缔组织病发热、肿瘤性发热、药物热、化学性炎症、代谢障碍等非感染性疾病引起的发热。

1.结缔组织病发热

是第二位发热原因,常见疾病有系统性红斑狼疮、类风湿关节炎、风湿热、混合性结缔组织病及各种血管炎。系统性红斑狼疮多见于年轻女性,发热伴典型的皮肤改变,早期多个器官受累不明显,应查 ANA、抗 ds-DNA 抗体、CH_{50}、C_3、C_4 等明确诊断。

2.肿瘤性发热

引起发热的肿瘤有急性白血病、恶性淋巴瘤、恶性组织细胞病、肾癌、肝癌、肺癌等,骨髓涂片对白血病有确诊价值,淋巴结活检对淋巴瘤诊断至关重要,实体肿瘤主要通过胸腔、腹腔、盆腔、头颅 CT 或 MRI 的增强影像诊断,结合实体肿块的活检获得病理诊断而确诊。

3.药物热

与患者特异性体质有关,表现为用药 7~10d 后,出现发热、荨麻疹、肌肉关节痛、血嗜酸性粒细胞增多,各种抗感染治疗无效,停药数天后一般上述症状体征消失,可确诊为药物热。

4.化学性炎症

急性心肌梗死、急性胰腺炎、急性溶血、脏器梗死及血栓形成、体腔积血或血肿形成、大面积烧伤等均可伴有低、中等发热,排除合并感染因素,可以诊断为无菌性坏死物质吸收导致的发热。

5.代谢障碍引起的发热

甲状腺危象、甲状旁腺危象、痛风发作、恶性高热、血卟啉病、重度脱水、垂体危象等均可引起发热。

(四)诊断性治疗

若临床上高度怀疑为某一疾病,但无病原学或组织学证据,可行诊断性治疗。如长期发热伴盗汗、乏力等,虽然无结核分枝杆菌的微生物证据,但是可以进行诊断性抗结核治疗,观察疗效。

六、治疗

急性发热的关键治疗是明确病因,针对病因治疗。对于生命体征不稳定的发热患者需要快速评估,在动态观察的同时立即开始经验性治疗,对高热和超高热的患者应在查找病因的同时予以积极降温和对症处理。

(一)快速评估

对急性发热的患者进行快速评估,了解其意识、呼吸、血流动力学状态,予以心电监护、建立静脉通道、吸氧、必要时气管插管、呼吸机辅助通气、补液治疗。如遇以下情况应做紧急降温处理:①体温超过 40℃;②高热伴惊厥或谵妄;③高热伴休克;④高温中暑。

(二)对症处理

高热的对症处理包括物理降温和使用非甾体抗炎药物,可用 25%～50%乙醇温水擦浴或者用冰袋、冷毛巾置于额、枕后、颈、腋下和腹股沟处降温,也可采用冰毯降温,物理降温尤适用于儿童和老年患者。对于高温中暑或过高热,也可采用冰水灌肠或者降低室温,并将患者置于冰水浴盆中。退热药物可给予口服、肌内注射或肛塞解热镇痛药,常用的有乙酰水杨酸(阿司匹林)、对乙酰氨基酚(扑热息痛)、吲哚美辛栓剂,退热过程中要注意大量出汗后容量不足对血流动力学的影响,尤其是老年患者在退热过程中大量出汗后血压和意识的变化。

(三)抗生素治疗

急性发热绝大多数为感染性疾病所致,而感染性疾病中以呼吸道、消化道、泌尿道感染最为常见,其他应考虑急性传染病和其他系统的感染,在各种必要的培养标本采集后,再选用经验性治疗的抗生素,一般不轻易使用糖皮质激素。

(四)综合治疗

如卧床休息、补充水分和营养,纠正水、电解质紊乱,对于病情较重或有脱水者应适当补液,监测血流动力学,必要时使用血管活性药物。综合考虑各方面因素,以抢救生命为主要目标,尽早明确发热原因并对因治疗。

(赵　挺)

第十四章 急性疼痛

第一节 急性头痛

头痛是患者寻医就诊最常见的原因。诊断和治疗都是基于大量严谨的临床实践基础上的,并且要对调节各种头痛症状的神经传导通路的解剖学、生理学、药理学有深刻的了解。

一、总论

国际头痛协会的分类系统将头痛分为原发性和继发性(表14-1)。原发性头痛是由内源性因素引起的,然而继发性头痛是由外源性因素引起的。原发性头痛常会导致严重的残疾及患者生活质量的下降。轻度继发性头痛,由上呼吸道感染引起很常见,但后果不严重。致命性的头痛相对少见,但应该对他们提高警惕以更好地认识并合理治疗这些患者。

表 14-1 头痛的常见原因

原发性头痛		继发性头痛	
分类	%	分类	%
紧张性	69	全身感染	63
偏头痛	16	颅脑损伤	4
特发性刺痛	2	血流紊乱	1
劳累型	1	蛛网膜下隙出血	<1
丛集性	0.1	颅内肿瘤	0.1

(一)头痛的解剖生理学

当组织损伤、内脏膨胀或其他因素刺激外周痛觉感受器,则可发生疼痛。在这样的情况下,疼痛觉是受到健康的神经系统调节而产生的正常生理反应。当外周或中枢神经系统损害或不慎被激活,也可产生疼痛。疼痛可能会来源于一个或两个机制。很少一部分颅内结构无法产生痛觉,包括头皮、脑膜中动脉、硬脑膜窦、大脑镰及最接近软脑膜大动脉的部分。脑室室管膜、脉络丛、软脑膜静脉和一些脑实质也不会产生痛觉。

参与原发性头痛的主要结构有:①大量颅内血管、硬脑膜、支配相应结构的三叉神经末梢;②三叉神经核末端伸入上颈髓的脊髓灰质后角,并且能接受第一、第二颈神经根的传入信号(三叉颈复合体);③传导痛觉的神经核有丘脑腹后内侧核和大脑皮质;④大脑的痛觉调节系统接受各种三叉神经痛觉感受器的传入信号。

受三叉神经支配的颅内大血管和硬脑膜被称为三叉神经血管系统。脑自主神经症状有流泪和鼻塞,是三叉神经自主头痛的主要症状,包括丛集性头痛和阵发性偏头痛,也可以在偏头痛中见到。这些自主症状反映了颅内副交感神经的激活途径,并且功能影像学研究可以反映偏头痛和丛集性头痛的血管变化,同时也同样受这些颅内自主神经系统的调控。偏头痛和其他主要的头痛类型不是"血管性头痛",这些功能性紊乱不能很好地反映血流变化,并且也不能通过对血管的影响来预测治疗效果。偏头痛是一种大脑功能性失调,是目前了解和治疗得最多的。

(二)急性、初发性头痛的临床评估

急性初发性头痛患者的诊断和头痛复发过很多年的患者的诊断不同。急性初发性头痛潜在的严重原因要远远大于复发性头痛。患者近期发生的头痛需要快速地评估和合适的治疗。需要考虑的严重原因有脑膜炎、蛛网膜下隙出血、硬脑膜外或硬脑膜下血肿、青光眼、肿瘤和化脓性鼻窦炎。当出现严重的症状和体征时(表 14-2),快速诊断和治疗至关重要。

一个完整的神经检查是进行评估必要的第一步。在大多数病例中,当患者检查结果异常或近期有头痛史,则应该再做 CT 或 MRI 来评估。在颅内病变初始筛选的过程中,CT 和 MRI 的敏感度一样。在某些情况下也需要做腰椎穿刺,除非有其他合适的方法能够证实其病原学依据。急性头痛的一般检查可能包括由血压和尿检来反映心血管和肾功能,眼底镜检查、眼内压检查和调节反射,触诊颅内动脉,头部被动运动和影像学检查颈椎。

由于头痛和抑郁之间存在一定关系,患者的心理状态也应该评估。许多患者每天受慢性头痛的影响逐渐变得抑郁,尽管抑郁本身很少会导致头痛。抗抑郁药在紧张性头痛和偏头痛的预防性治疗中也有效果。

耳部或牙髓手术后的疼痛可能会引起复发性头痛紊乱。因此,由病变组织或创伤引起的头部疼痛可能会导致其他的静止性偏头痛综合征。这种头痛的治疗在很大程度上是无效的,除非引起原发病的原因能得到解决。

下面介绍与头痛有关的严重的基础疾病。脑部肿瘤是头痛的一种罕见原因并且很少引起严重头痛。绝大多数患者严重头痛的原因都是良性的。

表 14-2　严重头痛出现的症状和体征

头痛最严重

头痛最剧烈

几天或几周后急剧恶化

神经病学检查异常

发热或难以解释的系统性症状

头痛前呕吐

弯腰、抬举、咳嗽引起的疼痛

影响到睡眠的疼痛或者觉醒后突然疼痛

已知的系统性疾病

55 岁后发作

局限性压痛如颞动脉内分布区

二、偏头痛

偏头痛是一组反复发作的头痛疾患,女性发病风险明显高于男性,成年男女比在(1∶3)～(1∶2),女性患病率随年龄增长变化的趋势比男性显著。偏头痛起病时间通常在10～30岁,危险因素有家族史、教育程度低、工作负担重等。

(一)诱因

遗传、饮食、内分泌及精神因素等与偏头痛有一定关系,并且有明显的家族聚集性。偏头痛发作的诱因:睡眠障碍、过劳、饮食、心理、内分泌、药物作用等。常见诱发偏头痛的食物:酒、巧克力、奶酪、腌制品、熏制品、发酵食品、咖啡、茶、碳酸饮料、味精、糖精、柑橘类水果等。心理因素包括紧张、焦虑、烦恼、抑郁等。内分泌因素包括月经来潮、排卵、口服避孕药、激素替代治疗等。

(二)发病机制

偏头痛的发病机制目前尚不清楚,血管扩张学说已经被影像学研究证实,即偏头痛发生时并非一定有血管扩张,脑膜和颅外动脉扩张只是偏头痛发作中的附带现象。目前多认为,偏头痛患者由于多个易感基因与环境因素之间的复杂相互作用导致中枢神经系统兴奋/抑制平衡功能失调,三叉神经血管通路被反复激活进而敏化,从而导致头痛发作及其他伴随症状。

(三)分类

ICHD-3β对偏头痛分类见表14-3。

表14-3　偏头痛分类

无先兆偏头痛	
先兆偏头痛	典型先兆偏头痛
	脑干先兆偏头痛
	偏瘫性偏头痛
	视网膜性偏头痛
	慢性偏头痛
偏头痛的并发症	
很可能的偏头痛	
可能与偏头痛相关的发作性综合征	

(四)临床表现

1.无先兆偏头痛

无先兆偏头痛是最常见的偏头痛类型。患者常有家族史,主要为一侧搏动性头痛,多无明确先兆,持续时间较先兆性偏头痛长,程度较其轻,伴恶心、呕吐、出汗、畏光等症状。头痛的诱发因素包括情绪刺激,进食某些食物如乳酪、巧克力、饮酒,月经来潮及应用血管活性药物等。症状持续72h以上不缓解的重度头痛,称为偏头痛持续状态。

2.典型先兆偏头痛

多有家族史,头痛前有先兆症状。视觉先兆最为常见,多为暗点、闪光和黑矇。部分有短暂的单眼盲或双眼的一侧视野偏盲,也可出现嗜睡、烦躁和偏侧肢体感觉或运动障碍。先兆症状持续 10~20min,头痛即将出现之前达到高峰,随即出现搏动性头痛。头痛的部位可以是框上、眶后或额颈部。多为钝痛,可以有搏动感,程度逐渐增强,达到最高峰后持续数小时或 1~2d。头痛时常伴面色苍白、恶心、畏光、出汗,重者伴呕吐。每周、每月或数月发作一次,偶有一日发作数次者,间歇期无症状。

3.脑干先兆偏头痛

临床少见。多见于有偏头痛家族史的女性,起病年龄多在 35 岁以下,与月经周期有显著联系。有明确的先兆症状:构音障碍、眩晕、耳鸣、听力下降、复视、视觉先兆、共济失调、意识障碍、双侧肢体感觉异常等。先兆症状多持续 10~30min,其后出现头痛。

4.偏瘫性偏头痛

临床少见。多起病于儿童或青少年期,常在成年后偏瘫发作停止,代之以其他类型头痛。临床特点为头痛发作的同时或过后出现同侧或对侧肢体的不同程度瘫痪,上下肢力量减退等症状。

5.慢性偏头痛

慢性偏头痛是偏头痛的常见并发症,多源自无先兆偏头痛。通过行为干预和药物治疗降低发作频率,控制体重、避免肥胖,治疗睡眠障碍、精神障碍,尽可能避免使用阿片类和苯巴比妥类药物均有助于阻止发作性偏头痛发展为慢性偏头痛。

6.可能与偏头痛发作相关的发作性综合征

表现为发作性呕吐和剧烈恶心,可伴有厌食、恶心、呕吐、面色苍白、眼球震颤等。

(五)诊断

1.无先兆偏头痛诊断标准

(1)符合下述第 2~4 项,发作至少 5 次。

(2)未治疗或未成功治疗,每次头痛发作持续 4~72h。

(3)头痛至少具备以下特征中的 2 项:①单侧性;②搏动性;③中或重度疼痛;④常规体力活动会加重头痛或头痛导致患者回避常规体力劳动。

(4)发作期间有至少 1 项以下表现:①恶心和(或)呕吐;②畏光和畏声。

(5)不能更好地符合 ICHD-33 其他诊断。

2.先兆偏头痛诊断标准

(1)发作次数≥2 次且符合下述第(2)项。

(2)一种或一种以上能够完全可逆的先兆症状:①视觉症状;②感觉症状;③言语和(或)语言症状;④运动症状;⑤脑干症状;⑥视网膜症状。

(3)以下 4 种特征中至少具备两种:①至少有 1 种先兆症状逐渐扩散≥5min,和(或)2 种或 2 种以上症状接连出现;②各种先兆症状单独出现持续 5~60min;③至少一种先兆症状是单侧的;④先兆伴随头痛出现或在其后 60min 之内出现头痛。

(4)不能更好地符合 ICHD-3β 其他诊断,并排除短暂性脑缺血发作。

3.慢性偏头痛诊断标准

(1)头痛[紧张型样和(或)偏头痛样]每个月发作≥15d,持续 3 个月以上,并符合第(2)、第

(3)诊断标准。

（2）至少 5 次头痛发作,符合无先兆偏头痛第(2)～(4)项诊断标准,和(或)符合先兆偏头痛第(2)、第(3)项诊断标准。

（3）每月病程≥8d,持续 3 个月以上,符合以下任何一项标准:①先兆偏头痛第(3)、第(4)项诊断标准;②先兆偏头痛第(2)、第(3)项诊断标准;③发作开始时患者认为是偏头痛,并使用曲普坦类药物或麦角衍化物得以化解。

（4）不能更好地符合 ICHD-33 的其他诊断。

(六)鉴别诊断

偏头痛应与以下疾病相鉴别。

1.紧张型头痛(TTH)

TTH 是慢性头痛中最常见的一种。TTH 的发病涉及中枢神经系统、周围神经系统和环境中的多种因素。该病与偏头痛的鉴别要点是:

（1）头痛部位:多为双侧性,以颈枕部或双颞部常见,亦可在额顶部或全头部,亦可局限于帽圈范围内,也可扩散至肩、颈、背部。

（2）头痛性质:钝痛、胀痛、紧缩样疼痛或枕颈区僵硬感,区别于偏头痛的搏动性痛或跳痛。

（3）疼痛程度:一般较偏头痛轻,属轻、中度疼痛,虽有时可影响日常生活,但很少因头痛卧床不起,而偏头痛常为中、重度疼痛。

（4）诱因:常以疲劳、紧张、压力过大为诱因,与一般性体力活动或声、光等刺激无关。

（5）疼痛持续时间:一般为数小时至 1～2d。

（6）伴随症状:较少,偏头痛则常伴恶心、呕吐、面色苍白等自主神经症状。

（7）治疗:所有 TTH 均应考虑非药物治疗:认知行为治疗、控制疼痛训练、针灸治疗、手法捏脊等。急性发作时依序选择对乙酰氨基酚(1 000mg)、阿司匹林(500～1 000mg)、双氯芬酸(50～100mg)或酮洛芬(25～50mg)或布洛芬(200～800mg)或萘普生(375～550mg)。预防性用药的主要药物是三环类抗抑郁药阿米替林(10～25mg 起始剂量,缓慢加量到有效剂量 30～75mg)。

2.丛集性头痛

曾归类为偏头痛亚型,近年来研究发现无论从临床特点或发病机制等方面均与偏头痛有实质性区别。本病与偏头痛的主要鉴别要点如下。

（1）性别及年龄:男性多见,据统计男∶女比例为 3.6∶1。中年多发,30～50 岁为发病高峰,尚无 10 岁以前发病的报道。

（2）头痛发作时间:呈丛集性分布,发作频率为 0.5～8.0 次/天。

（3）发作时间常有规律性:有统计 50%～70% 准时在夜间某一时段发作,称为"闹钟式发作"。

（4）疼痛部位:基本都是单侧性,以单侧眶部、眶上、额部或颞部最为常见。

（5）伴随症状:发作时伴眼结膜充血、眼睑水肿、流泪、流涕、鼻塞以及不同程度的 Horner 综合征等。

（6）发作突然,无先兆。

(7)无或很少有家族史,而偏头痛有家族史者占13.0%~30.5%。

(8)5-HT受体阻滞剂与一般镇痛剂无效,激素有效。

(9)发病率明显低于偏头痛,有报道在各种血管性头痛中偏头痛占85%,而本病仅占10%左右。

(10)诱因:都可因饮酒诱发,曲普坦类药都可能有效,而偏头痛常与情绪波动、过劳、声、光刺激以及食用富含酪胺的食物等有关。

(11)发作频度:本病平均1~2次/年,偏头痛为1~2次/月。

(12)每次发作持续时间:一般为15~20min,很少大于2h,而偏头痛为数小时至数日。

(13)治疗:因疼痛剧烈需要镇痛治疗迅速起效,首选非重复呼吸面罩吸入100%纯氧,流量7~15mL/min,持续吸氧15~20min。或曲普坦类药物皮下注射、佐米曲坦鼻喷雾剂治疗。

3.头痛型癫痫

在幼儿或儿童中,偏头痛的头痛发作或偏头痛等值症状(无头痛性偏头痛)中反复发作性胀痛、呕吐与头痛型癫痫极相似,均表现为间断性反复发作,持续时间达几小时,每次发作症状基本相同,头痛型癫痫也可表现为搏动性痛等。二者鉴别困难。有下列一项或多项表现者多考虑头痛型癫痫。

(1)发作突然,无先兆,持续时间短暂,一般小于5min;偏头痛或其等值症状发作多逐渐加重,发作过程相对缓慢而持续时间较长。

(2)发作时伴有一定程度的意识障碍,如定向障碍、知觉障碍或意识恍惚,发作后出现嗜睡或深睡,但无恶心、呕吐等胃肠道症状。

(3)伴有其他类型癫痫发作。

(4)脑电图检查有明显的痫样放电。

(5)有癫痫家族史。

(6)用抗痫药治疗有效,但用抗偏头痛药治疗无效。

4.颞动脉炎

颞动脉炎是一种原因不明的非感染性动脉炎,为位于颞部及眼眶周围的疼痛,也可迁延至额部及枕部,早期呈搏动性剧痛并反复发作。颞动脉炎有以下特点。

(1)多在中老年发病。

(2)除疼痛外,还伴有烧灼感,这在其他血管性头痛中罕见。

(3)伴有发热、无力、游走性多发性肌肉痛等全身症状。

(4)颞动脉可有明显病理改变,早期肿胀、搏动增强,后期变粗变硬如绳索状且无搏动,有明显压痛。

(5)活检可见巨细胞性或肉芽肿性动脉炎。

(6)激素治疗显效。

5.抑郁症躯体化障碍性头痛

头痛常作为抑郁症躯体化障碍的主要症状表现,呈慢性迁延性,持续6个月以上,伴有躯体(如颈、背、腰等)不适,以焦虑情绪、头痛为主诉,疑病倾向明显,反复到处就医,并伴以包括情感、认知、生理等多种成分的复杂生理心理过程的情绪反应。据报道偏头痛患者的重症抑郁终生患病率高达 40.7％。二者明显相关。

6.慢性每日头痛

一种慢性持续性功能性头痛。特点是每日持续较长时间(大于 4h)的头痛,每月累计头痛大于 15d,临床排除相关器质性疾患。有学者认为长期发作的偏头痛与紧张性头痛可进展为此类型。

7.颈性偏头痛

发病机制未明,可能与颈椎病或枕大孔区病变对枕颈神经根、交感神经与椎动脉的刺激与压迫有关。区别于偏头痛的特点如下。

(1)疼痛部位为枕颈部与枕部。

(2)转颈、咳嗽等可诱发。

(3)患侧上肢麻木、乏力及其他颈神经根刺激症状。

(4)常伴咽部不适感或阻塞感,可伴耳与耳内疼痛。

(5)每次发作部位常固定不变。

(6)颈椎影像学检查常见有增生肥大、椎间孔狭窄或颈椎曲度异常等。

8.头部炸裂样感觉综合征

多在夜间睡眠中突然发作,头部呈炸裂样感觉而惊醒,伴惊恐、心动过速、大汗,每次发作可间隔数月至数年不等。有学者认为本病实质上并非真性头痛,可能是焦虑性惊恐发作表现形式之一。

9.托洛萨—亨特综合征(痛性眼肌麻痹)

托洛萨—亨特综合征是一种伴有头痛和眼肌麻痹的特发性眼眶和海绵窦炎性疾病,以壮年多见。常表现为眼球后及眶周的顽固性胀痛、刺痛和撕裂样疼痛,伴有恶心和呕吐,头痛数天后出现疼痛侧动眼、滑车或展神经麻痹,病变多为单侧,表现为上睑下垂、眼球运动障碍和瞳孔光反射消失,持续数日至数周缓解,数月至数年后又复发。皮质类固醇治疗有效。

10.非偏头痛性血管性头痛

高血压或低血压、颅内动脉瘤或动静脉畸形、脑动脉硬化症、慢性硬膜下血肿等均可出现类似偏头痛样头痛,常无典型偏头痛发作过程,部分病例有局限性神经功能缺失、癫痫发作或认知功能障碍,颅脑 CT、MRI 等检查可显示病变。

(1)短暂性脑缺血发作(TIA):椎—基动脉系统 TIA 头痛常位于枕部、枕下部,神经缺失症状多持续数分钟或数小时,它与偏瘫型或基底动脉型偏头痛有许多相同之处。但 TIA 多发生在中年以后;有高血压、动脉硬化、糖尿病、血黏度增高、颈椎病等病史;压迫颈动脉或转颈可能诱发症状出现;一次发作时间不超过 24h。偏瘫型或基底动脉型偏头痛多发生于青少年;有其他型偏头痛发作和偏头痛家族史;部分患者一次发作神经缺失症状可持续数天或数周。

(2)蛛网膜下隙出血:表现为突然发生剧烈头痛,呈胀痛或爆裂样疼痛,难以忍受。可为局限性或全头痛,有时可出现在上颈段,持续不能缓解或进行性加重;多伴有恶心、呕吐;可有意识障碍或烦躁、谵妄、幻觉的精神症状;少数出现部分性或全面性癫痫发作。头颅 CT 可鉴别。

(3)脑出血:表现为突发头痛,可伴有呕吐、眩晕、复视、共济失调、感觉障碍、失语、偏瘫等严重症状。头颅 CT 可鉴别。

(4)颅内占位引起的头痛:2/3 的颅内肿瘤患者有头痛,其中 1/2 患者以头痛为最主要的主诉。这种头痛一般为中等强度,非搏动性间歇发作,常伴有恶心、呕吐,在熟睡中可被痛醒。头颅 CT 或 MRI 能确诊。

(5)颈动脉痛:常为一侧面部、颈部、下颌或眶周的搏动性、刀割样疼痛,亦可为钝痛;颈部活动、吞咽、咀嚼或咳嗽等可诱发或加重,颈部常有触痛。每次发作可持续数日至数周,慢性病例可持续数周至数年。病因包括颈动脉壁间动脉瘤、颈动脉炎或动脉粥样硬化。

(6)良性颅内压增高性头痛:表现为枕部压迫感,躺下头痛加重,全天发作,有慢性进行性步态改变、智力功能障碍和括约肌失禁三联征。

(七)治疗

1.发作期的急性对症用药

成功的药物治疗应至少达到以下 4 项治疗目标之中的 3 项:①药物对大多数发作有效;②头痛在 2h 之内消失;③患者在 2h 之内能恢复正常生活功能;④药物能使患者对日常活动安排的自如性感到满意。若达标＜3 项,则应考虑换药。

用药原则:如果头痛程度为轻度,可先给予非特异性镇痛药,无效后再给予特异性镇痛药。如果头痛程度为中至重度则直接给特异性镇痛药。①非特异性镇痛药:非甾体类抗炎药(NSAIDs):布洛芬、酮洛芬、双氯芬酸、吲哚美辛(消炎痛)、阿司匹林、对乙酰氨基酚等。还可辅以抗组胺药、胃肠动力药等。②特异性镇痛药:曲普坦类药物是 5-HT 受体激动剂,其通过刺激 5-HT 受体抑制脑膜降钙素基因相关肽(CGRP)和致炎类肽的释放所导致的神经源性炎症,从而终止疼痛信号从外周返回至 TCC;CGRP 导致血管扩张,曲普坦类药物通过刺激 5-HT 受体使已扩张的血管产生收缩。麦角生物碱类药:除了激活 5-HT 受体之外,还激活 α、β 肾上腺素能受体,多巴胺 D_1、D_2 受体等,因此不良反应较大,主要是恶心、呕吐、腹痛、腹泻、肌肉无力及胸区疼痛,剂量过大可引起血管痉挛,导致重要器官供血不足。

2.预防性用药

适用于以下患者:①中至重度偏头痛每月发作 2 次以上,每次持续 2d 以上或发作不频繁,但是严重影响日常生活者;②治疗性用药无效或有禁忌证或有严重不良反应者;③治疗性用药过度使用者;④特殊类型的发作,如偏瘫性偏头痛、脑干先兆偏头痛、先兆时间长的偏头痛等或可能导致永久性神经功能缺损者;⑤1 周超过 2 次的频繁发作或发作程度逐渐加重或可能导致治疗性用药过度使用者;⑥患者希望尽可能减少发作者。

首选药:①抗惊厥药丙戊酸盐;②β 肾上腺素能受体阻滞剂普萘洛尔;③抑制去甲肾上腺素及 5-羟色胺再摄取药物阿米替林;④钙通道阻滞剂氟桂利嗪。非药物治疗也可有一定疗效:针灸、推拿、生物反馈结合肌肉松弛训练、冥想、心理治疗、高压氧疗法等。

三、紧张型头痛

紧张型头痛(TTH)以前曾称紧张性头痛、肌收缩性头痛、心因性肌源性头痛等,是头痛中最常见的一种。近年的流行病学资料显示,紧张型头痛的全球患病率是 38%,终生患病率是 46%,占头痛患者的 70%～80%。约半数患者会表现影响日常活动的发作。

（一）病因和发病机制

病因与发病机制尚未完全明确。既往多认为疼痛是由于头颈部肌肉不自主收缩和头皮动脉收缩导致缺血所致。但是，目前许多研究都不支持这种假说。当前多认为，紧张型头痛的发病涉及中枢神经系统、周围神经系统和环境中的多种因素，不同亚型的紧张型头痛中这些因素的作用不同。肌筋膜触发点在紧张型头痛发病机制中具有重要作用。压迫或牵伸肌肉组织中的某些部位时，会诱发此部位疼痛和远隔部位的疼痛（牵涉痛），此部位即为触发点。牵涉痛的机制可能是头颈部的感觉传入信号都汇集在三叉神经复合体（TCC）同一个二级神经元内。源自触发点的疼痛刺激，传递信号至 TCC，可能导致此二级神经元的中枢性敏化，继而可能导致其上级神经元（丘脑、躯体感觉皮质等）敏化，放射至皮质产生疼痛感觉。当前，学者们多认为触发点及周围神经系统在复发性紧张型头痛，尤其是少发复发性紧张型头痛发病机制中占有主导地位；而慢性紧张型头痛发病机制中，则是中枢神经系统占主导地位；在频发复发性紧张型头痛发病机制中，中枢神经系统可能也占重要地位。

（二）临床表现

男性与女性的患病率之比约为 4：5。发病年龄高峰在 25～30 岁，以后随年龄增长而稍有减少。疼痛部位通常为双侧性，枕项部、颈部或额部多见，也常为整个头顶部。疼痛感觉多为压迫感、紧束感、胀痛、要爆炸的感觉、钝痛、酸痛等，可阵发性加重，无持续搏动感、恶心、呕吐，不会同时伴有畏光和畏声。日常体力活动不导致疼痛加重，应激和精神紧张常加重病情。疼痛多为轻至中度，多不影响日常活动。起病多为渐进性，持续数天，也可持续数周、数月，甚至数年。

ICHD-3β 根据发作频率和是否有颅骨膜压痛将紧张型头痛作了分类，见表 14-4。

表 14-4 紧张型头痛分类

偶发性紧张型头痛	偶发性紧张型头痛伴颅骨膜压痛
	偶发性紧张型头痛不伴颅骨膜压痛
频发性紧张型头痛	频发性紧张型头痛伴颅骨膜压痛
	频发性紧张型头痛不伴颅骨膜压痛
慢性紧张型头痛	慢性紧张型头痛伴颅骨膜压痛
	慢性紧张型头痛不伴颅骨膜压痛
可能的紧张型头痛	可能的偶发性紧张型头痛
	可能的频发性紧张型头痛
	可能的慢性紧张型头痛

根据 ICHD-3β，手法触诊即可判断是否伴颅骨膜压痛。用示指和中指两个手指紧压并做小范围旋转的动作，在额部、颞部、咬肌、翼状肌、胸锁乳突肌、斜方肌等处触诊，如辅以压力控制设备精确控制触诊时的压力则更佳。触诊时还应观察是否有牵涉痛，无牵涉痛的压痛处称为压痛点，有牵涉痛之处则称为触发点。根据发作频率和是否有颅骨膜压痛对紧张型头痛进行分类的方法，有助于病理生理机制的研究和临床上选用合适的药物。

（三）诊断

根据病史及临床表现,并排除脑部、颈部疾病如颅内占位性病变、炎症、外伤以及颈椎病等通常可确诊。确诊前仍应重视继发性头痛的各种警兆。诊断与分型应参照 ICHD-3β。

1.偶发性紧张型头痛(IETTH)诊断标准

(1)符合下述第 2～4 项的发作至少 10 次,每月平均发作时间<1d,每年发作时间<12d。

(2)每次头痛发作持续 30min～7d。

(3)头痛具有至少 2 项以下特征:①双侧性;②压迫感/紧束感(非搏动性);③轻度或中度疼痛;④常规体力活动(如:步行或上楼)不会加重头痛。

(4)以下两项均符合:①无恶心或呕吐(可有食欲缺乏);②不会同时兼有畏光和畏声。

(5)不是由其他疾病所致。

2.频发性紧张型头痛(FETTH)诊断标准

(1)符合下述第 2～4 项的发作至少 10 次,平均每月发作时间 1～14d,持续至少 3 个月,每年发作时间≥12d,<180d。

(2)每次头痛发作持续 30min～7d。

(3)头痛具有至少 2 项以下特征:①双侧性;②压迫感/紧束感(非搏动性);③轻度或中度疼痛;④常规体力活动(如步行或上楼)不会加重头痛。

(4)以下两项均符合:①无恶心或呕吐(可有食欲缺乏);②不会同时兼有畏光和畏声。

(5)不是由其他疾病所致。

3.慢性紧张型头痛(CTTH)诊断标准

(1)符合下述第 2～4 项的发作,每月平均发作时间>15d,持续超过 3 个月,每年发作时间>180d。

(2)每次头痛发作持续数小时或长期持续。

(3)头痛具有至少 2 项以下特征:①双侧性;②压迫感/紧束感(非搏动性);③轻度或中度疼痛;④常规体力活动(如步行或上楼)不会加重头痛。

(4)以下两项均符合:①畏光、畏声和轻度恶心三者中最多只有一项;②既无中度或重度恶心,也无呕吐。

(5)不是由其他疾病所致。

（四）治疗

1.所有紧张型头痛患者均应考虑非药物治疗

应教育患者头痛原因和可能触发因素,当药物有禁忌证或不能耐受时或是孕妇及哺乳者,应首先考虑非药物治疗。松弛训练、认知行为治疗、控制疼痛训练等心理治疗可能有效,尤其是对于儿童和青春期 CTTH 患者。针灸、结缔组织手法、物理治疗等疗法也可以尝试。

2.急性发作时的药物治疗

可选择对乙酰氨基酚(1 000mg)、阿司匹林(500～1 000mg)、双氯芬酸(50～100mg)、酮洛芬(25～50mg)或布洛芬(200～400mg)。有些研究显示,选择性非甾体抗炎药(NSAIDs)可能比对乙酰氨基酚和阿司匹林疗效更佳。单种镇痛药每月使用不要超过 14d,加有咖啡因的复合镇痛药制剂每月使用不要超过 9d,以免导致反跳性头痛或药物过度使用性头痛(MOH)。

如果短期用药难以缓解,应考虑加用非药物治疗和预防性用药。

3.预防性用药

对于 CTTH、FETTH、伴有颅骨膜压痛或存在药物过度使用的患者,应考虑预防性用药。预防性用药的原则是:起始剂量小;缓慢加量(通常 1 周加 1 次剂量)至最小有效剂量;起效后维持 2～4 周;判定药物是否有效,应足量治疗至少 4～8 周;同时治疗精神障碍等伴发疾病。最主要的预防性药物是三环类抗抑郁药,阿米替林是唯一被多项临床对照研究证实有效的药物,应作首选。睡前 1～2h 服用 1 次以减少镇静不良反应,起始剂量为 10mg,每周加量 10mg,最大日剂量为 75mg,当日剂量大时可改为日服 2 次。其他三环类药物(去甲替林,12.5～50mg/d;氯米帕明,50～150mg/d;普罗替林,15～50mg/d)和四环类药物(马普替林,30～150mg/d;米安色林,20～60mg/d)也可选用。去甲肾上腺素再摄取抑制剂(SNRIs)有研究证实可能有效,其耐受性较三环类和四环类抗抑郁药更好,可作次选。米氮平 15～30mg/d;文拉法辛缓释剂,37.5～225mg/d。5-羟色胺再摄取抑制剂(SSRIs)也可选用,但其疗效尚未证实,不应常规使用。肌肉松弛药也可尝试,但其疗效也尚未明确,不应常规使用。预防性用药应每 6～12 个月尝试减少用量至停药。

四、丛集性头痛

丛集性头痛是原发性神经血管性头痛之一。其特点为短暂、剧烈爆炸样头痛发作,位于一侧眼眶、球后和额颞部,伴同侧眼球结合膜充血、流泪、鼻塞和(或)Horner 综合征。丛集期持续数周至数月,好发于男性,无家族遗传史,为少见的头痛类型,中国 1986 年全国流行病学调查显示,我国丛集性头痛患病率极低,为 0.0048%。

(一)病因和发病机制

丛集性头痛的确切病因与发病机制仍不清楚。目前,多认为丛集性头痛的发病机制与偏头痛有区别,下丘脑在启动丛集性头痛的发作中占有关键性地位。PET、基于三维像素的形态计量法、fMRI 和 ^{1}H-MRS 等影像学研究均揭示了下丘脑在丛集性头痛发病机制中的关键作用。下丘脑的血液供应丰富,其对血液和脑脊液中的化学信使(如神经递质)以及来自神经元的神经递质输入信号敏感。下丘脑与皮质—边缘通路有联系,后者正是涉及痛觉的情绪反应与认知方面的结构。下丘脑与内源性痛觉调制系统也有联系,下丘脑的视前内侧核、室旁核和弓状核等核团对痛觉或痛觉所致的自主神经反应可能有抑制作用。下丘脑启动了丛集性头痛的发作,这一学说较好地解释了丛集性头痛发作的生物钟性特点、发作时的自主神经症状及发作中的情绪反应。遗传因素在丛集性头痛的发病中起一定作用。3%～20%的患者有家族史。

(二)临床表现

过去的研究显示,男性患病率是女性的 7 倍。但近年来的多个研究显示,女性的发病率有所上升,男女患病率之比为(2.5～3.5):1。发病年龄多在 20～40 岁,高峰在 25～30 岁。ICHD-Ⅱ R1 根据发作期和缓解期长短将丛集性头痛分为发作丛集性头痛和慢性丛集性头痛。临床特点为某段时期内频繁出现短暂发作性极剧烈的难以忍受的单侧头痛。此段发作时期多为 2～12 周。发作时,5～10min 达疼痛高峰,多持续 15～180min(平均约 45min)。症状可突然停止,也可缓慢缓解。频率多为隔天1次至每天8次。疼痛多为固定位于一侧三叉神经第一支的分布区,即一侧眼球深部、眼眶及眶周、额部和颞部,可放射至鼻、颊、上颌骨、上颚、牙龈和牙齿,少数可放射至耳、枕部和颈部,甚至整个半侧头部。部分患者因此首诊于眼科、耳鼻喉科和口腔科等科室,常被误诊。疼痛剧烈难忍,为持续性钻痛、撕裂牵拉痛、绞痛、烧灼痛、尖锐刺痛等,一般无搏动感。约80%患者每次发作都在同一侧;也有少数患者发作不固定在同一侧。缓解期时症状完全缓解,一般数月甚至数年。10%～15%的患者为慢性丛集性头痛,病程超过1年,无缓解期或其间的缓解期<1个月。明确的触发因素是饮酒,其他可能的触发因素有强烈气味(各种溶剂气味、油漆味、烟草味、香水味等)、快速动眼睡眠、硝酸甘油、组胺、抑郁、应激、创伤等,但是,这些触发因素只在发作时期中起触发加重的作用;而在缓解期时,这些触发因素则完全不起作用。发作常具有周期性,分为年周期节律和日周期节律。日周期节律多见,头痛常固定在每天的某些时刻发作,多在夜间,尤其是入睡后1～2h。某些患者还可有年周期节律,于每年的某些特定季节发作。绝大多数患者头痛发作时伴有自主神经症状,仅约3%的患者没有或只有轻微的自主神经症状。表现为副交感神经兴奋和交感神经抑制,头痛侧出现以下症状:流泪、结膜充血、鼻充血、鼻塞、流涕、头面部变红或苍白、头面部流汗、瞳孔缩小、上睑下垂、头面部水肿(眼睑、眶周、颊部、牙龈、上腭等)、疼痛处皮温变低(眶上区多见)、头面部皮肤痛觉过敏或异常性疼痛等。还可有全身性症状,如心动过缓、眩晕、共济失调、晕厥、血压升高、胃酸增多等。绝大多数患者头痛发作时还有情绪与行为反应:不安、坐卧不宁、攻击性增强、捶头、砸物、头撞墙等。患者发作前多无先兆,约50%有畏光、畏声,约30%有恶心、呕吐。

(三)诊断及鉴别诊断

1.诊断

根据既往发作的病史及典型临床表现,并排除其他疾病(如海绵窦、垂体等部位的疾病),通常可确诊。诊断与分型应参照ICHD-3β。

(1)丛集性头痛诊断标准。

1)符合下述第2)～4)项的发作至少5次。

2)重度或极重度单侧眼眶、眶上区和(或)颞部疼痛,若不治疗,症状可持续15～180min。

3)头痛至少伴有1项以下特征:①同侧结膜充血和(或)流泪;②同侧鼻充血和(或)流涕;③同侧眼睑水肿;④同侧额部和面部流汗;⑤同侧瞳孔缩小和(或)上睑下垂;⑥不安感或激惹。

4)发作频率隔天1次至每天8次。

5)不是由其他疾病所致。

(2)发作性丛集性头痛诊断标准。

1)发作符合丛集性头痛诊断标准的第1)～5)项并连续发作。

2)至少有2个发作时期持续7d～1年,之间的缓解期≥1个月。

(3)慢性丛集性头痛诊断标准。

1)发作符合丛集性头痛诊断标准的第1)～5)项。

2)反复发作持续1年以上,其间没有缓解期或缓解期<1个月。

2.鉴别诊断

丛集性头痛应与以下疾病相鉴别。

(1)偏头痛：主要依靠临床表现鉴别。两者均可因饮酒诱发,曲坦类药物都可能有效,都可有自主神经症状。但是,偏头痛远较丛集性头痛常见;偏头痛女性多见,而丛集性头痛则是男性多见;偏头痛发作无丛集性特征,无年周期节律和日周期节律,缓解期不像丛集性头痛通常长达数月至数年;偏头痛每次发作时间多超过 4h,而丛集性头痛一般不超过 3h,偏头痛患者一般需安静,避免活动,而丛集性头痛患者常坐卧不安、激越;偏头痛的疼痛程度通常远较丛集性头痛轻;丛集性头痛的畏光和声音恐怖以及流泪、结膜充血、鼻充血、鼻塞、鼻溢等自主神经症状局限于疼痛单侧。要注意的是,少数偏头痛患者可同时伴发丛集性头痛。

(2)其他三叉自主神经性头痛：包括阵发性半侧颅痛、短暂单侧神经痛样头痛伴结膜充血和流泪(SUNCT)等。鉴别要点是发作持续时间和频率。阵发性半侧颅痛：女性多见;其持续时间一般较丛集性头痛短,为 2～30min;发作频率多较丛集性头痛高,每天 5～40 次;足量吲哚美辛能止痛。SUNCT 非常罕见。其持续时间很短,5～240s;发作频率通常远较丛集性头痛高,每天 3～200 次。抗惊厥药可能有效。

(四)治疗

1.发作期的治疗

此病疼痛剧烈,所以需要镇痛治疗。口服起效慢,因此少用。首选治疗方法有两种。①使用面罩吸氧,吸入浓度为 100% 的纯氧,流量至少 7mL/min,最大可至 15mL/min,持续吸氧15～20min。其对 60%～70% 患者有效,通常 5min 内起效,30min 内疗效明显。尤其适合曲普坦类药物禁忌或 24h 之内频繁发作的患者。②皮下注射舒马普坦 6mg,约 75% 患者在20min 内头痛明显缓解,最快 10min 起效,24h 最大剂量 12mg,给药间隔至少 1h。常见不良反应:注射部位短暂刺痛灼热感、一过性的胸、喉等处的疼痛、重压感或发紧感,木、麻、热或冷等感觉异常等。另外,可选用舒马普坦 20mg 喷鼻,2h 后可重复给药,日最大剂量 40mg;佐米曲普坦 5～10mg 喷鼻。曲普坦类药物疗效较好,便于携带,但是 24h 内最多只能给药 2 次,而且价格昂贵。

2.缓解期的预防

应根据患者的丛集性头痛分型、严重程度、相关禁忌及药物疗效等情况选用预防性治疗方法。①对于每天发作不超过 2 次、发作时期不超过 2 个月、舒马普坦见效快的轻型复发性丛集性头痛的患者,首先是维拉帕米,其次是锂盐,最后可选用美西麦角、酒石酸麦角胺、托吡酯、丙戊酸盐等,若均无效或有禁忌,可考虑苯噻啶。②对于每天发作超过 2 次、发作时期超过 2 个月、每天需要注射 2 次舒马普坦的重型复发性丛集性头痛的患者,在开始使用维拉帕米或锂盐之时,可联合使用皮质激素以迅速见效。③对于慢性丛集性头痛的患者,与复发性丛集性头痛的患者类似,每天发作次数少的患者可首选维拉帕米或锂盐,而每天发作次数多的患者应联合使用皮质激素。④若所有药物治疗的疗效均欠佳,可考虑用皮质激素和麻醉剂行头痛侧的枕神经封闭治疗。若仍无效,可考虑枕神经刺激术。若枕神经刺激术治疗 1 年仍无效,可考虑深部脑刺激术刺激下丘脑后下部。若所有尝试都无效,可非常谨慎地考虑三叉神经毁损术等外科手术治疗。

五、药物滥用性头痛

药物过度使用性头痛(MOH)仅次于紧张型头痛和偏头痛,是临床第三常见的头痛类型,患病率约1%,常导致头痛慢性迁延(尤其在老年人群中),并常促使原发性头痛由复发性进展为慢性,致残率和疾病负担较高。在ICHD-ⅡR1中列在"物质或其戒断所致的头痛"此大类之下。药物过度使用性头痛包括8个亚型:①麦角胺过度使用性头痛;②曲普坦类药物过度使用性头痛;③镇痛药过度使用性头痛;④阿片样物质过度使用性头痛;⑤镇痛药复方制剂过度使用性头痛;⑥急性头痛用药联合使用所致的药物过度使用性头痛;⑦其他药物过度使用所致的头痛;⑧可能的药物过度使用性头痛。所有治疗头痛的急性对症药物,如果使用不当或长期使用几乎都可能使容易头痛的患者发生药物过度使用性头痛。阿司匹林、对乙酰氨基酚、麦角生物碱类药物、曲普坦类药物、巴比妥类药物、阿片类药物、镇痛药及各种复方镇痛制剂等药物过度使用会引发药物过度使用性头痛。选择性NSAIDs是否引发药物过度使用性头痛尚存在争议。曲普坦类药物较麦角生物碱类药物和镇痛药更易引发药物过度使用性头痛。双氢麦角胺被认为不会导致药物过度使用性头痛。近年来的国外研究显示,引发药物过度使用性头痛的最常见药物,依序是:对乙酰氨基酚、曲普坦类药物、巴比妥类药物、阿片类药物等。

(一)发病机制

尚不清楚,有各种假说与推测。药物反复刺激痛觉传导通路可能导致中枢性超敏化;细胞适应了过度的镇痛刺激,使得细胞膜转导发生障碍,导致中枢神经系统对治疗不起反应;药物直接抑制了中枢神经系统的痛觉调制能力;药物使患者血液中5-羟色胺水平下降,进而使中枢神经系统5-羟色胺受体上调,从而导致痛觉过敏状态的出现。

(二)临床表现

男女患病率之比约为1:3.5。多见于30岁以上的患者。药物过度使用性头痛的危险因素有女性、焦虑、抑郁、物质滥用、慢性严重头痛、低教育程度等。患者可有原发性头痛、抑郁、焦虑或药物滥用等家族史。有数据分析显示,65%的药物过度使用性头痛患者,其原发性头痛类型为偏头痛,27%为紧张型头痛,8%为偏头痛合并紧张型头痛或其他类型的原发性头痛。原发性头痛平均病程为20.4年,药物过度使用的平均时程为10.3年,出现每日头痛的平均病程为5.9年。药物过度使用性头痛的头痛特征是否与所过度使用的药物有关,目前仍存争议。患者常有隐匿性头痛史,并长期使用治疗头痛的急性对症药物。头痛每天或几乎每天发生,头痛特征(强度、性质、部位等)可不断变化,每天或几乎每天使用急性对症药物,在过度使用急性对症药物期间预防性药物的疗效常不佳,常伴有所过度使用药物的其他不良反应。

(三)诊断

诊断完全依靠患者的病史,因此开放性提问和详细准确的病史收集至关重要。原发性头痛患者每天或几乎每天头痛,头痛程度、类型和部位不断变化,每天或几乎每天使用治疗头痛的急性对症药物,并且当过度使用急性对症药物并造成所使用的预防性药物疗效不佳时,要考虑药物过度使用性头痛的诊断。每月超过15d呈现偏头痛样表现或偏头痛样混合紧张型头痛样表现的患者,最常见的原因是偏头痛的急性对症药物和(或)镇痛药的过度使用。ETTH发展为 CTTH 时,要考虑镇痛药过度使用的可能。既往有原发性头痛史的患者,若其头痛表现形式出现转变或是恶化,均要考虑药物过度使用性头痛的可能。

ICHD-3β 的诊断标准如下。

(1)既往存在头痛疾患的患者,每月头痛发作≥15d。

(2)规律过度使用 1 种或多种用于头痛急性期治疗和(或)对症治疗的药物超过 3 个月。

(3)不能更好地符合 ICHD-3β 其他诊断。

(四)治疗

药物过度使用性头痛的治疗目标是减缓头痛程度与发作频率、减少急性对症药物的用药量、提高急性对症药物和预防性药物的疗效、减轻残疾和改善生活质量。药物过度使用性头痛的复发率高,1 年之内的复发可能性尤其大。治疗策略应是长程综合性治疗,治疗手段应包括以下方面:

(1)长程规律随诊至少 1 年,撤去过度使用的急性对症药物之前应向患者说明可能会出现的戒断症状。

(2)预防性药物:尽管其初期疗效不如非药物过度使用性头痛患者,但是应尽早给予。有研究显示,在撤去过度使用的急性对症药物之前给予预防性药物可能比立即撤药效果更好,因为预防性药物要逐渐增量达到治疗剂量和有效的血药浓度可能需要 4~6 周。首选托吡酯或丙戊酸盐,也可考虑加巴喷丁、唑尼沙胺、左乙拉西坦、氯硝西泮等抗惊厥药。患者常因为恐惧头痛复发而过度使用急性对症药物,预防性药物有助于减少头痛发作而缓解患者的焦虑与恐惧,从而减少急性对症药物的使用。

(3)撤去过度使用的急性对症药物:有些药物可以立即撤去,如对乙酰氨基酚;而有些药物需要缓慢撤去,如巴比妥类药物、苯二氮䓬类药物、阿片样物质等。

(4)治疗戒断症状:常见的戒断症状包括恶心、呕吐、焦虑、睡眠障碍、反跳性头痛、低血压、心动过速等。在撤去巴比妥类药物时还可能出现痛性发作或幻觉等少见症状。戒断症状通常持续 2~10d。持续时间上,一般而言,镇痛药＞麦角生物碱类药物＞曲普坦类药物。撤药时住院治疗可能疗效更理想,尤其是过度使用巴比妥类药物、伴有抑郁或焦虑的患者。而自律性高、具有强烈撤药动机、非巴比妥类药物过度使用、过度使用单种药物、不伴精神障碍等患者可选择门诊治疗。戒断症状的治疗方法有:静脉补液(尤其是频繁呕吐的患者)、止吐(如甲氧氯普胺)、镇静(如氯丙嗪、苯二氮䓬类)、皮质激素、阿司匹林、肠道外使用双氢麦角胺(尤其是以前未使用过麦角生物碱类药物的偏头痛患者)、皮下注射舒马曲坦或口服那拉曲坦或镇痛药(重度反跳性头痛的患者可谨慎使用)、行为治疗、抗焦虑药等。

(5)行为治疗:包括生物反馈、松弛训练、压力管理、认知行为治疗等,需要长程进行。

(6)长程治疗原发性头痛:原发性头痛,尤其是慢性偏头痛和 CTTH,必须得到有效治疗。否则,对于此类患者,单纯撤药疗效不佳。

六、低颅压性头痛

低颅压性头痛是以直立性头痛为特征的临床表现,脑脊液压力＜60mmH$_2$O 的临床综合征。在 ICHD-3β 列入继发性头痛中非血管性颅内疾患所致的头痛中的低颅压所致的头痛,其下又分为 3 个亚型:硬膜穿刺后头痛、脑脊液漏头痛和自发性低颅压所致的头痛。

(一)病因和发病机制

任何原因所致的脑脊液容量减少均可导致颅内压降低,引起低颅压性头痛。目前认为脑脊液漏是低颅压性头痛的主要病因,尤其在年轻患者中。腰椎穿刺术是常见病因,外伤、手术、剧烈运动、脱水、严重感染、中毒、休克、糖尿病昏迷、尿毒症、头部放疗及某些结缔组织疾病也可引起低颅压性头痛。

脑脊液生成减少、吸收过快或外漏均可引起低颅压。脑脊液容量减少削弱了脑脊液对浸在其中脑组织的缓冲支撑作用,直立时重力牵拉使脑组织下移而刺激覆盖在脑组织表面的血管及其他颅内疼痛敏感结构,导致头痛。此外,脑脊液容量减少还能直接激活腺苷受体,继而促使脑血管扩张,拉伸刺激脑部疼痛敏感结构,导致头痛。自发性低颅压的主要病因是自发性脑脊液漏,通常发生在脊膜,尤其是颈胸段交界处和胸段,可能源自硬脊膜结构薄弱。约 1/3 患者有外伤史。

(二)临床表现

直立性头痛是低颅压的特征性临床表现,即坐起或站立时头痛,可伴恶心呕吐,平卧后头痛、呕吐等症状很快缓解。

腰椎穿刺(腰穿)后头痛很少在腰穿后立即出现,多在腰穿后 24～48h 出现。头痛多为双侧对称性,多位于枕部、额部,也可扩展到全头部或放射至颈肩背部,可伴颈强。摇头、咳嗽、喷嚏、用力时也可引发头痛。常为钝痛、胀痛,也可为搏动样疼痛。偶见单侧或双侧展神经麻痹或自觉血流杂音,听力障碍或面神经麻痹罕见。腰穿后头痛的独立危险因素有:女性,31～50岁,既往有硬膜穿刺后头痛病史,穿刺时穿刺针斜面垂直于脊柱长轴等。

脑脊液漏头痛多见于外伤,神经管闭合不全,颅脑、鼻和脊髓手术后等。

自发性低颅压头痛所致的头痛是一组排除其他原因所致的继发性低颅压的临床少见综合征。头痛多为直立性,通常直立 15min 内出现,少数可延至数小时。头痛通常为双侧性,多位于枕部或枕骨下方。头痛可轻微而被忽视,也可重至影响日常生活,部分患者还可伴有恶心呕吐、颈项强痛,还可伴有耳闷胀感、耳鸣、听觉过敏、眩晕、失衡、复视、面瘫、视物模糊等症状。极少数病例还可出现帕金森症状、痴呆、四肢麻痹、垂体功能减退、意识水平降低和昏迷等。

(三)辅助检查

1.腰穿

侧卧位脑脊液压力<60mmH₂O,细胞数正常或轻度增高。脑脊膜血管通透性增加合并腰段蛛网膜下隙脑脊液流速缓慢,可能导致脑脊液蛋白含量增高或黄变。糖和氯化物正常。

2.影像学

病程短、病情轻的低颅压头痛患者头部影像学可正常,病程长、病情重者可出现特征性表现,头部磁共振平扫及增强、头部 CT、脊柱磁共振成像、脊髓造影均可见异常。

(四)诊断及鉴别诊断

ICHD-3β 的诊断标准如下。

(1)任何符合诊断标准第三条:"头痛的发生发展在时间上与脑脊液压力低或脑脊液漏出

的证据"的头痛。

(2)脑脊液压力低(<60mmH$_2$O)和(或)影像学有脑脊液漏出的证据。

(3)头痛的发生发展在时间上与脑脊液压力低或脑脊液漏出相关或因为头痛而发现脑脊液压力低或脑脊液漏出。

(4)不能更好地符合ICHD-3其他诊断。

低颅压性头痛的诊断应注意与蛛网膜下隙出血、中枢神经系统感染、脑静脉系统血栓形成、转移性脑膜癌、硬膜下积液或血肿、肥厚性脑膜炎、姿势性直立性心动过速综合征相鉴别。

(五)治疗

多数低颅压性头痛呈自限性,去枕平卧、口服补液、绑腹带。静脉输注大量生理盐水,还可注射糖皮质激素、咖啡因和茶碱。对少数症状难以缓解者,应行脊髓造影明确漏口部位。首选在腰段硬膜外注射自体血10~20mL,即硬膜外血贴片。或可选用经皮注射血纤维蛋白密封剂。上述方法均无效时可考虑手术治疗。

第二节 急性胸痛

胸痛是急诊常见的主诉症状,主要由胸部及胸腔疾病引起,少数由其他疾病所致。胸痛的程度因人而异,从模糊的胸部不适至尖锐的横膈以上的疼痛都被患者称为胸痛,但胸痛的程度与疾病严重程度并不完全一致。

胸部内脏器官病变产生的理化因素及刺激因子均可刺激胸部的感觉神经纤维产生痛觉冲动,并经多个脊神经进入几个不同脊髓节段,上传至大脑皮质的痛觉中枢,从而引起胸痛。由于这些内脏传入纤维伴随身体传入纤维行走,并经多次神经元交换后才到达大脑皮质,因此,除患病器官的局部疼痛外,远离该器官体表的深部组织也可出现疼痛,从而增加了对内脏性胸痛鉴别诊断的困难。

急性胸痛是一些致命性疾病的主要临床表现,如急性冠脉综合征(ACS)、主动脉夹层(AD)、肺栓塞、张力性气胸、心包炎致心脏压塞及食管损伤等。急性胸痛的关键问题是要能快速识别出可能导致生命危险的病例,给予及时正确的急诊处理。

一、鉴别诊断思路

(一)病因及鉴别诊断

胸痛常表现为范围广、性质不确切,由于心、肺、大血管及食管的传入神经进入同一个胸背神经节,通过这些内脏神经纤维,不同脏器疼痛会产生类似的特征及相近的部位,通常都被描述为烧灼感、针刺样、刀割样或压榨性。由于背神经节重叠了自上而下3个节段的神经纤维,因此,源自胸部的疾病可表现为范围较广泛的疼痛,可上自颌部,下至腹部。疼痛可放射到颌面部、上肢、上腹及肩背等部位。

胸痛的主要原因多来自胸部疾病。

1.胸壁疾病

如带状疱疹、肋间神经炎、肋软骨炎、多发性骨髓瘤等。

2.胸、肺疾病

如肺栓塞、张力性气胸、肺炎、胸膜炎、肺癌等。

3.心血管疾病

如急性心肌梗死、主动脉夹层、心脏压塞、肥厚型心肌病等。

4.纵隔疾病

如纵隔炎、纵隔肿瘤等。

5.食管疾病

如食管撕裂、食管裂孔疝、食管癌等。

6.其他

如过度通气等。

根据病情的危重程度分为危重症、急症或非急症进行临床判断,确定胸痛可能由何种疾病所致,着重考虑是否需要紧急处理。如果患者生命体征不稳定,须立即给予急诊处理,以稳定病情,同时查找可能致病的直接原因。鉴别诊断对进一步的针对性治疗有指导作用(表 14-5)。

表 14-5　胸痛的鉴别诊断

器官/系统	危重症	急症	非急症
心脏血管疾病	急性心肌梗死	心肌炎	心脏瓣膜病
	急性冠脉综合征		主动脉狭窄
	主动脉夹层		二尖瓣脱垂
	心脏压塞		肥厚型心肌病
胸肺疾病	肺栓塞	气胸	肺炎
	张力性气胸	纵隔炎	胸膜炎
			肿瘤
消化系统疾病		食管损伤	食管痉挛
		胆囊炎	食管反流
		胰腺炎	消化性溃疡
			胆囊炎
骨骼、肌肉、关节病变			肌肉劳损
			肋骨骨折
			肿瘤
			肋软骨炎
			非特异性胸壁痛
神经系统疾病			脊神经根受压

器官/系统	危重症	急症	非急症
			胸廓出口综合征
			带状疱疹
			其他
			癔症

（二）问诊要点

1.发病年龄

40岁以下的患者胸痛多考虑为胸膜炎、气胸、心肌炎、心肌病、风湿性心瓣膜病,40岁以上则需考虑冠心病、肺癌等。

2.胸痛部位

不同疾病引起的胸痛常有相对应的部位。

（1）胸壁疾病引起的胸痛:常固定在病变部位,局部有压痛。如胸壁急性皮肤炎症性病变的局部有红肿疼痛。

（2）心血管系统疾病引起的胸痛:因不同疾病而不同,如急性冠状动脉综合征的疼痛多在心前区、胸骨后或剑突下,可向左肩、左臂、左手的小指、无名指放射,甚至放射至左颈部、面颊部,被误认为下颌关节炎及牙痛,还有极少数患者诉右侧肩、臂、手及牙齿疼痛或不适感。

（3）呼吸系统疾病引起的胸痛:多在病变部位,如肺炎,支气管炎等引起的疼痛多在炎症相应的胸部。

（4）食管及纵隔疾病引起的胸痛:多在胸骨后,膈下脓肿及肝胆疾病引起的胸痛多在右下胸,病变侵及膈肌中心时疼痛可放射至右肩部。

3.胸痛性质

不同病因引起的胸痛性质多种多样,疼痛程度也从轻微、隐痛至剧痛。

4.胸痛持续时间

炎症、肿瘤、梗死引起的胸痛多呈持续性;平滑肌或血管狭窄所致的胸痛常为阵发性;心绞痛发作时间短暂,一般不超过5min;心肌梗死的胸痛持续时间长达数小时甚至更长。

5.影响疼痛的因素

包括诱发、加重和缓解胸痛的因素。如胸膜炎、心包炎引起的胸痛可因咳嗽、用力呼吸而加重;劳力型心绞痛可因劳力或精神紧张诱发,休息或舌下含服硝酸酯类药物后于5min内胸痛缓解,而心肌梗死含服硝酸酯类药物后胸痛不能缓解;食管疾病多在进食时发病或加重,抗酸剂和促胃肠动力药可缓解。

6.伴随症状

伴大汗、皮肤苍白、血压下降多见于心肌梗死、主动脉夹层、大块肺栓塞;伴呼吸困难提示病变范围大,如大叶性肺炎、大量气胸或胸腔积液、肺栓塞;伴咯血多见于肺栓塞、肺癌;伴咳嗽、咳痰、发热多见于肺部炎症;伴吞咽困难多见于食管疾病。

引起胸痛的严重疾病主要包括急性冠状动脉综合征、主动脉夹层、肺栓塞、重症肺炎、气胸及血气胸、急性心包炎及心脏压塞、食管穿孔等,必须仔细鉴别。

二、急性冠脉综合征

急性冠脉综合征(ACS)是由于冠状动脉粥样斑块表面出现破溃,血小板黏附并聚积在破溃斑块表面,与纤维蛋白原相互结合产生纤维蛋白,进而激活了凝血系统。根据冠状动脉血栓堵塞程度的不同,临床表现为 ST 段抬高心肌梗死(STEMI)和非 ST 段抬高急性冠脉综合征(NSTE-ACS),后者是包括不稳定型心绞痛(UA)和非 ST 段抬高心肌梗死(NSTEMI)的临床综合征。在大多数成人中,急性冠脉综合征是心脏性猝死的最主要原因。

(一)临床表现

1.症状

急性冠脉综合征患者主要表现为胸痛或胸部不适,其特点包括:胸痛表现为憋闷、压迫感、紧缩感和针刺样感等;疼痛变化可逐渐加重,有间歇却不能完全缓解;疼痛可向肩背、左上肢或下颌等部位放射;疼痛可反复发作,并较前发作频繁,与原有的缓解方式不同或持续不缓解。患者描述胸痛部位时,要注意其身体语言,如握拳或手掌按在胸部,大多与心肌缺血有关;同时应注意伴随症状,如呼吸困难、出冷汗、恶心、呕吐、头晕目眩和焦虑等;但也须注意不典型胸痛或只表现为胸闷、呼吸困难及眩晕的高危患者,如老年糖尿病患者。

2.体征

注意神志变化,皮肤灌注状况,动脉血压变化;检查肺部湿啰音及出现部位(Killip 分级评估),颈静脉是否怒张,心率和节律的改变;如闻及第三心音(S3)、第四心音(S4),心音减弱,收缩期杂音等常提示有心肌收缩力改变。

(二)辅助检查

1.心电图

一直用作心肌缺血损伤及心律失常的重要辅助诊断工具,也是决定溶栓、经皮冠状动脉介入治疗(PCI)或药物干预治疗的一项重要标准。

(1)急性心肌梗死的心电图演变:最早变化为 R 波和 T 波振幅增加。超急期心电图表现为 T 波高尖,之后 ST 段迅速抬高至最大限度,多数患者在最初 12h 内 ST 段逐渐恢复。R 波降低和异常 Q 波在 STEMI 最初 2h 内可见,通常 9h(4~14h)内完成衍变。ST 段抬高导联常出现 T 波倒置,下壁 STEMI 的心电图衍变比前壁 STEMI 更快,梗死后持续数周或数月仍有 ST 段抬高表明可能室壁瘤形成,STEMI 急性期再度出现 ST 段抬高表明可能发生梗死扩展。

(2)相关冠状动脉致梗死部位的心电图特征见表 14-6。

表 14-6　相关冠状动脉致梗死部位的心电图特征

梗死部位	相关冠状动脉	相应导联
前壁	左冠状动脉前降支	$V_1 \sim V_4$
前间隔		V_1、V_2
前壁+侧壁	左冠状动脉前降支近端	$V_1 \sim V_6$、I、aVL
下壁	右冠状动脉	II、III、aVF

梗死部位	相关冠状动脉	相应导联
	左冠状动脉回旋支	
下壁＋右心室	右冠状动脉近端	Ⅱ、Ⅲ、aVF、V_1、V_2、$V_{3R}\sim V_{5R}$
下后壁	右冠状动脉	Ⅱ、Ⅲ、aVF、V_1、V_2、$V_7\sim V_9$
	左冠状动脉回旋支	
后壁	右冠状动脉	V_1、V_2、$V_7\sim V_9$
	左冠状动脉回旋支	
侧壁	左冠状动脉前降支	V_5、V_6、Ⅰ、aVL
前侧壁	左冠状动脉前降支	$V_3\sim V_6$、Ⅰ、aVL
	左冠状动脉回旋支	
下侧壁	左冠状动脉前降支	Ⅱ、Ⅲ、aVF
	左冠状动脉回旋支	Ⅰ、aVL、V_5、V_6
后侧壁	左冠状动脉前降支	V_1、V_2、$V_7\sim V_9$
	左冠状动脉回旋支	V_5、V_6、Ⅰ、aVL

(3)ST 段压低:ST 段代表心脏复极过程,ST 段压低提示心内膜下有损伤电流。

(4)T 波倒置:T 波倒置可能发生在心肌缺血所致心肌复极延迟。

2.心肌损伤标志物

(1)磷酸肌酸同工酶(CK-MB):CK-MB 升高提示有心肌坏死,对急性心肌梗死诊断灵敏性可达 98%,如 CK-MB 较正常升高 2 倍可证实心肌发生坏死。

(2)心肌肌钙蛋白:在心肌损害后 2~4h 即在外周血中升高(表 14-7)。

表 14-7 心肌损伤标志物变化的特点

心肌标志物	开始升高时间/h	达峰值时间/h	持续时间/d
磷酸肌酸同工酶	6	18~24	3~4
心肌肌钙蛋白 T	2~4	10~24	10~21
心肌肌钙蛋白 I	2~4	10~24	7~14

3.超声心动图

可发现心肌缺血时节段性运动减弱。

(三)诊断及危险分层

STEMI 的世界卫生组织诊断标准:①胸痛持续>20min,处理后不缓解;②心电图特征性演变;③心肌标志物升高(表 14-8、表 14-9)。

表 14-8 心电图及缺血性胸痛患者危险程度的可能性

高危组(>1)	中危组(=1)	低危组(<1)
有心肌梗死病史,致命性心律失常		
晕厥,已诊断为冠心病	青年人心绞痛	可疑心绞痛

续表

高危组（>1）	中危组（=1）	低危组（<1）
确定为冠心病	老年人可能心绞痛	1个危险因素、无糖尿病
伴有症状的 ST 改变	可能有心绞痛	T 波倒置<1mm
	糖尿病和另外 3 个危险因素	
前壁导联 T 波明显改变	ST 段压低≤1mm，R 波直立导联 T 波倒置≥1mm	正常心电图

表 14-9　急性冠脉综合征早期危险分层

项目	高风险（至少具备下列一条）	中度风险（无高风险特征，具备下列任一条）	低风险（无高、中度风险特征，但具备下列任一条）
病史	48h 内缺血症状恶化	既往有心肌梗死、脑血管疾病史，曾行冠脉旁路移植术或使用阿司匹林	
疼痛特点	长时间（>20min）静息时疼痛		过去 2 周内新发急性冠脉综合征 Ⅱ 或 Ⅳ 级心绞痛，但无长时间（>20min）静息时疼痛，有中或高度患冠心病可能
临床表现	缺血引起肺水肿，新出现二尖瓣关闭不全或原杂音加重，出现 S3 或新出现啰音或原啰音加重，低血压、心动过速，年龄>75 岁		
心电图	静息时胸痛伴一过性 ST 段改变（>0.05mV），aVR 导联 ST 段捻离>0.1mV，新出现束支传导阻滞或持续心动过速	T 波倒置>0.2mV，病理性 Q 波	胸痛时心电图正常或无变化
心肌损伤标志物	明显增高（心肌肌钙蛋白 T >0.1μg/L）	轻度增高（心肌肌钙蛋白 T <0.1μg/L）	正常

（四）治疗

1.院前或转运中处理

为预防急性冠脉综合征患者发生猝死，院前急救应注重"生存链"的概念，包括早期识别求救，早期实施心肺复苏，早期除颤和早期高级心血管生命支持（ACLS），为后期院内综合治疗奠定基础。院前急救人员须给怀疑患 STEMI 的患者嚼服 150～300mg 阿司匹林（过敏者除外），常规做 12 导联心电图检查和判断，转运急性冠脉综合征患者途中，心电图检查可以发现并监测患者病情变化。

2.早期一般治疗

对急性冠脉综合征胸痛患者,立即进行心电、血压、呼吸、脉搏氧饱和度(SPO$_2$)监测,建立静脉通路,吸入氧浓度 4L/min,使 SPO$_2$≥94％。

(1)镇痛剂:静脉注射吗啡 2～4mg,如效果不佳,可以重复使用。

(2)硝酸甘油:治疗终点是临床症状得到控制。收缩压<90mmHg 时,应减慢滴速或暂停使用,右心室梗死者禁用。

(3)β 受体阻滞剂及抗心律失常药物:根据患者实际情况给予。

(4)抗凝治疗。

(5)抗血小板治疗。

(6)他汀类药物

3.确定再灌注治疗

应快速评估所有 STEMI 患者是否可行再灌注治疗,并对有适应证的患者立即实施再灌注治疗。

(1)溶栓治疗条件:①就诊时间<3h,不能行介入治疗;②无法提供介入治疗;③血管条件受限,无法行经皮冠状动脉介入治疗;④已耽搁介入治疗时机,如转院延迟,就诊至球囊扩张时间>90min 等。

(2)介入治疗条件:①可提供专业经皮冠状动脉介入治疗导管室,并有手术能力;②就诊至行球囊扩张时间<90min;③STEMI 患者并发心源性休克,Killip 分级≥Ⅲ级;④有溶栓禁忌证(出血危险性增加和颅内出血);⑤就诊延迟(症状发作>3h)。

(3)溶栓适应证:①无溶栓禁忌证;②胸痛症状出现后 12h 内,至少 2 个胸导联或 2 个肢体导联的 ST 段抬高超出 0.1mV 或有新发左束支传导阻滞或可疑左束支传导阻滞;③12 导联心电图证明为后壁心肌梗死;④症状出现后 12～24h 仍有持续缺血症状,并有相应导联 ST 段抬高。STEMI 症状消失>24h 不行溶栓。

(4)溶栓禁忌证:①溶栓前明确 3 个月内有颅内出血史;②严重头面部创伤;③未控制高血压或脑卒中;④活动性出血或有出血因素(包括月经)。对有颅内出血危险(>4％)的 STEMI 患者应当选择经皮冠状动脉介入治疗。

4.再灌注治疗

(1)溶栓治疗:目标要求急诊到开始溶栓时间<30min,可选择不同种类的溶栓剂。常用重组组织型纤溶酶原激活物、链激酶。再灌注间接评价:疼痛明显减轻;ST 段 90min 回落>50％。

(2)介入治疗:目标应为急诊至球囊扩张时间<90min。介入治疗时间的选择依据胸痛持续时间而定:①胸痛<1h,行直接经皮冠状动脉介入治疗;②胸痛>1h,而<3h,先行溶栓治疗;③胸痛>3h,可行直接经皮冠状动脉介入治疗。

(3)外科手术:急诊冠状动脉旁路移植手术。

三、主动脉夹层

主动脉夹层(AD)是指主动脉腔内的血液从主动脉内膜撕裂口进入主动脉中膜,并沿主动脉长轴方向扩展,造成主动脉真假两腔分离的一种病理改变,是心血管疾病的灾难性危重急症,如不及时诊治,48h内死亡率可高达50%。主要致死原因为主动脉夹层动脉瘤破裂至胸腔、腹腔或者心包腔,进行性纵隔、腹膜后出血以及急性心力衰竭或者肾衰竭等。临床特点为急性起病,突发剧烈疼痛、休克和血肿压迫相应的主动脉分支血管时出现的脏器缺血症状。高血压、动脉粥样硬化和年龄增长为主动脉夹层的主要易患因素。

(一)临床表现

多见于中老年患者,以突发前胸或背部持续性、撕裂样或刀割样剧痛为常见首发症状,可放射到肩背部,多沿肩胛间区向胸部、腹部以及下肢等处放射。突发疼痛与集中在胸腹中线是其特征。另一个特点是,出现休克的末梢表现而血压仍高。

其他表现取决于主动脉夹层动脉瘤的部位、范围和程度、主动脉分支受累情况、有无主动脉瓣关闭不全以及向外破溃等并发症。如果剥离侵及主动脉弓和头臂血管时,则可发生颈与下颌疼痛,应注意与心肌梗死鉴别;头颈动脉因外压或内膜剥离的压迫,则出现头晕、晕厥,重者则出现运动及神志障碍、语言障碍等脑卒中表现;锁骨下动脉受侵则可出现脉弱或无脉,两侧肢体血压也会出现差异;升主动脉的内膜剥离可逆向剥离而影响冠状动脉的血流,产生心肌供血不足的症状及体征;夹层动脉瘤的扩大压迫喉返神经和颈星状神经节可出现声音嘶哑、声带麻痹或Horner综合征;降主动脉的主动脉内膜剥离可压迫气管、支气管而致呼吸不畅,压迫食管而致咽下困难;急性剥离严重影响肋间动脉或脊髓根大动脉,则可发生截瘫或下半身轻瘫;急性剥离影响腹腔动脉、肾动脉血流而出现腹痛(似急腹症)、肾衰(少尿或无尿)以及伴有血胰淀粉酶升高者,均应注意鉴别。

(二)辅助检查

多普勒-超声波检查法、主动脉造影或数字减影法(DSA)、计算机断层(CT)扫描、核磁共振(MRI、MRA)可提供满意的形态学改变资料,彩色多普勒与MRA的结合判断可确诊。胸部X线平片可能提供一些迹象及启示,但既无特异性,更不能区别真腔、假腔和撕裂内膜的存在,而且阴性率亦甚高。

(三)治疗

根据病史、体检结果,怀疑主动脉夹层后,及时给予辅助检查,可明确诊断,注意与急性心肌梗死和急性肺栓塞相鉴别。

一旦确诊,患者应绝对卧床休息,强效镇静与镇痛,必要时静脉注射较大剂量吗啡或冬眠治疗,静脉滴注硝普钠,将收缩压控制在100～120mmHg,平均压在60～70mmHg,心率控制在60次/分以下。严密监测血流动力学指标,包括血压、心率、心律及出入液量平衡;有心力衰竭或低血压者还应监测中心静脉压、肺毛细血管楔压和心排血量。如果出现主动脉破裂的先兆或剥离侵及冠状动脉的先兆,主动脉瓣关闭不全、心包压塞或影响生命器官等,应立即考虑手术治疗。病情稳定者,可考虑择期介入或外科治疗。

第三节　急性腹痛

一、概述

急性腹痛是一种常见的急症,多数发病急,进展快。大多数由腹部脏器疾病引起,少数由腹腔外疾病及全身性疾病引起。根据腹痛起病缓急和病程长短,分为急性腹痛和慢性腹痛。

二、鉴别诊断

诊断思路:腹痛是主观感觉,其性质和程度既受病变性质和刺激程度的影响,又受神经和心理因素的影响。必须认真了解病史,进行全面体格检查和必要的辅助检查,并联系病理生理改变,进行综合分析,才能做出正确诊断。

(一)引起急性腹痛的病因

1.腹腔器官病变

急性炎症如急性胃炎、急性胆囊炎、急性化脓梗阻性胆管炎、急性胰腺炎、急性肠炎、急性出血坏死性肠炎、急性阑尾炎、急性盆腔炎、急性子宫内膜炎、急性附件炎、肾盂肾炎、肝脓肿等。

2.空腔脏器病变

阻塞或扩张如肝内、外胆管及胆囊结石、胆道蛔虫症、肠梗阻、肠套叠、泌尿系统结石梗阻等。

3.脏器扭转或破裂

如肠扭转、肠系膜或大网膜扭转、卵巢扭转、肠绞窄、胃肠穿孔、肝破裂、脾破裂,异位妊娠破裂等。

4.脏器穿孔

腹膜炎症多由胃、十二指肠穿孔引起,少部分为胆囊穿孔或自发性腹膜炎,伤寒亦可致肠穿孔。

5.出血性疾病

如异位妊娠破裂出血、胆道出血、肝癌的自发性破裂出血、出血性肠炎等。

6.腹腔内血管阻塞

如腹主动脉夹层、卵巢囊肿蒂扭转和肠系膜血管缺血性疾病(包括急性肠系膜上动脉栓塞或血栓形成、非闭塞性急性肠缺血、肠系膜上静脉血栓形成和慢性肠系膜血管闭塞缺血四种情况)等。

7.腹壁疾病

如腹壁疝嵌顿、挫伤、脓肿及腹壁皮肤带状疱疹等。

8.胸腔疾病所致的腹部牵涉性痛

如肺炎、肺梗死、胸膜炎、脓胸、心绞痛、心肌梗死、急性心包炎、胸主动脉夹层破裂、食管裂孔疝、胸椎结核等。

9.全身性或特殊疾病所致的腹痛

如肠易激综合征、结肠肝(脾)曲综合征、腹型过敏性紫癜、胆道运行功能障碍、DKA、腹型癫痫、急性溶血尿毒症、铅中毒、血卟啉病等。

(二)腹痛的发生机制

1.内脏性腹痛

腹内器官受到刺激的痛觉信号经交感神经的痛觉纤维传入脊髓引起,其疼痛特点如下。

(1)疼痛部位不确切,接近腹中线。

(2)疼痛感觉模糊,多为痉挛、钝痛、不适、灼痛。

(3)常伴恶心、呕吐、出汗等其他自主神经兴奋症状。

2.躯体性腹痛

来自腹膜壁层及腹壁的痛觉信号,经体神经传至脊神经根,反映到相应脊髓节段所支配的皮肤所引起。其特点如下。

(1)定位准确,可在腹部一侧。

(2)疼痛程度剧烈而持续。

(3)局部腹肌可强直。

(4)腹痛在咳嗽、体位变化时可加重。

3.牵涉痛

又称感应性或放射性痛。指内脏性疼痛牵涉到身体体表部位,即内脏痛觉信号传至相应脊髓节段,引起该节段支配的体表部位疼痛。特点:定位明确,疼痛剧烈,有压痛、肌紧张及感觉过敏等,如胆道疾病除引起右上腹痛外还可放射至右肩胛下区。

4.多种机制引起的腹痛

由上述多种机制参与引起的腹痛。如急性阑尾炎的早期在上腹部或脐周疼痛,常伴有恶心、呕吐,为内脏性疼痛;随着疾病的发展,持续的炎症刺激影响到相应脊髓节段的躯体传入纤维,出现牵涉痛,疼痛转移至右下腹麦氏点;当炎症进一步发展至腹膜壁层时,则出现躯体性疼痛,程度剧烈,伴有压痛、反跳痛及肌紧张。

(三)问诊要点

1.腹痛部位

一般腹痛部位多为病变所在部位,躯体性腹痛的部位与病变器官所在部位相一致。内脏性腹痛、牵涉性腹痛的部位不能准确地反映病变器官的部位。

2.腹痛性质和程度

持续性腹痛多为炎症、内出血、缺血、肠管膨胀及晚期肿瘤等;阵发性腹痛或绞痛多为空腔脏器痉挛、扩张或梗阻引起,多见于肠绞痛、胆绞痛或肾绞痛。突发的中上腹剧烈刀割样、烧灼样痛多见于胃、十二指肠溃疡穿孔;上腹部持续性钝痛或刀割样疼痛呈阵发性加剧多为急性胰腺炎;胆石症或泌尿系统结石常为阵发性绞痛;阵发性剑突下钻顶样疼痛见于胆道蛔虫症;持续性、广泛性剧烈腹痛伴腹壁肌紧张或板样强直见于急性弥散性腹膜炎。其中隐痛或钝痛多为内脏性疼痛,多由胃肠张力变化或轻度炎症引起,胀痛可能为实质脏器包膜牵张所致。

3.腹痛发作方式和发作时间

突然发作的腹痛多见于腹腔内器官穿孔、破裂、扭转、绞窄等;逐渐发生的腹痛多见于炎症性病变;餐后痛可能由于胆胰疾病、胃部肿瘤或消化不良所致,周期性、节律性上腹痛多见于胃、十二指肠溃疡,子宫内膜异位者腹痛与月经来潮有关,卵泡破裂者在月经间期发作;房颤的患者发生腹痛,应注意肠系膜血管栓塞;先有呼吸道症状,后出现腹痛需考虑胸膜和肺病变。

4.腹痛的诱发因素

腹痛前有不洁饮食史,常为急性胃肠炎;胆囊炎或胆石症发作前常有进油腻食物史;急性胰腺炎发作前常有酗酒、暴饮暴食史;饱餐后腹痛以胃、十二指肠穿孔多见;剧烈活动后腹痛需考虑小肠扭转、卵巢囊肿扭转;部分机械性肠梗阻多与腹部手术有关,腹部受暴力作用引起的剧痛并有休克者,可能是肝、脾破裂所致。

5.腹痛与年龄、性别、职业的关系

幼儿常见原因有先天性畸形、肠套叠、蛔虫病等;青壮年以消化性溃疡、急性阑尾炎、胰腺炎等多见;中老年以胆囊炎、胆石症、胰腺炎、肾结石、恶性肿瘤、心血管疾病多见;育龄妇女要考虑卵巢囊肿扭转、宫外孕、附件炎等;有长期铅接触史者要考虑铅中毒等。

6.腹痛与体位的关系

如胃黏膜脱垂患者左侧卧位可使疼痛减轻,十二指肠壅滞症患者膝胸位或俯卧位可使腹痛及呕吐等症状缓解,胰体癌患者仰卧位时疼痛加剧,而前倾位或俯卧位时减轻,反流性食管炎患者烧灼痛在躯体前屈时明显,直立位时减轻。

7.腹痛伴随症状

(1)发热、寒战:提示有炎症存在,多见于急性胆道感染、胆囊炎、肠道感染、附件炎、尿路感染、肝脓肿、腹腔脓肿及腹腔外感染性疾病。

(2)黄疸:多见于肝胆胰疾病或急性溶血性贫血。

(3)休克:同时有贫血者多见于肝、脾或异位妊娠破裂,无贫血者多见于胃肠穿孔、绞窄性肠梗阻、肠扭转、急性出血坏死性胰腺炎等;腹腔外疾病如急性心肌梗死、重症肺炎等。

(4)呕吐:多见于食管、胃肠病变,呕吐量大提示胃肠道梗阻。

(5)反酸、嗳气:多见于胃十二指肠溃疡或胃炎。

(6)腹泻:多见于消化吸收障碍或肠道炎症、溃疡、肿瘤。

(7)血尿:多见于泌尿系结石、尿道感染等泌尿系疾病。

8.既往病史

消化性溃疡病史患者要考虑溃疡复发或穿孔;育龄妇女有停经史要考虑宫外孕;有酗酒史要考虑急性胰腺炎和急性胃炎;有心血管意外史要考虑血管栓塞。

(四)体格检查

1.全身检查

除体温、血压、呼吸、脉搏、意识状态外,需注意有无巩膜、皮肤黄染、出血点、淋巴结肿大,并对心脏、四肢、脊柱和神经系统全面检查。

2.腹部检查

视诊发现腹部不对称,有局限性隆起者,多见于肠扭转、腹腔内肿瘤;腹部有手术瘢痕患者,在阵发性腹痛时,出现肠型及蠕动波,则多为肠梗阻。触诊发现腹部压痛和肌紧张的部位、范围一致,则可诊断腹膜炎。腹部叩诊呈鼓音表示腹腔内或肠内有大量气体,多见于肠梗阻和弥散性腹膜炎。若肝浊音界消失,表示腹腔内有游离气体,见于消化道穿孔。腹部听诊发现肠鸣音亢进、有气过水声或金属音,多提示机械性肠梗阻;肠鸣音消失则提示腹膜炎及麻痹性肠梗阻。腹痛伴有休克表现者,提示可能有腹腔内出血、急性胰腺炎、溃疡病穿孔或急性心肌梗死。

3.直肠指检

下腹痛且指套上有血迹或触及肿块,多见于肠梗阻、肠套叠、直肠肿瘤等。

4.妇科检查

下腹痛的女性患者内诊和阴道后穹隆穿刺,可提供异位妊娠、盆腔炎等诊断线索。

(五)辅助检查

1.常规检查

血常规中白细胞计数及分类、红细胞计数、血红蛋白和血细胞比容是急性腹痛患者必须检查的常规项目;根据病情选择检查尿、便常规。尿糖、尿酮体阳性有助于糖尿病性腹痛的诊断;大便隐血试验阳性多见于消化性溃疡、胃肠道肿瘤。有停经史的育龄妇女应做尿液妊娠试验。

2.淀粉酶、脂肪酶测定

是诊断胰腺炎的主要手段之一。

3.心电图

中年急性上腹痛患者应常规进行18导联心电图检查,以明确是否存在急性心肌梗死。

4.腹腔穿刺

有些急性腹痛或腹部创伤后腹痛者做腹腔穿刺,观察抽出液体颜色、性状,进行常规、生化、涂片及革兰染色检查或淀粉酶测定等。

5.影像学检查

(1)X线检查:胸腹部透视与平片,以了解心肺情况、膈的位置和运动情况,膈下有无游离气体,肠管有无胀气及液平面,胆道和尿路区域有无结石阴影等。腹平片应根据病情选择立位、卧位或左侧卧位进行检查。必要时可做腹部CT或MRI。

(2)腹部超声:如腹痛病因可能为肝、胆、胰、肾、膀胱及妇科疾病时,应做腹部超声检查。

三、治疗

在急诊临床工作中,一般把腹痛分为最早出现、最突出的症状;先腹痛后伴发热;腹痛程度严重;疼痛部位及压痛点明确且拒按;腹式呼吸受限或消失;腹膜刺激征明显者称为外科腹痛。把先有其他症状如发热等,而后出现腹痛;腹痛程度较轻、痛无定处、无拒按;腹式呼吸不受限,无腹膜刺激征者称为内科腹痛。先关注患者是否属于危重情况,需要做何紧急处理。无论诊断是否明确,均应考虑患者有无急诊手术,包括剖腹探查的适应证。如果暂时不需手术,应在观察过程中把握中转手术的指征。

(一)危重病情的评估

(1)患者出现血压降低或休克、急性弥散性腹膜炎,伴有脉速、高热或体温不升、烦躁、冷汗等严重感染中毒症状,白细胞明显升高或降低,中性多核细胞增多等。

(2)黄疸伴高热患者,如胆道系统严重感染,容易发生感染性休克。

(3)对呕吐、腹泻,出现脱水征,持续尿少患者,有明显体液、电解质紊乱或酸碱平衡失调,氧合指数降低应警惕发生呼吸窘迫综合征。

(4)腹部手术后近期出现急性腹痛,多数与手术有关,如出血、吻合口漏、肠梗阻等,少数是腹腔内暴发性感染(如产气性细菌感染)、手术后急性胰腺炎或血管栓塞导致器官梗死等,病情多严重且复杂。

(二)外科急性腹痛的处理原则

需要急诊手术的常见疾病有急性阑尾炎、化脓性梗阻性胆总管炎、化脓性或坏疽性胆囊炎、溃疡病急性穿孔伴有弥散性腹膜炎、绞窄性肠梗阻、肝癌破裂出血等。凡诊断明确,非手术治疗不能遏制病情发展者均应急诊手术,以免错失最佳的抢救时机;尚未确定腹痛病因者,应遵循下面原则处理:

1.密切观察病情变化

(1)体温、脉搏、呼吸、血压和意识状态。

(2)心、肺、肝、肾功能。

(3)腹痛部位、性质及伴随症状的改变。

(4)体征变化、新体征出现。

(5)实验室及其他检查的再次复查。

2.对症支持疗法

保持水、电解质平衡平调,抗生素控制感染,疑诊肠坏死及肠穿孔时,禁用泻药及灌肠。

3.慎用麻醉性镇痛药

如吗啡、哌替啶(杜冷丁)等,以免延误病情或造成严重后果。

4.手术探查

应严格掌握适应证,下列指征可考虑行手术探查。

(1)在密切观察下,非手术方法治疗无效,腹痛不缓解,体征不减轻,患者一般状态恶化。

(2)腹腔穿刺有不凝血、胃肠内容物或胆汁等,疑有腹内脏器出血不止者或疑有消化道穿孔及肠坏死者。

(三)内科急性腹痛的处理原则

1.明确病因的内科急性腹痛

(1)解痉镇痛,缓解症状:可用吗啡、哌替啶、阿托品、间三酚等。

(2)抗酸制剂:如质子泵抑制剂及组胺 H_2 受体阻滞剂治疗消化性溃疡、胃炎等。

(3)对因处理:如生长抑素治疗急性胰腺炎、肠梗阻等。

2.病因不明的内科急性腹痛

(1)密切观察病情变化。

(2)对症支持治疗,禁用麻醉性镇痛药,以免掩盖病情,贻误诊断。

根据病情需要将患者转入消化、胃肠、肝胆、胰腺、心血管等专科病房或 ICU 做进一步诊治。

（四）诊断不明确的腹痛治疗

（1）无明显腹膜炎患者一般情况较好,可严密观察生命体征变化,反复检查重要脏器功能情况和腹部体征变化。同时给予必要的治疗,包括输液、应用抗生素,必要时行胃肠减压及各种必要的辅助检查。未明确诊断前,慎用吗啡类镇痛药,适当选用解痉药,不能排除肠坏死和肠穿孔时,禁用泻药和灌肠。积极纠正水、电解质平衡紊乱。观察期间定时重复检查患者,有可能逐步明确诊断。诊断不明应嘱随访,病情较重者切不可轻易让患者离院,以免延误治疗。

（2）诊断不明确,腹痛持续加重患者剖腹探查手术指征。

1）弥散性腹膜炎而病因不明者。

2）腹膜炎刺激征经观察无好转,反而恶化或加重者。

3）腹部症状和体征局限,但非手术治疗后范围不断扩大和加重者。

4）腹腔穿刺抽出不凝固血液,伴失血性休克或休克再度出现者。

5）疑有空腔脏器穿孔无局限趋势且有明显转移性浊音者。

6）腹膜刺激征不典型,观察中腹痛、腹胀加重,体温和白细胞计数上升,脉速、全身反应严重者。

7）疑有脏器绞窄者。

8）腹内病变明确,伴有感染性休克,尤其难以纠正或逐渐加重者。

（五）治疗中的动态评价

非手术治疗患者在治疗过程中要严密观察病情变化:①评价诊断是否正确,当出现新的症状、体征或经特殊检查有新证据发现,应及时补充或修改原来的诊断;②评价治疗是否有效,治疗无效应及时调整,包括从非手术治疗转为手术治疗;③评价治疗过程中症状、体征及其他化验指标的变化规律,为判断疗效及探讨疗效机制提供依据。

（裴 鹭）

第十五章　急性感染

第一节　脓毒症

一、概述

脓毒症是微生物侵入上皮屏障进入下层组织后生物机体所产生的局部与系统反应。系统反应的主要征象包括发热或低体温,白细胞增加或减少,呼吸急促,心动过速,通常被称为全身炎症反应综合征(SIRS)。SIRS 的病因可以是感染性的也可以是非感染性的,如果怀疑或经证实为感染性 SIRS,即可称为脓毒症。如果远离原发感染灶的器官并发功能障碍,即可被称为严重脓毒症。严重脓毒症可以伴发低血压或低灌注。当增加灌注量(如输液)不能纠正低血压时,可诊断为脓毒症休克(感染性休克)。这些定义由共识会议委员会在 1992 年和 2001 年逐步形成,并得到广泛使用;有证据表明这些不同的阶段组成一个连续发展的过程。

二、病因

脓毒症可以是机体对任何类型微生物的反应。微生物侵入血流不是必须环节,因为局部炎症也同样可以引起远隔器官功能障碍和低血压。实际上,仅有 20%～40% 的严重脓毒症和 40%～70% 的脓毒症休克能在血培养中分离到细菌或真菌。这些分离到的菌株中,70% 是单一的革兰阴性或革兰阳性细菌,其余为真菌或混合感染。在血培养阴性的患者中,病原微生物往往来源于局部病灶感染物的培养或显微镜检;也可以测定血液或组织标本的特异性微生物 DNA 或 RNA 来获得。在一些病例中,相当部分严重脓毒症或脓毒症休克的患者不能获得确切的微生物结果。

三、发病机制

大多数严重脓毒症的病原都是那些通常不会在免疫正常宿主引发系统疾病的细菌或真菌。为了在人体内存活,这些病原常常利用宿主防御缺陷、留置导管、其他体内异物或阻塞的体液引流。与之相反,微生物病原却可以逃避固有防御,这是因为其缺少可被宿主受体识别的分子结构或者复杂的毒素和其他毒力因子。在这两种情况下,机体产生强烈的炎症反应,导致严重脓毒症但却不能杀灭入侵的病原。引发脓毒症反应的还可以有作为超抗原(例如中毒性休克综合征毒素-1)的微生物外毒素或多种病毒病原。

(一)宿主用以识别微生物的机制

机体具有精确的感受机制,能够识别高度保守的微生物分子并做出应答。研究最多的就是对脂多糖(LPS,又称为内毒素)中脂质 A 部分的识别。宿主蛋白(LPS 结合蛋白)结合于脂质 A,并将 LPS 递呈给单核细胞、巨噬细胞和中性粒细胞表面的 CD14。LPS 转而被递呈给MD-2,进而结合于 toll 样受体(TLR)4,形成分子复合物,将 LPS 的识别信号转换到细胞内。这一信号迅速触发介质的产生和释放,例如肿瘤坏死因子(TNF),这些介质放大 LPS 的识别信号并将此信号传递给其他的细胞和组织。细菌的肽聚糖和脂肽在机体引发的反应总体上类似于 LPS;它们虽然可能也是通过 CD14 递呈,但与不同的 TLR 反应。目前在人体已经确认了存在至少 11 种不同的 TLR,多种基于 TLR 的受体复合物使得机体能够识别许多保守微生物分子;其他比如脂肽(TLR2/1,TLR2/6),鞭毛蛋白(TLR5),去甲基化 DNA 序列(TLR9)和双链 RNA(TLR3,TLR7)。一些 TLR 可以作为宿主配基(如透明质酸、硫酸乙酰肝素、饱和脂肪酸)的受体,可能在非感染性脓毒症样状态的产生中发挥一定的作用。其他重要的识别微生物入侵的宿主模式——识别蛋白包括细胞内 NOD1 和 NOD2 蛋白,其可以识别细菌肽聚糖的不同片段;还有早期补体成分(主要参与旁路激活途径);另有甘露糖结合凝集素和 C 反应蛋白,其可以激活经典补体途径。

宿主识别某种微生物分子的能力可以影响其自身的防御能力并可能影响严重脓毒症的发生。举例来说,MD-2-TLR4 对 LPS 感知能力最强,LPS 具有 6 酰基脂 A 成分(即一个分子带有 6 条脂酰链)。能触发严重脓毒症和休克的大多数共生需氧和兼性厌氧革兰阴性细菌(包括大肠埃希菌、克雷伯杆菌属、肠杆菌属)可以产生这种脂质 A 结构。当它们往往通过上皮屏障破损侵入人体宿主时,通常被一种局部炎症反应限制于上皮下组织。此时,即使菌血症发生,也是间歇和低级的,因为这些血流中的细菌被表达 TLR4 的库普弗细胞和脾脏巨噬细胞有效地加以清除。这些黏膜共生菌似乎是更容易通过局部组织炎症引发严重脓毒症而非通过循环血流中的细菌引发。一个例外就是脑膜炎奈瑟菌。它的 6 酰基 LPS 被多糖荚膜包裹,从而看似被宿主识别机制屏蔽。这种保护机制使得脑膜炎球菌穿过鼻咽黏膜进入血流而不被识别,并感染血管内皮细胞,释放大量内毒素。宿主对于脂质 A 的识别可能影响疾病发生,因为血流中分离到产生 5 酰基 LPS 脑膜炎球菌的患者,其凝血障碍的程度小于分离到产生 6 酰基LPS 脑膜炎球菌的患者。与之相反,革兰阴性细菌(鼠疫耶尔森菌、土拉弗朗西斯菌、创伤弧菌、铜绿假单胞菌和假鼻疽伯克霍尔德菌等)产生的脂质 A 少于 6 条酰基链,不易被 MD-2-TLR4 识别。当这些细菌进入机体后,开始介导相对轻微的炎症反应。当它们在组织和血液中倍增到较高浓度后,才引发严重脓毒症。LPS 识别在疾病发生中的重要性由此被证实,采用生物工程改造鼠疫耶尔森菌有毒株,使之由 37℃ 下产生 4 酰基 LPS 改为产生 6 酰基 LPS,不像原来的菌株,经改造的鼠疫耶尔森菌刺激局部炎症并迅速从组织中清除。至少有一大类微生物——革兰阴性需氧菌,它们是否能造成脓毒症部分取决于他们的主要信号分子 LPS 是否被宿主识别。

(二)对于入侵的微生物宿主产生的局部和系统反应

组织巨噬细胞识别微生物分子后,触发大量宿主分子的产生和释放。包括细胞因子、趋化因子、前列环素、白三烯等。这些分子增加了感染组织的血流与局部血管的渗透性,将中性粒细胞招募至感染区域,引发疼痛。这些反应与局部炎症相似,是机体前线固有的免疫机制,用以清除入侵微生物。通过与下丘脑和脑干的神经和(或)体液联系,系统反应被激活,再通过增加感染区域的血流增加局部防御,也增加循环中性粒细胞的数目,并提高许多分子在循环血中的水平,例如,前面已经讨论过的微生物识别蛋白,从而增加抗感染功能。

1.细胞因子和其他介质

细胞因子可以利用内分泌、旁分泌、自分泌效应。TNF-α刺激白细胞和血管内皮细胞释放其他细胞因子,并增加 TNF-α 的数量,从而表达细胞表面分子,这些细胞表面分子增加感染区域中性粒细胞与内皮细胞的黏附,增加前列腺素和白三烯的产生。然而局部感染的个体循环血 TNF-α 并不增加,而在大多数脓毒症和脓毒症休克的患者中该水平增加。而且,静脉注射 TNF-α 能产生类似于 SIRS 的病理生理特点。在动物实验中,大剂量 TNF-α 引发休克和死亡。

虽然 TNF-α 是一种核心介质,它只是许多炎症分子当中的一个,这些促炎症分子组成宿主固有防御。趋化因子,尤其是白细胞介素(IL)-8 和 IL-17,招募循环血中性粒细胞到感染部位。IL-1bbb 显示出与 TNF-α 许多相似的活性。TNF-α、IL-1β、干扰素(IFN)γ、IL-12、IL-17 和其他促炎症因子,可能相互或与其他介质协同作用。这些非线性和多重性的相互作用,使得很难解释单个介质在组织和血液中的作用。

2.凝血因子

血管内血栓形成是局部炎症反应的标志,可以帮助防御侵入的微生物,并阻止炎症和感染向其他组织扩散。IL-6 和其他介质促进血管内凝血,开始时是通过诱导血液中单核细胞和血管内皮细胞表达组织因子。当组织因子在细胞表面表达后,结合于因子Ⅶa 并形成活性复合物,可将因子Ⅹ和因子Ⅸ,转化为酶的活性形式。结果是外源性和内源性凝血途径都被激活,产生大量纤维蛋白。通过损伤蛋白 C 和蛋白 S 抑制通道和抗凝血酶、蛋白 C 和蛋白 S 的耗竭,凝血功能也会被加强。当血浆中纤溶酶原激活物抑制剂-1 水平增加,阻断了纤溶系统。这样,明显的总体趋势就是血管内纤维蛋白沉积,血栓形成和出血。这种趋势在脑膜炎球菌血症等血管内皮感染的疾病中最为明显。证据表明,来自于白细胞的组织因子表达微粒是血管内凝血的潜在诱因。脓毒症时的接触系统激活主要促进低血压的发生而非弥散性血管内凝血 DIC。

3.控制机制

无论是在炎症的局部区域还是系统范围内,都存在着精确的控制机制。

4.局部控制机制

宿主识别位于皮下组织的入侵微生物后,通常情况下引发免疫反应,迅速清除入侵病原,继而恢复至常态以利组织恢复。这种抗炎症机制平息炎症反应,打扫战场,清除中和灭活微生物信号的分子。这些分子包括细胞内因子(例如细胞因子信号 3 抑制剂和 IL-1 受体相关激酶 3),细胞内因子可以清除来自中性粒细胞和巨噬细胞的促炎症因子;还包括抗炎症因子(IL-10、IL-4);以及来自必需多不饱和脂肪酸(脂氧素、脂加氧酶和保护素),这些分子可以促进组织恢复。通过酶反应来灭活微生物信号分子(如 LPS),恢复动态平衡;有证据表明一种白细胞酶,酰基羧酸水解酶,通过灭活小鼠 LPS,可以阻止长期的炎症反应。

5.系统控制机制

联系组织内微生物识别和细胞反应的信号工具,在血液中活性较弱。例如,LPS结合蛋白在识别LPS中发挥作用,在血浆中,它是通过递呈LPS分子进入血浆脂蛋白粒子,压制脂质A成分,使其不能与细胞相互作用,从而阻止LPS信号。在血液中,较高浓度LPS结合蛋白也抑制单核细胞对LPS的反应,可溶性(循环中)形式的CD14可以剥脱结合于单核细胞表面的LPS。

系统对于感染的反应可以削弱细胞水平对微生物分子的反应。即使在轻度感染的患者,循环中抗炎症细胞因子(如IL-10)的水平也有增加。体外实验中,糖皮质激素可以抑制单核细胞因子的合成;系统反应的早期,血液中皮质醇水平的增加可能也有相似的抑制作用。

肾上腺素通过放大和加速IL-10释放,抑制TNF-α对内毒素输入的反应;对于循环单核细胞对LPS和其他细菌激动剂的反应,前列腺素E2也有一种相似的"重新编程"效应。皮质醇、肾上腺素、IL-10和C反应蛋白可以减少中性粒细胞对血管内皮的黏附,增加其"去边集"效应,这样,通过阻止在非感染器官中性粒细胞和内皮细胞的黏附,形成白细胞增加。现有证据表明,机体对于损伤和感染的系统反应在正常情况下会阻止感染区域远隔器官的炎症。还有证据表明,这些反应可能是免疫抑制性的。

急性时相反应增加了血液中多种具有抗炎症活性的分子浓度。例如,血液中IL-1受体拮抗剂的水平往往明显高于循环IL-1β的水平,这种增高可能抑制IL-1β与其受体的结合。高水平可溶性TNF受体可中和进入循环的TNF-α。其他急性时相蛋白还有蛋白酶抑制剂或抗氧化剂;这些因子可以中和来自中性粒细胞和其他炎症细胞释放的潜在有害的分子。肝脏分泌铁调素的增加可以促进肝细胞、肠上皮细胞和红细胞对铁的滞留;这一效应可以抑制入侵微生物获得铁,但同时促进炎症相关正细胞正色素性贫血。总而言之,无论是局部还是系统对于感染性病原的反应都通过多种重要方式有利于宿主。大多数这类反应及由此产生的分子在动物进化中高度保守,所以是适应性的。在脓毒症研究中,阐明这类适应性反应如何发展为"适应不良"并最终致死是很大的挑战。

(三)器官功能障碍和休克

当机体对感染反应加强时,循环细胞因子和其他分子的混合物变得十分复杂:在脓毒症休克患者中50余种分子的血液水平升高。虽然高浓度促炎和抗炎分子同时增加,在这些极危重患者血浆中,介质"网络"平衡趋向于抗炎症。例如,来自严重脓毒症患者的血白细胞对于如LPS等激动剂的反应往往下降。在严重脓毒症患者,白细胞持续低反应与死亡风险升高有关。B细胞、滤泡树突状细胞和CD4$^+$T淋巴细胞的凋亡也参与免疫抑制状态的形成。

1.内皮损伤

很多研究者支持广泛血管内皮损伤是多器官功能障碍的主要机制。按照这个想法,一项研究在脓毒症患者的外周血中发现了大量血管内皮细胞。白细胞衍生介质和血小板—白细胞—纤维蛋白血栓可能参与血管损伤,但血管内皮似乎也扮演了积极角色。刺激因素如TNF-α可诱导血管内皮细胞产生和释放细胞因子、促凝血分子、血小板激活因子、一氧化氮和其他介质。而且,受调节的细胞黏附分子可促进中性粒细胞对内皮细胞的黏附。虽然这些反应可招募吞噬细胞到感染部位并激活它们的抗菌"军工厂",内皮细胞激活也能促进血管渗透性增加、微血管血栓形成、DIC 和低血压。

当由于内皮细胞肿胀、循环红细胞可变形性降低、白细胞—血小板—纤维蛋白栓塞或水肿液压迫等造成的管腔阻塞使功能性毛细血管数量减少时,组织氧合作用也相应减少。另外,使用正交极化光谱成像观察舌体上微循环时发现,脓毒症相关毛细血管血流紊乱可通过舌体表面应用乙酰胆碱或静脉应用硝普钠加以逆转;该发现提示了毛细血管灌注减少的神经内分泌基础。组织氧利用也可被一种"冬眠"状态削弱,该状态中 ATP 的产生由于氧化磷酸化减弱而减少;一氧化氮可能参与这一反应的诱导。

值得注意的是,功能差的"脓毒症器官"在尸检中通常表现为正常。经常存在非常小的坏死或血栓形成且凋亡主要局限于淋巴器官和胃肠道。而且,如果患者康复,器官功能通常会恢复正常。这些观点表明,在严重脓毒症期间的器官功能障碍的基础主要是生化方面,而非结构改变。

2.脓毒症休克

脓毒症休克的标志是即使增加血管加压素儿茶酚胺的水平,其外周血管阻力仍然降低。在这一血管舒张时相之前,许多患者会经历一个阶段,在该阶段组织氧运输会因心肌抑制、血容量减少和其他因素而减少。在这一"低动力"的阶段,血乳酸盐浓度升高、中心静脉氧饱和下降。输液以后通常会有高动力的、血管舒张的时相,在此时相,心排血量正常(或甚至升高)而且尽管氧供充足,耗氧量仍然下降。血乳酸盐水平正常或升高,中心静脉氧饱和度正常化可反映出氧供改善或左向右分流。

显著的降血压分子包括一氧化氮、β-内啡肽、缓激肽、血小板激活因子和前列环素。抑制每个此类介质的合成或激活的药物均可在动物中阻止或逆转内毒素休克。但在临床研究中,血小板激活因子受体拮抗剂和(或)缓激肽拮抗剂均不能改善脓毒症休克患者的生存率,而且一种一氧化氮合酶抑制剂,L-NG-甲基精氨酸盐酸,能实际上增加死亡率。值得注意的是,最近研究指出外源性亚硝酸盐对于 TNF 或 LPS 对小鼠的损伤具有保护作用。亚硝酸盐可提供一个"储存池",该池在低氧和(或)酸性环境中可生成一氧化氮。这些发现可能会重新引发研究兴趣,探索一氧化氮代谢,从而改善脓毒症患者生存率。

(四)严重脓毒症单一的发病机制

在一些病例,循环中细菌及其产物几乎一定会直接刺激血管内炎症反应导致多器官功能障碍和低血压。例如在暴发性脑膜炎球菌败血症患者中,死亡率直接与血液内毒素和细菌DNA 水平及 DIC 的发生相关。在大多数感染其他革兰阴性菌患者中,与之相反,循环中细菌或细菌分子可能反映局部组织部位的感染未受控制,而对远隔器官影响很小或没有直接影响;在这些患者中,来自局部感染病灶的感染介质或神经信号似乎是引起严重脓毒症和脓毒症休克的关键。在一项大规模血培养阳性患者的研究中,发展为严重脓毒症的风险与原发感染的位置高度相关:来自肺部或腹部的菌血症发展为严重脓毒症的相关性较之来自尿路感染菌血症增加 8 倍,这一数据是在研究者控制了年龄、从血液中分离到的细菌种类和其他因素之后得到的。另一种严重脓毒症的发病机制是能产生超级抗原的金黄色葡萄球菌或化脓性链球菌;由这些内毒素诱导的 T 细胞激活产生多种细胞因子,与革兰阴性菌感染所产生的细胞因子明显不同。存在不同致病途径的进一步证据来自观察性研究,发现革兰阳性、革兰阴性和病毒病原体脓毒症儿童的外周血白细胞 mRNA 表达方式有着明显不同。

严重脓毒症的发病机制可能不同,原因是感染微生物、宿主固有防御机制感受能力、原发感染部位、有或没有免疫缺陷以及宿主先前的生理状态有所不同。遗传因素应当也很重要,尽管做了较多研究,仅在一两篇分析中发现只有很少等位基因多态性(比如,在 *IL-1β* 基因中)与脓毒症严重程度相关。在这个领域需要更进一步的研究。

四、监测

血流动力学的监测对脓毒症和脓毒症休克的早期诊断、预后的判断以及治疗过程中效果的观察、方案的反馈与调整至关重要,早期合理地选择监测指标并正确解读有助于指导脓毒症和脓毒症休克患者的治疗。常规血流动力学监测可用于基础循环状态、容量复苏和药物治疗效果的评价,其核心内容是组织灌注与氧代谢状况,包括全身和局部灌注指标的监测。

(一)临床表现

脓毒症及脓毒症休克具有一系列反映组织灌注降低的临床表现,如平均动脉压(MAP)和尿量减少、皮肤温度降低或花斑、毛细血管再充盈速度减慢和神志改变,这些征象可以作为脓毒症休克的诊断依据和观察指标,但是这些指标的缺点是不够敏感,也不能较好地反映组织氧合。作为治疗目标,一般认为尿量必须达到 0.5mL/(kg·h)以上。尿量的改变容易受治疗措施影响,利尿剂、补液速度和类型、血管活性药物都可以增加尿量,临床医师在观察尿量变化时应考虑这些因素。相比收缩压或舒张压,MAP 能更好地反映组织灌注水平,故一般以 MAP 65~70mmHg 视为组织灌注不足,在脓毒症休克的血流动力学支持中需要维持 MAP 在 65mmHg 以上。血管收缩药的使用可以提高 MAP,但此时组织灌注仍可能不足。

(二)体循环的监测和肺循环监测

体循环的监测参数包括心率、血压、中心静脉压(CVP)、心排血量(CO)和体循环阻力(SVR)等;肺循环监测参数包括肺动脉压(PAP)、肺动脉楔压(PAWP)和肺循环阻力(PVR)等。

CVP 反映右心室舒张末压,PAWP 则反映左心室的舒张末压,都是反映前负荷的压力指标。一般认为 CVP 8~12mmHg、PAWP 12~15mmHg 作为脓毒症休克的治疗目标。因此,中心静脉导管应在脓毒症诊断确立时即早期予以留置;而肺动脉漂浮导管的应用则须结合临床谨慎考虑。CVP 和 PAWP 的临床价值也存在争议。如有研究表明,CVP 不能反映全身组织缺氧的情况;而即使是在健康志愿者中,CVP 和 PAWP 也与心室的充盈程度没有必然的关联。此外,除去医务人员的技术原因,还有其他因素影响 CVP 与 PAWP 测定,如心率、左心室顺应性、肺静脉压、胸腔内压等。正压通气和小于 10mmHg 的 PEEP 不会影响 PAWP,而大于 10mmHg 的 PEEP 则会使 PAWP 明显升高。动物实验表明腹腔高压或腹腔室间隔综合征可提高 CVP 和 PAWP,腹内压达到 20mmHg 以上时尤其显著。因此,CVP 和 PAWP 的单个测量值价值不大,但在参考基线水平的基础上观察其动态变化则有一定意义。

(三)氧动力学与氧代谢监测

氧动力学监测参数包括氧输送(DO_2)、氧消耗(VO_2)等;氧代谢监测参数包括血乳酸、脉搏氧饱和度、混合静脉血氧饱和度（SvO$_2$）或中心静脉血氧饱和度（ScvO$_2$）的监测等。

1.SvO$_2$、ScvO$_2$

SvO$_2$、ScvO$_2$ 是脓毒症和脓毒症休克复苏的重要监测指标之一。SvO$_2$ 是反映组织器官摄取氧的状态。当全身氧输送降低或全身氧需求超过氧输送时，SvO$_2$ 降低，提示机体无氧代谢增加。当组织器官氧利用障碍或微血管分流增加时，可导致 SvO$_2$ 升高，尽管此时组织的氧需求量仍可能增加。在严重感染和感染性休克早期，全身组织的灌注已经发生改变，即使血压、心率、尿量和中心静脉压仍处于正常范围，此时可能已出现 SvO$_2$ 降低，提示 SvO$_2$ 能较早地发现病情的变化。ScvO$_2$ 与 SvO$_2$ 有一定的相关性，在临床上更具可操作性，虽然测量的 ScvO$_2$ 值要比 SvO$_2$ 值高 5%～15%，但它们所代表的趋势是相同的，可以反映组织灌注状态。一般情况下，SvO$_2$ 的范围为 60%～80%。在严重感染和感染性休克患者，SvO$_2$<70% 提示病死率明显增加。临床上，SvO$_2$ 降低的常见原因包括心排血量的减少、血红蛋白氧结合力降低、贫血和组织氧耗的增加。

2.静脉动脉 PCO$_2$ 差值（V-APCO$_2$）

V-APCO$_2$ 的正常值小于或等于 5mmHg，代表血液流经组织时，细胞有氧代谢所产生的二氧化碳分压。该值增加，提示组织存在缺氧而无法进行充分的有氧代谢。越来越多的研究已经证实它可以作为 EGDT 目标值，补充 ScvO$_2$ 用来指导复苏成功的终点，排除高 ScvO$_2$ 水平但实际患者仍存在氧供不足的现象，从而避免过早地终止复苏而导致治疗不足。

3.血乳酸

脓毒症及脓毒症休克时组织缺氧使乳酸生成增加。在常规血流动力学监测指标改变之前，组织低灌注与缺氧已经存在，乳酸水平已经升高。研究表明，血乳酸持续升高与 APACHE Ⅱ评分密切相关，感染性休克患者如血乳酸>4mmol/L，病死率达 80%，因此乳酸可作为评价疾病严重程度及预后的指标之一。但仅以血乳酸浓度尚不能充分反映组织的氧合状态，如合并肝功能不全的患者，血乳酸浓度明显升高。进一步研究显示：脓毒症休克患者复苏 6h 内乳酸清除率≥10%者，血管活性药用量明显低于清除率低的患者且病死率也明显降低（47.2% vs.72.7%，P<0.05）；积极复苏后仍持续高乳酸血症者预后不良，故提出高乳酸时间的概念，即乳酸>2mmol/L 所持续时间。更多的学者认为连续监测血乳酸水平，尤其是乳酸清除率对于疾病预后的评价更有价值。因此，动态监测乳酸浓度变化或计算乳酸清除率可能是更好的监测指标。

4.胃黏膜 pHi

脓毒症和脓毒症休克时局部组织灌注及氧代谢改变往往发生较早，监测局部组织灌注状态与传统的容量、压力、血氧等指标相比，对于早期诊断、判断治疗效果与预后更为重要。

胃肠道血流低灌注导致黏膜细胞缺血缺氧，H$^+$ 释放增加与 CO$_2$ 积聚，消化道黏膜 pH（pHi）是主要反映组织细胞氧合状况的指标，而 PtCO$_2$ 的监测较 pHi 更为直接、精确。研究显示：严重创伤患者 24h 连续监测 pHi，pHi≥7.30 组存活率明显高于 pHi<7.30 组；pHi<7.30 持续 24h，病死率可高达 50%。因此有学者认为以纠正 pHi 为治疗目标，有助于改善感染性休克的预后。但最近一项大样本前瞻性研究却发现，即使维持胃黏膜 pHi≥7.30，病死率也未获得显著降低（38.5% vs. 39.6%）。因此，尽管测定 pHi 可以了解组织氧合，但是能否作为感

染性休克患者指导治疗的指标尚不确定。有关黏膜内 $PgCO_2$ 测定及黏膜-动脉 PCO_2 差值（$Pg\text{-}aCO_2$）监测判断感染性休克预后的临床研究显示，在尚未有效复苏时，该项指标不能评价预后；而经早期复苏血流动力学稳定的重症患者，死亡组黏膜 $PgCO_2$ 及 $Pg\text{-}aCO_2$ 明显高于存活组，说明此时的局部氧代谢状态与感染性休克患者的预后密切相关。

（四）功能性血流动力学监测

功能性血流动力学监测的概念，是指应用血流动力学监测的各项指标，结合患者的生理状态，提示机体现有的和储备的血流动力学情况，从而指导治疗。它要求我们根据不同的患者基础状态、不同的疾病、不同的疾病发展阶段与不同的治疗方案的影响，全面统一地评判各种监测指标的价值和局限。对于脓毒症和脓毒症休克而言，功能性血流动力学监测的意义在于强调了需要全面、动态地评价心排血量是否符合机体氧的需要，从而优化治疗方案，最终提高存活率。进行液体复苏时，可以应用血流动力学指标变化评价心脏对容量补充的反应性，当反应性良好时，继续补液将带来益处，否则则增加了肺水肿发生的可能。

（五）床旁超声的使用

利用多普勒技术或超声心动图获得的主动脉血流变异度、下腔静脉塌陷率或扩张率，均可以在床旁评估患者血流动力学情况。心脏超声虽不能提供连续的血流动力学参数，但仍然是床旁评价心功能的最佳方法。心脏超声的作用：血流动力学紊乱时，能提供更好更直接的参数；帮助医师制订最佳的治疗方案（补液、强心、血透）；评估容量反应性。

（六）其他

包括动脉血气分析、电解质、肝肾功能、凝血状态（出血倾向及 DIC 的监测）、血常规等。

五、临床表现

脓毒症反应的表现叠加在患者的基础病和原发感染的症状和体征上。严重脓毒症是否发生因人而异，而且不同患者症状上差异显著。例如，一些脓毒症患者体温正常或低体温；不发热最常见于新生儿、老年患者和尿毒症或酗酒患者。

高通气经常是脓毒症反应的早期体征。定向障碍、认知障碍和其他脑病的表现也可早期出现，特别是在老年人和原有神经系统损伤的患者。局部神经病学体征少见，虽然原有的局部缺陷可能变得更加突出。

低血压和 DIC 易导致肢端发绀和外周组织缺血性坏死，尤其是手指/足趾。当血行性细菌或真菌定植于皮肤或深在的软组织时，可发生蜂窝织炎、脓疱、大疱或出血病。细菌毒素也可经血行播散并引起弥散性皮肤反应。有时皮肤损害可提示特定病原体。当脓毒症伴发皮肤瘀点或紫癜，应怀疑脑膜炎奈瑟菌或流感嗜血杆菌，后者不常见；如患者在流行区域被扁虱咬过，瘀斑还提示落基山斑疹热。

中性粒细胞减少症患者的皮肤病灶一般是坏死性脓疱，通常由铜绿假单胞菌引起。这是一种大疱性病变，周围水肿，并有中心出血和坏死。组织病理学检查示细菌存在于小血管壁中间或周围，伴轻微或无中性粒细胞反应。有出血性或大疱性病灶的脓毒症患者，如有近期生食牡蛎病史，提示创伤弧菌血症；而当这些病灶在犬咬后出现，可提示由犬咬二氧化碳嗜纤维菌或犬咬二氧化碳嗜纤维菌的血行感染。脓毒症患者出现泛发型红皮病提示由金黄色葡萄球菌或化脓性链球菌所致的中毒性休克综合征。

胃肠道表现如恶心、呕吐、腹泻和肠梗阻可能提示急性肠胃炎。应激性溃疡可导致上消化道出血。血清胆红素（大多是结合型的）和碱性磷酸酶升高的胆汁淤积性黄疸可出现在其他脓毒症体征之前。肝细胞或小胆管功能障碍可能是大多数病例的基础，当感染解除时，肝功能检查结果可恢复正常。迁延或严重低血压可诱导急性肝损伤或者出血性肠坏死。

不少组织不能从血中正常摄取氧气，尽管混合静脉血氧饱和度接近正常，仍会产生无氧代谢。因糖酵解增强，产生乳酸和丙酮酸，而肝肾对这些乳酸和丙酮酸廓清障碍，故血乳酸水平早期升高。血葡萄糖浓度通常升高，特别是在糖尿病患者，有时也会有低血糖，是由糖异生受损胰岛素过度释放引起的。细胞因子驱动的急性时相反应可阻止甲状腺运载蛋白合成，同时增加 C 反应蛋白、纤维蛋白原和补体成分合成。蛋白分解代谢通常显著增加。肝脏合成功能下降和清蛋白向细胞间隙迁徙可导致人血清蛋白水平下降。

六、主要并发症

（一）心肺并发症

通气血流比失调可导致病程早期动脉血 PO_2 下降。肺泡上皮损伤和毛细血管通透性增加可导致肺水含量增加，继而致肺顺应性下降并干扰氧合。在没有肺炎和心力衰竭时，进展性弥漫肺浸润和低氧血症（PaO_2/FiO_2，＜300）可提示急性肺损伤的发生；更严重低氧血症（PaO_2/FiO_2，＜200）则提示急性呼吸窘迫综合征（ARDS）。50％严重脓毒症或脓毒症性休克患者会出现急性肺损伤或 ARDS。呼吸肌疲劳会加剧低氧血症和高碳酸血症。肺毛细血管楔压升高（＞18mmHg）提示液体超负荷或心力衰竭而非 ARDS。由病毒或肺孢子菌引起的肺炎在临床上与 ARDS 难以鉴别。

脓毒症诱导的低血压的最初原因是普遍性血流血量分布不均和低血容量，低血容量至少在某种程度上是由血管内液体的弥散性毛细血管渗漏引起。其他可使有效血管内容量减低的因素包括前驱疾病或非显性失水所致的脱水、呕吐或腹泻以及多尿。早期脓毒性休克时，系统血管阻力通常升高且心排血量下降。相反，在灌注恢复以后，心排血量增加而系统血管阻力下降。实际上，正常或增加的心排血量和降低的系统血管阻力，可将脓毒症休克与心源性、心外阻塞性和低血容量性休克区分开来；其他可致上述情况（正常或增加的心排血量和降低的系统血管阻力）的过程包括过敏反应、脚气病和硝普钠或麻醉药过量。

大多数严重脓毒症患者发病 24h 内出现心肌功能抑制，表现为舒张晚期和收缩期心室容积增加伴射血分数下降。心室扩张时尽管射血分数降低，心搏出量可正常，所以心排血量仍可维持正常。存活下来的患者，心肌功能经数天恢复正常。尽管心肌功能障碍会引起低血压，但难治性低血压通常是由系统血管阻力降低引起且死亡往往由难治性休克或多脏器衰竭引起，而非由心肌功能障碍引起。

（二）肾上腺功能不全

在危重症患者诊断肾上腺功能不全非常困难。尽管血浆皮质醇水平≤15μg/mL（若人血清蛋白浓度<2.5mg/dL,则≤10μg/mL)提示肾上腺功能不全(皮质醇产生不足),现在许多专家认为在危重患者中,ACTH刺激实验对检测轻度皮质醇不足没有作用。危重病相关性皮质醇不足(CIRCI)的概念应包括与患者疾病严重程度不相适应的导致皮质醇活性不足的不同机制。尽管CIRCI可能由肾上腺结构损伤所致,但其更常见于下丘脑—垂体轴可逆性功能障碍或组织皮质醇抵抗。组织皮质醇抵抗的原因一般是糖皮质激素受体异常或是皮质醇向皮质酮转化增加。CIRCI的主要临床表现是补液治疗难以纠正的低血压和需要加压素治疗。典型肾上腺功能不全的特征如低钠血症和高钾血症常常缺如,其他症状,如嗜酸粒细胞增多症和轻度低血糖时有出现。特殊病因包括暴发性脑膜炎奈瑟菌菌血症、播散性结核、AIDS(伴巨细胞病毒、鸟型-细胞内型结核分枝杆菌或荚膜组织胞质菌病)以及原先使用过会降低糖皮质激素生成的药物,如糖皮质激素类、甲地孕酮、依托咪酯或酮康唑。

(三)肾脏并发症

少尿、氮质血症、蛋白尿、非特异性管型很常见。不少患者会出现反常性多尿,高血糖或会加重这一趋势。尽管有些患者伴有肾小球肾炎、肾皮质坏死或间质性肾炎,大多数肾功能不全的原因是急性肾小管坏死,原因是低血压或毛细血管损伤。药源性肾损害可使治疗更加复杂,特别是低血压患者接受氨基糖苷类抗生素治疗以后。

(四)凝血功能障碍

尽管10%~30%患者出现血小板减少,但其深在机制不明。DIC患者血小板计数通常很低(<50 000/μL);计数减低可能反映了弥散性内皮损伤或微血管血栓形成,但血栓在脓毒症器官活检中很少被发现。

(五)神经系统并发症

当脓毒症持续数周或数月时,"危重症"性多发神经病可妨碍通气支持戒断并产生远端肌肉无力。电生理检查可做出诊断。必须排除吉兰—巴雷综合征、代谢紊乱和毒素作用。

七、免疫抑制

严重脓毒症患者常出现严重的免疫抑制。其临床表现包括对共同抗原的迟发型超敏反应缺失,无法控制原发感染和继发感染风险增加(即机会致病菌感染,如嗜麦芽窄食单胞菌、乙酸钙-鲍氏不动杆菌和白色念珠菌)。约1/3患者经历过单纯性疱疹病毒,水痘带状疱疹病毒复发或巨细胞病毒感染,后者被认为在某些情况下可致不良后果。

八、辅助检查

脓毒症反应早期的异常可包括白细胞增多伴核左移,血小板减少,高胆红素血症和蛋白尿,也可发生白细胞减少。中性粒细胞可包含中毒颗粒、杜勒小体或胞质空泡。随着脓毒症反应加重,血小板减少也随之加重(常伴凝血酶原时间延长,纤维蛋白原减少和D-二聚体出现,提示DIC),氮质血症和高胆红素血症变得更为突出且转氨酶水平升高。A溶血活跃提示梭菌菌血症,疟疾,药物反应或DIC;在DIC病例中,血涂片中可发现微血管病改变。

脓毒症早期,通气过度可致呼吸性碱中毒。随着呼吸肌疲劳和乳酸堆积,代谢性酸中毒

(伴阴离子间隙增高)随之出现。动脉血气分析提示低氧血症,初期可吸氧纠正,但后期 100% 氧气吸入可能仍不能纠正,此时提示右向左分流。X 线胸片可正常或提示存在肺炎,容量超负荷或 ARDS 弥散性浸润。心电图可仅表现为窦性心动过速或非特异性 ST-T 段异常。

多数糖尿病脓毒症患者会有血糖升高。严重感染可引起糖尿病酮症酸中毒,从而加重低血压。低血糖少见。随脓毒症发展人血清蛋白水平下降。低钙血症少见。

九、诊断

脓毒症反应无特异性诊断性检查。怀疑或确认存在感染的敏感证据包括发热或低体温、呼吸急促、心动过速、白细胞增高或白细胞减少;急性神志改变、血小板减低、升高的血乳酸水平或低血压也提示脓毒症诊断。然而,脓毒症反应可复杂多变。一项研究中,36% 严重脓毒症患者体温正常,40% 呼吸频率正常,10% 脉率正常,33% 白细胞计数正常。而且,在某些情况下未受感染患者的系统反应可与脓毒症特征相似。SIRS 的非感染性病因包括胰腺炎、烧伤、创伤、肾上腺皮质功能不全、肺栓塞、夹层性主动脉瘤或主动脉瘤破裂、心肌梗死、隐匿性出血、心脏压塞、后心肺旁路综合征,过敏,肿瘤相关乳酸酸中毒,药物过量。

确定性病原学诊断需要从血中或感染局部分离出病原微生物。至少应有两个血样本(来自两个不同静脉穿刺部位)用于培养;对留置导管患者,一份样本应通过导管腔采集,另一份则应通过静脉穿刺。不少病例血培养阴性,可能是前期应用抗生素的结果或微生物生长缓慢及苛养,或是微生物未入侵到血流中。对于这些病例,革兰染色和从原发感染灶或皮肤感染灶取材培养可有助于病原微生物的确定。通过聚合酶链反应识别外周血或组织样本中微生物 DNA 也可是确认性检查。应反复仔细检查皮肤黏膜,看是否有诊断特征的病灶。当伴有严重菌血症时(如脾切除患者的肺炎球菌脓毒症;暴发性脑膜炎球菌血症;或致伤弧菌、伪鼻疽伯氏菌或鼠疫菌感染),在外周血白细胞层涂片中有时可见相应微生物。

十、治疗

怀疑脓毒症患者应得到迅速处理。最好由有重症监护经验的人来完成。要想治疗成功,就需要紧急治疗感染,提供血流动力学和呼吸支持,并清除入侵病原微生物。这些措施应在出现严重脓毒症或脓毒症休克 1h 内启动。因此,快速评价和诊断非常重要。

(一)抗菌药物

抗菌药物化疗应在血液或其他相关部位标本采集用于培养后立即启动。一项大型脓毒症休克患者回顾性研究发现,低血压发生和适当抗生素应用之间的时间差是预后的主要决定因素;即使 1h 的延误也会与生存率的下降相关。可根据当地微生物敏感性和已发表经验性治疗指南来定义抗生素使用是否正确,如抗生素使用不当,即使在培养阴性患者中,也可导致生存率下降 5 倍。

因此,及时启动经验性抗菌治疗是非常重要的,并且能同时覆盖革兰阳性菌和革兰阴性菌。应静脉给予最大推荐剂量抗菌药物,肾功能不全患者必要时应调整剂量。从社区、医院和患者分离到细菌后,其抗生素敏感性的可用信息应给予考虑。当培养出结果后,治疗方案应被简化,因为通常来说一种抗生素针对一种已知病原就足够了。Meta 分析指出,在治疗革兰阴性菌血症方面,抗生素联合应用并未优于单一抗生素。仅有一种例外,即对铜绿假单胞菌菌血症来说,氨基糖苷类药物联合一种 β-内酰胺类药物的效果优于单一使用氨基糖苷类药物。脓毒症患者如有以下情况时,应考虑经验性抗真菌治疗,包括已接受广谱抗生素治疗或肠外营养,中性粒细胞减少症≥5d,长期中心静脉置管或已在重症监护病房长期住院。为尽量减少耐药、毒性和花费并获得最大疗效,应每天都重新审核所选用的抗菌药物。

多数患者需至少 1 周抗生素治疗。多种因素如组织感染部位,外科引流是否充分,患者基础疾病以及抗生素敏感性,都显著影响疗程。由于"恰当的"抗生素应对培养阴性和培养阳性的病例都有疗效,所以不能得到确定病原微生物并不是停用抗生素的指征。

(二)清除感染源

清除或引流局部感染灶非常重要。一系列研究发现,死于严重脓毒症或脓毒症休克的外科 ICU 患者中,80％存在持续感染灶。应仔细检查隐蔽感染灶,特别是肺部、腹部和泌尿道。应拔除留置的静脉和动脉导管,将其尖端在血琼脂培养皿上来回转,进行定量培养;抗生素开始使用以后,应在不同部位置入新导管。更换弗雷导尿管和其他引流管。如果患者曾经鼻插管,就应考虑鼻窦炎的可能性(常由革兰阴性菌引起)。即使患者 X 线胸片未见异常,胸部 CT 仍可确认以前未被怀疑过的肺实质、纵隔或胸膜疾病。在中性粒细胞减少的患者,皮肤出现触痛和红斑,特别是在肛周区域,必须仔细检查。有骶骨或坐骨压疮的患者,需用 CT 或 MRI 除外骨盆或其他软组织积脓。如严重脓毒症来自泌尿系统,需用超声或 CT 来除外输尿管梗阻、肾周脓肿或肾脓肿。上腹超声或 CT 成像可用于发现胆囊炎、胆管扩张和肝脏、膈下间隙或脾脏积脓的证据。

(三)血流动力学、呼吸支持和代谢支持

主要目标是尽快恢复组织氧供和底物供给,并改善组织氧的利用和细胞代谢。充足的氧灌注是必要的。通过测量动脉血压和监测精神状态、尿量、皮肤灌注等参数可评估循环液体量。氧运输和消耗等间接参数,比如中心静脉氧饱和度,也是有用的。低血压的初期应给予输液治疗,一般是开始在 1～2h 输入 1～2L 生理盐水。为了避免肺水肿,中心静脉压应维持在 8～12cmH$_2$O。通过持续输液,尿量应保持在每小时＞0.5mL/kg;如需要,可使用利尿药如呋塞米。约 1/3 患者的低血压和器官低灌注对液体复苏有反应;保持平均动脉压＞65mmHg(收缩压＞90mmHg)是合理的目标。如果容量灌注不能满足指南要求,提示使用血管加压素。应通过中心导管调节去甲肾上腺素和多巴胺的速度。如心功能不全导致心脏灌注压升高和心排血量减少,推荐使用多巴酚丁胺等正性肌力效应药物治疗。

在脓毒症休克患者,血浆血管加压素水平会短暂地升高然后明显下降。早期研究发现一些患者的脓毒症休克可经血管加压素逆转,减少儿茶酚胺加压素的使用或不用。新近的一项随机临床试验纳入 776 例加压素依赖的脓毒症休克患者,比较联合使用血管加压素和去甲肾上腺素和只用去甲肾上腺素的效果,在主要研究结果的转归,即 28d 死亡率方面两组无差异。虽然血管加压素有益于那些需少量去甲肾上腺素的患者,但整体上,它在脓毒症休克治疗中意义有限。

在低血压而补液治疗没有反应的患者,应着重考虑危重病相关皮质醇不足(CIRCI);应给

予氢化可的松(每6h静脉注射50mg);如经24~48h临床症状有所改善,大多数专家主张继续使用5~7d,而后逐渐抽减最后停掉。近期临床研究的Meta分析表明,氢化可的松可加速脓毒症休克的恢复,但不增加长期生存率。

机械通气治疗用于进展性低氧血症、碳酸血症、神经系统功能恶化或者呼吸肌肉衰竭。持续的呼吸急促(呼吸频率>30次/分)通常是呼吸衰竭的先兆;机械通气通常是为了确保氧合充分,将呼吸肌肉上血液分流,阻止口腔内容物吸入,减少心脏后负荷。近期研究结果支持小潮气量的使用(理想体重6mL/kg或如平台压超过30cmH$_2$O,低至4mL/kg)。机械通气患者需监护下镇静,每天停止一段时间,抬高床头来预防院内感染。对此类患者使用组胺H$_2$受体拮抗药可减少胃肠道出血的风险,从而预防应激性溃疡。

当成人血红蛋白减少到≤7g/dL,一般推荐输注红细胞,目标值为9g/dL。促红细胞生成素不用于治疗脓毒症相关贫血。严重代谢性酸中毒时(动脉血pH<7.2)可使用碳酸氢盐,但少有证据表明它能改善血流动力学或提高对血管加压素的反应。DIC的主要并发症是大出血,应用新鲜冷冻血浆和血小板治疗。逆转酸中毒和DIC的根本在于对潜在感染治疗的成功。高分解代谢和急性肾衰竭患者可从间歇血液透析或持续性静脉血液滤过中受益。

(四)一般支持

在迁延严重脓毒症患者中(也就是持续超过2d或3d),营养补充可减少蛋白高分解代谢的影响;现已有证据,虽然不是很确定,认为肠内营养还是优越。对于没有活动性出血或凝血障碍的患者,预防性肝素化可以避免深静脉血栓形成;当肝素禁忌时,应使用加压丝袜或间隙加压装置。预防皮肤破损、院内感染和应激性溃疡亦有助于恢复。

在危重症恢复期,严格控制血糖意义较大,这已被多个对照研究加以强调。这些研究的Meta分析指出,使用胰岛素把血糖水平降到100~120mg/dL具有潜在危险且并不能提高生存率。大多数专家现在建议只在需维持血糖低于150mg/dL时方才使用胰岛素。静脉使用胰岛素患者需要严密监测血糖(1~2h)以避免低血糖发生。

(五)其他治疗措施

尽管积极救治,很多严重脓毒症或脓毒症休克患者死亡率较高。目前尝试了很多方法,目的是提高严重脓毒症患者生存率。包括内毒素中和蛋白、环氧化酶或一氧化氮合酶抑制剂、抗凝药物、多克隆免疫球蛋白、糖皮质激素、磷脂乳剂以及针对TNF-α、IL-1、血小板激活因子和缓激肽的抑制剂。不幸的是,在这些大规模、随机、安慰剂对照的临床试验中,没有一种药物能提高严重脓毒症/脓毒症休克患者的生存率。许多因素导致研究缺乏重复性,包括:①被研究患者人群、主要感染部位、基础病、致病微生物等的异质性;②同样被使用的"标准"治疗的本质。在一项关于组织因子途径抑制物的研究中,有一个此类问题的典型例子(图15-1)。该药物在722例患者的研究中显示出可以提高生存率(P=0.006),但在接下来的1 032例患者的研究结果并不如此且总体结果为阴性。该不一致性表明临床研究的结果可能不适用于个体患者,甚至不适用于精心挑选的患者人群。这也提示,一项脓毒症干预措施在被接受为常规的临床实践之前,至少应在不止一个安慰剂对照、随机的临床试验中表明可以明显地改善生存状况。专家们在研究中试图减少患者异质性,提出研究方式应当有所改变,将研究限于基础病(如严重创伤)和责任感染(如肺炎)相似的患者中。采用易患因素—感染—机体反应—器官功能障碍(PIRO)分级系统对脓毒症患者进行分级的目的与之相似。其他研究者使用特殊生物标记如血 IL-6 水平或外周血单核细胞 HLA-DR 表达来确认那些最可能受益于某项干预的患者。建立在易评价的临床变量基础上的多元风险分层应被用于每项研究中。

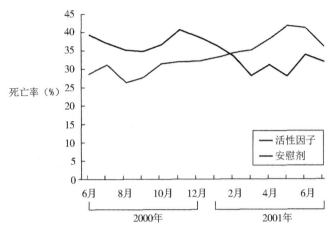

图 15-1　在临床研究过程中使用组织因子途径抑制因子或安慰剂患者死亡率的动态平均值

注　显示了使用组织相关通路抑制剂或安慰剂患者的死亡率。在 2000 年 10 月中期结果分析时,表明该药物非常有效,但在之后的研究中该趋势逆转。表明脓毒症治疗药物即使是在明确限定的患者人群中也很难具有持续的、可重复的疗效

重组活性蛋白 C 是由美国食品和药物管理局批准的第一个用于治疗严重脓毒症和脓毒症休克的药物。该批准建立在一项单一随机对照研究结果之上,在该研究中,在患者第一个脓毒血症相关器官出现功能障碍的 24h 内使用该药;在危重患者(APACHE Ⅱ 评分≥25)输注蛋白之前,接受活性蛋白 C 的患者,其 28d 生存率较之安慰剂对照组明显增加。随后的研究用于并非重症患者(APACHE Ⅱ<25)和儿童,此中活性蛋白 C 治疗未能使患者获益。活化蛋白 C 在高风险患者中作用的第二项研究正在欧洲进行。考虑到该药物已知毒性(增加严重出血的风险)和临床研究中效果并不确切,许多专家在等欧洲研究的结果,以决定是否进一步推荐活性蛋白 C 的使用。其他正在进行或准备进行临床研究的药物包括静脉注射免疫球蛋白、小分子内毒素拮抗剂以及一种粒细胞—巨噬细胞集落刺激因子,最近有报道该因子能恢复脓毒症相关免疫抑制患者的单核细胞免疫活性。

一份翔实的回顾性分析发现,迄今为止研究过的脓毒症治疗中,其最大疗效往往体现在治疗前最濒危的患者中;相反,在轻症患者中,这些药物的使用与死亡率增加相关。学者提出,中和众多介质中的某一个或可帮助某些濒危患者,而破坏介质平衡则可能不利于适应性防御机制运转良好的患者。这一分析表明,如果积极的早期复苏能够提高危重患者的生存情况,那么后续增加其他治疗将可能不会带来更大受益;即如果某种干预改善了患者的风险状态,进入"非危重"范畴内,此时增加另一种药物并无受益。

(六)拯救脓毒症运动(SSC)

一个国际联盟倡导将多项治疗方法"捆绑"为一个统一规范化的方法,可成为治疗严重脓毒症的标准。理论上,这种策略可通过看似能带来最大收益的规范性手段来改善治疗,如立即开始适当的抗生素治疗;另外,这一方式将不再强调医生的经验和判断,并将最小化患者之间

潜在的重要个体差异。将多种治疗绑定为单一模式也掩盖了单项治疗的疗效和毒性。应注意到,即初始方案中有两个关键措施因缺乏证据已被撤销,还有另一个关键措施仍未经证实并争议不断。

第二节　急性呼吸系统感染

人体呼吸道分为上、下呼吸道。上呼吸道是指环状软骨以上的气道,包括鼻腔、口咽及咽喉,有湿化、净化空气等作用。下呼吸道包括气管、各级支气管及肺泡,呼吸性细支气管以下直到肺泡为气体交换的场所。因此,急性呼吸系统感染包括急性上呼吸道感染、急性气管—支气管炎及急性肺炎。

一、急性上呼吸道感染

(一)概述

上呼吸道感染(AURTI)简称"上感",是包括鼻腔、咽部或喉部急性炎症的总称,主要由病毒引起,少数由细菌引起。细菌感染可直接感染或继发于病毒感染之后。本病属常见病,多发病,所有人群均可发病,以小儿、老年和免疫功能低下或患有慢性呼吸道疾病的患者多见。秋冬为本病多发季节,寒冷地区多见,在流感流行时,本病的发生率更高。在人群之间,病原体主要通过飞沫、雾滴或经污染的用具进行传播。该病预后良好,有自限性,一般5~7d痊愈。

(二)临床表现

1.症状

根据病变范围不同而表现不同的症状,主要有鼻部症状,如喷嚏、鼻塞、清水样鼻涕;咽喉部症状,如咽干、痒、痛,声音嘶哑,咳嗽。严重者可以出现畏寒、发热及头痛等全身症状。

2.体征

体格检查可见病变部位充血、水肿,有分泌物;软腭、悬雍垂(腭垂)及咽表面有灰白色疱疹及浅表溃疡,周围有红晕,以后形成疱疹。喉部可闻及喉部的喘鸣音。局部淋巴结轻度肿大和触痛,胸部无异常体征。

3.辅助检查

(1)血常规:病毒性感染时,白细胞计数多正常或偏低,淋巴细胞比例升高;细菌感染时,白细胞计数常增多,有中性粒细胞增多或核左移现象。

(2)病原学检查:一般无须明确病原学检查。必要时可用免疫荧光法、酶联免疫吸附测定、病毒分离鉴定、病毒血清学检查等确定病毒类型。细菌培养可判断细菌类型并做药物敏感试验以指导临床用药。

(三)诊断与鉴别诊断

根据病史、流行病学、鼻咽部的症状和体征,结合周围血象和阴性胸部影像学检查可做出临床诊断,一般无须病因诊断。特殊情况下可行细菌培养或病毒分离或病毒血清学检查等确定病原体。本病须与初期表现为感冒样症状的其他疾病鉴别,如过敏性鼻炎、流行性感冒、急性传染病(如麻疹、流行性出血热、流行性脑脊髓膜炎、脊髓灰质炎、伤寒、斑疹伤寒)等。

（四）治疗

1.对症治疗

休息、多饮水;可选用解热镇痛药,如对乙酰氨基酚、布洛芬等退热、镇痛治疗;盐酸伪麻黄碱可减轻鼻塞症状;打喷嚏、流鼻涕,可选用马来酸氯苯那敏或苯海拉明等抗组胺药;咳嗽症状较明显者,可给予右美沙芬、喷托维林等镇咳药。

2.病因治疗

(1)抗菌药物治疗:单纯病毒感染无须使用抗菌药物,有白细胞计数升高、咽部脓苔、咳黄痰等细菌感染证据时,可酌情使用青霉素、第一代头孢菌素、大环内酯类或喹诺酮类。极少需要根据病原菌选用敏感的抗菌药物。

(2)抗病毒药物治疗:常规无须使用抗病毒治疗,免疫缺陷患者可早期使用。神经氨酸酶抑制剂奥司他韦对流感病毒、副流感病毒和呼吸道合胞病毒等有较强的抑制作用,可缩短病程。流行性感冒应尽量在发病 48h 内应用抗病毒药物。

(3)小柴胡冲剂、板蓝根冲剂等中药具有清热解毒和抗病毒作用,临床已广泛应用。

二、急性气管—支气管炎

（一）概述

急性气管—支气管炎是支气管黏膜急性炎症,可以由病毒、细菌直接感染,也可因急性上呼吸道感染的病毒或细菌蔓延引起本病。多为病毒感染引起,也可在病毒感染的基础上继发细菌感染。本病属常见病,多发病,尤以小儿和老年多见,受凉为主要原因,秋冬为本病多发季节,寒冷地区多见。

（二）临床表现

1.症状及体征

全身症状一般较轻,体温 38℃左右,多于 3～5d 降至正常。呼吸道症状首先为干咳或少量黏液痰,随后痰量增多,咳嗽加剧,偶咳痰中带血。如出现支气管痉挛,可出现程度不等的胸闷,伴胸骨后发紧感。咳嗽可延续 2～3 周才消失,如迁延不愈,可演变成慢性支气管炎。双肺呼吸音多数正常,可以在两肺听到散在的干、湿啰音,部位不固定,咳嗽后可减少或消失。

2.实验室和其他辅助检查

外周血白细胞计数和分类无明显改变。细菌感染较重时,白细胞总数和中性粒细胞增高,痰培养可发现致病菌。X线胸片检查大多数表现正常或仅有肺纹理增强。

（三）诊断与鉴别诊断

急性支气管炎的诊断并不困难,通常根据症状、体征、X线表现、血常规检查即可做出临床诊断。相关实验室检查则可做出病原学诊断。重症患者可将下呼吸道分泌物送检流感病毒、肺炎支原体和百日咳杆菌等。

（四）治疗

1.控制感染

由病毒引起者一般用抗病毒药物。一般未能得到病原菌阳性结果前,可以选用青霉素、头孢菌素类、大环内酯类和喹诺酮类等药物。多数患者口服抗菌药物即可,症状较重者可用肌内注射或静脉滴注。

2.对症治疗

休息、保暖、多饮水、补充足够的热量。咳嗽无痰,可用右美沙芬、喷托维林或可待因。咳嗽有痰而不易咳出,可选用盐酸氨溴索、溴己新等,也可雾化帮助祛痰。中成药止咳祛痰药也可选用。发生支气管痉挛,可用平喘药物如茶碱类、β受体激动剂等。发热可用对乙酰氨基酚、布洛芬等解热镇痛药。

三、肺炎

肺炎是指终末气道、肺泡和肺间质的炎症,可由病原微生物、理化因素、免疫损伤、过敏及药物所致。依病因分类细菌性肺炎是最常见的肺炎。现在主张凡未表明特定病因者,肺炎即指感染性的。感染性病原引起的肺炎常与肺部感染一词混用。严格地说肺部感染仅是一种病因分类上的表述,尚包括气道等部位的感染,不能用于疾病的诊断。

依解剖分类法可分为以下3类。①大叶性(肺泡性)肺炎:病原体先在肺泡引起炎症,经肺泡间孔(cohn孔)向其他肺泡扩散,致使部分或整个肺段、肺叶发生炎症改变。典型者表现为肺实质炎症,通常并不累及支气管。致病菌多为肺炎链球菌。X线胸片显示肺叶或肺段的实变阴影。②小叶性(支气管性)肺炎:病原体经支气管入侵,引起细支气管、终末细支气管及肺泡的炎症。常继发于其他疾病,如支气管炎、支气管扩张、上呼吸道病毒感染以及长期卧床的危重患者。其病原体有肺炎链球菌、葡萄球菌、病毒、肺炎支原体以及军团菌等。支气管腔内有分泌物,故常可闻及湿性啰音,无实变体征。X线显示为沿肺纹理分布的不规则斑片状阴影,边缘密度浅而模糊,无实变征象。肺下叶常受累。③间质性肺炎:以肺间质为主的炎症,可由细菌、支原体、衣原体、病毒或卡氏肺囊虫等引起。累及支气管壁及其周围组织,有肺泡壁增生及间质水肿,因病变仅在肺间质,故呼吸道症状较轻,异常体征较少。X线常表现为一侧或双侧肺下部的不规则条索状阴影,从肺门向外伸展,可呈网状,其间可有小片肺不张阴影。

依病因分类法可分为以下6类。①细菌性肺炎:可分为肺炎链球菌、金黄色葡萄球菌、甲型溶血性链球菌、肺炎克雷伯杆菌、流感嗜血杆菌、铜绿假单胞菌肺炎等。②非典型病原体所致肺炎:如军团菌、支原体和衣原体等。③病毒性肺炎:如冠状病毒、腺病毒、呼吸道合胞病毒、流感病毒、麻疹病毒、巨细胞病毒、单纯疱疹病毒等。④真菌性肺炎:如白色念珠菌、曲霉、放线菌等。⑤其他病原体所致肺炎:如立克次体、弓形虫、原虫(如卡氏肺囊虫)、寄生虫(如肺包虫、肺血吸虫)等。⑥理化因素所致的肺炎:如放射性损伤引起的放射性肺炎、胃酸吸入引起的化学性肺炎,对吸入或内源性脂类物质产生炎症反应的类脂性肺炎等。

根据患病环境可分为两类。①社区获得性肺炎(CAP):是指在医院外罹患的感染性肺实质(含肺泡壁,即广义上的肺间质)炎症,包括具有明确潜伏期的病原体感染在入院后于潜伏期内发病的肺炎。②医院获得性肺炎(HAP)亦称医院内肺炎(NP),是指患者入院时不存在,也不处于潜伏期,而于入院48h后在医院(包括老年护理院、康复院)内发生的肺炎。HAP还包括呼吸机相关性肺炎(VAP)和卫生保健相关性肺炎(HCAP)。美国 CDC 则对沿用 20 余年的医院感染定义进行了大的修订,建议使用"医疗相关感染"或缩写 HAI,不再使用 nosocomial(医院内的)一词。医院获得性肺炎也改用医疗相关肺炎,英文缩写仍为 HAP,停止使用 nosocomial pneumonia 一词。

由于肺炎病原学诊断仍然存在诸多困难和诊断延迟,经验性治疗成为现实的和相当有效的方法,因此,按肺炎的获得环境分类,有利于指导经验治疗。

(一)病因与发病机制

CAP 常见病原体为肺炎支原体、肺炎链球菌,其次是流感嗜血杆菌、肺炎衣原体、肺炎克雷伯杆菌和呼吸道病毒(甲、乙型流感病毒、腺病毒、呼吸合胞病毒和副流感病毒)等。HAP 无感染高危因素患者常见病原体依次为肺炎链球菌、流感嗜血杆菌、金黄色葡萄球菌、大肠埃希菌、肺炎克雷伯杆菌、不动杆菌属等;有感染高危因素患者为金黄色葡萄球菌、铜绿假单胞菌、肠杆菌属、肺炎克雷伯菌等。耐甲氧西林金黄色葡萄球菌、铜绿假单胞菌和鲍曼不动杆菌的感染有明显增加趋势。

正常的呼吸道防御机制(支气管内黏液-纤毛运载系统、肺泡巨噬细胞等细胞防御的完整性等)是使气管隆凸以下的呼吸道保持无菌。是否发生肺炎决定于两个因素:病原体和宿主因素。若病原体数量多,毒力强和(或)宿主呼吸道局部和全身免疫防御系统损害,即可发生肺炎。病原体可通过以下途径引起 CAP:①空气吸入;②血流播散;③邻近感染部位蔓延;④上呼吸道定植菌的误吸。HAP 还可通过误吸胃肠道的定植菌(胃食管反流)和通过人工气道吸入环境中的致病菌引起。病原体直接抵达下呼吸道后滋生繁殖,引起肺泡毛细血管充血、水肿,肺泡内纤维蛋白渗出及细胞浸润。除了金黄色葡萄球菌、铜绿假单胞菌和肺炎克雷伯杆菌等可引起肺组织的坏死性病变易形成空洞外,肺炎治愈后多不遗留瘢痕,肺的结构与功能均可恢复。

(二)诊断

CAP 的诊治思路分为以下 6 个步骤:①判断诊断是否成立;②评估病情严重程度并选择治疗场所;③推测可能的病原体及耐药风险;④合理安排病原学检查,及时启动经验性抗感染治疗;⑤动态评估经验性抗感染效果;⑥治疗后随访。

1.确定肺炎诊断

首先必须把肺炎与上、下呼吸道感染区别开来。呼吸道感染虽然有咳嗽、咳痰和发热等症状,但各有其特点,上、下呼吸道感染无肺实质浸润,胸部 X 线检查可鉴别。其次,必须把肺炎与其他类似肺炎的疾病区别开来。

(1)肺炎临床表现特点:肺炎的临床表现变化较大,可轻可重,决定于病原体和宿主的状态。常见症状为咳嗽、咳痰或原有呼吸道症状加重,并出现脓性痰或血痰,伴或不伴胸痛。病变范围大者可有呼吸困难、呼吸窘迫。多数患者伴有发热。老年患者的临床表现可不典型,有时仅表现为食欲减退、体力下降、精神状态异常等。早期肺部体征可无明显异常,重症患者可有呼吸频率增快,鼻翼扇动,发绀。肺实变时有典型的体征,如触诊语颤增强,叩诊浊音或实音,听诊可有管状呼吸音或湿啰音。并发胸腔积液者患侧胸部叩诊浊音,触觉语颤减弱,呼吸音减弱。外周血白细胞总数和中性粒细胞比例通常升高。但在老年、重症患者、免疫抑制等患者可不出现血白细胞总数升高,甚至下降。急性 C 反应蛋白、降钙素原和红细胞沉降率可升高。X 线影像学可表现为边缘模糊的片状或斑片状浸润影。

(2)肺炎的鉴别诊断:肺炎常需与下列疾病鉴别。

1)肺结核:多有全身中毒症状,如午后低热、盗汗、疲乏无力、体重减轻、失眠、心悸等。X 线胸片见病变多在肺尖或锁骨上、下,密度不均,消散缓慢且可形成空洞或肺内播散。痰中可找到结核分枝杆菌。一般抗菌药物治疗无效。

2)肺癌:多无急性感染中毒症状,有时痰中带血丝。血白细胞计数不高,若痰中发现癌细胞可以确诊。肺癌可伴发阻塞性肺炎,经抗生素治疗后炎症消退,肿瘤阴影渐趋明显或可见肺门淋巴结肿大,有时出现肺不张。若经过抗生素治疗后肺部炎症不易消散或暂时消散后于同一部位再出现肺炎,应密切随访,必要时进一步做 CT、MRI、纤维支气管镜和痰脱落细胞等检查,以免贻误诊断。

3)急性肺脓肿:早期表现与肺炎链球菌肺炎相似。但随着病程进展,咳出大量浓臭痰为肺脓肿的特征。X 线显示脓腔及气液平,易与肺炎相鉴别。

4)肺血栓栓塞症:多有静脉血栓的危险因素,如血栓性静脉炎、心肺疾患、创伤、手术和肿瘤等病史,可发生咯血、晕厥,呼吸困难较明显,颈静脉充盈。X 线胸片示区域性肺纹理减少,有时可见尖端指向肺门的楔形阴影。动脉血气分析常见低氧血症及低碳酸血症。D-二聚体、CT 肺动脉造影(CTPA)、放射性核素肺通气/灌注扫描和 MRI 等检查可助鉴别。

5)非感染性肺部浸润:如肺间质纤维化、肺水肿、肺不张、肺嗜酸性粒细胞浸润症和肺血管炎等。

(3)肺炎临床诊断标准。

1)CAP 临床诊断标准。①社区发病。②肺炎相关临床表现:新近出现的咳嗽、咳痰或原有呼吸道疾病症状加重,伴或不伴脓痰、胸痛、呼吸困难及咯血;发热;肺实变体征和(或)闻及湿性啰音;外周血白细胞$>10\times10^9/L$ 或$<4\times10^9/L$,伴或不伴细胞核左移。③胸部影像学检查显示新出现的斑片状浸润影、叶或段实变影、磨玻璃影或间质性改变,伴或不伴胸腔积液。

符合①、②及③中任何 1 项,并除外肺结核、肺部肿瘤、非感染性肺间质性疾病、肺水肿、肺不张、肺栓塞、肺嗜酸粒细胞浸润症及肺血管炎等后,可做出诊断。

2)HAP 临床诊断依据:其临床诊断依据是 X 线检查出现新的或进展的肺部浸润性阴影加上下列 3 个临床症候中的两个或两个以上可以诊断为肺炎:①发热超过38℃;②血白细胞增多或减少;③脓性气道分泌物。但 HAP 的临床表现、实验室和影像学检查特异性低,应注意与肺不张、心力衰竭和肺水肿、基础疾病肺侵犯、药物性肺损伤、肺栓塞和 ARDS 等相鉴别。早期诊断有赖于对 HAP 的高度警惕性,高危人群如昏迷、免疫功能低下、胸腹部手术、长期ICU 住院、人工气道和机械通气者、长期糖皮质激素和免疫抑制剂治疗者,出现原因不明发热或热型改变;咳嗽咳痰或症状加重、痰量增加或脓性痰;氧疗患者所需吸氧浓度增加或机械通气者所需每分钟通气量增加,均应怀疑 HAP 可能,及时进行 X 线检查。

2.评估肺炎严重程度

(1)肺炎病情严重程度评估。CAP 病情严重程度评估,对于选择适当的治疗场所、经验性抗感染药物和辅助支持治疗至关重要。常用的 CAP 严重程度评分系统见表15-1,但任何评分系统都应结合患者年龄、基础疾病、社会经济状况、胃肠功能及治疗依从性等综合判断。

(2)肺炎住院治疗标准。中国成人社区获得性肺炎诊断和治疗指南(2016 年版,下简称新指南)建议使用CURB-5 评分作为判断 CAP 患者是否需要住院治疗的标准,CURB-65 评分共 5 项指标,满足 1 项得 1 分:①意识障碍;②尿素氮＞7mmol/L;③呼吸频率＞30 次/分;④收缩压＜90mmHg 或舒张压≤60mmHg;⑤年龄≥65 岁。评分 0～1 分:原则上门诊治疗即可;2 分:建议住院或在严格随访下的院外治疗;3～5 分:应住院治疗。

(3)重症肺炎诊断标准。肺炎严重性决定于 3 个主要因素:局部炎症程度、肺部炎症的播散和全身炎症反应程度。新指南的重症 CAP 诊断标准如下。主要标准:①需要气管插管行机械通气治疗;②脓毒症休克经积极液体复苏后仍需要血管活性药物治疗。次要标准:①呼吸频率≥30 次/分;②氧合指数≤250mmHg(1mmHg＝0.133kPa);③多肺叶浸润;④意识障碍和(或)定向障碍;⑤血尿素氮≥7.14mmol/L;⑥收缩压＜90mmHg 需要积极的液体复苏。凡符合 1 项主要标准或≥3 项次要标准可诊断为重症 CAP,需密切观察,积极救治,有条件时应收入 ICU 治疗。

3.病原学诊断

门诊接受治疗的轻症 CAP 患者不必常规进行病原学检查,对于门诊治疗失败、聚集性发病以及住院(和住 ICU)的患者,应尽量在使用或更换使用抗感染药物前采集病原学检测标本,争取尽早目标性抗感染治疗。

表 15-1　常用 CAP 严重程度评分系统及其特点

评分系统	预测指标和计算方法	风险评分	推荐
CURB-65 评分	共 5 项指标,满足 1 项得 1 分:	评估死亡风险	简洁,敏捷性高,
	(1)意识障碍;	0～1 分:低危	易于临床操作
	(2)尿素氮＞7mmol/L;	2 分:中危	
	(3)呼吸频率≥30 次/分;	3～5 分:高危	
	(4)收缩压＜90mmHg 或舒张压≤60mmHg;		
	(5)年龄≥65 岁		
CRB-65 评分	共 4 项指标,满足 1 项得 1 分:	评估死亡风险	适用于不方便进
	(1)意识障碍;	0 分:低危,门诊治疗	行生化检测的医
	(2)呼吸频率≥30 次/分;	1～2 分:中危,建议	疗机构
	(3)收缩压＜90mmHg 或舒张压≤60mmHg;	住院或严格随访下院外治疗;	
	(4)年龄≥65 岁	≥3 分:高危,应住院治疗	

评分系统	预测指标和计算方法	风险评分	推荐
PSI评分	年龄(女性－10分)加所有危险因素得分总和： (1)居住在养老院(＋10分) (2)基础疾病： 肿瘤(＋30分) 肝病(＋20分) 充血性心力衰竭(＋10分) 脑血管疾病(＋10分) 肾病(＋10分) (3)体征： 意识状态改变(＋20分) 呼吸频率≥30次/分(＋20分) 收缩压＜90mmHg(＋20分) 体温＜35℃或≥40℃(＋15分) 脉搏≥125次/分(＋10分) (4)实验室检查： 动脉血pH＜7.35(＋30分) 血尿素氮≥11mmol/L(＋20分) 血钠＜130mmol/L(＋20分) 血糖＞14mmol/L(＋10分) 血细胞比容(Hct)＜30%(＋10分) PaO_2＜60mmHg(或指氧饱和度＜90%)(＋10分) (5)胸部影像： 胸腔积液(＋10分) 评估死亡风险	低危： Ⅰ级(＜50分,无基础疾病) Ⅱ级(≤70分) Ⅲ级(71～90分) 中危： Ⅳ级(91～130分) 高危： Ⅴ级(＞130分) Ⅳ和Ⅴ级需要住院治疗	判断患者是否需要住院的敏感指标且特异性高；评分系统复杂
CURXO评分	主要指标： (1)动脉血pH＜7.30 (2)收缩压＜90mmHg 次要指标： (1)呼吸频率≥30次/分 (2)意识障碍 (3)血尿素氮≥11mmol/L (4)PaO_2＜54mmHg或指氧合指数＜250mmHg (5)年龄≥80岁 (6)X线胸片示多叶或双侧肺受累	符合1项主要指标或2项以上次要指标,为重症CAP	用于预测急诊重症CAP的简评分方法

续表

评分系统	预测指标和计算方法	风险评分	推荐
SMART-COP 评分	下列所有危险因素得分总和： 收缩压<90mmHg(+2分) X线胸片示多肺叶受累(+1分) 人血清蛋白<35g/L(+1分) 呼吸频率≥30次/分(>50岁)或>25次/分(≤50岁)(+1分) 心率≥125次/分(+1分) 新发的意识障碍(+1分) 低氧血症(+2分)： PaO_2<70mmHg或指氧饱和度<93%或氧合指数<333mmHg(≤50岁) PaO_2<60mmHg或指氧饱和度<90%或氧合指数<250mmHg(>50岁) 动脉血pH<7.35(+2分)	0~2分:低风险 3~4分:中度风险 5~6分:高风险 7~8分:极高风险	>3分提示有需要呼吸监护或循环支持治疗的可能性

(1)痰标本采集、送检和实验室处理检查:痰液是最方便和无创性病原学诊断的标本,但易遭到口咽部细菌的污染。因此,痰标本质量的好坏、送检及时与否、实验室质控如何,将直接影响细菌的分离率和结果的解释。①采集:需在抗生素治疗前采集标本。嘱患者先行漱口,并指导或辅助患者深咳嗽,留取脓性痰送检。无痰患者检查分枝杆菌或肺孢子菌可用高渗盐水雾化导痰。②送检:一般要求在2h内送检,延迟送检或待处理标本应置于4℃保存且在24h内处理。③实验室处理:挑取脓性部分涂片做瑞氏染色,镜检筛选合格标本(鳞状上皮细胞<10个/低倍视野。多核白细胞>25个/低倍视野或两者比例<1∶2.5)。用血琼脂平板和巧克力平板两种培养基接种合格标本,必要时加用选择性培养基或其他培养基。痰定量培养分离的致病菌或条件致病菌浓度≥10^7cfu/mL,可认为是肺炎的致病菌;<10^4cfu/mL,则为污染菌;介于两者之间,建议重复痰培养;如连续分离到相同细菌,浓度在10^5~10^6cfu/mL,两次以上,也可认为是致病菌。

(2)经纤维支气管镜或人工气道吸引:受口咽部细菌污染的机会较咳痰为少,如吸引物细菌培养浓度>105cfu/mL可认为是致病菌,低于此浓度则多为污染菌。

(3)防污染标本毛刷(PSB):若所取标本培养细菌浓度≥10^3cfu/mL,可认为是致病菌。

(4)支气管肺泡灌洗(BAL):如灌洗液细菌浓度≥10^4cfu/mL,防污染BAL标本细菌浓度≥10^3cfu/mL,可认为是致病菌。

(5)经皮细针抽吸(PFNA)和开胸肺活检:敏感性与特异性均很好,但因是创伤性检查,容易引起并发症,如气胸、出血等,应慎用。临床一般用于对抗生素经验性治疗无效或其他检查不能确定者。

(6)血和胸腔积液培养:是简单易行的肺炎病原学诊断方法。肺炎患者血和痰培养分离到相同细菌,可确定为肺炎的病原菌。如仅血培养阳性,但不能用其他原因如腹腔感染、静脉导管相关性感染等解释,血培养的细菌也可认为是肺炎的病原菌。胸腔积液培养的细菌可认为是肺炎的致病菌,但需排除操作过程中皮肤细菌的污染。

(三)治疗

1.治疗原则

抗感染治疗是肺炎治疗的最主要环节。细菌性肺炎的抗菌治疗包括经验性治疗和目标性治疗。前者主要根据本地区和单位的肺炎病原体流行病学资料,选择可能覆盖病原体的抗生素;后者是依据病原学的培养结果或肺组织标本培养或病理结果以及药物敏感试验结果,选择体外试验敏感的抗生素。此外,还要根据患者年龄、基础疾病、临床特点、实验室及影像学检查、疾病严重程度、肝肾功能、既往用药和药物敏感性情况选择抗生素和给药途径。

(1)对于门诊轻症 CAP 患者,尽量使用生物利用度好的口服抗感染药物治疗。建议口服阿莫西林或阿莫西林/克拉维酸治疗;青年无基础疾病患者或考虑支原体、衣原体感染患者可口服多西环素或米诺环素;我国肺炎链球菌及肺炎支原体对大环内酯类药物耐药率高,在耐药率较低地区可用于经验性抗感染治疗;呼吸喹诺酮类可用于上述药物耐药率较高地区或药物过敏或不耐受患者的替代治疗。

(2)对于需要住院的 CAP 患者,推荐单用 β-内酰胺类或联合多西环素、米诺环素、大环内酯类或单用呼吸喹诺酮类。对于需要入住 ICU 的无基础疾病青壮年罹患重症 CAP 的患者,推荐青霉素类/酶抑制剂复合物、三代头孢菌素、厄他培南联合大环内酯类或单用呼吸喹诺酮类静脉治疗,而老年人或有基础病患者推荐联合用药。

(3)重症肺炎的治疗首先应选择广谱的强力抗菌药物,足量、联合用药。重症 CAP 常用 β-内酰胺类联合大环内酯类或氟喹诺酮类;青霉素过敏者用氟喹诺酮类和氨曲南。HAP 可用氟喹诺酮类或氨基糖苷类联合抗假单胞菌的 β-内酰胺类、广谱青霉素/β-内酰胺酶抑制剂、碳青霉烯类的任何一种,必要时可联合万古霉素、替考拉宁、利奈唑胺或替加环素。

(4)对有误吸风险的 CAP 患者应优先选择氨苄西林/舒巴坦、阿莫西林/克拉维酸、莫西沙星、碳青霉烯类等有抗厌氧菌活性的药物或联合应用甲硝唑、克林霉素等。

(5)流感流行季节注意流感病毒感染,常规进行流感病毒抗原或核酸检查,并应积极应用神经氨酸酶抑制剂(奥司他韦)抗病毒治疗,不必等待流感病原检查结果,即使发病时间超过48h 也推荐应用,并注意流感继发金黄色葡萄球菌感染,必要时联合治疗 MRSA 肺炎的药物。

(6)首剂抗感染药物争取在诊断肺炎后尽早使用。经治疗后达到临床稳定,可以认定为初始治疗有效。经初始治疗后症状明显改善者可继续原有抗感染药物治疗,对达到临床稳定且能接受口服药物治疗的患者,改用同类或抗菌谱相近、对致病菌敏感的口服制剂进行序贯治疗。抗感染治疗一般可于热退 2～3d 且主要呼吸道症状明显改善后停药,但疗程应视病情严重程度、缓解速度、并发症以及不同病原体而异,不必以肺部阴影吸收程度作为停用抗菌药物的指征。通常轻、中度 CAP 患者疗程 5～7d,重症患者需要7～10d 或更长疗程。临床稳定标准需符合下列所有 5 项指标:①体温≤37.8℃;②心率≤100 次/分;③呼吸频率≤24 次/分;④收缩压≥90mmHg;⑤氧饱和度>90%(或者动脉氧分压≥60mmHg,吸空气条件下)。

2.不同人群 CAP 患者初始经验性抗感染治疗

2016 年新指南中对不同人群 CAP 患者初始经验性抗感染治疗的建议如下。

(1)门诊治疗(推荐口服给药)。

1)无基础疾病青壮年患者:常见病原体为肺炎链球菌、肺炎支原体、流感嗜血杆菌、肺炎衣原体、流感病毒、腺病毒、卡他莫拉菌。推荐方案:①氨基青霉素、青霉素类(青霉素、阿莫西林等)/酶抑制剂复合物(不包括有抗假单胞菌活性的青霉素类如哌拉西林、替卡西林);②一代、二代头孢菌素;③多西环素(强力霉素)或米诺环素;④呼吸喹诺酮类(左氧氟沙星、莫西沙星等);⑤大环内酯类(阿奇霉素、克拉霉素等)。

2)有基础疾病或老年人患者:常见病原体为肺炎链球菌、流感嗜血杆菌、肺炎克雷伯菌等肠杆菌科菌、肺炎衣原体、流感病毒、RSV病毒、卡他莫拉菌。推荐方案:①青霉素类/酶抑制剂复合物;②二代、三代头孢菌素(口服);③呼吸喹诺酮类;④青霉素类/酶抑制剂复合物、二代头孢菌素、三代头孢菌素联合多西环素、米诺环素或大环内酯类。

(2)需入院治疗,但不必收住ICU的患者(可选择静脉或口服给药)。

1)无基础疾病的青壮年:常见病原体为肺炎链球菌、流感嗜血杆菌、卡他莫拉菌、金黄色葡萄球菌、肺炎支原体、肺炎衣原体、流感病毒、腺病毒、其他呼吸道病毒。推荐方案:①青霉素G、氨基青霉素、青霉素类/酶抑制剂复合物;②二代、三代头孢菌素、头霉素类、氧头孢烯类;③上述药物联合多西环素、米诺环素或大环内酯类;④呼吸喹诺酮类;⑤大环内酯类。

2)有基础疾病或老年人(>65岁):常见病原体为肺炎链球菌、流感嗜血杆菌、肺炎克雷伯菌等肠杆菌科菌、流感病毒、RSV病毒、卡他莫拉菌、厌氧菌、军团菌。推荐方案:①青霉素类/酶抑制剂复合物;②三代头孢菌素或其酶抑制剂复合物、头霉素类、氧头孢烯类、厄他培南等碳青霉烯类;③上述药物单用或联合大环内酯类;④呼吸喹诺酮类。

(3)需入住ICU的重症患者(推荐静脉给药)。

1)无基础疾病的青壮年:常见病原体为肺炎链球菌、金黄色葡萄球菌、流感病毒、腺病毒、军团菌。推荐方案:①青霉素类/酶抑制剂复合物、三代头孢菌素、头霉素类、氧头孢烯类、厄他培南联合大环内酯类;②呼吸喹诺酮类。

2)有基础疾病或老年人:常见病原体为肺炎链球菌、军团菌、肺炎克雷伯菌、金黄色葡萄球菌、厌氧菌、流感病毒、RSV病毒。推荐方案:①青霉素类/酶抑制剂复合物、三代头孢菌素或其酶抑制剂的复合物、厄他培南等碳青霉烯类联合大环内酯类;②青霉素类/酶抑制剂复合物、三代头孢菌素或其酶抑制剂复合物、厄他培南等碳青霉烯类联合呼吸喹诺酮类。

(4)有铜绿假单胞菌感染危险因素的CAP,需住院或入住ICU(推荐静脉给药):常见病原体为铜绿假单胞菌、肺炎链球菌、军团菌、肺炎克雷伯菌、金黄色葡萄球菌、厌氧菌、流感病毒、RSV病毒。推荐方案:①具有抗假单胞菌活性的β-内酰胺类抗生素(如头孢他啶、头孢吡肟、哌拉西林/他唑巴坦、头孢哌酮/舒巴坦、亚胺培南、美罗培南等);②有抗假单胞菌活性的喹诺酮类;③具有抗假单胞菌活性的β-内酰胺类联合有抗假单胞菌活性的喹诺酮类或氨基糖苷类;④具有抗假单胞菌活性的β-内酰胺类、氨基糖苷类、喹诺酮类三药联合。

3.重症肺炎的对症支持治疗

重症肺炎治疗除了针对病原体的抗感染治疗外,维持水电解质酸碱平衡、纠正低蛋白血症、营养支持非常有必要;同时可辅助雾化、体位引流、胸部物理治疗;对于存在低氧血症的患者应给予氧疗,维持血氧饱和度在90%以上,需呼吸支持的患者应及时进行机械通气,使患者恢复有效通气并改善氧合。

4.肺炎治疗后的评价、处理和出院标准

大多数 CAP 患者在初始治疗后 72h 临床症状改善,但影像学改善滞后于临床症状。应在初始治疗后 72h 对病情进行评价,部分患者对治疗的反应相对较慢,只要临床表现无恶化,可以继续观察,不必急于更换抗感染药物。

(1)初始治疗后评价的内容:初始治疗后评价应包括以下 5 个方面。①临床表现:包括呼吸道及全身症状、体征。②生命体征:一般情况、意识、体温、呼吸频率、心率和血压等。③一般实验室检查:包括血常规、血生化、血气分析、C 反应蛋白、降钙素原等指标。④微生物学指标:可重复进行常规微生物学检查,必要时采用分子生物学和血清学等方法,积极获取病原学证据。⑤胸部影像学检查:临床症状明显改善的患者不推荐常规复查胸部影像;症状或体征持续存在或恶化时,应复查 X 线胸片或胸部 CT 确定肺部病灶变化。

(2)初始治疗有效的判断及处理:经治疗后达到临床稳定,可以认定为初始治疗有效。临床稳定标准需符合下列所有 5 项指标:①体温≤37.8℃;②心率≤100 次/分;③呼吸频率≤24 次/分;④收缩压≥90mmHg;⑤氧饱和度≥90%(或者动脉氧分压≥60mmHg,吸空气条件下)。初始治疗有效的处理:①经初始治疗后症状明显改善者可继续原有抗感染药物治疗;②对达到临床稳定且能接受口服药物治疗的患者,改用同类或抗菌谱相近、对致病菌敏感的口服制剂进行序贯治疗。

(3)初始治疗失败的判断及处理:初始治疗后患者症状无改善,需要更换抗感染药物或初始治疗一度改善又恶化,病情进展,认为初始治疗失败。临床上主要包括两种形式。①进展性肺炎:在入院 72h 内进展为急性呼吸衰竭需要机械通气支持或脓毒性休克需要血管活性药物治疗。②对治疗无反应:初始治疗 72h,患者不能达到临床稳定标准。其原因可能有:①出现局部或全身并发症,如肺炎旁积液、脓胸、肺脓肿、ARDS、静脉炎、败血症及转移性脓肿是初始治疗失败的危险因素;②治疗方案未覆盖重要病原体(如金黄色葡萄球菌、假单胞菌)或细菌耐药(耐药肺炎链球菌或在治疗中敏感菌变为耐药菌);③特殊病原体感染(结核分枝杆菌、真菌、卡氏肺囊虫、病毒等);④非感染性疾病误诊为肺炎;⑤存在影响疗效的宿主因素(如免疫抑制)等,应进行相应处理。

(4)出院标准:患者诊断明确,经有效治疗后病情明显好转,体温正常超过 24h 且满足临床稳定的其他 4 项指标,可以转为口服药物治疗,无须进一步处理的并发症及精神障碍等情况时,可以考虑出院。

5.5 种特殊类型的肺炎

(1)病毒性肺炎:我国免疫功能正常成人 CAP 检测到病毒的比例为 15.0%～34.9%,常见病毒有流感病毒、副流感病毒、鼻病毒、腺病毒及呼吸道合胞病毒等。2009 年以来,新甲型 H1N1 流感病毒已经成为季节性流感的主要病毒株,与季节性病毒株 H3N2 共同流行。近年来,我国亦有人感染禽流感(H5N1、H7N9 和 H10N8)和输入性中东呼吸系统综合征病例。结合流行病学(如流行季节和疫区旅行史等)和临床特征早期诊断、早期抗病毒(48h 内)及合理的支持对症治疗是降低病死率的关键手段。主要呼吸道病毒性肺炎的流行病学、临床特征及治疗见表 15-2。

表 15-2 主要呼吸道病毒性肺炎的流行病学及临床特征

呼吸道病毒	流行病学特点	临床特征	影像学特征	抗病毒治疗
甲型 H1N1 流感病毒、H3N2 流感病毒	流行季节北方为 11 月底至次年 2 月底,南方另一个高峰为 5～8 月;流感大流行可发生在任何季节;高危人群包括老年(年龄≥65 岁)、基础疾病、肥胖、免疫功能抑制、妊娠中期以上妊娠妇女等。经空气、飞沫和直接接触传播,潜伏期一般为 1～7d,多为 2～4d	发热、咳嗽,白细胞正常或减低,淋巴细胞减低,CRP＜20mg/L,肌酸激酶/乳酸脱氢酶可有升高,部分患者进展迅速,可出现持续高热、严重呼吸困难和顽固性低氧血症	重症者双肺磨玻璃或斑片结节状浸润影,可伴有实变	奥司他韦、扎那米韦、帕拉米
人感染禽流感病毒	人对禽流感病毒缺乏免疫力,与不明原因病死家禽、活禽市场或禽流感确诊患者密切接触者为高暴露人群。主要经接触病死禽及其污染的物品和环境传播,H5N1 存在少数非持续的人间传播。潜伏期一般在 7d 以内	与流感病毒肺炎相似,但白细胞/淋巴细胞减低更为多见,谷丙转氨酶/乳酸脱氢酶/肌酸激酶升高更明显。H7N9 感染患者咯血及凝血功能异常更常见	与流感病毒肺炎相似	与流感病毒肺炎相同
腺病毒	流行季节为每年 2～5 月;无基础病的青壮年多见。潜伏期 3～8d。HadV-55、HadV-11、HadV-7 为较常见血清型	与流感病毒肺炎相似,在免疫正常人群中更常见于青壮年	重症者以肺实变为主,可伴有磨玻璃或斑片影,可为单侧或双侧、多叶	西多福韦
呼吸道合胞病毒	是婴儿和幼儿下呼吸道感染最重要的病原体,在成人中多见于高龄、有心肺基础疾病、免疫抑制者。潜伏期 4～5d	与流感病毒肺炎相似	特征性表现为结节影、树芽征伴支气管壁增厚	利巴韦林静脉或口服(不常规推荐)
中东冠状病毒	人群普遍易感,需特别注意有沙特阿拉伯、阿联酋等疫区工作或旅游史;或与中东冠状病毒肺炎(MERS)确诊患者有密切接触者。潜伏期 2～14d	发热伴畏寒寒战、咳嗽、气短、肌肉酸痛;腹泻、恶心呕吐、腹痛等胃肠道症状较为常见;部分患者伴有血小板减少、淋巴细胞减少;乳酸脱氢酶及肌酐升高	以双侧胸膜下和基底部肺组织受累为主的广泛磨玻璃影,可伴有实变影。亦可有胸腔积液、小叶间隔增厚等表现	利巴韦林联合干扰素

(2)军团菌肺炎:军团菌肺炎在 CAP 中所占比例为 5%。军团菌肺炎常发展为重症,住院的军团菌感染者近 50%需入住 ICU,病死率达 5%～30%。易感人群包括老年、男性及吸烟

者、伴有慢性心肺基础疾病、糖尿病、恶性肿瘤、免疫抑制、应用肿瘤坏死因子-α 拮抗剂等。流行病学史包括接触被污染的空调或空调冷却塔以及被污染的饮用水、温泉洗浴、园艺工作、管道修理、军团菌病源地旅游史等。当成人 CAP 患者出现伴相对缓脉的发热、急性发作性头痛、非药物引发的意识障碍或嗜睡、非药物引起的腹泻、休克、急性肝肾功能损伤、低钠血症、低磷血症,对 β-内酰胺类抗菌药物无应答时,要考虑到军团菌肺炎的可能。军团菌肺炎胸部影像相对特异性的表现是磨玻璃影中混杂着边缘相对清晰的实变影。虽然临床症状改善,影像学在短时间内仍有进展(1 周内)或肺部浸润影几周甚至几个月后才完全吸收也是军团菌肺炎的影像学特点。对于免疫功能正常的轻、中度军团菌肺炎患者,可采用大环内酯类、呼吸喹诺酮类或多西环素单药治疗;对于重症病例、单药治疗失败、免疫功能低下的患者建议喹诺酮类药物联合利福平或大环内酯类药物治疗。

(3)社区获得性耐甲氧西林金黄色葡萄球菌(CA-MRSA)肺炎:目前我国大陆 CA-MRSA 肺炎较少,仅限于儿童及青少年少量病例报道。CA-MRSA 肺炎病情严重,病死率高达 41.1%。易感人群包括与 MRSA 感染者或携带者密切接触者、流感病毒感染者、监狱服刑人员、竞技类体育运动员、近期服兵役的人员、男性有同性性行为者、经静脉吸毒的人员、蒸汽浴使用者及在感染前使用过抗菌药物的人群。CA-MRSA 肺炎病情进展迅速,其临床症状包括类流感症状、发热、咳嗽、胸痛、胃肠道症状、皮疹,严重者可出现咯血、意识模糊、ARDS、多器官衰竭、休克等重症肺炎表现。也可并发酸中毒、弥散性血管内凝血、深静脉血栓、气胸或脓胸、肺气囊、肺脓肿及急性坏死性肺炎。CA-MRSA 肺炎影像学特征为双侧广泛的肺实变及多发空洞。流感后或既往健康年轻患者出现空洞、坏死性肺炎,伴胸腔积液快速增加、大咯血、中性粒细胞减少及红斑性皮疹时需疑诊 CA-MRSA 肺炎。糖肽类或利奈唑胺是 CA-MRSA 肺炎的首选药物。

(4)老年 CAP:目前将老年 CAP 定义为≥65 岁人群发生的肺炎。老年 CAP 的临床表现可不典型,有时仅表现为食欲减退、尿失禁、体力下降、精神状态异常等,而发热、咳嗽、白细胞/中性粒细胞增高等典型肺炎表现不明显,容易漏诊和误诊。呼吸急促是老年 CAP 的一个敏感指标。当老年人出现发热或上述不典型症状时,应尽早行胸部影像学检查以明确诊断。肺炎链球菌是老年 CAP 的主要病原体,但对于伴有基础疾病的老年患者(充血性心力衰竭、心脑血管疾病、慢性呼吸系统疾病、肾衰竭、糖尿病等),要考虑肠杆菌科细菌感染的可能。此类患者应进一步评估产 ESBL 肠杆菌科菌的危险因素,有产 ESBL 耐药菌感染高风险的患者可经验性选择头霉素类、哌拉西林/他唑巴坦、头孢哌酮/舒巴坦、厄他培南或其他碳青霉烯类。相关危险因素包括:有产 ESBL 肠杆菌定植或感染史、前期曾使用三代头孢菌素、反复或长期住院史、留置医疗器械以及肾脏替代治疗等。

(5)吸入性肺炎:吸入性肺炎是指食物、口咽分泌物、胃内容物等吸入喉部和下呼吸道所引起的肺部感染性病变,不包括吸入无菌胃液所致的肺化学性炎症。吸入性肺炎多由隐性误吸引起,约占老年 CAP 的 71%。诊断吸入性肺炎时应注意以下两点:①有无吸入的危险因素(如脑血管病等各种原因所致的意识障碍、吞咽困难、牙周疾病或口腔卫生状况差等);②胸部影像学显示病灶是否以上叶后段、下叶背段或后基底段为主,呈坠积样特点。吸入性肺炎多为厌氧菌、革兰阴性菌及金黄色葡萄球菌感染,治疗应覆盖以上病原体,并根据患者病情严重程度选择阿莫西林/克拉维酸、氨苄西林/舒巴坦、莫西沙星、碳青霉烯类等具有抗厌氧菌活性的药物或联合应用甲硝唑、克林霉素,待痰培养及药敏试验结果回报后进行针对性目标治疗。

第三节 尿路感染

一、概述

人体的泌尿道由肾脏、输尿管、膀胱、尿道等组成,它的任何一个部位发生感染性炎症,均可称为尿路感染(UTI)。患者常有尿频、尿急、尿痛,有时还伴有腰酸、腰痛、发热等症状。本病好发于女性,10%～20%的妇女在一生中都曾患尿路感染,尤其是婚育期妇女。根据感染发生的部位,可分为下尿路感染和上尿路感染;前者主要为尿道炎和膀胱炎,后者主要是肾盂肾炎。

二、临床表现

(一)症状

患者有尿频、尿急、尿痛、排尿不畅、膀胱区不适等尿路刺激症状。出现畏寒、发热(本病一般体温在38.5～40℃),伴有周身不适、头痛、头昏等全身症状。发病常有导尿、膀胱镜检查史,女性患者有白带过多的症状。

(二)体征

(1)体检时在上输尿管点(腹直肌外缘与脐平线交叉点)或肋腰点(腰大肌外缘与十二肋交叉点)有压痛,肾区叩痛阳性。肾脏疾病引起的腰痛有特定的压痛部位,可与其他原因引起的腰痛鉴别:①十二肋骨与脊柱成角处;②十二肋骨与腰肌外缘成角处;③肋缘下、腹直肌和肋骨连接外侧;④上输尿管点——腹直肌外缘平脐处;⑤中输尿管点——两髂前上棘连线与通过耻骨结节所做垂线的相交点,相当于输尿管进入骨盆腔处;⑥下输尿管点——中输尿管点下内侧,相当于膀胱输尿管口处。

(2)膀胱区可有压痛。

三、辅助检查

(一)实验室检查

1.尿常规

尿白细胞≥5个/HP。红细胞数目多少不一,少数有肉眼血尿。如发现白细胞管型,有助于肾盂肾炎的诊断。尿蛋白一般为微量或少量,若尿蛋白>3.0g/24h,则提示为非本病。

2.血常规

下尿路感染(膀胱炎、尿道炎)时,血白细胞一般正常或轻度增高。上尿路感染(肾盂肾炎)时,血白细胞明显升高,并有中性粒细胞核左移现象;慢性期白细胞改变不大或轻度升高,但常有轻重不同的贫血,红细胞沉降率可以加快。

3.中段尿培养

中段尿培养菌量≥10^5/mL,为有意义的细菌尿。阴性尿细菌培养患者中约有 20% 可找到原浆型菌株。膀胱穿刺尿培养及尿液抗体包裹细菌检查阳性时,有助本病诊断,据此可与膀胱炎相鉴别。

4.血液生化检查

部分患者可有代谢性酸中毒;如尿少时血钾可升高。晚期患者可有血尿素氮、肌酐增高。

5.尿抗体包裹细菌分析

免疫荧光分析证实来自肾脏的细菌包裹着抗体,可和荧光标记的抗体 IgG 结合呈阳性反应,而来自膀胱的细菌不被特异性的抗体所包裹,近年来尿液抗体包裹性细菌(ACB)分析已较广泛地用于上、下尿路感染的定位诊断,其准确性约 83%。但部分前列腺炎、膀胱炎患者及有大量蛋白尿者可出现假阳性。

（二）特殊检查

1.X 线检查

急性泌尿道感染容易产生膀胱输尿管反流,因此,静脉或逆行肾盂造影宜在感染消除后 4～8 周进行,急性肾盂肾炎以及无并发症的复发性泌尿道感染并不主张常规做肾盂造影。腹部平片是尿路 X 线检查的主要方法,也是各种尿路 X 线造影前必不可少的检查步骤,摄片范围包括两肾、输尿管和膀胱区。腹部平片可以了解肾脏的位置、大小、轮廓;肾区是否有不透 X 线的结石、钙化影等,能初步了解肾脏病变的情况。

2.肾脏 B 超检查

肾脏 B 超检查是目前应用最广泛、最简便的方法,它能发现泌尿道发育不全、先天性畸形、多囊肾、肾动脉狭窄所致的肾脏大小不匀以及结石、肾盂重度积水、肿瘤及前列腺疾病等。

四、诊断

(1)患者有上述的临床表现和体征。

(2)凡有真性细菌尿者,都可诊断为尿路感染。真性细菌尿的定义为:①在排除假阳性的前提下,膀胱穿刺尿定性培养有细菌生长;②清洁中段尿定量培养≥100/mL。若临床上无尿路刺激征,则要求两次清洁中段尿培养的细菌菌落均≥100/mL 且为同一菌种者方能诊断。

(3)做尿菌培养计数有困难者,可用治疗前清晨清洁中段尿(尿停留于膀胱 4～6h 以上)正规方法的离心尿沉渣革兰染色找细菌,如细菌＞1/油镜视野,结合临床有尿路感染的症状,也可确诊。

五、鉴别诊断

（一）全身性感染疾病

可能有尿液检查的异常,但局部刺激征不明显,而全身症状较突出,胸部 X 线片、腹部 B 超、血培养细菌阳性等可确定。

（二）慢性肾盂肾炎

本病常有一般慢性间质性肾炎的表现，并有间歇的尿路感染病史。影像学检查发现有局灶粗糙的肾皮质瘢痕，伴有相应的肾盏变形者。

（三）尿路结核

常有明显的尿路刺激征，患者多数有肺结核或盆腔结核等，尿沉渣找结核菌、皮肤试验（PPD）及多聚酶联反应（PCR）检测尿结核杆菌的脱氧核糖核酸阳性等有助于本病诊断。

（四）尿道综合征

患者虽有尿频、尿急、尿痛，但多次检查均无真性细菌尿，可以鉴别。

（五）前列腺炎

50岁以上的男性因有前列腺增生，放置导尿管、膀胱镜检等易得此病。急性前列腺炎除畏寒、发热、血白细胞升高外，常有腰骶部和会阴部疼痛，以致坐立不安、尿频、尿痛，尿液检查有脓细胞，与急性膀胱炎易相混淆。慢性前列腺炎除尿检查异常外，临床症状多不明显。白细胞数>10个/HP，前列腺B超有助于鉴别诊断。

六、治疗

（一）一般治疗

急性期休息，多饮水，勤排尿。膀胱刺激征和血尿明显者，可口服碳酸氢钠片1g，每日3次，以碱化尿液、缓解症状、抑制细菌生长、避免形成血凝块，对应用磺胺类药物者还可增强药物的抗菌活性并避免结晶形成。尿路感染反复发作者应积极寻找病因，及时祛除诱因。

（二）抗感染治疗

抗感染治疗的用药原则如下。①选用致病菌敏感的抗生素。在无药敏结果时，应选用对革兰阴性杆菌有效的抗菌药物，尤其是首发尿路感染。治疗3d症状无改善，应按药敏结果调整用药。②抗生素在尿和肾内的浓度要高。③选用肾毒性小、不良反应少的抗生素。④应根据UTI的部位和类型分别给予不同的治疗。⑤单一药物治疗失败、严重感染、混合感染、耐药菌株出现时应联合用药。

1.急性膀胱炎

（1）单剂量疗法：常用复方磺胺甲噁唑（SMZ-TMP，复方新诺明）4片，碳酸氢钠1.0g，一次顿服（简称STS单剂）；氧氟沙星0.4g，一次顿服；阿莫西林3.0g，一次顿服。

（2）短疗程疗法：目前更推荐此法，即口服抗生素3d。可选用下述任一种药物：磺胺类（如SMZ-TMP 2片，2次/天）、喹诺酮类（如氧氟沙星0.2g，2次/天或环丙沙星0.25g，2次/天）、半合成青霉素类（如阿莫西林0.5g，3次/天）或头孢类（如头孢呋辛0.25g，2次/天）。用药3d，约90% UTI可治愈。用药前可不做尿细菌培养，但为了明确细菌尿是否被清除，应嘱患者于3d疗程结束后1周复查尿细菌定量培养，如结果阴性表示急性细菌性膀胱炎已治愈，如仍为真性菌尿，应继续给予2周抗生素治疗。

对于妊娠妇女、老年患者、糖尿病患者、男性患者、机体免疫力低下和其他复杂性UTI，均不宜用单剂量及短程疗法，应采用较长疗程。

2.急性肾盂肾炎

治疗前应常规做清洁中段尿细菌定量培养和尿常规,首选对革兰阴性杆菌有效的抗生素。72h显效者无须换药,否则应按药敏结果更换抗生素。

(1)病情较轻者:可在门诊口服药物治疗,疗程10～14d。常用药物有喹诺酮类、半合成青霉素类、头孢菌素类等。治疗14d后,通常90%可治愈。如尿菌仍阳性,应参考药敏试验选用有效抗生素继续治疗4～6周。

(2)严重感染全身中毒症状明显者:需住院治疗,静脉用药。常用药物有:氨苄西林1.0～2.0g,每4h1次;头孢噻肟钠2.0g,每8h1次;头孢曲松钠1.0～2.0g,每12h1次;左氧氟沙星0.2g,每12h1次。必要时联合用药。经过上述治疗若好转,可于热退后继续用药3d再改为口服抗生素,完成2周(14d)疗程。治疗72h无好转,应按药敏结果更换抗生素,疗程不少于2周。经此治疗仍有持续发热者,应注意肾盂肾炎并发症如肾盂积脓、肾周脓肿、感染中毒症等。慢性肾盂肾炎急性发作时治疗同急性肾盂肾炎。

3.再发性(反复性)UTI

再发性(反复性)UTI包括重新感染和复发。①重新感染:治疗方法与首次发作相同。对半年内发生2次以上者,可用长疗程低剂量抑菌疗法,即在每晚临睡前排尿后服用小剂量抗生素1次,如SMZ-TMP 1～2片或氧氟沙星0.2g或呋喃妥因50～100mg,每7～10d更换药物一次,连用半年。②复发:复发且为肾盂肾炎者,尤其是复杂性肾盂肾炎,在去除诱因(如结石、梗阻、尿路异常等)的基础上,应按药敏选用有效的强力的杀菌剂,疗程不少于6周。反复发作者,给予长程低剂量抑菌疗法。

4.孕期的急性UTI

宜选用毒性较小的抗菌药物,如阿莫西林、呋喃妥因或头孢菌素类等。孕期的急性膀胱炎,可用阿莫西林0.25g,每8h1次;或头孢拉定0.25g,每6h1次,共口服3～7d。治疗后要复查以确证治愈。以后每个月行尿细菌培养,直至分娩。孕期的急性肾盂肾炎应静脉应用半合成广谱青霉素或第三代头孢菌素,疗程2周。孕期反复发生UTI者,可用呋喃妥因做长疗程低剂量抑菌疗法。

5.男性急性UTI

年龄<50岁的男性很少发生UTI,但有尿路结构或功能异常者、同性恋、艾滋病患者(CD4$^+$淋巴细胞<$0.2×10^9$/L时)则UTI较为常见。50岁以后,由于前列腺增生,易发生UTI。男性UTI不适合3d疗法,一般采用喹诺酮类或SMZ-TMP治疗2周(14d)。对于常规治疗后反复感染的病例,应高度警惕前列腺炎。对于急性前列腺炎多先静脉使用抗生素,1～2周症状缓解后,可改为口服治疗4～6周,部分病例则需治疗12周以上。慢性细菌性前列腺炎常需口服治疗12～18周以上。治疗后仍有不少患者会再发,再发者给予上述同样的治疗;常再发者可用长疗程低剂量抑菌疗法。

6.复杂性UTI

除了抗生素治疗外,关键在于外科手术解除梗阻或去除异物。治疗前一定要做尿细菌培养和药敏。在结果出来前使用广谱抗生素静脉滴注,待培养结果出来后根据药敏调整抗生素,急性期过后改为口服治疗2周,若同时行手术治疗疗程则延长至4～6周。对于反复发作的

UTI 可考虑长期口服小剂量抗生素预防性治疗。

7.无症状性菌尿

一般认为有下述情况者应予治疗:①妊娠期无症状性菌尿;②学龄前儿童;③曾出现有症状感染;④肾移植、尿路梗阻及其他尿路有复杂情况。依药敏选择有效抗生素,主张短疗程用药,如治疗后复发,可选长疗程低剂量抑菌疗法。

（李国华）

第十六章　急性中毒

第一节　一氧化碳中毒

一、概述

一氧化碳（CO）是无色、无嗅、无味的气体，故易被忽略而吸入中毒。CO中毒俗称煤气中毒，是因吸入高浓度一氧化碳所致急性脑缺氧性疾病。凡含碳物质在燃烧不全时均会产生CO。中毒通常发生于冬季，在密闭的住室中用煤炉或炭炉取暖时不注意通风或处理不当引起。在工业生产过程中，由于冶炼、铸造、热处理、煤气或水煤气生产所致大量CO生成，如处理不当，也可引起中毒。在CO浓度115mg/m³环境中至多2h即可发生中毒。

二、病因与中毒机制

在生产和生活中，凡含碳物质燃烧不完全时，均可产生CO气体，如炼钢、炼焦、矿井放炮、内燃机排出的废气等。在合成氨、甲醇及甲醛生产过程中需用CO作原料。因此，如防护不周或通风不良时，生产过程中可发生CO中毒。失火现场空气中CO浓度高达10%，可引起现场人员中毒。家庭用煤炉产生的CO（CO浓度可高达6%～30%）及煤气泄漏，则是生活性CO中毒最常见的原因。每日吸烟一包，可使血液碳氧血红蛋白（HbCO）浓度升至5%～6%，连续大量吸烟也可致CO中毒。CO被人体吸收的量依赖于每分钟通气量、CO暴露时间、CO浓度及环境含氧量。

CO中毒主要引起组织缺氧。CO经呼吸道吸入体内后，立即与血液中血红蛋白（Hb）结合，形成稳定的HbCO。空气中的CO越多，HbCO饱和度越大，空气中如含CO10%，则60%的Hb将在1min内形成HbCO。活动时HbCO形成量比静止时高3倍。HbCO无携氧能力，CO与Hb的亲和力比氧与Hb的亲和力大200～300倍。HbCO一旦形成，其解离又比氧合Hb（HbO₂）慢3600倍且HbCO的存在还抑制HbO₂的解离，阻碍氧的释放和传递，导致低氧血症，引起组织缺氧。CO可与肌球蛋白结合，影响细胞内氧弥散，损害线粒体功能。CO还与线粒体中细胞色素 a_3 结合，阻断电子传递链，延缓还原型辅酶Ⅰ（NADH）的氧化，抑制组织呼吸。

CO中毒时，体内血管吻合支少且代谢旺盛的器官，如大脑和心脏最易受到损害。急性CO中毒导致脑缺氧后，脑血管迅即麻痹扩张，脑容积增大。脑内神经细胞ATP很快耗尽，钠泵不能运转,钠离子积累过多,结果导致严重的细胞内水肿。血管内皮细胞肿胀,造成脑血液循环障碍,进一步加剧脑组织缺血、缺氧。由于酸性代谢产物增多及血脑屏障通透性增高,发生细胞间水肿。由于缺氧和脑水肿后的脑血液循环障碍,可造成皮质或基底节的血栓形成、缺血性局灶性软化或坏死以及皮质下白质广泛的脱髓鞘病变,致使一部分急性 CO 中毒患者,在昏迷苏醒后,有 2～60d 的假愈期,随后又出现多种精神神经症状的迟发性脑病。动物实验证实,急性 CO 中毒致中枢神经系统损害是体内自由基产生增加、导致生物膜脂质过氧化增强的结果。心肌对缺氧可表现为缺血性损害或心内膜下多发性梗死。

三、临床表现

(一)急性中毒

正常人血液中 HbCO 含量,非吸烟者为 $1\%～2\%$,吸烟者可达 $5\%～10\%$,急性 CO 中毒的中毒程度受以下因素影响:①CO 浓度越大,CO 暴露时间越长,中毒越重;②伴有其他有毒气体,如二氧化硫、二氯甲烷等会增强毒性;③处于高温环境、贫血、心肌缺血、脑供血不足、发热、糖尿病及各种原因所致低氧血症者,病情严重。

按中毒程度可分为三级。

1.轻度中毒

HbCO 饱和度在 $10\%～30\%$。患者有头晕,头重感、头痛、四肢无力、视物不清、感觉迟钝、恶心、呕吐、心悸等,甚至有短暂的晕厥。若能及时脱离中毒现场,吸新鲜空气后,症状可迅速好转。

2.中度中毒

HbCO 饱和度 $30\%～40\%$。除上述症状加重外,患者呼吸困难,面色潮红,口唇、指甲、皮肤、黏膜呈樱桃红色,出汗多,心率快,烦躁,昏睡,常有昏迷与虚脱。初期血压升高,后期下降。如能及时抢救,脱离中毒环境吸入新鲜空气或氧气后,亦能苏醒,数日后恢复,一般无并发症和后遗症。

3.重度中毒

HbCO 饱和度 $40\%～60\%$。除上述症状外,患者迅速出现深昏迷或呈去大脑皮质状态,出现惊厥,呼吸困难以致呼吸衰竭,即所谓“卒中型”或“闪击样”中毒。可并发脑水肿、肺水肿、心肌损害、心律失常或传导阻滞、休克、上消化道出血;昏迷时间较长者可有锥体系或锥体外系症状;肝、肾损害及皮肤水疱(常见于受压部位);偶可并发筋膜间隙综合征,表现为肢体局部肿胀、疼痛、麻木,易致肢体坏死或功能障碍。死亡率高,抢救后存活者,常有不同程度的后遗症。

(二)急性一氧化碳中毒迟发性脑病

少数重症患者($3\%～30\%$)抢救苏醒后经 2～60d 假愈期,可出现迟发性脑病的症状,主要表现如下。

1.急性痴呆性木僵型精神障碍

一般清醒期后,突然定向力丧失,记忆力障碍,语无伦次,狂喊乱叫,出现幻觉。数天后逐渐加重,出现痴呆木僵。

2.神经症状

可出现癫痫、失语、肢体瘫痪、感觉障碍、皮质性失明、偏盲、惊厥、再度昏迷等,大多为大脑损害所致,甚至可出现"去大脑皮质综合征"。

3.帕金森病

因 CO 中毒易发生基底神经节损害,尤其是苍白球,临床上常出现锥体外系损害。逐渐出现表情淡漠、四肢肌张力增高、静止性震颤等症状。

4.周围神经炎

在中毒后数天可发生皮肤感觉障碍、水肿等;有时发生球后视神经炎或其他脑神经麻痹。

5.头部 CT 检查可发现脑部有病理性密度减低区

脑电图检查可发现中度及高度异常。

容易发生迟发性脑病的高危因素:①年龄在 40 岁以上;②昏迷时间长;③患有高血压、糖尿病、高脂血症等基础疾病;④在假愈期中受到重大精神刺激;⑤急性中毒时有并发症,如感染、脑梗死;⑥中重度患者在急性中毒后过早停止治疗或急性期治疗不当。

四、辅助检查

(一)血液 HbCO 测定

血液 HbCO 测定是有价值的诊断手段,不仅能明确诊断,而且有助于分型和估计预后。常用的简易 HbCO 测定法有三种,即加碱法、煮沸法和硫酸铜法。但采血标本要早(8h 内),因为脱离现场后数小时 HbCO 逐渐消失。

(二)动脉血气分析

PaO_2 明显降低,最低可至 $20\sim30mmHg$。

(三)脑电图检查

可呈两半球有弥散性 δ 或 Q 波活动。

(四)头部 CT 检查

严重者可见大脑深部白质或双侧苍白球部位有病理性密度减低区(典型者呈猫眼征)。

五、鉴别诊断

急性 CO 中毒应与急性脑卒中、颅脑损伤、脑膜炎、脑炎、糖尿病酮症酸中毒以及其他中毒引起的昏迷相鉴别。既往史、体检、实验室检查有助于鉴别诊断。

六、治疗

重点是纠正缺氧和防治脑水肿。

(一)终止 CO 吸入与现场处理

由于 CO 比空气轻,救护者应俯伏入室。立即打开门窗或迅速转移患者于空气新鲜处,终止 CO 继续吸入。松解衣领腰带,保暖,保持呼吸道通畅。将昏迷患者摆成侧卧位,避免呕吐物误吸。呼吸停止时,应行气管内插管,吸入 100%纯氧,进行机械通气。

(二)纠正缺氧(氧疗)

应迅速纠正缺氧状态。吸入氧气可纠正缺氧和促使 HbCO 解离。吸入新鲜空气时,CO 由 HbCO 释放,排出半量约需 4h;吸入纯氧时可缩短至 $30\sim40min$;吸入 3 个大气压的纯氧可缩短至 20min 且在此条件下吸纯氧,物理溶解氧从 0.3mL 提高到 6.6mL,此时溶解氧已可满足组织需要。故高压氧下既有利于迅速改善或纠正组织缺氧,又可加速 CO 的清除。高压氧治疗不但可降低病死率,缩短病程且可减少或防止迟发性脑病的发生;同时也可改善脑缺氧、脑水肿,改善心肌缺氧和减轻酸中毒。故对 CO 中毒稍重患者应积极尽早采取高压氧治疗。尤其对孕妇、新生儿和老年人更应尽快应用。

高压氧治疗指征:急性中、重度 CO 中毒,昏迷不醒,呼吸循环功能不稳定或一度出现过呼吸、心搏停止者;中毒后昏迷时间>4h 或长期暴露于高浓度 CO 环境>8h,经抢救后苏醒,但不久病情又有反复者;中毒后恢复不良,出现精神、神经症状者;意识虽有恢复,但血 COHb 一度升高,尤其>30%者;脑电图、头部 CT 检查异常者;轻度中毒患者持续存在头痛、头晕、乏力等或年龄 40 岁以上或职业为脑力劳动者;孕妇和婴儿 CO 中毒病情较轻者也建议给予高压氧治疗;出现 CO 中毒性脑病,病程在 6 个月~1 年者。高压氧治疗最好在 4h 内进行。一般轻度中毒治疗 5~7 次;中度中毒 10~20 次;重度中毒治疗 20~30 次。对危重病例亦可考虑换血疗法。

(三)防治脑水肿

急性中毒后 2~4h,即可显现脑水肿,24~48h 达高峰,并可持续多天。可快速滴注 20% 甘露醇液 125~250mL,6~8h 1 次,待 2~3d 后颅内压增高现象好转可减量。也可用呋塞米、布美他尼等快速利尿。肾上腺皮质激素能降低机体的应激反应,减少毛细血管通透性,有助于缓解脑水肿。根据病情需要,可以考虑用糖皮质激素改善重症病情。常用氢化可的松 200~300mg 或地塞米松 10~30mg 静脉滴注或与甘露醇合用。脱水过程中应注意水、电解质平衡,适当补钾。频繁抽搐者可用地西泮、水合氯醛、氯丙嗪等控制,忌用吗啡。

(四)亚低温治疗

对昏迷患者可早期应用亚低温疗法,昏迷未清醒的患者亚低温持续 3~5d。特别注意复温过程,复温不宜过快。

(五)促进脑细胞功能的恢复

可适当补充维生素 B 族、ATP、细胞色素 C、辅酶 A、胞磷胆碱、脑活素、神经节苷酯 (GM₁)、神经生长因子等。

(六)防治并发症

昏迷期间加强护理,保护呼吸道通畅,加强对症支持疗法,防治肺部感染、压疮等的发生。

第二节 急性有机磷农药中毒

一、概述

急性有机磷农药中毒(AOPP)主要是有机磷农药通过抑制体内胆碱酯酶(ChE)活性,失去分解乙酰胆碱(ACh)能力,引起体内生理效应部位 ACh 大量蓄积,使胆碱能神经持续过度兴奋,导致先兴奋后衰竭的一系列毒蕈碱样、烟碱样和中枢神经系统等中毒症状和体征。严重者,常死于呼吸衰竭。

二、病因与中毒机制

有机磷农药属于有机磷酸酯或硫化磷酸酯类化合物,大多为油状液体,呈淡黄色至棕色。有大蒜臭味,除敌百虫外,难溶于水。在酸性环境中稳定,在碱性环境中易分解失效。甲拌磷和三硫磷耐碱,敌百虫遇碱能变成毒性更强的敌敌畏。常用剂型有乳剂、油剂和粉剂等。有机磷农药的毒性按大鼠急性经口进入体内的半数致死量(LD_{50})分为4类。①剧毒类:$LD_{50}<$10mg/kg,如对硫磷、内吸磷、甲拌磷、速灭磷和特普(TEPP)等。②高毒类:LD_{50} 10~100mg/kg,如甲基对硫磷、甲胺磷、氧乐果、敌敌畏(DDVP)、磷胺、久效磷、水胺硫磷、亚砜磷和杀扑磷等。③中度毒类:LD_{50} 100~1 000mg/kg,如乐果、倍硫磷、除线磷、敌百虫、乙硫磷、乙酰甲胺磷、亚胺硫磷和二嗪磷等。④低毒类:LD_{50} 1 000~5 000mg/kg,如马拉硫磷、肟硫磷(辛硫磷)、甲基乙酯磷、碘硫磷、氯硫磷等。我国为保护粮食、蔬菜和水果等农产品的质量安全,从2007年起停止使用对硫磷、甲基对硫磷、甲胺磷、磷胺和久效磷5种高毒有机磷农药。

有机磷农药中毒的常见原因如下。①生产中毒:在生产过程中引起中毒的主要原因是在农药精制、出料和包装过程中,手套破损或衣服和口罩污染;也可因生产设备密闭不严,化学物跑、冒、滴、漏或在事故抢修过程中,农药污染手、皮肤或吸入呼吸道引起。②使用中毒:在使用过程中,施药人员喷洒时,药液污染皮肤或湿透衣服由皮肤吸收以及吸入空气中农药所致;配药浓度过高或手直接接触农药原液也可引起中毒。③生活性中毒:主要由于误服、故意吞服或饮用被农药污染水源或食入污染食品;也有因滥用有机磷农药治疗皮肤病或驱虫中毒。

有机磷农药主要经过胃肠道、呼吸道、皮肤或黏膜吸收。吸收后迅速分布全身各器官,以肝内浓度最高,其次为肾、肺、脾等,肌肉和脑含量最少。主要在肝内进行生物转化和代谢。有的有机磷农药氧化后毒性反而增强,如对硫磷氧化为对氧磷,对ChE抑制作用要比前者强300倍;内吸磷氧化后首先形成亚砜,其抑制ChE能力增加5倍,然后经水解后毒性降低。敌百虫在肝内转化为敌敌畏,毒性增强,而后经过水解、脱胺、脱烷基等代谢降解后失去毒性。有机磷农药吸引后6~12h血中浓度达高峰,24h内通过肾由尿排泄,48h后完全排出体外。

有机磷农药可以形成肝肠循环,再由肠道吸收,抑制新生成的ChE致中毒症状迁延,甚至反跳。

有机磷农药中毒的机制主要是农药抑制了神经系统的胆碱酯酶活性,使胆碱能神经的传递介质(递质)乙酰胆碱大量蓄积,作用于胆碱能受体导致胆碱能神经系统功能紊乱。为了进一步认识有机磷农药中毒的机制或毒理,首先必须了解胆碱能神经的一些有关基本知识。

胆碱能神经系统对维持正常生理功能和生命极为重要。神经系统由无数个神经元构成,神经元是神经系统的最小结构单位。在结构上神经元的轴突末梢常常分成许多小枝,每个小枝的末端膨大呈球形,称为突触小体。前一神经元的轴突末梢的突触小体和后一神经元的细胞体或树状突(或所支配的效应器官)之间在结构上并不相连,它们之间都有各自的细胞膜彼此分开,此处称为突触。前一个神经元的细胞膜称为突触前膜,后一个神经元或效应器的细胞膜称为突触后膜,两膜间的间隙称突触间隙。突触间隙非常窄,在中枢神经系统为20~30nm(200~300A),在周围神经系统为40~60nm(400~600A)。

当神经冲动传到某一神经元的轴突末梢时,突触前膜兴奋,去极化,产生动作电位,突触前膜上的小孔开大;突触前膜内的囊泡(内贮存有乙酰胆碱)移近前膜,细胞外膜液中钙离子进入前膜,使囊泡和前膜接触处破裂。随着囊泡的破裂,囊泡内的乙酰胆碱释放到突触间隙,作用于下一个神经元或效应器官上的突触后膜胆碱能受体。此时后膜的离子通透性发生改变,钠离子进入膜内,钾离子渗至膜外,于是后膜去极化,产生突触后兴奋性电位。当突触后兴奋性电位达到阈值时,便使下一神经元或效应器兴奋。同时,突触间隙的乙酰胆碱很快(在数毫秒内)被突触前、后膜的乙酰胆碱酯酶催化水解,乙酰胆碱对受体的作用随即消失,故作用非常短暂。这样突触后膜受体恢复正常,以便接受下一个神经冲动所释放的乙酰胆碱。这个过程在千分之一秒左右完成。当乙酰胆碱酯酶被有机磷农药抑制后,乙酰胆碱在突触处累积,使下一个神经元或效应器过度兴奋或抑制。

(一)乙酰胆碱的合成、贮存、释放和失活

乙酰胆碱是胆碱能神经末梢释放的递质。胆碱能神经包括:①全部副交感神经节后纤维;②极少数交感神经节后纤维,如支配汗腺分泌的神经和骨骼肌的血管舒张的神经;③全部副交感和交感神经的节前纤维;④运动神经。①、②所支配的效应器细胞膜上的受体是 M-胆碱受体(M-AChR),③所支配的神经节细胞膜上的受体是 N_1-胆碱受体(N_1-AChR),④所支配的骨骼肌细胞上的受体是 N_2-胆碱受体(N_2-AChR)。在中枢神经系统有 M-AChR 和 N-AChR,因此也有递质 ACh 存在。

1.ACh 的合成

合成 ACh 的前体物为乙酰辅酶 A(AcCoA)与胆碱(Ch)。乙酰辅酶 A 主要在线粒体中由丙酮酸、脂肪酸生成,而胆碱来自食物(磷脂胆碱)或由甘氨酸、丝氨酸在蛋氨酸参加下于肝内合成再由血液供给神经组织。人体血浆内的胆碱浓度约为 4.4ng/mL。胆碱通过被动与主动运输机制透过神经膜,如果这种运输过程破坏,则 ACh 的合成将受阻碍。ACh 绝大部分在胆碱神经末梢胞质内由乙酰辅酶 A(AcCoA)与胆碱(Ch)在胆碱乙酰基转移酶(ChAT)的催化下合成。

平时胆碱的来源除上述途径外,还来源于突触前膜(神经末梢)释放的 ACh 被乙酸胆碱酯酶(AChE)水解后的产物(胆碱)。用标记的胆碱实验证明,约 50% 的胆碱被再利用于合成 ACh。合成 ACh 最多的部位是外周胆碱能神经末梢(每小时每克组织 2 200~5 000ng ACh)。部分 ACh 可在神经元胞体与轴突内合成,然后携带到末梢。ACh 的合成是一种自我调节的过程,据测定,在浓度 0.01mol/L 时即开始发生抑制过程,使囊泡内的 ACh 浓度不致过高。这也就是 ACh 的合成有自我抑制机制(自我保护或自控作用)。

2.ACh 的贮存

合成的 ACh 贮存于突触囊泡中,并与特殊的蛋白质结合,此复合物约占囊泡容量的 20%。在囊泡中 ACh 的浓度可达 0.11~0.15mol/L。大部分囊泡是小而无颗粒的小泡,其直径为 30~60nm(300~600A)。一般认为囊泡在神经元胞体形成,然后沿轴浆运输到末梢靠近突触前膜处,一个囊泡内含有 1 000~50 000 个 ACh 分子。突触囊泡生存的平均时间约为 3 周,在此时间内每个囊泡可多次消耗并重新充满递质(ACh)。

3.ACh 的释放

ACh 是按量子为单位释放的,几千个 ACh 分子作为一个量子单位同步释放产生一个微终板电位。由数百个微终板电位集合起来形成终板电位。平时神经末梢自发而经常地释放 ACh,每分钟放出 0.15～0.5ng 递质。在释放过程中,囊泡经过特殊的管道达突触前膜,囊泡膜与之融合而囊泡破裂,递质倾于突触间隙;随后囊泡膜又脱离前膜并重新补充递质。胆碱能神经纤维末梢或神经元由突触前膜 M_2 受体(自身受体)通过负反馈调控 ACh 的释放。

4.ACh 与受体的结合

释放的 ACh 作用于接头或突触后膜上的胆碱能受体,引起后膜 Na^+、K^+ 等离子通透性的改变,Ca^{2+} 的转移,腺苷酸环化酶系统的激活等,从而引起生理效应。胆碱能受体分为毒蕈型胆碱能受体(M-AChR)和烟碱型胆碱能受体(N-AChR),前者兴奋时发生的反应与毒蕈碱的作用相似,后者兴奋时发生的反应与烟碱相似。胆碱能受体是磷脂蛋白质,ACh 与受体结合引起蛋白质构型的改变而离子通道开放,Na^+、K^+ 的通透性改变。ACh 与膜上受体的结合,受乙酰胆碱酯酶(AChE)的调节。ACh 被 AChE 水解后,后膜通道又关闭而恢复原先的状态,从而阻止递质(ACh)在时间上继续发挥作用。

5.ACh 的失活

在突触后膜与前膜上均分布有乙酰胆碱酯酶(AChE),一次神经冲动释放到突触间隙的 ACh 在数毫秒内迅速地被 AChE 水解成胆碱与醋酸(乙酸)而失活,胆碱可被突触前膜重吸收利用,部分弥散至周围体液与血液。据估计突触前膜与突触后膜的 AChE 水解 1 分子 ACh 约需 15ms 时间。此外,使 ACh 失活的途径可能还有 ACh 与其他结构的结合,扩散失活以及被非特异性的胆碱酯酶(ChE)所分解,但 AChE 水解 ACh 是主要失活方式。

(二)胆碱酯酶的生理功能

1.胆碱酯酶的分类和分布

胆碱酯酶(以下简称 ChE)是一类能催化水解胆碱酯并能被毒扁豆碱抑制的具有不同专一性的水解酶。根据它催化水解 ACh 的速度快慢,可将体内的 ChE 分为真性 ChE 或乙酰胆碱酯酶(AChE)和假性 ChE 或丁酰胆碱酯酶(BChE)。真性 ChE 对胆碱酯的水解速度依次为乙酰胆碱＞丙酰胆碱＞丁酰胆碱,它对丁酰胆碱的水解速度很低,甚至是零。假性 ChE 则相反,其顺序依次为丁酰胆碱＞丙酰胆碱＞乙酰胆碱。此外,真性 ChE 还能被高浓度的 ACh 所抑制,即所谓底物或基质抑制效应;而假性 ChE 无此特点。

真性 ChE 存在于神经末梢与神经元突触前、后膜和红细胞,其生理作用是催化水解神经末梢释放的 ACh,控制其作用,维持正常胆碱能神经活动。假性 ChE 主要存在血浆、肝、肺和心肌等部位,其生理作用至今尚不清楚。真性 ChE(AChE)在神经元胞体中合成,可区分为细胞质内酶(膜内酶)和细胞膜外表面酶(膜外酶)。只有位于细胞(突触)膜外表面的 AChE 才能接触神经末梢释放的 ACh 和又最接近 ACh 作用的受体,故这些部位的 AChE 也称为功能性酶。而位于细胞质内的 AChE 是合成后尚未输送到膜外面的膜内酶,故也称为贮存 AChE。

2.AChE 催化水解 ACh 的原理

AChE 是一种含糖的蛋白质,分子量为 23 万～26 万 D。它的活性部位(活力中心)包括相距 0.5nm 两个部位,即负矩部位(阴离子部位)和酯解部位。酯解部位中有 3 个功能基团,即酸性基团、酰化基团及碱性基团。负矩部位为二羧酸(门冬氨酸或谷氨酸)的游离羧基,其周围还有疏水区。

当 ACh 靠近 AChE 的活性表面时,ACh 的三甲铵阳离子(带正电)与 AChE 的负矩部位(带负电)依靠静电引力形成离子键而结合;使 ACh 固定在最有利于酯解部位水解 ACh 的位置。

AChE 对 ACh 水解的催化过程主要在酯解部位进行。在酯解部位的酸基和碱基协助下,ACh 的乙酰基上的碳原子与 AChE 丝氨酸上的氧原子形成共价键结合;同时 ACh 的酯键断裂,乙酰基与 AChE 结合,形成乙酰化酶。随后,ACh 的胆碱从负矩部位脱落。最后,乙酰化酶上的乙酰基很快从酶的酯解部位自动脱落,重新形成自由酶,即 AChE 恢复到与 ACh 结合之前的状态,又可重新催化水解 ACh。

(三)有机磷农药对胆碱酯酶的抑制作用

有机磷农药与 AChE 的作用原理和 ACh 与 AChE 的结合方式基本上相似。在 AChE 酯解部位的酸基和碱基协助下,有机磷农药的磷原子与 AChE 酯解部位的丝氨酸上的氧原子形成共价键结合:同时酯键断裂,磷酰基与 AChE 结合形成磷酰化酶。

有机磷农药和 ACh 分别与 AChE 的结合方式虽然基本相似,但由于前者形成磷酰化酶(中毒酶),后者形成乙酰化酶,而导致了截然不同的结果。乙酰化酶如上所述,其乙酰基能在极短时间内自动脱落,乙酰化酶重新恢复为自由酶,继续行使正常功能(催化 ACh 水解)。而磷酰化酶(中毒酶)的脱磷酰基反应速度极慢,有些情况下接近零,根本不能重新恢复为自由酶;因此,这个 AChE 分子失去活性而不能再催化水解 ACh,一般将其失去活性的磷酰化酶称为中毒酶。

(四)中毒酶(磷酰化酶)的转归

中毒酶(磷酰化酶)的形成并不是反应的终结,它的自然转归可以向两个方向转化。一个方向是整个磷酰基脱落,ChE 自动恢复其水解 ACh 活性,称为自动活化反应;另一个方向是磷酰基的部分基团脱落(脱烷基),ChE 失去活性即老化反应。当上述两个转化的反应尚未发生时,如果应用适当的药物(复能剂)促进中毒酶的磷酰基脱落而重新恢复为自由酶,称为重活化反应。因此,中毒酶形成后的命运现在已知有三个,前两个是自然转归,后一个是用人工手段造成的重要转归,也是有机磷农药中毒救治的根本措施。

1.自动活化

自动活化就是中毒酶磷酰基自动脱落而成为自由酶。如前所述,这种脱磷酰基反应速度极慢,有的中毒酶基本上观察不到脱磷酰基反应,如梭曼中毒酶;有些中毒酶虽能观察到自动活化,但需数小时或数十小时。因此,有机磷农药中毒后形成的中毒酶,如仅依靠自动活化,而不给予适当药物促进重活化,不但病程常常较长,而且易出现死亡。

有机磷农药抑制真性 ChE 后,在神经末梢恢复较快,少部分被抑制的真性 ChE 第二天基本恢复;红细胞真性 ChE 受抑制后一般不能自行恢复,待数月红细胞再生后才能恢复。假性 ChE 对有机磷农药敏感,但抑制后恢复较快。

2.老化

中毒酶随着时间的进程或早或晚地进一步发生结构上的变化,其磷酰基的部分基团脱落即脱烷基反应,这种脱烷基反应称为老化。中毒酶老化后,不能再发生脱磷酰基反应或重活化反应,其水解 ACh 的活性不能再恢复。因而,当有机磷农药中毒后,应尽早给予适当的药物,促进中毒酶重活化,避免老化;否则,将为治疗带来较大困难或易出现死亡。

中毒酶的老化速度快慢与其导致中毒的有机磷化合物的结构有关,主要取决于磷酰基上烷氧基团的结构,即磷酰化酶的内部因素;而机体中的环境只是变化的条件,是第二因素。

3.重活化

当中毒酶的磷酰基尚未自动脱落而自动活化,又未进一步部分基团脱落(脱烷基)而老化时,应用适当的药物能大大加快脱磷酰基反应的速度,这种药物促进的脱磷酰基反应称为重活化反应,其药物称为重活化剂或复能剂。一旦中毒酶的磷酰基脱落重新恢复为自由酶后,又可继续行使催化 ACh 水解的正常功能,一切中毒症状将消失。因此,在救治有机磷农药中毒患者时,应在中毒酶未老化之前尽早给予重活化剂,这是最根本的措施,故也可以把重活化剂称为特效解毒药。但在中毒酶尚未恢复为自由酶时,过多的 ACh 引起的中毒症状(胆碱能危象)尚需应用抗胆碱药物治疗,这也是重要的治标保本的措施。

中毒酶可向 3 个方向转归是就中毒酶分子群体而言的,对于某一个中毒酶分子来说,则只有一种转归的可能。一种中毒酶主要朝哪个方向转归,其自然转归取决于磷酰基上烷氧基团的结构,即中毒酶的内部因素。但中毒酶是否朝重活化方向转归(人工转归),则主要取决于应用重活化剂的早晚和剂量,如尽早足量用药,一般中毒酶或多或少均可朝重活化方向转归。因此,中毒酶是否朝重活化方向转归,在很大程度上取决于人为的因素。当由于主观或客观原因导致中毒酶老化后,则必须给予适量的抗胆碱药物维持轻度"阿托品化",直至 ChE 恢复(新生)到 60% 以上。而目前用于维持"阿托品化"最理想的药物为盐酸戊乙奎醚(长托宁),它不但持续时间长,而且不良反应小。

三、临床表现

有机磷农药中毒后可出现一系列中毒症状和体征。经皮肤吸收中毒,一般在接触 2~6h 后发病,呼吸道吸入后约 30min 发病,口服中毒在 10min 至 2h 内出现症状。一旦中毒症状(急性胆碱能危象)出现后,病情迅速发展。其典型症状和体征主要有:流涎、大汗、瞳孔缩小和肌颤(肉跳)。一般当出现上述症状或体征和有农药接触史,可诊断为 AOPP;如四个症状或体征中仅出现三个,也应考虑为 AOPP。

(一)急性胆碱能危象

1.毒蕈碱样症状

毒蕈碱样症状又称 M 样症状,主要是副交感神经末梢过度兴奋,产生类似毒蕈碱样作用,表现为平滑肌痉挛和腺体分泌增加。先有恶心、呕吐、腹痛、多汗,尚有流泪、流涕、流涎、腹泻、尿频、大小便失禁、心跳减慢和瞳孔缩小;支气管痉挛和分泌物增加、咳嗽、气促,严重者出现肺水肿。

2.烟碱样症状

烟碱样症状又称 N 样症状,ACh 在横纹肌神经肌肉接头处过多蓄积和刺激,使面、眼睑、舌、四肢和全身横纹肌发生肌纤维颤动,甚至全身肌肉强直性痉挛、全身紧缩和压迫感,而后发生肌力减退和瘫痪。呼吸肌麻痹引起周围性呼吸衰竭。交感神经节受 ACh 刺激,其节后交感神经纤维末梢释放儿茶酚胺,表现为血压升高和心律失常。

3.中枢神经系统症状

过多 ACh 刺激所致。表现头晕、头痛、疲乏、共济失调、烦躁不安、谵妄、抽搐和昏迷。有的发生呼吸、循环衰竭死亡。

4.局部损害

有些有机磷农药接触皮肤后发生过敏性皮炎、皮肤水疱或剥脱性皮炎;污染眼部时,出现结膜充血和瞳孔缩小。

(二)中间型综合征(IMS)

中间型综合征是指 AOPP 所引起的一组以肌无力为突出表现的综合征。多发生于重度AOPP(甲胺磷、乐果、敌敌畏、久效磷等)中毒后 24～96h 及复能药用量不足的患者,个别短至10h,长达 7d。发生率在 7% 左右。因其发生在 AOPP 胆碱能危象控制之后和迟发性多发性神经病之间,故称中间型综合征。其发病机制一般认为与 ChE 长期受抑制,神经肌肉接头处ACh 持续过剩所引起。发病时胆碱能危象多已控制,主要表现为第 3～7 和第 9～12 对脑神经支配的肌肉、屈颈肌、四肢近端肌肉以及呼吸肌的力弱和麻痹。表现为:抬头困难、肩外展及屈髋困难;眼外展及眼球活动受限,眼睑下垂,睁眼困难,复视;颜面肌、咀嚼肌无力、声音嘶哑和吞咽困难;呼吸肌麻痹则有呼吸困难、频率减慢、胸廓运动幅度逐渐变浅,进行性缺氧致意识障碍、昏迷,甚至死亡。全血或红细胞 ChE 活性在 30% 以下;高频重复刺激周围神经的肌电图检查,肌诱发电位波幅进行性递减。IMS 一般维持 2～3d,个别可长达 1 个月。肌力恢复的次序是先脑神经支配的肌肉,然后是呼吸肌,最后是肢体近端肌肉和屈颈肌肌力恢复。

(三)迟发性多发性神经病

AOPP 患者症状消失后 2～3 周出现迟发性神经损害,表现为感觉、运动型多发性神经病变,主要累及肢体末端,发生下肢瘫痪、四肢肌肉萎缩等。全血或红细胞 ChE 活性正常,神经—肌电图检查提示神经源性损害。多发生于甲胺磷、敌敌畏、乐果和敌百虫等有机磷农药重、中度中毒的患者。

关于迟发性多发性神经病的发病机制,目前认为此种病变不是 ChE 受抑制引起,可能是由于有机磷农药抑制神经靶酯酶(NTE)使其老化所致。即有机磷农药抑制轴索内 NTE 的活性,使轴索内轴浆运输中的能量代谢发生障碍,轴索发生退行性变化,继发脱髓鞘病变,引起迟发性神经毒作用。有机磷可干扰神经轴索内的钙离子/钙调蛋白激酶Ⅱ,使神经轴索内钙稳态失衡,导致轴索变性和迟发性神经病发生。

(四)反跳

反跳是指 AOPP,特别是乐果和马拉硫磷口服中毒的患者,经积极救治临床症状好转,达稳定期数天至 1 周后病情又突然急剧恶化,再次出现胆碱能危象,甚至突然死亡。反跳现象可能与皮肤、毛发和胃肠道内残留的有机磷农药被重新吸收及解毒药减量过快或停药过早等因素有关。

（五）非神经系统损害的表现

1.心肌损害

ECG 上可有期前收缩、AVB、ST-T 波改变、QT 间期延长等,严重者发生尖端扭转型 VT 或 VF 而死亡。QT 间期延长者的预后较无 QT 延长者差。心肌酶谱活性有不同程度升高,持续而显著升高者预后较差。

2.肝脏损害

血清转氨酶升高常见,少数重度 AOPP 可出现肝脏肿大、黄疸等。

3.肾脏损害

主要有蛋白尿、血尿等,少数重度 AOPP 可出现急性肾衰竭。

4.急性胰腺炎和腮腺炎

常呈无痛性,患者血清淀粉酶和脂肪酶升高,CT/超声影像学出现相应改变。应注意的是:血清淀粉酶升高者,呼吸衰竭发生率高。

5.横纹肌溶解症

重度 AOPP 横纹肌溶解发生率高,应予以重视。

四、辅助检查

（一）血胆碱酯酶活性测定

红细胞的 ChE 为真性 ChE(AChE);血浆 ChE 为假性 ChE(BChE),不能水解 ACh,主要来自肝脏,受肝功能的影响较大;故全血 ChE(总活性中红细胞占 60%~80%,血浆占 20%~40%)和红细胞的 AChE 活性能较好地反映神经肌肉等组织中的 AChE 活性水平。所以一般测定全血胆碱酯酶活性(ChE),也可测定红细胞 AChE 活性。ChE 活性测定不仅是诊断有机磷农药中毒的一项可靠检查,而且是判断中毒程度、指导用药、观察疗效和判断预后的重要参考指标。急性有机磷农药中毒程度和临床表现与 ChE 活性有相对平行关系。一般全血 ChE 活性下降到 70% 以下时,可出现中毒症状;下降到 30%~40% 时,可出现明显中毒症状。但如经反复多次吸入有机磷农药蒸气或较长时间接触有机磷农药者,其 ChE 活性与中毒程度和临床表现无平行关系。有的中毒者 ChE 活性下降至 50% 或更低,可不出现明显中毒症状,这种情况多见于生产有机磷农药厂的工人和较长时间喷洒或接触有机磷农药的农民。

（二）有机磷农药的鉴定

当中毒者使用或服用的农药或毒物种类不清时,可对其剩余物进行鉴定。

（三）尿中有机磷农药分解产物测定

如对硫磷中毒尿中测到对硝基酚,敌百虫中毒尿中三氯乙醇增加。

五、治疗

AOPP 救治原则为:切断毒源,治本为主;标本兼治,以标保本。在急救中必须视当时具体情况或患者的病情,采取先后顺序不同的相应急救措施。

（一）迅速清除毒物

立即将中毒者移离染毒环境，彻底清除未被机体吸收进入血的毒物，如脱去污染衣物，用清水或肥皂水彻底清洗染毒的皮肤、甲下和毛发。眼部污染时，用清水、生理盐水、2％碳酸氢钠溶液或3％硼酸溶液冲洗。经口中毒者尽早洗胃，原则是宜用粗胃管反复洗胃，持续引流，即首次洗胃后保留胃管，间隔3～4h重复洗胃，洗至引出液清澈、无味为止。洗胃液可用清水、2％碳酸氢钠溶液（敌百虫忌用）或1∶5 000高锰酸钾溶液（对硫磷忌用）。洗胃液总量一般需要10L左右。应待病情好转、ChE活力基本恢复正常方可拔掉胃管。洗胃后注入20％甘露醇250mL或50％硫酸钠60～100mL导泻。如因喉头水肿或痉挛，不能插入胃管或饱食后胃管阻塞，可剖腹胃造瘘洗胃。其优点是清洗彻底，缺点是手术创伤，增加感染机会，并可能使毒物污染腹腔。

（二）特效解毒剂的应用

在清除毒物过程中，应同时使用胆碱酯酶重活化剂和抗胆碱药治疗。用药原则是：根据病情早期、足量、联合和重复应用解毒药，并且选用合理用药途径及择期停药。

1.胆碱酯酶重活化剂

目前常用的胆碱酯酶重活化剂有碘解磷定（PAM-I）、氯解磷定（PAM-CL）、甲磺磷定（P2S）、双复磷（DMO4）和双解磷（TMB4）等，这些药物都是肟类化合物，故又称肟类重活化剂。它们都含有季铵基和肟基（＝NOH）两个不同的功能基团，季铵基是一个阳离子头，能与磷酰化ChE（中毒酶）的阴离子部位通过静电引力促使药物靠近中毒酶，使肟基部位与磷酰基接近。肟基和中毒酶的磷原子亲和力较强，结合形成肟类—中毒酶复活物（中间络合物）。然后，磷酰基从中毒酶上脱落下来形成磷酰肟，于是ChE游离出来而恢复其水解ACh的活性。

肟类重活化剂不但能使磷酰化ChE的活性重活化，而且对有机磷农药中毒引起的肌颤、肌无力和肌麻痹有一定的直接对抗作用（抗烟碱样作用）；此外，尚有较弱的阿托品样作用（抗毒蕈碱样作用）。

碘解磷定、氯解磷定和甲磺磷定三者的母体结构相同，只是前者为碘甲烷盐，中者为氯甲烷盐，后者为甲磺酸盐；由于碘的分子量较大，有效含肟量相对较小，故1.53g碘解磷定的作用相当于1g氯解磷定的作用。碘解磷定、氯解磷定和甲磺磷定均含一个肟基，比含有两个肟基的双复磷和双解磷的作用弱。

我国目前主要应用氯解磷定（首选）和碘解磷定，美国常用氯解磷定，欧洲一些国家喜欢用双复磷和双解磷，英国主要使用甲磺解磷定；但一般认为这5个药中的首选药是氯解磷定或双复磷。氯解磷定和双复磷不但含肟量高，重活化作用较强，而且不良反应较小。双解磷的不良反应较大。碘解磷定不但含肟量低，重活化作用较弱，而且使用不便（只能静脉注射且容积较大）和用量较大时不良反应较大。因此，目前大多国家早已不使用碘解磷定。

氯解磷定（氯磷定）的成人首次用量为：轻度中毒0.5～0.75g，中度中毒0.75～1.5g，重度中毒1.5～2.5g，肌内注射或静脉注射。小儿用法与成人不同，轻度中毒按体重15～20mg/kg，中度中毒按体重20～30mg/kg，重度中毒按体重30mg/kg。碘解磷定（解磷定）的剂量按氯解磷定剂量折算，1g氯解磷定相当于1.5g碘解磷定，本品只能静脉应用。碘解磷定的成人首次用量为:轻度中毒 0.4～0.8g,中度中毒 0.8～1.6g,重度中毒 1.6～2.4g。小儿用法与成人同,轻度中毒按体重 1 次 15mg/kg,中度中毒按体重 1 次 20～30mg/kg,重度中毒按体重 1 次 30mg/kg。首次给药要足量,旨在使解毒剂短时间内尽快达到有效血药浓度。应用 ChE 复能药后,N 样症状如肌颤等消失和全血 ChE 活性恢复至 50%～60%以上时,显示 ChE 复能药用药剂量足,可暂停给药。如未出现上述指标,应尽快补充用药,再给首次半量。如洗胃彻底,轻度中毒无须重复用药;中度中毒首次足量给药后一般重复 1～2 次即可;重度中毒首次给药后 30～60min 未出现药物足量指征时应重复用药。

对 AOPP 中间综合征致呼吸衰竭患者,推荐用突击量氯解磷定静脉或肌内注射:1g 每 1h 1 次,连用 3 次;接着每 2h 1 次,连用 3 次;以后每 4h 1 次,直到 24h;24h 后,每 4h 1 次,用 2～3d 为一疗程;以后按 4～6h 1 次,时间视病情而定。胆碱酯酶活力达到 50%～60%时停药。

ChE 重活化剂不良反应有短暂眩晕、视物模糊、复视、血压升高等。用量过大能引起癫痫样发作和抑制 ChE 活力。碘解磷定剂量较大时,尚有口苦、咽干、恶心。注射速度过快可致暂时性呼吸抑制。双复磷不良反应明显,有口周、四肢及全身麻木和灼热感,恶心、呕吐和颜面潮红,剂量过大可引起室早和传导阻滞,有的发生中毒性肝病。

重活化剂(复能剂)是有机磷农药中毒的主要解毒药物(治本),但其疗效与下列主要因素有关。

(1)引起中毒的有机磷农药的品种:重活化剂对有机磷农药和 ChE 结合形成的磷酰化 ChE(中毒酶)在“老化”之前,均有不同程度的重活化作用,其作用强度随不同的有机磷农药而异。如对甲拌磷、对硫磷、内吸磷、甲胺磷、乙硫磷和肟硫磷等中毒酶的活性有较好重活化作用,对乐果、敌百虫和马拉硫磷等中毒酶活性的重活化作用较差。重活化作用的差异与中毒酶“老化”快慢有关,一般中毒酶“老化”越快,其重活化作用越差。对中毒 24～48h 后已老化的 ChE 无复活作用。对 ChE 重活化剂疗效不佳者,以抗胆碱药和采取对症治疗为主。

(2)中毒后应用重活化剂的时间:中毒酶一般随时间的延长而“老化”,当中毒酶“老化”后,其活性不能再重活化。因此,重活化剂对中毒酶的重活化作用,在很大程度上取决于中毒后给药的时间,给药越早,作用越好。故一般认为中毒 48h 后再给重活化剂,其疗效较差或无明显重活化作用。但近年研究表明,AOPP 后仍存在有机磷农药持续重复吸收,代谢增毒,肝、肠循环等,不断有新的 ChE 被抑制,重活化剂的使用不应仅限于 72h 内,应充分利用重活化剂的 ChE 重活化效应和非重活化效应。如口服大量乐果中毒、昏迷时间长、对 ChE 重活化剂疗效差及血 ChE 活性低者,解毒药维持剂量要大,时间可长达 5～7d 或以上。

(3)首次应用重活化剂的剂量:重活化剂只有首次足量用药,使体内尽快达到有效血药浓度时,对中毒酶活性才有较好重活化作用。氯磷定和双复磷的有效血药浓度分别为大于 4μg/mL 和 2μg/mL。如首次用量不足或者少量多次重复用药,均不易达到有效血药浓度。同时,肟类重活化剂为季铵化合物,脂溶性低,不易透过血脑屏障进入中枢神经系统;当首次给予较大剂量时,部分药物可渗透进入中枢神经而产生一定作用。因此,应用重活化剂时,应根据病情尽早首次足量给药。

(4)有效血药浓度持续的时间:重活化剂通过肾脏排出较快,其半衰期一般为 1～1.5h;因此,首次给药后应根据病情和药物的半衰期重复用药,维持有效血药浓度。硫胺(维生素 B_1)能抑制解磷定和氯磷定从肾小管排出,延长其半衰期而增加血药浓度。故当给予解磷定(iv)或氯磷定(im)时,在前半小时内静脉滴注硫胺 200mg,对于需要重复用药的严重中毒或口服中毒患者的治疗是一个有利的措施。

(5)重活化剂的给药途径:重活化剂口服给药吸收差,又不规则,一般采用静脉注射或肌内注射。静脉注射虽然作用快,但药物排出也快,对维持较长时间的有效血药浓度不利。肌内注射给药 3~5min 后一般可产生明显作用且药物排出较慢,故一般情况又以肌内注射给药为宜。当患者有呼吸循环衰竭时,应采用静脉注射给药,但不能采用静脉滴注给药。静脉滴注给药在短时内进入体内药物少,而且重活化剂半衰竭期短,排出快,不能达到有效血药浓度;因此,在急救治疗中,不宜采用静脉滴注给药。

2.抗胆碱药

抗胆碱药主要作用于机体的胆碱能受体(ChR),它能和乙酰胆碱(ACh)争夺 ChR,对抗 ACh 的作用,因而表现出胆碱能神经功能被阻滞的种种效应。故该类药又称为胆碱能受体阻滞药。

胆碱能受体(ChR)分为毒蕈碱型胆碱能受体(MChR)和烟碱型胆碱能受体(NChR),MChR 从药理学上又分为 M_1、M_2、M_3、M_4 亚型,NChR 分为 N_1(神经元型)、N_2(肌肉型)两种亚型(表 16-1)。

表 16-1　胆碱能受体各亚型在体内的分布

受体名称	受体亚型	分布
毒蕈碱(M)型受体	M_1	中枢神经(皮层、海马)、外周神经、胃壁
	M_2	心脏、中枢和外周神经元突触前膜
	M_3	腺体、平滑肌、血管内皮
	M_4	眼
烟碱(N)型受体	N_1	神经节后神经元胞体上、中枢神经
	N_2	运动终板(神经肌肉接头)突触前后膜

有机磷毒物中毒后,ChE 活性下降,导致过多的 ACh 作用于胆碱能受体(ChR)而出现毒蕈碱(M)样症状、烟碱(N)样症状和中枢神经系统症状。抗胆碱药能和 ACh 争夺 ChR,阻断 ACh 作用,因而能对抗上述三类症状。但目前除盐酸戊乙奎醚外,还没有一个抗胆碱药能同时较好地对抗上述三类症状,而只能较好地对抗其中一类或两类症状;并且同一类的抗胆碱药对抗同一类症状的作用强弱和持续时间也各不相同。因此,只有取长补短同时使用两个作用不同的抗胆碱药(如解磷注射液),才能较好、较全面地对抗有机磷农药中毒症状。然而,盐酸戊乙奎醚一个药便可出现上述疗效。根据药物作用的部位,临床上应用的抗胆碱药有:

(1)M 胆碱受体阻断药(节后抗胆碱药):阿托品为其典型代表。此外,还有山莨菪碱(654-2)和樟柳碱(AT_3)等。

阿托品的外周作用主要是阻断节后胆碱能神经支配的效应器上的 M 胆碱受体(MChR),因而能对抗 ACh 及各种拟胆碱药的毒蕈碱样症状。但由于阿托品对中枢的烟碱受体

(NChR)无明显作用,故对有机磷毒物中毒引起的中枢神经症状,如惊厥、躁动不安和中枢呼吸抑制等,其对抗作用较差。同时,阿托品对骨骼肌及神经节的烟碱受体只有在给予极大剂量时才有作用,因而不能对抗有机磷农药中毒引起的肌颤(肉跳)和肌肉麻痹等。当中毒患者出现严重中枢呼吸抑制或中枢症状和外周呼吸麻痹时,阿托品的对抗作用是有限的,而必须使用中枢抗胆碱药或其他药物来弥补其不足。

阿托品首次用量为:轻度中毒 $2.0\sim4.0mg$,中度中毒 $5.0\sim10.0mg$,重度中毒 $10.0\sim20.0mg$,依病情每 $10\sim30min$ 或 $1\sim2h$ 给药一次,直至患者 M 样症状消失或出现"阿托品化"。阿托品化指征为口干、皮肤干燥、心率稍快(90~100 次/分)、瞳孔较前扩大和肺湿啰音消失,显示抗胆碱药用量足,此时,可暂停给药或给予维持量。如未出现上述指标,应尽快补充用药至出现上述指标为止。当中毒晚期 ChE 已"老化"或其活性低于 50% 时,应给予适量抗胆碱药维持"阿托品化",直至全血 ChE 活性恢复至 $50\%\sim60\%$ 以上为止。如出现瞳孔明显扩大、神志模糊、烦躁不安、抽搐、昏迷和尿潴留等为阿托品中毒,立即停用阿托品。

瞳孔扩大和颜面潮红不是"阿托品化"的可靠指标。当中毒患者由呼吸道吸入中毒或眼局部染毒时,可出现瞳孔明显缩小,但全身给予超大剂量的阿托品或出现严重阿托品中毒,其瞳孔也不出现明显扩大。同时,大约有 30% 的中毒患者由于多种原因,应用阿托品后不出现瞳孔扩大。中毒患者经给予一定剂量抗胆碱药如阿托品后,一般可出现颜面潮红。但如再继续不断地给予大剂量阿托品时,患者的颜面潮红可转苍白和出现四肢发冷,而常常误认为阿托品用量不足。

(2)中枢性抗胆碱药:常用的有东莨菪碱和贝那替秦。此外,还有苯扎托品和丙环定等。

这类药物和阿托品等不同之处,是对中枢神经毒蕈碱受体(M-ChR)和烟碱样受体(N-ChR)均有明显作用,故有较强的中枢作用。因此,它们不仅和阿托品一样,能对抗有机磷农药中毒引起的毒蕈碱样症状,而且能较好地减轻或消除有机磷农药中毒出现的躁动不安、惊厥和中枢呼吸抑制。这类药物常用剂量也不能对抗外周烟碱样中毒症状;当用于救治严重中毒患者时,也必须同时使用重活化剂或其他药物。

(3)新型抗胆碱药盐酸戊乙奎醚:盐酸戊乙奎醚(戊羟利定,长托宁)主要选择性作用于 M 胆碱能受体亚型 M_1、M_3,而对 M_2、M_4 无明显作用或作用较弱;其主要作用部位是中枢神经、腺体和平滑肌等,而对心脏或神经元突触前膜 M_2 和瞳孔无明显作用或作用较弱。中枢和外周神经元突触前膜的 M_2 受体称为自身受体,通过负反馈调控神经末梢递质(ACh)释放,即当释放的 ACh 过多时,可抑制 ACh 的释放。可见突触前膜 M_2 受体在保持正常生理功能中发挥了重要的效应,当其 M_2 受体的效应被阻断或破坏时,必然药物效应减弱和导致一系列有害或不良反应。阿托品正由于对 M_1、M_2、M_3、M_4 受体均有作用(无选择性),故常常疗效和许多不良反应同时出现;当用药剂量过大或应用时间过长时,则更易出现突触前膜 ACh 释放增多和突触后膜 M 受体上调(受体数目增多),而导致效应或疗效减弱和出现一系列有害反应,如肺水肿、脑水肿等胆碱能危象和阿托品依赖等。而盐酸戊乙奎醚正由于对 M_2、M_4 受体无明显作用或作用较弱,故在临床上应用时,不易出现心率过快、瞳孔扩大和阻断突触前膜 M_2 受体调控神经末梢释放 ACh 的功能。这为临床上所见盐酸戊乙奎醚的不良反应比阿托品轻或少,提供了有力的药理依据。

盐酸戊乙奎醚抗胆碱作用的特点是：对外周 M 受体和中枢 M、N 受体均有作用，但选择性作用于 M_1、M_3 受体亚型，对 M_2 受体作用极弱，对心率无明显影响；较阿托品作用强，有效剂量小，作用时间（半衰期6～8h）长，不良反应少。首次用量为：轻度中毒 1.0～2.0mg，中度中毒 2.0～4.0mg，重度中毒 4.0～6.0mg。首次用药需与氯磷定合用。

盐酸戊乙奎醚合用氯磷定救治有机磷中毒的实施方法。①患者确诊后，立即按轻、中、重度中毒肌内注射给药，除轻度中毒外，盐酸戊乙奎醚首次用药均须与氯磷定合用。②首次给药30min 后，如中毒症状尚未明显消失和全血胆碱酯酶（ChE）活性低于 50% 时，再给予（肌内注射）首次用药的半量；如中毒症状明显消失和全血 ChE 活性恢复至 50% 以上时，可暂停药观察。③首次给药后 1～2h，如中毒症状仍未明显消失或又重新出现和全血 ChE 活性低于 50% 时，再给首次用药的半量。④中毒患者病情基本好转后，如仅有部分毒蕈碱（M）样症状（恶心、呕吐、出汗、流涎等），可肌内注射盐酸戊乙奎醚 1～2mg；如仅有烟碱（N）样症状（肌颤等）或全血 ChE 活性低于 50%，可肌内注射氯磷定 0.5～1.5g。⑤中毒 48h 后如 ChE 已老化或中毒症状基本消失，但全血 ChE 活性仍低于 50% 以下时，应酌情肌内注射盐酸戊乙奎醚 1～2mg（每6～12h 1 次），维持"阿托品化"或"长托宁化"至 ChE 活性恢复至 50%～60% 以上。⑥中毒症状基本消失和全血 ChE 活性恢复至 60% 以上（含 60%）可停药观察，停药12～24h 如 ChE 活性仍保持在 60% 以上可考虑出院。

（4）复方制剂。

1）解磷注射液：每支含阿托品 3mg、苯那辛 3mg 和氯解磷定 400mg。首次剂量：轻度中毒 1/2～1 支肌内注射；中度中毒 1～2 支；重度中毒 2～3 支。但尚需分别另加氯解磷定，轻度中毒 0～0.5g，中度中毒 0.5～1.0g，重度中毒 1.0～1.5g。

2）苯克磷注射液：由苯甲托品、丙环定和双复磷组成。针剂每支 2mL，仅供肌内注射。首剂：轻度中毒 1～2mL 肌内注射；中度中毒 2～4mL；重度中毒 4～6mL。在 30～60min，视临床表现和全血 ChE 活力酌情再用，一般只用 1～2 次，最多 3 次。

急性有机磷农药中毒，一般当全血 ChE 活性被抑制 50% 以上时，可出现明显中毒症状。急性中毒后血液 ChE 活性的改变比组织的 ChE 活性改变较快，故常常通过简便易行的全血 ChE 活性测定来观察病情改变和预后。当中毒患者经急救治疗后，主要的中毒症状基本消失，全血 ChE 活性恢复至 50%～60% 以上时，可停药观察；如停药 12～24h 以上，其 ChE 活性仍保持在 60% 以上时，可出院。但重度中毒患者通常至少观察 3～7d 再出院。

（三）对症治疗

（1）严密观察和护理，吸痰，及时清除呼吸道分泌物，保持呼吸通畅，降温。

（2）防治并发症，有呼吸衰竭、消化道出血、DIC、急性胰腺炎、休克、肺水肿、脑水肿、心脏损害（心律失常，注意扭转型室性心动过速或心室颤动）、水电解质平衡紊乱等，加强监护，有条件应进入 ICU。中毒性脑病及中毒性心肌损害，经积极抗毒治疗恢复不满意，可加用糖皮质激素每天 20～40mg，用 3d，以帮助度过中毒应激期。呼吸衰竭或明显抑制或 CPR 后脑复苏不满意可用纳洛酮，每次 0.4～0.8mg，每 2h 静脉推注 1 次。临床治疗中应避免应用麻醉剂，如巴比妥、肾上腺素、氨茶碱、乙醚、酚噻嗪，它们可进一步降低胆碱酯酶活力，一些还可抑制呼吸。地西泮对 AOPP 有治疗和保护作用。间接抑制中枢 Ach 的释放，并通过对钙通道的阻滞,抑制神经末梢异常冲动的发放,保护神经肌接头,故可帮助度过 ACC 且能改善肌震颤,保护心肌,预防和减轻 IMS。对镇静、抗焦虑、肌松、抗惊厥、调整心肌节律等有效。5～10mg 静脉推注,必要时 4～6h 重复,2 次/天为宜。

(3)保护脑细胞,营养、能量合剂等支持疗法。

(4)并发感染时选用适当抗生素。

(5)IMS 预防强调在 ACC 缓解后,仔细进行神经系统检查,常规肌电图检查,以便早期发现。对发生 IMS 者,应特别注意呼吸变化,以对症及支持治疗为主。发现呼吸困难的早期征象(频率增加,辅助呼吸肌参加活动明显,潮气量降低,PaO_2 下降),应给氧和辅助呼吸。焦虑烦躁不安者用地西泮 10mg 肌内注射或静脉推注。持续进展低氧血症和呼吸衰竭立即进行气管插管或气管切开,给予人工通气和氧疗,保持气道通畅,血气分析,注意纠正水、电解质和酸碱平衡失调。防治呼吸道感染。PAM 和阿托品治疗继续。复能剂可直接改善神经肌肉传递,肌电图监测下使用。

(6)恢复期治疗和处理:重度中毒者避免过早活动。对各种迟发性神经中毒综合征,主要对症处理:钙通道阻滞剂、B 族维生素、神经营养剂、理疗、针灸、坚持自我锻炼等。

(四)血液净化疗法

对重度中毒,尤其是就医较迟、洗胃不彻底、吸收毒物较多者,可行血液灌流或血浆置换治疗。

(五)其他疗法

有学者临床观察发现:在 AOPP 常规治疗及配合血液灌流的基础上,静脉输注脂肪乳治疗能显著提高患者血清胆碱酯酶活力水平,降低达阿托品化时间及阿托品使用总剂量,明显改善肝脏功能,降低心肌酶谱升高的程度,减轻重度 AOPP 导致的肝损伤和心肌损伤,提高患者治愈率,认为脂肪乳是值得进一步深入研究的 AOPP 的解毒剂。其可能的作用机制:脂肪乳可能增大有机磷的分布容积最终使血浆药物总质量浓度降低;脂肪乳可在血浆中形成脂质相,包裹、隔离有机磷分子,并在一定程度上促进其代谢或排泄。对重度 AOPP 及伴有心肌损害、肝脏损害者,可辅用脂肪乳输注。用法:20%～30%脂肪乳 250mL 静脉输注,2.5～3h 滴完,每日 1 次,连用 7d。

第三节　镇静催眠药中毒

一、苯二氮䓬类药物中毒

苯二氮䓬类(BZD)药物已成为应用最广泛的镇静催眠药,还常被用于抗癫痫、抗惊厥和全身麻醉等,因而本类药引起的急性过量中毒也最为常见,也是城市人群急性中毒最常见的原因。

本类药物也称弱安定药,包括超短作用时(<6h)的三唑仑(海乐神);短作用时(6～20h)

的阿普唑仑(佳静安定)、劳拉西泮(氯羟安定,罗拉)、替马西泮;中作用时(≥20h)的地西泮(安定)、氯氮䓬(利眠宁);长作用时(≥40h)的氟西泮(氟安定)、普拉西泮等。一次误服大量或长期内服较大剂量,可引起毒性反应;同时摄入乙醇、中枢抑制剂及环类抑制剂等可使其毒性增强。因本类药物的中毒剂量与治疗剂量比值非常高,由本类药物中毒直接致死罕见,以利眠宁为例,成人的治疗口服量5~50mg,最小致死量约2g。

(一)诊断要点

1.病史

有误用或自服大剂量本类药物史。

2.临床表现特点

服用本类药物过量者,有嗜睡、眩晕、乏力、运动失调,偶有中枢兴奋、锥体外系障碍及一时性精神错乱。老年体弱者易有晕厥。口服中毒剂量后,除上述症状外尚有昏迷、血压下降及呼吸抑制。同服其他中枢抑制剂或乙醇者,存在基础心肺疾病者或老年人可发生长时间深昏迷、致死性呼吸抑制或循环衰竭。静脉注射速度过快、剂量过大,也可引起呼吸抑制。

(二)治疗要点

(1)口服中毒者洗胃、导泻。

(2)对症支持治疗:①重症患者应监测生命体征,保持呼吸道通畅,高流量吸氧;②维持血液循环稳定;③昏迷患者应注意保暖,维持水、电解质平衡,防治肺部及泌尿系感染。

(3)特异性解毒剂:氟马西尼是BZD受体特异性拮抗剂,能与BZD类药物竞争受体结合部位,从而逆转或减轻其中枢抑制作用。昏迷患者可于静脉注射后1min清醒,因而本品适用于可疑BZD类药物中毒的诊断和重症BZD类中毒者的急救。对乙醇和阿片类药物中毒无效。用药方法:先用0.2~0.3mg静脉注射,继之以0.2mg/min静脉注射直至有反应或达2mg。因本品半衰期短(0.7~1.3h),故对有效者每小时应重复给药0.1~0.4mg,以防症状复发。曾经长期使用BZD类药物的患者,如快速注射本品,会出现戒断症状,如焦虑、心悸、恐惧等,故应缓慢注射;戒断症状较重者,可缓慢注射地西泮5mg。

(4)纳洛酮治疗:用法为依病情0.4~1.2mg静脉注射,必要时30min重复1次或用2~4mg加入5%~10%葡萄糖注射液100~250mL中静脉滴注。

(5)中药醒脑静脉注射液:常用5~20mL加入5%~10%葡萄糖注射液250~500mL中静脉滴注。

(6)胞磷胆碱:用法:0.25~0.5g/d加入5%~10%葡萄糖注射液250~500mL中静脉滴注。

(7)血液净化疗法:对重症患者上述治疗措施无效时,可考虑血液灌流治疗。

二、巴比妥类药物中毒

(一)病因与中毒机制

巴比妥类药物曾经是常用的镇静和催眠剂,是巴比妥酸的衍生物。由于苯二氮䓬类已成为临床最常用的镇静催眠药物,故巴比妥类药物中毒已逐渐少见。人工合成的巴比妥类药物有 2 500 余种,其中临床应用的有 10 种左右。临床常用的巴比妥类药物,根据其起效时间和作用持续时间可分为 4 类。①长效类:包括巴比妥和苯巴比妥(鲁米那),开始作用时间 30～60min,作用持续时间 6～8h;其催眠剂量分别为 0.3～0.6 克/次和 0.03～0.1 克/次。②中效类:包括异戊巴比妥(阿米妥)和戊巴比妥,开始作用时间 15～30min,作用持续时间 4～6h,其催眠剂量为 0.2～0.4 克/次。③短效类:包括司可巴比妥(速可眠),开始作用时间 15～20min,作用持续时间 2～3h,其催眠剂量为 0.1～0.2 克/次。④超短效类:主要为硫喷妥钠,开始作用时间 30s 内,作用持续时间 30～45min,其催眠剂量 0.5～1.0 克/次。一般由于误服过量或因其他原因应用过多而引起中毒,临床上以中枢神经系统的抑制为主要表现。半衰期短、脂溶性大的巴比妥类比半衰期长、脂溶性低的巴比妥类毒性大,如苯巴比妥的口服致死量为 6～10g,而司可巴比妥、异戊巴比妥约为 3g。发生毒性作用时的血内药物浓度:中、短效为 30mg/L,长效为 80～100mg/L。一次摄入本类药物的 5～6 倍催眠剂量,即会引起中毒;实际吸收的药量超过其本身治疗量 15～20 倍,即可致死。

口服巴比妥类,自肠道吸收较快,其钠盐的水溶液易自肌肉吸收,在体内可分布于一切组织和体液中,也易透过胎盘而分布到胎儿组织。组织中的浓度几乎与血浆中的浓度相同,故血中浓度能够代表组织中的含量。进入脑组织的速度取决于脂溶性的高低,脂溶性高者(如速可巴比妥)容易进入脑组织,因之作用快;脂溶性低者(如苯巴比妥)则作用慢。巴比妥类在体内主要经两种方式消除,一种是经肝脏氧化,另一种是以原型由肾脏排出。中及短效类药物主要经肝脏代谢,因此维持时间短;苯巴比妥主要经肾脏排出,因肾小管的再吸收,排泄较慢,故作用较持久。如巴比妥钠 75％以原型由尿中排出,在第 8～12d 仍可由尿中检出痕迹量。硫喷妥钠在肝脏内几乎全部被氧化破坏,仅 0.3％以原型从尿中排出。苯巴比妥有 48％左右在肝脏氧化,15％～20％以原型由尿排出,其排泄速率取决于尿的 pH,当尿呈酸性时,苯巴比妥有一部分不解离而被肾小管重吸收,当尿呈碱性时则被解离而随尿排出。当服用大量巴比妥或苯巴比妥后,血中浓度下降速率为 24h 降低 10％～15％,戊巴比妥与司可巴比妥 24h 降低 50％～70％。乙醇在增加巴比妥类吸收速率的同时又可阻碍其在肝的代谢而延长巴比妥类的作用,加重其毒性作用。

本类药物能抑制丙酮酸氧化酶系统,从而抑制中枢神经系统,特别是对大脑皮质、下丘脑和脑干网状结构上行激活系统有抑制作用。随着剂量由小到大,抑制程度由浅到深,反射功能逐渐消失,表现为镇静→催眠→止惊→麻醉作用。大剂量巴比妥类可直接抑制延脑呼吸中枢,导致呼吸衰竭,是致死的主要原因;抑制血管运动中枢,使周围血管扩张,发生休克。某些短效巴比妥类药物中毒早期,即可引起肺水肿;应用长效巴比妥类药物,在中毒后期,可发生坠积性肺炎。对中枢神经系统的抑制程度取决于其类型(长效或速效)、剂量、用法(口服或注射)和肌体的耐受性。其作用速度、持续时间与其脂溶性大小有关,而其脂溶性与第 5 位碳原子取代基团侧链的结构有关,取代基团侧链加长或有分枝、不饱和链或第 2 位碳上的氧原子被硫取代,则脂溶性增高,其作用快,强度大,持续时间短(如司可巴比妥、硫喷妥钠);如侧链为短链或为苯环,则脂溶性降低,作用慢,强度低,持续时间长(如巴比妥)。精神抑郁,肝、肾功能不全和饮酒后,易致中毒或使病情更加严重。

（二）诊断

1.毒物接触史

有误服或应用大量巴比妥类药物史或现场查出有残留的巴比妥类药物。

2.临床表现特点

中毒症状的轻重，取决于进入人体内药物的种类、途径、剂量、作用长短以及抢救时间的早晚和患者肝、肾功能及全身状态等。依病情轻重分为以下几类。

（1）轻度中毒：发生于2～5倍催眠剂量。患者入睡，推动可以叫醒，反应迟钝，言语不清，有判断及定向力障碍。

（2）中度中毒：发生于5～10倍催眠剂量。患者沉睡或进入昏迷状态，强刺激虽能唤醒，但并非全醒，不能言语，旋即又沉睡。呼吸略慢，眼球有震颤。

（3）重度中毒：发生于误服10～20倍催眠剂量。患者深度昏迷，呼吸浅而慢，有时呈陈-施呼吸。短效类药物中毒偶有肺水肿。吸入性肺炎很常见。脉搏细速，血压下降，严重者发生休克。由于药物对下丘脑垂体系统作用的结果，ADH分泌增加，患者有少尿。昏迷早期有四肢强直，腱反射亢进，锥体束征阳性；后期全身弛缓，各种反射消失，瞳孔缩小，对光无反应。常伴有肝、肾功能损害的表现。低温在中毒后的深昏迷患者中常见。

对本类药物有超敏反应者，可出现各种形态的皮疹，如猩红热样疹、麻疹样疹、荨麻疹、疱疹等，偶有剥脱性皮炎。皮肤受压部位可出现表皮水疱。

（三）辅助检查

血液、呕吐物及尿液巴比妥类药物测定，有助于确立诊断。对重度中毒患者应做血气分析及肝、肾功能检查。

（四）鉴别诊断

巴比妥类药物中毒是药物中毒致昏迷者中常见的原因之一，因此，必须与其他药物（如吗啡类、水合氯醛）中毒和其他原因的昏迷如肝性脑病、糖尿病、急性脑卒中等相鉴别。

（五）治疗

治疗重点在于维持呼吸、循环和肾脏功能。

1.清除毒物

口服中毒者早期用1∶5 000高锰酸钾溶液或大量清水洗胃，服药量大者即使超过4～6h仍需洗胃，以清除残留毒物。洗胃后由胃管灌入硫酸钠30g导泻及活性炭混悬液于胃内，以吸附未被吸收的药物。注意忌用硫酸镁导泻，因镁离子可能被部分吸收而加重中枢神经系统的抑制。

2.促进巴比妥类药物的排泄

（1）静脉滴注5%～10%葡萄糖注射液及生理盐水，每日3 000～4 000mL。

（2）利尿剂：巴比妥类由肾小球滤过之后，部分由肾小管重吸收，但肾脏对巴比妥类的廓清是随尿量的增多而增加的，尤其对长效类更如此。利尿可使血浆中巴比妥类的浓度下降加快，缩短患者的昏迷时间。可快速滴注渗透性利尿剂甘露醇（0.5g/kg），每日1～2次；也可用呋塞米（速尿）40～80mg静脉注射，要求每小时尿量达250mL以上。

（3）碱化尿液：有利于巴比妥类由周围组织释出并经肾脏排泄。对长效药物作用较大，对短效者作用较差。实验研究发现通过碱化尿液(pH 7.8~8.0)可使苯巴比妥的排出增加 10 倍。静脉滴注 4%~5% 碳酸氢钠液 100~200mL,若同时加用乙酰唑胺(0.25g,每 6h 一次),可能会使尿液最大限度地碱化(pH 8.0)。须注意发生代谢性碱中毒和肺水肿的危险。

3.维持呼吸与循环功能

保证气道通畅和充分的换气,持续给氧;必要时气管插管或气管切开,人工呼吸机呼吸。快速纠正低氧血症和酸中毒,有利于心血管功能的恢复。如有休克应及时抗休克治疗,巴比妥类药物中毒引起的休克为中枢抑制所致,缩血管药物如去甲肾上腺素、间羟胺等常有较好抗休克效果。

4.血液净化疗法

对严重中效药物中毒或肾功能不全者,可考虑(血液或腹膜)透析疗法,以排除体内过多毒物,纠正高钾血症和酸中毒,降低氮质血症。对短效类药物中毒,利尿和透析的效果不理想,因该类药物与血浆蛋白结合较多,并且主要在肝脏代谢。病情危重或有肝功能不全时可试用活性炭树脂血液灌流。当患者服用苯巴比妥量>5g 或血苯巴比妥浓度>80mg/L 时,应尽早予以血液净化治疗,首选血液灌流。

5.纳洛酮治疗

纳洛酮是阿片受体特异拮抗剂,能阻断和逆转内阿片肽的毒性作用,可使患者从昏迷到清醒时间明显缩短,心率加快,血压升高,本品已被列入急性巴比妥类药物中毒的首选抢救药物之一。用药方法:轻度中毒 0.4~0.8mg,中度中毒 0.8~1.2mg,重度中毒 1.2~2mg 静脉注射。必要时 30min 重复 1 次或用2~4mg 加入 5%~10% 葡萄糖注射液 100~250mL 中静脉滴注。

6.中药醒脑静脉注射射液

也有一定的催醒作用。

7.中枢兴奋剂的应用

这类药物并非解毒剂,不参与巴比妥类药物的代谢或排泄,仅在深昏迷或有呼吸抑制现象时使用,其目的在于恢复和保持反射,使机体在消除过量的巴比妥类药物以后逐渐苏醒。不可企图用中枢兴奋剂使患者完全清醒,因该类药物易致惊厥,增加机体耗氧量,反而加重中枢抑制和衰竭。若中枢兴奋剂使用过量引起惊厥,可注射短效或超短效的巴比妥类,以解除其作用。当患者有:①深昏迷,处于完全无反射状态;②明显呼吸衰竭;③积极抢救 48h 患者仍昏迷不醒等三项中一项时才可考虑酌情选用下列中枢兴奋剂中一种。①贝美格(美解眠):100~200mg 加入葡萄糖注射液 250~500mL 中静脉滴注或用 50mg 静脉注射,3~5min 1 次,直至血压、呼吸和反射恢复正常。②尼可刹米(可拉明):可用 0.375g 静脉注射、肌内注射或 3~5 支(0.375 克/支)加入液体中静脉滴注,直至患者稍清醒,反射恢复和出现肌肉震颤。③多沙普仑:20mg 用 5% 葡萄糖注射液稀释至 1mg/mL 后缓慢静脉注射或 100mg 加入 5% 葡萄糖注射液 100~250mL 中静脉滴注,每小时用量不超过 300mg。

8.对症支持疗法

如抗感染、维持水电解质平衡、防治心力衰竭、脑水肿等。

本类药物中毒的患者应留院观察治疗;重度中毒患者应入 ICU 监护治疗。

三、其他镇静催眠药物中毒

其他镇静催眠药物是指巴比妥类和苯二氮䓬类以外的镇静催眠药物。现临床少用的有甲丙氨酯(眠尔通、安宁、安乐神、氨甲丙二酯)、格鲁米特(导眠能、多利丹)、水合氯醛、甲喹酮(安眠酮、海米那、眠可欣)等。

(一)甲丙氨酯中毒

甲丙氨酯在小肠吸收完全,治疗剂量口服后 1h 能被完全吸收,在服用大剂量时吸收持续 1～13h,平均为 4h;肌内注射在 10～15min 吸收。在体内约 15% 与血浆蛋白结合,在肝脏迅速降解后从肾脏排出,一般 24～36h 完全排出。服治疗剂量时的 $t_{1/2}$ 约 8h,超量服用时 $t_{1/2}$ 延长至 12h 左右。甲丙氨酯中毒原因多为自杀吞服过量,成人口服中毒量约为 8g,最小致死量为 12～40g。中毒血药浓度值为 60～100μg/mL,致死血药浓度值>200μg/mL。甲丙氨酯中毒表现与巴比妥类药物中毒相似,严重的患者表现为心动过速、低血压、心律不齐、休克、呼吸衰竭、肺水肿,甚至昏迷。中毒剂量在不同的患者差别较大。长期服用可出现慢性中毒,其中毒剂量要比急性中毒时大,多表现为眩晕、共济失调、言语不清等。急诊处理要点:①口服中毒者立即洗胃,并用硫酸钠导泻,用胃管洗胃时要注意甲丙氨酯在胃内形成胃石影响洗胃效果;②静脉输液以促进排泄;③出现抽搐者用地西泮或苯巴比妥治疗;④血液透析和血液净化用于危重患者的治疗;⑤对症与支持治疗。

(二)格鲁米特中毒

格鲁米特呈脂溶性,消化道吸收极不规律。一般多在服药后 30min 起效,持续 4～8h。与血浆蛋白结合率为 35%～59%,在肝脏代谢为水溶性高的物质后从肾脏排出,体内 $t_{1/2}$ 为 10～12h,但在达稳态浓度后,$t_{1/2}$ 延长至 22h;中毒量时 $t_{1/2}$ 进一步延长。格鲁米特成人中毒量>3g,致死量>5～10g,儿童中毒量为 500mg。格鲁米特中毒临床表现特点:①意识障碍,意识障碍呈周期性波动,共济失调,严重者可有抽搐、昏迷;②循环系统抑制作用突出,多表现为肺水肿、低血压休克;③可出现视物模糊,眼球震颤、瞳孔扩大、对光反射迟钝、视神经盘水肿、口干、便秘、尿潴留等;④成瘾性,突然停药可产生戒断综合征。急诊处理要点:①口服中毒者立即洗胃,并用硫酸钠导泻;格鲁米特中毒所引起的副交感神经作用及吸收的不规则性,使其在胃内停留时间较长,所以即使就诊较迟也要尽量洗胃;②静脉输液以促进排泄;③出现抽搐者给予地西泮或苯巴比妥治疗;应用呋塞米等利尿剂及糖皮质激素治疗脑水肿;④重症患者应尽早行血液净化治疗(血液透析或血液灌流);⑤对症与支持治疗。

(三)水合氯醛中毒

水合氯醛在胃内吸收迅速,血浆蛋白结合率约 40%,在肝脏经乙醇脱氢酶的作用降解为三氯乙醇(活性成分)、三氯乙酸及数种葡糖苷酸。三氯乙酸的 $t_{1/2}$ 为 34～35h,三氯乙醇的 $t_{1/2}$ 为 10～13d。水合氯醛中毒常见原因为误服、自杀吞服过量和用药过量引起。水合氯醛成人中毒量为 4～5g,儿童中毒量为 1.5g,成人最小致死量为 5～10g。中毒血药浓度值为 100μg/mL,致死血药浓度值为 250μg/mL。水合氯醛中毒临床表现特点:①治疗量下可出现消化道刺激症状,如恶心、呕吐、腹泻等;②过量服用后 2～3h 出现明显的中毒症状,呼出气体有梨样气味,初期瞳孔缩小,后期可扩大;并出现低血压、心律异常、肺水肿、呼吸困难、组织缺氧、言语表达异常、抽搐、昏迷等表现;③肝肾功能损害表现。急诊处理要点:①口服中毒者立即洗胃,并用硫酸钠导泻。由直肠给药引起的中毒者应即时洗肠,水合氯醛中毒时洗胃要注意防止食管、胃穿孔;②静脉输液以促进排泄;③对出现室性心律不齐的患者可应用 β 受体阻滞剂,如普萘洛尔(心得安),也可用利多卡因,氟马西尼对改善呼吸衰竭和昏迷有一定疗效;④重症患者应尽早行血液净化治疗(血液透析或血液灌流);⑤对症与支持治疗。

(四)甲喹酮中毒

甲喹酮脂溶性高,口服后 2h 内约全部被吸收,70%～90%与血浆蛋白结合,在肝脏羟化酶的作用下完全降解,降解产物主要通过肾脏排出。治疗剂量血中 $t_{1/2}$ 为 33～40h,超量服用时 $t_{1/2}$ 延长。甲喹酮中毒原因多为自杀吞服过量引起。甲喹酮(安眠酮)成人口服>800mg 可出现中毒,最小致死剂量为 8g,儿童 1 片即可出现中毒,一般成人致死量为 10～20g。甲喹酮中毒临床表现特点:①小量可出现欣快感,无力、恶心、呕吐、上腹部不适、流涎、共济失调、意识障碍等;②锥体束征,肌阵挛、肌张力增高,腱反射亢进,肌束震颤及全身肌肉抽动,甚至癫痫大发作;③可出现心动过速、低血压等改变;④有成瘾性,突然停药可出现戒断症状;⑤部分患者可出现非心源性肺水肿。急诊处理要点:①口服中毒者立即洗胃,并用硫酸钠导泻;②静脉输液以促进排泄;③对症与支持治疗;④血液透析和血液净化多用于危重患者的治疗。

四、戒断综合征

各种镇静催眠药均可产生耐受性与依赖性,因而均可引起戒断综合征。长期服用苯二氮䓬类使苯二氮䓬类受体减少,是发生耐受的原因之一。长期服用苯二氮䓬类突然停药时,发生苯二氮䓬类受体密度上调而出现戒断综合征。巴比妥类、非巴比妥类以及乙醇发生耐受性、依赖性和戒断综合征的情况更为严重。发生依赖性的证据是停药后发生戒断综合征。戒断综合征的特点是出现与药理作用相反的症状,如停用巴比妥类出现躁动和癫痫样发作;停用苯二氮䓬类出现焦虑和睡眠障碍。

临床表现特点:长期大剂量服用镇静催眠药患者,突然停药或迅速减少药量时,可发生戒断综合征。主要表现为自主神经兴奋性增高和轻重度神经和精神异常。①轻症:最后一次服药后 1d 内或数天内出现焦虑、易激动、失眠、头痛、厌食、无力和震颤。2～3d 后达到高峰。可有恶心、呕吐和肌肉痉挛。②重症:突然停药后 1～2d,有的在 7～8d 后出现癫痫样发作,有时出现幻觉、妄想、定向力丧失、高热和谵妄,数天至 3 周内恢复,患者用药量多为治疗量 5 倍以上,时间超过 1 个月。滥用巴比妥类者停药后发病较多、较早且症状较重,出现癫痫样发作及轻躁狂状态者较多。滥用苯二氮䓬类者停药后发病较晚,症状较轻,以焦虑和失眠为主。

戒断综合征应与以下疾病鉴别:原发性癫痫以往有癫痫发作史;精神分裂症、酒精中毒均可有震颤和谵妄,但前者有既往史,后者有酗酒史。

治疗原则是用足量镇静催眠药控制戒断症状,稳定后,逐渐减少药量至停药。具体方法是将原用短效药换成长效药如地西泮或苯巴比妥。地西泮 10～20mg 或苯巴比妥 1.7mg/kg 肌内注射,每小时 1 次,直至戒断症状消失。然后以其总量为一天量,分为 3～4 次口服,待情况稳定 2d 后,逐渐减少剂量。在减量时,每次给药前观察患者病情,若不出现眼球震颤、共济失调、言语含糊不清,即可减少 5%～10%。一般在 10～15d 减完,停药。

(李国华)

第十七章　环境及理化因素损伤

第一节　淹溺

一、概述

淹溺,又称溺水,是指机体淹没于水或其他液态物质中,因水或其他液态物质充塞呼吸道、肺泡或喉部、气管、支气管痉挛而引起窒息,最终导致呼吸、心搏停止的状态。

二、病因

据不完全统计,我国每年约有 57 000 人因淹溺而死亡,且在青少年意外事故致死原因中排名靠前。

(一)投水自杀

因感情、家庭、事业等变故引起,近年来抑郁症患者投水自杀者也较常见。

(二)落水后不能游泳

(1)不会游泳者不慎落水。

(2)会游泳者在游泳过程中因水草等杂物缠绕、头颈部损伤、游泳时间过长,潜在疾病发作等原因导致。

(三)其他

航行意外导致舰船事故。

三、发病机制与分类

主要原因为气道入口形成一道液/气界面,它可阻碍人体呼吸运动,在这一过程之后,无论患者存活还是死亡都属于淹溺概念的范畴。

既往的分类方式如下。

(一)根据有无水进入呼吸道

1.干性淹溺

由于水刺激产生喉头、气管、支气管持续痉挛,无法进行呼吸运动和气体交换,导致窒息缺氧。占淹溺者 10%～20%。

2.湿性淹溺

淹溺者溺水后由于缺氧不能坚持屏气,被迫进行深呼吸,使大量水、污物吸入呼吸道和肺内,呼吸道被污物堵塞,水充填肺泡,失去通气和气体交换功能。占淹溺者 80%～90%。

(二)根据液态物质的性质

1.淡水淹溺

一般为发生于江、河、湖、池中的淹溺。此类型主要与液体低渗透压有关。可引起急性心力衰竭、急性肺水肿、脑水肿、低钠血症、低氧血症、低蛋白血症、溶血、高钾血症与血红蛋白血症、急性肾衰竭、全身性低氧血症,严重时可导致急性呼吸窘迫综合征。

2.海水淹溺

与海水含钠盐、镁盐、钙盐形成高渗透压有关。可引起急性肺水肿、低氧血症(较淡水淹溺更为严重而持久)、急性心力衰竭、血液浓缩、血容量减少、休克、高钠血症、高钙血症、高镁血症与低蛋白血症等。

(三)低体温

1.原发性

人体沉溺在冰水中,低体温使心跳减慢,外周血管收缩,组织氧耗减少,这样可以使更多的动脉血供应心脏和大脑,有一定的保护作用。

2.继发性

淹溺后在复苏过程中,因蒸发所致的低体温对大脑起不到保护作用。

四、临床表现

研究显示,无论肺内水量多少,或是吸入海水还是淡水,从临床的角度并没有实质性区别,其共同之处都是缺氧。很多淹溺患者在心搏骤停前可因低氧而出现严重的心动过缓。

患者主要为缺氧后的表现:呼吸、心搏减弱或停止,口唇、黏膜、四肢发绀冰冷,面部肿胀,可有腹部膨隆,呼吸道充满泥沙、泡沫、杂质导致呼吸道阻塞等。

轻者:暂时性窒息,尚可触及大动脉搏动,患者出现头痛、胸痛、呼吸困难、剧烈咳嗽、咳粉红色泡沫痰等。

重者:昏迷不醒,瞳孔散大,对光反射迟钝或消失,球结膜充血,呼吸、心搏减弱或停止,皮肤、四肢发绀且冰冷。

若患者通过紧急复苏存活者,称为近乎淹溺。

若患者淹溺后恢复数分钟或数日,但病情仍未得到有效控制,引起严重肺水肿或肺炎,最终导致死亡的称为继发性淹溺。继发性肺部感染较为常见,淹溺患者约有 15% 死于继发的并发症。

淹溺为较寒冷的水中,可引起低温综合征。

五、辅助检查

(一)血常规

外周血白细胞总数、中性粒细胞百分比增高。

（二）动脉血气分析

不同程度的低氧血症,75％患者出现酸中毒。

（三）血清电解质检查

1.淡水淹溺

其血钠、钾、氯化物都可出现轻度降低,引起低钠血症、低钾血症、低氯血症、低蛋白血症。但出现溶血的患者可出现高钾血症。

2.海水淹溺

高钠血症、高氯血症、高钙血症、高镁血症、低蛋白血症等,但复苏后血中钙、镁可回到组织中,其导致的电解质紊乱可恢复正常。

（四）尿常规

包括蛋白尿、血尿、酮体等。

（五）肾功能

淡水淹溺者出现血尿素氮与肌酐增高。

（六）心电图

窦性心动过缓、ST-T 改变。

（七）胸部 X 线检查

肺门影扩大、加深,肺间质纹理紊乱增粗、增多,可见肺野斑片状浸润影。

六、治疗

（一）现场急救

1.现场急救方法

迅速将溺水者从水中救出,一旦从水中救出,立即清除口、鼻内污物及分泌物,取出义齿,将舌拉出防止后缀,同时松解衣带,拍打背部或用倒水法使气道内液体排出,保持呼吸道通畅,使溺水者尽快通气。对呼吸、心搏停止者,立即行心肺脑复苏(CPR)。

2.倒水方法

现场常用的倒水(控水)方法有:①施救者一腿跪地,另一腿屈膝,将溺水者腹部置于施救者屈膝的大腿上,头部下垂,按压溺水者背部,将呼吸道和胃内水倒出;②施救者从溺水者背后抱住溺水者的腰腹部,使其头胸部下垂,按压其腹部,进行倒水;③施救者将淹溺者腹部置于其肩部,通过奔跑,进行倒水。

3.心肺脑复苏

在转送医院过程中也不能停止复苏。

（二）急诊治疗

淹溺者经过现场抢救后及时转送医院进行监护,密切观察病情变化,进行进一步治疗。

1.维持呼吸

对于意识清醒伴呼吸困难、血氧饱和度低者予以持续正压给氧治疗。对于意识不清、呼吸急促、严重低氧血症伴水、电解质、酸碱失衡者根据病情行气管内插管或机械通气。

2.维持循环

密切监测患者血压,有条件时可行中心静脉置管。淡水淹溺者,血液稀释,应适当补充氯化钠溶液、血浆和清蛋白,限制入水量;海水淹溺者,血液浓缩,血容量减少,可补充葡萄糖注射液,输入血浆或低分子右旋糖酐,而控制氯化钠溶液,并注意纠正高钾血症,维持水、电解质、酸碱平衡。

3.对症治疗

①早期、短程、足量应用糖皮质激素,防止淹溺后的急性炎症反应,并应用有效抗生素防治肺部感染;②输注甘露醇、呋塞米、脑细胞代谢药物等降低颅内压,防治脑水肿;③对于低体温者,应积极复温;④对于有血红蛋白尿、少尿、无尿者,积极防治肾功能不全等。

第二节 中暑

一、概述

中暑是指人体在高温环境下,由于水、电解质丢失过多,散热功能及体温调节功能出现障碍,引起的以中枢神经系统、循环系统功能障碍为主要表现的热损伤性疾病。可因中枢神经系统和循环系统功能衰竭导致永久性脑损害、肾损伤,甚至是死亡,是一种威胁生命的急症。中暑多发生于炎热的夏季。

二、病因与发病机制

人体在正常情况下,会根据外界环境温度变化,通过下丘脑体温调节中枢控制产热和散热,使其保持相对平衡,来维持体温的相对恒定。①正常人体产热主要来自体内氧化代谢,静息状态下产热主要来自基础代谢,运动时肌肉产热占主要。其次在寒冷环境中,寒战也能产热。②人体主要通过以下方式散热,环境温度在35℃以下时,辐射、传导、对流是人体主要散热方式;当环境温度超过35℃时,汗液蒸发成为人体最主要的散热方式;此外,机体还可以通过排泄大小便、呼吸道进行散热。③在高温环境中,机体通过增加心排血量和出汗量(汗液钠含量较正常人少),达到对高温环境的适应。

当机体处在高气温(高于32℃)、大湿度(大于60%)、不通风的环境中长时间进行强体力劳动,又无充分防暑降温措施且对高温环境适应能力不足(如年老、体弱、肥胖等)时极易发生中暑。此时机体内产热量超过散热量,出现体温过高。汗液蒸发导致脱水或电解质紊乱,易发生外周循环衰竭,加速中暑发生。体内高热能引起蛋白质变性,直接损伤细胞,致细胞膜稳定性丧失,线粒体功能障碍和有氧代谢途径中断,导致多器官功能障碍或衰竭。

三、临床表现

中暑分为先兆中暑、轻症中暑、重症中暑,临床表现特点如下。

（一）先兆中暑

患者在高温环境中工作、生活一定时间后,首先出现口渴、多汗、头昏、头痛、胸闷、心悸、全身疲乏、注意力不集中、动作不协调等症状,体温正常或略有升高,一般不超过 38℃。

（二）轻症中暑

上述症状加重,并出现早期周围循环衰竭的表现,如面色潮红或苍白、大量出汗、皮肤湿冷、脉搏加快、血压下降、烦躁不安等,体温多在 38℃以上。

（三）重症中暑

重症中暑根据发病机制和表现不同可分为热痉挛、热衰竭和热射病三型,体温高达 40℃以上。

1.热痉挛

常发生于高温环境中强体力劳动或运动后,患者大量出汗,丢失过多水、盐,仅饮水而未补充足够钠盐,造成低钠、低氯血症,导致肌肉痉挛并引起疼痛。可出现阵发性、对称性四肢、腹壁肌肉,甚至胃肠道平滑肌发生痉挛和疼痛,尤以腓肠肌为著。患者意识清楚,体温一般正常。

2.热衰竭

常发生于老年人、儿童、慢性疾病患者等不能适应高温环境者。此型最多见。由于高热大量出汗、外周血管扩张,引起脱水、电解质紊乱、周围循环血量不足导致外周循环衰竭。患者出现头晕、头痛、恶心、呕吐,继而出现口渴、面色苍白、大汗淋漓、皮肤湿冷、胸闷、脉搏细弱、血压下降,可有晕厥及手、足抽搐。体内常无过量热蓄积,故大多无高热。病情轻而短暂者又称为热晕厥。

3.热射病

常发生于持续在高温、高湿、通风不良的环境中活动或对高温环境适应能力不足者。分为劳力性和非劳力性热射病。是一种致命急症,以高热（肛温 41℃以上）、无汗和意识障碍为典型表现。患者先有头昏、头痛、乏力、恶心、出汗减少等,继而体温快速上升,出现谵妄、嗜睡或昏迷,皮肤灼热无汗,脉搏快、血压下降,严重患者出现休克、心力衰竭、肺水肿、脑水肿,肝、肾损伤甚至 DIC。

热痉挛、热衰竭和热射病的主要发病机制和临床表现虽有所不同,但在临床上可有两种或三种同时并存,不能截然区分。

四、辅助检查

中暑时应急查血生化和动脉血气分析。重度中暑热痉挛时,可见低钠、低氯血症;热衰竭时可见血细胞比容和血钠增高;热射病时外周血白细胞及中性粒细胞总数增高、血小板减少,凝血功能障碍,可见蛋白尿、管型尿,血肌酐、尿素氮、转氨酶、乳酸脱氢酶、肌酸激酶升高。此外还可以通过心电图、胸部 X 线片、颅脑 CT 等,发现心、脑等重要器官病变。

五、诊断与鉴别诊断

通过季节、气温和易患人群及临床表现,对中暑的诊断并不困难。若遇到肌痉挛、昏迷伴有体温过高者,应首先考虑中暑。诊断时应与脑炎、脑膜炎、脑血管意外、脑型疟疾、伤寒、中毒性细菌性痢疾、重症肺炎、甲状腺危象、抗胆碱能药物中毒等疾病相鉴别。

六、治疗

(一)先兆及轻症中暑

先兆中暑患者应立即转移到阴凉、通风环境,口服淡盐水或含盐清凉饮料,休息后即可恢复。轻症者除口服淡盐水或含盐清凉饮料并休息外,对有循环功能紊乱者,可经静脉补充 5% 葡萄糖盐水。

(二)重症中暑

1.热痉挛

主要为补充氯化钠,静脉滴注 5% 葡萄糖盐水或生理盐水 1 000~2 000mL。

2.热衰竭

及时补足血容量,防止血压下降。可用 5% 葡萄糖盐水或生理盐水静脉滴注,适当补充血浆。必要时监测中心静脉压指导补液。

3.热射病

(1)将患者转移到通风良好的低温环境,使用电风扇、空调。

(2)给予吸氧。

(3)降温:降温速度与预后直接相关,体温越高,持续时间越长,组织损害越严重,预后也越差。应在 1h 内使直肠温度降至 37.8~38.9℃。

体外降温:头部降温可采用冰帽、电子冰帽或用装满冰块的塑料袋紧贴两侧颈动脉处及双侧腹股沟区。全身降温可使用冰毯或用冷水擦拭皮肤。

体内降温:体外降温无效者,用冰盐水 200mL 进行胃或直肠灌洗;或用冰 5% 葡萄糖盐水 1 000~2 000mL 静脉滴注;或用低温透析液进行血液透析。

(4)补钠和补液,维持水、电解质平衡,纠正酸中毒。低血压时应首先及时输液补足血容量,必要时应用升压药。

(5)防治脑水肿和抽搐:应用甘露醇。糖皮质激素有一定的降温、改善机体的反应性、降低颅内压作用,可用地塞米松。可酌情应用清蛋白。有抽搐发作者,可静脉注射地西泮。

(6)综合与对症治疗:保持呼吸道通畅,昏迷或呼吸衰竭者行气管插管,用人工呼吸机辅助通气;肺水肿时可给予毛花苷 C、呋塞米、糖皮质激素和镇静剂;应及时发现和治疗肾功能不全;防治肝功能不全和心功能不全;控制心律失常;给予质子泵抑制剂预防上消化道出血;适当应用抗生素预防感染等。

第三节 电击伤

一、概述

电击伤是指一定强度的电流直接通过人体或在超高压的电场下由于电场或静电电荷击穿

空气或其他介质而通过人体,导致人体组织不同程度的损伤或器官功能障碍,甚至死亡的临床综合征,亦称触电。

一般夏季居多,农村地区的事故发生率远高于城市,多因违规操作或误操作带电设备引起。也因我国雷电高发期集中在6~9月,引起雷击事故。

二、诱因

(一)主观因素

在工作中没有严格按照安全操作规程或安全用电制度,在生活中缺乏用电安全常识,疏忽大意造成触电事故。

(二)客观因素

高温、高湿环境,腐蚀性化学物质车间、夏季雷雨季节等,降低了电力设备的绝缘性,火灾、地震等自然灾害造成了电力设备的损害等。

三、发病机制

在电击伤过程中,人体是较好的导体,电流流经人体主要产生两种损伤效应。①电流的热效应可使局部组织灼伤,引起灼伤处因小血管损伤、血栓形成,造成组织缺血、局部水肿,使远端组织严重缺血、坏死。这种损伤的严重程度与电压高低有关。②电流的离子运动可引起神经组织、心肌和骨骼肌等组织强烈兴奋,使机体出现难以控制的痉挛性收缩,严重者引起呼吸抑制、心搏停止。最终可导致死亡。

(一)触电方式

1.单相触电

又称"一相触电",指人体接触一根电线,电流流经人体,再通过人体与地面或其他导体的接触部位返回地面,形成电流回路。此种方式是日常生活中最常见的触电方式。

2.双相触电

又称"二相触电",人体不同的两处部位接触同一电路中的两根电线,电流从电位高的一根,流经人体,再流向电位低的一根,形成环形通路而造成电击伤。

3.跨步电压触电

当发生电线断落(主要为高压线)在地时,以落地点为圆心形成20m范围的同心圆带电区,电压由中心点向外周逐渐降低,当人走近10m以内的区域时,两脚之间就会形成电压差,称为跨步电压,电流从电压高的一脚进入人体,再从电压低的一脚流出,可造成跨步电压电击伤,可引起肌肉痉挛称为跨步电压触电。若再跌倒,电流则会流经心脏而造成心脏损伤,甚至心搏骤停。

(二)影响电击伤严重程度的因素

1.电流

通过人体的电流量和强度是决定组织受损程度的主要因素。日常生活中的电流分为交流电与直流电。实验证明交流电比直流电对人体的损害程度更大,更易引起心室颤动,特别是

50～60Hz的低频交流电,可引起肌肉强直性收缩,致使屈曲部位形成抓握,导致不易与电线接触部位脱离。但当频率＞2 000Hz以上时,危险性反而相对较小。一般人体接触电流1～5mA,即可感觉到疼痛。＞15mA,即可引起肌肉强直性收缩。＞50mA,即可引起心室颤动。＞100mA则可立即失去意识。＞2 000mA,则可引起烧伤。

2.电压

人体同一部位电阻是一定的,那么此时通过的电压越大,电流量就越大,危害也就越大。电击因此可分为低压电击(50～100V)、中压电击(220～1 000V)、高压电击(＞1 000V)和超高压电击(≥几千万伏或雷击)。

3.电阻

人体可以看作由不同电阻组织组成的导体,电阻越小,流经人体的电流就会越大。其主要决定因素为含水量、电解质含量以及相对密度。人体组织的电阻由小到大排列,依次为神经、血管、肌肉、内脏、皮肤、肌腱、脂肪、骨骼。在电阻阻碍电流进入人体的过程中,有一部分电流可转换为热能,电阻越大,产生的热能越多,如核损伤现象。

4.电流经过人体途径

(1)电流从头部进入人体,一般流经脑部,心脏再通过下肢流出,易造成中枢神经系统损害、心室颤动或心搏骤停而死亡。

(2)电流从上肢进入人体,一般流经心脏再通过下肢流出,也易造成心室颤动或心搏骤停而死亡。

(3)电流从一脚进入,通过腹部由另一脚流出,则危险性较小。因此,暴露部位是头部或上肢都很危险。

5.接触时间

一般来说,人体接触电流的时间越长,损伤就越大。但在相同时间内,电压越高,损害程度越重。

四、临床表现

人体遭受电击后一般表现为3种类型:①电击伤,电流经过人体造成组织损害及功能障碍;②电热灼伤(电烧伤),电流经过人体产生热能,电阻越大,烧伤越严重;③闪电损伤,遭受闪电击中时,会出现皮肤血管收缩后的网状纹或树状纹,是电击伤的特征性表现。

(一)全身症状

1.轻者

瞬间接触低电压、小电流的触电。可出现痛性肌肉收缩、头痛、头晕、心悸、惊恐、面色苍白等,有部分患者可伴有心律失常。体格检查一般无阳性表现,连续听诊可闻及期前收缩。

2.重者

可致意识丧失、呼吸骤停、休克、心搏骤停等,常伴有严重的室性心律失常、肺水肿,可继发急性肾衰竭。如复苏不及时,常发生死亡。

(二)局部症状

患者局部多为电烧伤表现,一般可在患者身上找到一个电流入口和一个以上电流出口,入口处和出口处一般都呈现Ⅲ度烧伤,但入口处较出口处严重,入口处常出现炭化、深达肌肉、肌腱、骨周等,形成空洞,烧伤范围外小内大。烧伤累及周围血管,常出现进行性坏死和继发性血管出血,坏死范围会逐渐扩大。触电的肢体因屈肌收缩关节而处于屈曲位,肌群强直性收缩可导致骨折或关节脱位。高压电流损伤时,可导致肌肉组织损伤、水肿和坏死,使肢体肌肉筋膜下组织压力增加,出现神经、血管受压体征,脉搏减弱,痛觉减退或消失,发生前臂腔隙综合征。

五、辅助检查

(一)血生化检查

可出现心肌损伤标志物:肌酸激酶同工酶与肌钙蛋白 I 与 T 升高,血淀粉酶升高,高钾血症等。

(二)心电图检查

可见多种心律失常、非特异性 ST-T 改变等。

(三)X 线/CT 检查

可有骨折,关节、颅内损伤等。

(四)动脉血气分析

可表现为代谢性酸中毒、呼吸性酸中毒与呼吸衰竭等。

(五)ECT

有助于确定肌肉的坏死范围。

六、诊断与鉴别诊断

根据患者触电或雷击史和现场情况,即可做出诊断。应了解有无从高处坠落或被电击抛开的情节。注意颈髓损伤、骨折和内脏损伤的可能性。测定血乳酸脱氢酶、肌酸激酶及淀粉酶、检测尿肌红蛋白、血红蛋白,可辅助判断组织损伤程度。

有些患者触电后,心跳和呼吸极其微弱,甚至暂时停止,处于"假死状态",要认真鉴别,不能轻易放弃抢救。

七、治疗

(一)脱离电源

在确保现场救助者自身安全的条件下,立即切断现场电源或应用绝缘物使触电者与电源隔离。

(二)心肺复苏

对心搏呼吸骤停者立即心肺复苏,不可轻易终止。发生室颤伤者先注射肾上腺素 1mg,室颤波粗大,即行电除颤。

对所有受电击患者,应连续进行 48h 心电监测,以便发现电击后迟发性心律失常,及时选用抗心律失常药。

（三）补液

对低容量性休克和组织严重电烧伤患者，应迅速静脉补液，补液量较同等面积烧伤者要多。输液量应依据患者对输液治疗效果来决定，包括每小时尿量、周围循环情况及中心静脉压监测。

（四）防治急性肾衰竭

静脉输注乳酸钠林格液，迅速恢复循环容量，维持适当尿量（50～75mL/h）。出现肌球蛋白尿时，维持尿量在100～150mL/h。同时静脉输注碳酸氢钠（50mmol/L）碱化尿液，使血液pH维持在7.45以上，预防急性肾衰竭。热灼伤者，常有严重血容量不足，未恢复有效循环容量前，避免静脉输注甘露醇。急性肾衰竭者，有指征进行血液透析。

（五）对症治疗

监测和防治高钾血症，纠正心功能不全，防治脑水肿，治疗急性肾功能不全，维持酸碱平衡等。

（六）创伤和烧伤处理

清除电击创面坏死组织，有助于预防感染，减少继续释放肌红蛋白的来源。因深部组织的损伤、坏死，伤口采取开放治疗。预防性注射破伤风抗毒素。

对于广泛组织烧伤、肢体坏死和骨折者，应由有经验的专业医师给予相应处置，包括对坏死组织进行清创术；间隙综合征患者按需行筋膜切开减压术；对肢体电击伤后深部组织损伤情况不明者应用动脉血管造影或放射性核素检查；对继发感染给予抗生素治疗等。

（裴 鹭）

参考文献

[1]张文武.急诊内科学[M].3版.北京:人民卫生出版社,2021.

[2]毛怀玉.实用急诊内科学进展[M].上海:上海交通大学出版社,2020.

[3]陈玉国.急诊医学[M].2版.北京:北京大学医学出版社,2020.

[4]王振杰,何先弟,吴晓飞.实用急诊医学[M].4版.北京:科学出版社,2020.

[5]曹小平,曹钰.急诊医学[M].北京:科学出版社,2020.

[6]张国梁.急危重症诊疗要点[M].北京:中国纺织出版社,2020.

[7]杨志寅,任涛,马骏.内科危重病学[M].北京:人民卫生出版社,2019.

[8]庾俐莉.呼吸科急危重症救治手册[M].郑州:河南科学技术出版社,2019.

[9]方铭,胡敏.实用急诊手册[M].北京:化学工业出版社,2019.

[10]兰超,李莉.急诊ICU手册[M].郑州:河南科学技术出版社,2019.

[11]马青变.急诊医学精要[M].北京:科学出版社,2019.

[12]赵性泉.神经科急危重症救治手册[M].郑州:河南科学技术出版社,2019.

[13]徐鹤.心内科急危重症救治手册[M].郑州:河南科学技术出版社,2019.

[14]刘桂花,郑康.急危重症临床速查[M].北京:北京大学医学出版社,2019.

[15]王建安.急诊科医生手册[M].北京:人民卫生出版社,2018.

[16]梁品.外科急危重症[M].北京:中国协和医科大学出版社,2018.

[17]李春盛.急诊科疾病临床诊疗思维[M].北京:人民卫生出版社,2018.

[18]谢灿茂.内科急症治疗学[M].上海:上海科学技术出版社,2017.

[19]王辰.呼吸与危重症医学[M].北京:科学技术文献出版社,2017.

[20]王振杰,何先弟,吴晓飞.实用急诊医学[M].4版.北京:科学出版社,2016.

[21]李春盛.急诊医学高级教程[M].北京:中华医学电子音像出版社,2016.

[22]王丽云,刘君芳,安立红,等.临床急诊急救学[M].青岛:中国海洋大学出版社,2015.